本书由河北省一流学科建设项目资金资助

玄府理论研究与应用

方朝义　马　凯　主编

全国百佳图书出版单位

中国中医药出版社

·北　京·

图书在版编目（CIP）数据

玄府理论研究与应用 / 方朝义，马凯主编 . —北京：中国中医药出版社，
2023.9

ISBN 978-7-5132-8268-0

Ⅰ . ①玄… Ⅱ . ①方… ②马… Ⅲ . ①中医医学基础 Ⅳ . ① R2

中国国家版本馆 CIP 数据核字（2023）第 115201 号

中国中医药出版社出版

北京经济技术开发区科创十三街 31 号院二区 8 号楼
邮政编码 100176
传真 010-64405721
鑫艺佳利（天津）印刷有限公司印刷
各地新华书店经销

开本 787 × 1092 1/16 印张 25.5 字数 418 千字
2023 年 9 月第 1 版 2023 年 9 月第 1 次印刷
书号 ISBN 978 - 7 - 5132 - 8268 - 0

定价 128.00 元
网址 www.cptcm.com

服务热线 010-64405510
购书热线 010-89535836
维权打假 010-64405753

微信服务号 zgzyycbs
微商城网址 https://kdt.im/LIdUGr
官方微博 http://e.weibo.com/cptcm
天猫旗舰店网址 https://zgzyycbs.tmall.com

编写说明

中华优秀传统文化源远流长、博大精深，是中华文明的智慧结晶。传统医药是优秀传统文化的重要载体，中医药是其中的杰出代表，燕赵医学是中医学中一颗璀璨的明珠。燕赵大地，自古名医荟萃，大医辈出，学派纷呈。其学泽流后世，其术博施济众者，当以金元为盛。一部中医史，半部燕赵人。河间学派创始人刘完素，以其著名的火热论、运气学说、阳气怫郁论、玄府气液学说等学术创见，被列为"金元四大医家"之首。

刘完素生于动乱的北宋末年，成长在宋金对峙的时代。自幼聪明伶俐，好学不倦，痴迷若醉。《金史》载："刘完素，字守真，河间人。尝遇异人陈先生，以酒饮守真，大醉，及寤洞达医术，若有授之者。乃撰《运气要旨论》《精要宣明论》，虑庸医或出妄说，又著《素问玄机原病式》，特举二百八十八字，注二万余言。然好用凉剂，以降心火、益肾水为主。""玄府气液宣通"是载于《素问玄机原病式》的重要理论。

"玄府"一词，源出《黄帝内经》（以下简称《内经》），原指汗孔。及至金元，刘完素广博其义："玄府者，谓玄微府也。然玄府者，无物不有，人之脏腑、皮毛、肌肉、筋膜、骨骼、爪牙，至于世之万物，尽皆有之，乃气出入升降之道路门户也。"后世承继其学，视玄府为"流通气液、渗灌气血、运转神机的门户"，临床用于指导诸多疑难病症，每收佳效。"河北省中西医结合肺病研究重点实验室"研究团队，以此为理论支撑，从玄府气液角度评价脏腑形态结构、生理功能，并结合玄府失常的关键病机探索研究了多种疾病，所获亦多。鉴于此，我们追溯古今文献和临床所论，以及现代研究所揭示的奥理至机，萃汇成书，以飨同道。不当之处，尚祈雅正。

《玄府理论研究与应用》编委会

2022 年 10 月

目　录

绪 论

　　玄府理论是中医学理论的重要组成部分。"玄府"一词，最早提出于《内经》，指出"所谓玄府者，汗空也"。刘完素在《内经》"玄府"论述的基础上吸纳了道学、儒学等相关内容，其对人体的生理功能和病理表现，特别是对人体的视、听、嗅、味觉以及大脑所表现的思维、意识、神志、精神等神经系统的复杂性、多变性做了重要性的探索研究，对玄府做了比较详细的阐述和发展，得到了发扬。明清医家更是在刘完素玄府气液学说的基础上有所发展。玄府的概念历经两千多年的演变，因其概念抽象、形态结构不明、功能作用阐发不一等，导致医家对其重视程度不够，未能将玄府理论更好地付诸中医学理论研究和临床实践。因此，凭借现代的科技手段、医学知识等与中医传统理论相结合，应用到诠释玄府概念，探讨玄府定义、结构、生理功能、病理状态、治疗等方面，对促进中医学术的发展，更好地服务于临床实践，具有重要的意义。近年来，很多专家学者系统总结和完善对玄府的认识，认为玄府是遍布全身、无物不有的至微至细的结构，是人体组织中气血津液运行与交换的通道，物质与信息交流的场所，具有畅达气机、输布津液、渗灌气血、运转神机等功能。玄府空虚为玄府病变发生的根本，从而导致气液瘀滞，常贯穿疾病始终，致病多样。治法上以扶正祛邪、开通玄府为主。一些学者更是根据玄府的结构和功能特点，提出了一系列现代生物学实质假说，并在实验中得到证实。目前，玄府理论广泛应用于指导内科、外科、五官科等疾病的诊疗并获得一定的疗效。

一、玄府的概念

从现存文献来看，"玄府"一词最早出自《内经》。《素问·水热穴论》指出："所谓玄府者，汗空也。"王冰注曰："汗液色玄，从空而出，以汗聚于里，故谓之玄府。府，聚也。"金元医家刘完素拓展了《内经》玄府的含义，提出了著名的玄府气液学说。其在所著的《素问玄机原病式》中阐述"玄府者，无物不有，人之脏腑、皮毛、肌肉、筋膜、骨髓、爪牙，至于世之万物，尽皆有之，乃气出入升降之道路门户也"，认为玄府乃人体"气液出行之腠道纹理"，是"精神、荣卫、血气、津液出入流行之纹理"。刘完素将遍布人体内外各处的一种微细结构统归于"玄府"的范畴，而气液则涵盖了精神、营卫、气血、津液等有形的营养物质和无形的信息载体。若玄府通畅，则营卫、气血、津液等精微物质在体内流行无阻，畅行于周身，脏腑、经络、肌肤、官窍等皆得以滋养而维持其正常生理功能，这种机制称为"玄府气液宣通"。倘若玄府闭塞，气液流行受阻可产生诸多病证。以王明杰教授为代表的现代学者提出了"玄府"有广义和狭义之分，认为狭义的玄府即《内经》中所说的皮肤的毛孔，广义的玄府即刘完素所认为的遍布人体内外各处的一种微细结构。

总之，玄府为遍布周身的最为细小的微观结构，亦是人身之气血、津液、精神升降出入的结构基础，对气机运行、气液流通、血气渗灌、阴阳调理以及神机枢转起重要作用。

二、玄府的起源与发展

玄府的理论基础肇始于先秦两汉时期的《内经》一书；魏晋隋唐时期则是诸多医家对《内经》的玄府进行注释；到了宋金元时期，玄府被刘完素等医家拓展，将玄府的理论论述构建成一个体系；明清的许多医家则在其著作中广泛提及玄府，并付诸临床实践，尤其在眼科等领域取得不小成就。

玄府理论是中医学理论的重要组成部分。长期以来，由于玄府概念抽象、形态结构不明，未能被医家重视。如《素问·调经论》云："上焦不通利，则皮肤致密，腠理闭塞，玄府不通，卫气不得泄越，故外热。"《素问·水热穴论》认为："玄府者，汗空也。"张景岳《类经》注释："汗属水，水色玄，汗之所居，故曰玄府。从孔而出，故曰汗空。然汗由气化，出乎玄微。是亦玄府之义。"在古汉语里"空"和"孔"通用，故"汗空"系指汗孔而言，可见"玄府"本指汗孔而言。金元四大家之首刘完素对玄府理论大加发挥，延伸其内涵，扩大其外延。《素问玄机原病式》谓："玄府者，谓玄微府也。然玄府者，无物不有，人之脏腑、皮毛、肌肉、筋膜、骨髓、爪牙，至于世之万物，尽皆有之，乃气出入升降之道路门户也……人之眼、耳、鼻、舌、身、意、神识，能为用者，皆由升降出入之通利也。有所闭塞者，不能为用也。"刘完素所论玄府有三大特性：一是普遍存在性，内至脏腑，外至四肢百骸皆有玄府，甚至各种生物体内也存在；二是形态微观性，玄府是结构细微、非肉眼所能窥见的客观存在；三是功能畅通性，玄府是"精神、荣卫、血气、津液出入流行之纹理"，玄府贵开通，忌闭阖。

三、研究方法

（一）文献研究

文献研究主要是通过图书馆、档案馆、博物馆、学术会议和计算机互联网等渠道搜集、鉴别、整理文献，并通过对文献的研究形成对事实的科学认识的方法。它包括研究文字、音韵、训诂、目录、版本、校勘、考据、辑佚、辨伪、钩沉、辨章学术、考镜源流等多方面的工作。有目的、有计划、系统全面地收集古今文献资料，通过梳理、分析、归纳、概括、抽象等方法，将所研究的关键科学问题系统化、理论化、逻辑化，进而获得新知识。文献研究具有内容浓缩化、集中化和系统化的特点，超越了时间、空间限制，非常方便、自由、安全，是在前人和他人劳动成果基础上进行的调查，是获取知识的捷径。

玄府理论的文献研究应具有需求性、科学性、创新性。玄府理论的研究应注重：一是玄府理论的源流考证，如相关理论形成和发展的时代社会文化背景、学术传承、代表性著作等；二是玄府理论的创新研究，系统归纳相关理论的学术特色，重点挖掘原创性的理论和学说等；三是玄府理论的应用价值，尤其是玄府理论对临床实践的指导意义和应用现状及前景；四是玄府理论的研究科学意义，客观评价相关理论在中医发展历史中的学术贡献、国内外学术影响，以及玄府理论研究的科学意义等。

（二）科研实验

科研实验是一种受控的研究方法，根据关键科学问题的本质、目标设计、实验内容，控制某些环境因素的变化，使得实验环境比现实相对简单，通过对可重复的实验现象进行观察，从中发现规律的研究。研究者预先提出一种因果关系的尝试性假设，然后通过实验操作来进行检验，通过一个或多个变量的变化来评估它对一个或多个变量产生的效应。

实验的主要目的是建立变量间的因果关系。其优点主要是研究者有独立自主性，可以完全按照自己提出的假设来决定研究的变量、设计变量的水平等。实验法是纵贯式研究，实验在一段时间内进行，可在多个时间点进行测量，得以研究变量的动态变化。其能够比其他方法更令人信服地估计因果关系；能够比其他方法更有效地控制外源变量的影响，从而分离出实验变量并估计其对因变量的影响。实验方法下，可以通过调整变量和实验条件观察到常规状态下很难出现的极端值和交互作用。

玄府理论的相关实验研究，必须立足于中医学理论的基本概念、基本原理和基本规律，遵循中医学的理论思维，以中医理论为指导，以临床实践为基础，从整体、系统、器官、细胞、分子和基因水平进行多层次的深入研究，注意引进医学科学前沿领域，以及其他现代科学的理论、方法与技术，如系统生物学、网络药理学、循证医学和转化医学等新兴学科的原理及研究方法，推动中医基础理论的发展和创新。在中医基础理论指导下进行实验研究，要做到有中医学理论思维之"实"的实验。

（三）临床研究

临床研究是以疾病的诊断、治疗、预后、病因和预防为主要研究内容，以患者为主要研究对象，以医疗服务机构为主要研究基地，由多学科人员共同参与组织实施的科学研究活动。临床研究分为多种，人们用研究来检验疾病预防、筛检、治疗和方法能否改善患者生存质量。玄府理论的提出是建立在临床实践基础上的，同时通过玄府理论又能更好地指导临床。因此玄府理论的临床研究不仅仅意味着验证理论的正确性，还能将新药物或新疗法与有效的药物或方法结合应用，来观察是否有额外的效果，以达到丰富拓展理论之目的。

（四）多学科结合研究方法

中医药具有自然科学和人文科学的双重属性，多学科结合是中医学理论研究发展的必然途径。我们应大力提倡积极、有效利用先进的多学科研究手段、技术、方法进行中医学理论研究。例如，玄府理论研究可结合数据挖掘、调查分析、实验研究等多学科方法和技术，以深入探讨和揭示玄府理论的关键科学问题、概念体系、术语内涵、基本原理、基本规律、临床应用等，有助于提高中医学理论体系的学术水平，服务和应用于临床实践，促进学科交叉，实现集成创新和引进、消化、吸收再创新。

四、玄府理论传承与创新的立足点

（一）中国传统文化繁荣发展的内在要求

中医学蕴涵中国传统文化的丰富内涵，在两千多年的历史进程中，中国传统文化的深刻影响，给予中医学理论体系的形成以独具特色的原创思维，奠定了自然观、社会观以及方法论的基础。道家关于世界和生命本原的认识，儒家关于"天人合一""以人为本"的观念，以及农家、兵家、墨家、杂家等流派的思想，特别是中国古代哲学思想精气、阴阳、五行等学说，对于构建中医学理论体系框架结构，揭示生命、健康、疾病等一系列医学问题，具有重要指导作用。

现代社会，面临东西方文化的碰撞和冲击，面临现代科学技术的引进和影响，中医药学界的现代化和国际化步伐加快，必须坚持中国传统文化的自信，始终保持和发扬中医学理论的特色和优势，立足于中医学自身的发展规律，阐述中医学理论的科学内涵。因此，玄府理论的传承与创新是符合中国传统文化繁荣发展内在要求的，使玄府理论真正成为中医学创造力的重要源泉，提升中医学对健康维护和疾病防治的作用。

（二）经典著作和学术流派的传承

中医经典著作是中医学理论的精髓，突出体现了中国传统文化的思想，集古代先进的天文、气象、物候、历算、数学、农学等精华，结合古代医家丰富的养生保健和防治疾病的经验，给今人留下了取之不尽的宝藏。同时，又要与时俱进，敢于用科学的质疑精神，提出问题，深入分析，拓展知识，找出规律，才能有所创新。

中医学在发展过程中，由于所处时代背景的不同，受传统文化流派的影响，形成了迥异的学术风格。或师门授受，或私淑自通，各承其说，形成不同的学术流派。虽学术见解不同，各张其说，各抒己见，但却促进了学术繁荣和进步。例如"儒之门户分于宋，医之门户分金元"，金元四大家的学术流派对中医学理论体系的创新起到了里程碑式的重要作用。现代医家，从历代著名医家学术流派的积淀中，发掘其代表性、原创性的理论和学说，吸取其独具特色的临床经验与诊疗方法，总结提炼其独特的临床经验与辨证论治规律，对于中医学理论体系的传承和自主创新，具有深远的历史意义和重要的现实意义。

（三）临床实践是理论的来源和回归

中医学的发展轨迹体现了理论来自生活、生产、临床实践，又指导养生保健、疾病防治实践。实践是理论的基础，是理论的出发点和归宿点，实践对理论起决定作用。理论必须与实践紧密结合，理论必须接受实践的检验，为实践服务，随着实践的发展而发展。中医学的生命力在于临床疗效。中医学理论研究应注重基于临床实践，提出问题，科学设计，强化实践功底，从感性认识中提高理性思维水平。另一方面，其也为基础研究成果的应用和转化建立了新方法，开拓了新途径。

玄府理论有其独特的个性化特征，将人体各种组织腠理统称为"玄府"，把营卫、气血、津液在全身腠理的流动、运行功能称之为"气液宣通"。玄府通畅，气液运行无阻则生机正常，火热、寒邪郁闭玄府，气液不通而诸病由作，故刘完素治疗诸多病证，专以开发郁结、宣通气液为要。玄府理论回归临床，其目的在于理论指导实践，实现诊治疾病思路与方法的最优化，从而使中医的临床水平有一个总体提升。玄府理论应与当代中医临床现实紧密结合，凸显其实际应用性。

五、玄府理论的当代价值分析

（一）丰富中医学理论体系

玄府作为迄今为止中医学有关人体结构最为深入的一个层次，是刘完素通过理性思维构建的人体最微细的结构功能单位，具有突出的超前性。它的创立与发展对于完善中医学对人体的认识、丰富中医学理论体系有重要意义。在玄府结构基础上，构建起气血津液与神机运行的微观通道，使得通过玄府形成的津液微循环系统与血液微循环系统交集更加紧密，使津血相互渗灌的理论更加健全。

玄府理论的创立，表明中医学对人体结构层次研究已深入到微观层次，完善了中医藏象系统。由于层次结构的不同，在人体内的精、气、血、津、液运行之道，宏观而言，有血脉、三焦，微观所指则是玄府。玄府的通利功能，保证了人体生命活动所需基本物质的环流输布。玄府空虚、闭塞是导致多种疾病共有的基本病机。从微观的角度看玄府郁闭已成为诸多疾病共有的病理变化，充实了中医学对疾病认识的微观病机理论。开通玄府的治则，发展了中医治疗学独具特色的治则理论。应加强对玄府理论进行系统的整理和深入的研究，形成相对完整的认识，补充于藏象理论中。

玄府郁闭作为一个具有普遍意义的基本病机概念，任何层次结构发生的病变，都可以表达为玄府病变，因而具有良好的普适性。玄府病变可出现于临床各科的多种病证中，中医学对于相关病变病机的认识正逐步深入发展，彰显出玄府理论在临床各科的指导作用。

（二）开拓用药思维

临床实践表明，在辨证论治基础上适当配合开通玄府之法，有助于增强疗效，缩短病程。玄府理论的包容性使开通玄府可以囊括医门八法及其以外的多种多样治法，并有着很好的解释功能。应用玄府理论重新审视各种相关的药物与方剂，有助于深化对其性能功用的认识，充分拓展临床应用范围。

从开通玄府的独特视角出发，为诸多药物方剂的扩大运用提供了新的理论支撑。如从玄府理论角度看，解表药具有辛散、开发、升浮、走窜、宣通之性，可振奋机体气化功能。应用范围可扩展到内伤杂病的治疗，内伤杂病的基本病机是脏腑功能紊乱、气血津液失调，解表药通过开通玄府可调节机体气液、血脉、营卫、精神的升降出入。

（三）启迪治疗疑难杂病的新思路

玄府理论为探寻有效防治措施开辟了新的途径，为提高疑难杂病防治疗效提供了可能的突破口。玄府郁闭作为广泛存在于各种病证中的一种基本病理状态，开通玄府为治疗疑难杂病拓宽了新思路。如明清时期眼科医家从眼玄府郁闭辨治青盲（视神经萎缩）。王永炎院士认为SARS（非典）病因为疫毒之邪上受犯肺，肺玄府郁闭在整个SARS病理过程中起着关键作用。开通肺玄府之郁闭，畅达气血津液运行至关重要，在此基础上加用开通玄府、解毒化痰药物，明显提高了疗效。立足于玄府理论，为探讨治疗疑难杂病开辟了一个全新的研究领域，对现代临床各科均有重要的指导价值。玄府理论有望成为攻克疑难病的切入点。

第一章　玄府文史探寻

　　任何理论体系在构建之初都脱离不了时代背景。社会的意识形态将直接影响该体系的构建,只有将这一理论放置于其形成的特定历史环境中,才能从根本上理解构成理论体系的各要素的本质内涵。对于玄府理论的研究,现今学者多从玄府理论形成之后的发展和应用着手,鲜有立足于玄府理论形成之因和最初构建玄府理论的环境背景中探寻其本源,这就不能全面系统地认识玄府理论本身。

　　发生学是构建科学知识体系的重要方法,也是多学科嫁接的工作用语和逻辑方法,可以反映和揭示自然界、人类社会和人类思维形成发展及历史演变规律。其主要特征是:把研究对象作为发展的过程进行动态考察,注重考察历史过程中的主要的、本质的必然因素。不仅研究科学体系如何发生,也研究科学体系为何发生。知识是不断构造的结果,知识的构造有严格的逻辑规律;知识的每一次构造,总是以前一阶段知识结构为基础,体现为对前一阶段知识结构的扬弃与创新;知识从一个阶段向另一个阶段过渡,总是以一些新结构的形成为标志;知识建构逻辑规律的时空过程是可以认识和再现的。

　　发生学是主要以逻辑推断研究事物产生和发展的学问,这一概念广泛应用于人文社会学科。发生学《资本论》创造性地使之"辩证法"化,阐述了关于"历史发生学""系统发生学""现象发生学""认识发生学"的客观逻辑和主观逻辑的统一。发生学研究并不等同于起源学研究,起源学是历史时间概念,所研究的是事物或事件在历史长河中出现的源头，以具体的、实际的标识来确定事物的诞生，这容易使事物的起源绝对化，且不便于解释事物形成的机制。而发生学并不以时间进行实证，研究人类知识结构的生成，是逻辑推理概念，通过研究对象的结构生成从而把握主客体的相互作用及内在规律。因此，起源研究在方法论上具有实证主义倾向，在认识论上具有经验主义倾向。但是，任何事情的起源从来就没有绝对的开端，以事件的发生作为起源，必然导致起源的绝对化，并且无法解释知识结构的生成机制，在研究过程中容易忽略事物的主体性。而发生学研究观念的发生恰恰能弥补起源学研究事件发生的不足。观念的发生强调知识结构生成的过程，也就是事物从一个阶段过渡到另一个阶段，这一阶段性的过渡不以事件和时间进行实证，而以观念进行推理，从而有效解决了起源研究将起源绝对化以及无法解释知识结构生成机制的问题。与起源研究的实证主义与经验主义相反，发生学研究通过探究认识的结构生成把握主客体的相互作用及其内在的本质与规律，从而解决了起源研究忽略主体性、只注重事件形式而不注重功能的不足。与起源研究相比，发生学研究具有客观性与历史性。因此，作为人文科学研究的新方法与新视角，发生学强调的是对主客体共同作用的发生认识论原理的运用，严格意义上的发生学就具有认识论与方法论的意义，作为认识论，它有别于强调认识结果的经验主义；作为方法论，它有别于研究事件起源的实证主义。

第一节　发生学在中医学中应用的方法

作为认识的工具，语言是人文科学建构的基础，因此，人文科学发生学研究必然涉及语言学。此外，由于语言与宗教、文化等相关学科密不可分，人文科学发生学研究有可能牵涉到人文科学所有领域，甚至自然科学领域。从某种程度上说，发生学使人文科学研究，从静态的现象描述到动态的历史——发生学分析，从注重外在形式要素的研究到注重整体内容与功能的研究，从对主客体相互作用的结果的研究到主客体相互作用的过程的研究，从事件与现象的历史性研究到观念与认识的逻辑性研究。

人文科学各领域不仅相互交织，而且相互阐释，人文科学发生学研究也必然与心理学、社会学、语言学以及人类学等相关学科与领域的联系尤为密切。人文科学在研究事物的发展过程中，都涉及人的思维认识和人类社会历史的发展。因此，常联合应用观察、比较及跨学科研究等诸多方法进行动态研究。

中医学也十分重视发生学研究。有学者认为，通过发生学研究中医学理论，可以深入到中医学理论创生时期进行考察，正本清源，解决现代中医学研究中出现的弊端和困难。结合中医发生学方法，玄府理论的发生学研究应以文献梳理为主要方法，借鉴哲学、天文学、历法学等相关内容，注重玄府理论产生过程中主要的、本质的、必然的因素对玄府理论构建的影响，阐释玄府理论的发生。

对于中医发生学研究思路具体分为三步进行。首先要明确中医学基本概念的初始内涵，这些概念可以从文字本义和引申义确定，只有明晰中医概念的原始内涵，才能了解到其是如何产生并应用于中医学中的。其次要弄清基于这些概念所进行的原始的归纳、综合、推理、演绎的繁复的运演过程。借助对中医基本概念原始含义的理解，找出中医学中存在的悖论及不合理之处，并提出解决办法。最后，从概念的归类、规范、精确化以及创立新概念等方面对中医学基本概念进行改造和更新。对于具备诸多内涵的同一概念进行细化，分析其差异所在，并对含义相同的概念进行归类和规范，适当扩充或缩小概念内涵或创立新概念，对重新认识理论内涵提供新的定义域。

常用的方法：

一、观察与比较

观察，即根据一定的研究目的，通过感官和辅助工具去直接观察被研究对象，从而获得资料的方法。观察是中国传统思维的起点，由现象以辨物是其重要观察方式。中医学传统的观察方法为：生理上，重点观察人体的功能现象；病机上，重点观察临床表征以分析证候特点；临床上，重点以"司外揣内"考察脏腑经络的变化。现代的科学观察，具有目的性和计划性、系统性和可重复性。随着科学技术的进步，人们的观察已从宏观世界进入到微观世界，既立足于感官的观察，又借助于科学仪器，延伸感官的直觉观察，以弥补其不足。

比较，是用以区分事物之间相同点和不同点的逻辑思维方法。事物虽然有着千差万别的表现和各自的属性，但在特定的情况下和特定的环境中，又存在着某种共同的属性。将这些特定时期与环境中的两种或两种以上的事物进行比较，进而揭示出事物间的本质不同。中医学以比较法区别自然界与人体、人体内部生命活动的共性和个性，疾病证候"同病异证""异病同证"的变化规律等，从而指导中医学理论体系构建和临床实践活动。

二、归纳与演绎

归纳，是从个别上升到一般，即从个别事实中概括出一般原理的思维方法。古代先民在生活、生产实践中，古代医家在临床实践过程中，与很多的具体事物和现象接触，获得这些个别事物的认识，然后在这些特殊性认识的基础上，概括出同类事物的普遍演绎，是从一般到个别的方法，即从一般原理推论出个别结论。如事物属性的五行归类，归纳和演绎反映事物本身固有的个性和共性、特殊和普遍的关系。归纳和演绎是方向相反的两种思维方法，两者互相依赖、相互渗透、相互促进。归纳是演绎的基础，演绎是归纳的前提。但是，归纳和演绎都具有局限性，单纯的归纳或演绎还不能完全揭示事物的本质和规律，需要结合运用其他思维方法。

三、分析与综合

分析，是将研究对象的整体分解为各个部分、方面、特性、因素和层次等，并分别加以研究，找出各个部分的本质属性和相互之间的关系，从中找出事物本质的认识活动。综合，则是把分解的不同部分、方面按其客观的次序、结构组成一个整体，从而认识事物整体的认识活动。如中医学运用分析方法研究脏腑、经络、形体、官窍等各自的形态结构生理功能和病理变化等，同时运用综合方法，将脏腑、经络、形体、官窍等组成整体，形成特有的五脏一体观。

分析和综合是相反相成的思维方法。分析是综合的基础，没有分析就没有综合；综合是分析的完成，离开综合就没有科学分析。分析和综合的统一是更深刻把握事物本质的辨证思维方法。

从发生学观点而论，玄府理论产生于人类对生命现象和生命本质的求索过程中。从发生学角度探讨玄府概念、玄府理论的构造过程、玄府病机的发挥等，阐明其渊源及思想内涵，对正确理解玄府理论的内蕴，拓展其临床应用，并进而用现代科学手段研究玄府的实质，具有重要意义。

第二节　语言发生学在玄府理论中的应用

语言是人类进行沟通交流的表达方式。语言和文字是两个概念，往往是先有语言，后产生文字。语言是因沟通需要而制定的一套具有共同处理规则来进行表达的沟通指令，指令会以视觉、声音或者触觉方式来传递，以声音/符号为物质外壳，以含义为内涵，由词汇和语法构成并能表达人类思想的指令系统。语言是人与人之间的一种交流方式，是传递人们的思想、交流观念和意见等最重要、最方便的媒介。人们使用语言的方式主要有两种，即人的肢体行为和文字。语音、手势、表情是语言在人类肢体上的体现，文字符号是语言的显像符号。语言的三要素是语音、语法和词汇，是由词汇按一定的语法所构成的语音表义系统。

人类把无意义的语音按照各种方式组合起来，成为有意义的语言单位，再把为数众多的语言独立单位按照各种方式组合成语言语句，用无穷变化的形式来表示变化无穷的意义。人类创造了语言之后又创造了文字。文字是语言的视觉形式，文字突破了口语所受空间和时间的限制，能够发挥更大的作用。进而体现了语言的层次性和递进性，从最简单的字词内容，到稍难一些的常用句式、构段方式，再到整篇文章的结构、叙述说明的方法等，由简到繁、由易到难地进行。表达能力实现了由简单的操作到复杂的模拟迁移和创造，提高了语言表现力，实现了运用语言文字能力的飞跃。文字是现代人类语言最大的应用类。文字通过记载读音（拼音文字）或语音所表达的信息（表意文字）来记录语言。

不变性和可变性：语言是一个处在不断地运动变化发展之中的体系，这个体系中的各个要素既有一定的稳定性，也有一定的变动性。稳定性是语言系统的已存在的前提，也是语言自身被大规模研习使用的必备条件，而变动性不仅仅是作为一个系统，由语言内部的不断衍生、发展的规律所致，而且也是语言的传承性的表现。语言系统的变化受到使用的推动以及社会、文化等等很多因素的影响，语言本身在不断地向着经济、简练、实用、包容力、表现力强的趋势发展。

　　传承性和交际性：语言从某种意义上来看，是人类文化得以传承和储存的有效载体。因此，它在自身的发展当中，逐步体现出很强的传承性和交际性。语言在人类社会发展当中，不仅在人与人之间，古代人与现代人之间，中国人与外国人之间储存了文明的精华信息，承担文明发展的桥梁，同时，也由于语言本身的强大交际性功能，更显示出其独特的交际功能，在丰富的交际中应对各种变化，产生更加有表达力的语言，产生更多基于生活生产实际的意义。

　　古代汉语的书面形式从有文字记载到五四运动，已经有三千多年的历史。一般可以把古汉语分为远古（约殷商时期）、上古（约周秦两汉时期）、中古（约魏晋—隋唐宋时期）、近古（约元明清时期）四个时期。古代汉语是与现代汉语相对而言的，它是中国古代的群众语言。广义的古代汉语的书面语有两个系统：一个是以先秦口语为基础而形成的上古汉语书面语及其后人用这种书面语写成的作品，也就是我们所说的文言；另一个是六朝以后在北方方言的基础上形成的古代白话。狭义的古代汉语书面语就是指文言。我们通常学习和研究的古代汉语指的是文言文。文言文的范围很广，先秦两汉的典籍，是正统的文言文。

　　古代汉语常用的方法包括训诂和考据。

　　训诂学即研究如何解释疏通古代的语言的学科，其方法大致有三：形训、声训、义训。如《诗·周南·关雎》之《疏》云："诂训者，通古今之异辞，辨物之形貌，则解释之义尽归于此。"明代梅膺祚《字汇》云："训，释也。如某字释作某义，顺其义以训之。"《说文解字》及清代段玉裁对"训诂"二字的注解较为明了，《说文解字》言："训，说教也。从言，川声……诂，训故言也。从言，古声。"段玉裁注曰："说教者，说释而教之，必顺其理。引伸之凡顺皆曰训……故言者（诂），旧言也，十口所识前言也……说释故言以教人，是之谓诂……训故者，顺释其故言也。"故训即为解释疏通，诂（故）乃古代的语言，训诂就是解释疏通古代的语言。训诂学研究的内容主要包括两方面，一是释词和解句，二是辨析古书异例（古书中特殊的语法修辞现象以及古人行文中一些特殊的习惯）。

　　考据指研究文献或历史问题时，根据资料来考核、证实和说明，是研究历史、语言等的一种方法。通过考核事实和归纳例证，提供可信材料，从而做出结论。考据方法主要是训诂、校勘和资料的搜集整理。至清乾嘉年间达于极盛，形成了系统助理论与方法，称为考据学。考据的范围主要有二：一是考订古书；二是考证史事。按照考据中证据形式的不同分其为三种：理证、书证、物证。不论哪种方法，都要具有确实与丰富的材料。理证：指有些史料，从道理上讲值得怀疑，但是又无确凿的证据，只得根据逻辑推理来判断其正误。运用理证时，必须多讲道理，最好还能摆一些事实，这样才能使自己的论点站得住脚。书证：是指利用各类档案资料及书籍为依据，考证史料正误的一种考据方法。除档案资料外，利用本书或他书亦能考证出史料中的正误。物证：是指以出土的龟甲、金石以及其他考古器物为依据，考证史料正误的一种考据方法。考据方法共有上述三种，但是在实际的工作中，这三种方法往往是相互参合使用。这样既可使证据更加充分，又可使说理更为透彻。

训诂与考据虽相关联，但作为一门学问，训诂之学形成甚早，汉代已有训诂之学，先秦古籍有赖汉人所做训诂得以流传。至于考据之学则是文字以及音韵和金石学兴起走向成熟之后将其方法用之于历史和经学、子学的研究，才产生了严格意义的考据学。因为训诂之义往往有臆断之秕杂，而考据学则必须言之有据，据必可靠，推理要求严密，而且不能仅凭孤证作断，是带有近代实证色彩的学问。考据之学和训诂之学结合之后，训诂之学进入类似近代科学的新阶段。

一、"玄府"字义分析

文字是人类用表义符号记录表达信息以传之久远的方式和工具。现代文字大多是记录语言的工具。文字按字音和字形，可分为表形文字、表音文字和意音文字；按语音和语素，可分为音素文字、音节文字和语素文字。早期的汉字属于表形文字，是文字萌芽时期的产物，主要的优势是易于理解，一看便懂，但用于记录语言会有些困难，尤其是纪录虚词。汉字是由表形文字进化成的意音文字。意音文字是一种图形符号既代表语素，又代表音节的文字系统。一般来说意音文字可以分解为字位，一个字位代表一个语素。语素文字的文字本身可能有表示声音、意义或是形状的部分。其每个单字表记独立语素，不直接表记发音（注意并不是"完全不表记发音"）。对应相同音节的可能有非常多的不同单字。每个单字创制时通常有唯一对应的音节，但由于语音历史演变、文字借用等因素，现今单字和具体发音之间的映射关系已非常复杂。

文字的三要素是：音——语音、形——字符形状、义——意义。学习一门语言，往往连带学习它的文字。不少学者将汉字的构成和使用方式归纳为象形、指事、会意、形声、转注、假借这六种类型，称为"六书"。"一曰指事，指事者，视而可识，察而见意，上下是也；二曰象形，象形者，画成其物，随体诘诎，日月是也；三曰形声，形声者，以事为名，取譬相成，江河是也；四曰会意，会意者，比类合谊，以见指㧑，武信是也；五曰转注，转注者，建类一首，同意相受，考老是也；六曰假借，假借者，本无其字，依声托事，令长是也"，是最早的关于汉字构造的系统理论。实际上汉字的造字法只有前四者，而后面的只是用字法。象形、指事、会意是依类象形，象形字是根据事物形态特征以线条勾画出来所造的文字，指事字是根据事物特征在象形字的基础上添加、减少笔画或符号而成的字，会意字是根据事物之间的关系以象形或指事为构件的复合体字，形声字是在象形、指事、会意字的基础上以一个文或字表示事物的类别而另一个表示事物的读音的复合体字。《说文解字》云："盖依类象形，故谓之文；其后形声相益，即谓之字。"也就是说，"文"是独体字（包含象形字和指事字），而"字"是由独体字组合的合体字（包含会意字、形声字、假借字）。

汉字作为标记语言的符号，是表形、表意和表音三者综合的文字，用笔画组成"方块字"以表意为主，"形旁"（含部首）表意类，有些声旁也表意。传统的"六书"造字法之中，"象形""指事""会意"是表意的，"假借""转注"是表音的，大多数的"形声"是半表音、半表意的。汉字以表意为主，并进入语言，成为"语素"。

（一）"玄"字考

"玄"字其义，大概有七：①其字象形。小篆字，下端像单绞的丝，上端是丝绞上的系带，表示作染丝用的丝结。《说文·玄部》云："玄，黑而有赤色者为玄。"②泛指黑色。《小尔雅》云："玄，黑也。"③深厚之意。《说文·玄部》云："玄，幽远也。"《楚辞》云："临沅湘之玄渊兮，遂自忍而沈流。"④神妙、深奥之意。如《玉篇·玄部》说："玄，妙也。"《道德经》亦云："玄之又玄，众妙之门。"⑤假借为"远"或"原"。如《广雅》谓："玄，远也。"《说文解字》云："玄，幽远也……象幽而入覆之也。"⑥透彻、通达之意。如《淮南子·精神训》谓："使耳目精明玄达而无诱慕……则望于往世之前，而视于来事之后，犹未足为也。"⑦奇特等。

（二）"府"字考

"府"字其义，大概有三：①名词，其字形声，从广（yǎn），表示与房屋有关，泛指人、物聚集的地方。有藏、聚集之意。如《说文解字》云："府，文书藏也。"《玉篇·广部》亦云:"府,本也,聚也,藏货也。"②古同"腑",腑脏之意。如《说文解字注笺·广部》云:"府,人身亦有出纳藏聚,故谓之五腑六脏,俗别作腑脏。"《周礼·天官·疾医疏》云:"六府,胃小肠大肠膀胱胆三焦,以其受盛,故谓之为府。"《周礼·春官·天府疏》云:"在人身中,饮食所聚,谓之六府。"《素问·脉解》云:"所谓上喘而为水者,阴气下而复上,上则邪客于脏腑间,故为水也。"③动词,与"俯"通。《列子·周穆王》云:"王俯而视之,其宫榭若累块积苏焉。"

（三）避讳制度

避讳,是指封建时代为了维护等级制度的尊严,即说话写文章时遇到君主或尊亲的名字都不直接说出或写出,以表尊重。《公羊传·闵公元年》云:"春秋为尊者讳,为亲者讳,为贤者讳。"这是古代避讳的一条总原则。关于"玄府",为了避讳而改写的情况大致如下:①北宋时,因为赵匡胤的父亲叫玄朗,就下令天下凡姓玄的都改成元姓,不能与他父亲同姓,遇"玄"字改作"元"。②清代时,康熙名玄烨,"玄"姓因此改为"元"姓。所以,清及其以后的医书里也常见将"玄府"写成"元府"的。

二、"玄府"词义分析

词是由语素构成,比语素高一级的语言单位。词是最小的能够独立运用的语言单位,即能够单说（单独成句）或单用（单独做句法成分或单独起语法作用）。就实词来说,它能单独充当句子成分。

词从音节方面看,有单音节,也有双音节,还有多音节的。汉语常直接利用别的词性的词汇来活用,比如名词动用,动词名词化,动词形容词化等。古语中词的每个字都有实意,而今语中组成的词只用其固定的意思。古代汉语多为单音节词,现代汉语多为双音节词。认识一个汉字就知道它的意义,大多就掌握了一个单音节词。而且早期的单音节词,在汉语里往往都是重要的核心词。从上古到现代,单音节词始终是词汇系统的核心,因其基本义不变、使用频率高、构词能力强的特点,而最具生命力。汉字在不断的矛盾和适应中演变,参与了汉语的变化和发展。为了适应扩充词汇的需要,汉字增加了同音字、多音字、多义字。宋元以后,实词虚化,字音也跟着变化。这都是汉字适应汉语发展而不断改善自己功能的措施。现代汉语中很多词的意思,是由古代汉语的词意延伸而来,在翻译古文时,应该对平时出现的现代汉语词组采取谨慎态度，最重要的是掌握中国文字的本义，这无论是对纯粹地翻译古文、理解古文，还是更好地应用现代文，都有积极意义。

汉字和汉语的相适应历经了长期的磨合。汉语接受汉字，并非一开始就和谐，而是经过不断的矛盾、互动才逐渐适应。汉字初起，刻写不易，舍音表意，记录的多是单音词。单音词指的是只有一个音节的词。在上古汉语中，单音词一直占主导地位。即使有些双音节单位与现代汉语中的双音词同形，很容易被作为双音词看待，但实际上并不是双音词，而是单音词的组合。受发音器官的制约，语言的音节数有限，而思维发展、表意需求却无穷。上古汉语的多音同音字缓解了单音词的局限，却又造成识字用字的困难。

汉代之后，大量发展的双音合成词，用两字合成新词，词义更加确切，组成新词也更加便捷，开辟了词汇发展的道路，使得单音词占优势的上古汉语发展成双音词为多数的中古汉语。复音词，它们由两个或两个以上的音节（即字）组成，其构成情况大致如下：①单纯的复音词（包括联绵词、译音词、叠音词）是两个音节组合起来表示一个完整的意思，单个音节不表示任何意思，所以不能拆开解释。②合成的复音词。从构词方式上看，包括联合式、偏正式、附加式等。由单音词发展为双音词，大致有三种情况：一是在原来的单音词后面或前面加上一个辅助成分（也称后缀或前缀）；二是在原来单音词的前面或后面加一个同义词或近义词，合成一个双音词（原来的词作为语素之一）；三是换为完全不同的另一个词。

宋元之后，汉字适应汉语的发展又有新招，字意扩展、实词虚化、双音连读之后，用变调、轻声表示合成的双音词的新义。为适应汉语发展的需要字的形音义一直在不断调整和改善。

一般来说，古代单音词居多，一个字就相当于一个词，现代双音词居多，这是古今汉语在词汇方面一个显著演变。而到后来不要把文言里的两个单音词误认为现代汉语的一个双音词。有时文言里的两个单音词连用和现代汉语里的一个双音词词形相同，往往容易被误认为一个双音词而用现代词义去解释，结果就歪曲了原意。如"腠理"现作为一个中医学特定的词组出现，现今含义是指皮肤、肌肉的纹理，然构成腠理的"腠"和"理"其意义是有区别的。腠、理合称为"腠理"大约是在秦汉时期才大量出现。成书于公元前239年的《吕氏春秋》言："啬其大宝，用其新，弃其陈，腠理遂通。"在此之前，还没有腠、理并称的文献记载。腠理虽然常常并称，但是其各自意义既有区别也有联系。腠本意是指人体肉之所会，泛指人体组织的间隙；理则主要指的是机体组织的纹理和层次。虽然两者所指不同，但却是从不同角度描述同一事物。机体组织只要存在着间隙（腠），那么也必然形成一定的层次和纹理。而张仲景在《金匮要略》中提出"腠者，三焦通会元真之处，为血气所注。理者，皮肤脏腑之文理也"，其是渗泄液体，流通和合聚元气的场所，有防御外邪侵袭的功能。

　　确定词的一般方法：第一，能单说。第二，虽不能单说，但在一般场合能用作句法成分的最小语言单位是词。第三，把语句中所有作句法成分的单位提开，剩下来的虽然在对话条件下不能单说，但也不能看作句中某个词的一部分，也是词。但一般为虚词，为实词的很少。第四，隔开法。中间不能插入字的，是词。同时，词义随着时代的变迁也有所变化，或词义缩小，或词义扩大，或词义转移。

　　如《素问·水热穴论》云："所谓玄府者，汗空也。"可知此处的"玄府"特指"汗空"，《说文解字》释"汗"为"人液也，从水干声"，《素问·阴阳别论》云："阳加于阴谓之汗。"而《素问·评热病论》更加明确指出："汗者，精气也。"较之"汗"现今的含义，"由人或高等动物皮肤内腺体分泌的一种含盐的液体"，《内经》赋予"汗"的内涵更为广泛。《说文解字》注释"空"为"窍也。今俗语所谓孔也。天地之间亦一孔耳。古者司空主土。尚书大传曰。城郭不缮。沟池不修。水泉不修。水为民害。责于地公。司马彪曰。司空公一人。掌水土事。凡营城、起邑、浚沟洫、修坟防之事。则议其利、建其功。是则司空以治水土为职。禹作司空。治水而后晋百揆也。治水者必通其渎。故曰司空犹司孔也。从穴。工声。形声包会意也。苦红切。九部"。余推测《素问·水热穴论》中"玄府"（即汗空）应暗含着人体的气液通道和门户之意。

　　又根据刘完素在《素问玄机原病式》中对"玄府"所做的解析，他认为"玄府者，谓玄微府也"，根据上文所说的确定词的隔开法，词的中间是不能插入字的，而在刘完素心里的"玄府"之间，可加增一个"微"字，将玄府在形态层次方面更加细化。可见"玄府"在其本初或非一个特指名词，可能为人体的气液通道和门户的泛指概念。后几经发展，使"玄府"成为一个固定名词，即我们现今常理解和所熟悉的玄府。

三、"玄府"语句分析

语句是一个语法上自成体系的单位，它由一个词或句法上有关联的一组词构成，表达一种主张、疑问、命令、愿望或感叹。语句要求用词准确，语意明白，结构妥帖，语句简洁，文理贯通，语言平易，合乎规范，能把客观概念表述得清晰、准确、连贯、得体、没有语病。

判断句是以名词或名词性的词组作谓语，表示某种事物是什么东西或不是什么东西，某种事物属于某类或不属于某一类。在现代汉语中判断句的主语和谓语之间一般要用判断词"是"来联系，并帮助表示判断，否定判断就是的前面加上否定副词"不"。古代汉语的判断句和现代汉语很不相同，尤其是秦汉以前，它不用判断词，而是在判断句的谓语后面加语气词"也"帮助判断。

上古汉语语法的一大特点是判断句基本不用系词。常见格式是由语气词构成的判断句式如"……者，……也"等，用系词"是"构成的判断句先秦时期已出现，但应用并不普遍，直到中古时期，由系词"是"构成的判断句才普遍使用。"……者，……也"式是在主语后面加语气助词"者"，谓语后面用语气助词"也"煞尾。"者""也"互相呼应，既加强了判断语气，"者"为语气词，在判断句中起提顿作用，使语气更加舒缓；同时将主、表语分开，判断格式更加清楚。我国著名的语言学家王力先生认为这种句式是古代汉语判断句的典型结构。

如《素问·水热穴论》云："勇而劳甚则肾汗出，肾汗出逢于风，内不得入于脏腑，外不得越于皮肤，客于玄府，行于皮里，传为胕肿，本之于肾，名曰风水。所谓玄府者，汗空也。"根据语句内容，可推断出此处"玄府"的空间位置为内入于脏腑或外连于皮肤。同时可根据判断句的特性猜测，真正的"玄府"内涵或高于"汗空"，这时此处语句中的"玄府"特指"汗空"。

《素问·调经论》云："帝曰：阳盛生外热奈何？岐伯曰：上焦不通利，则皮肤致密，腠理闭塞，玄府不通，卫气不得泄越，故外热。"余认为"上焦不通利"与"外热"存在着因果关系，"上焦不通利"是原因在先，"外热"是结果在后，"上焦不通利"和"外热"必须同时具有必然的联系，即二者的关系属于引起和被引起的关系，同时需要注意"在此之后"不等于"由此之故"。而作为"上焦不通利"导致"外热"过程阶段的发生原因——"皮肤致密，腠理闭塞，玄府不通，卫气不得泄越"或为递进关系，即后一部分在意思上比前一部分在程度上或范围上更进一层，还要有一定的逻辑，总之意义上要进一层。可见，此处疾病因"上焦不通利"，其病变位置及程度，或是由皮肤递进至腠理，再由腠理递进至玄府，使得玄府不通，卫气不得泄越，最终导致"外热"的发生。

《素问·六元正纪大论》云："火郁之发，太虚肿翳，大明不彰，炎火行……故民病少气，疮疡痈肿，胁腹胸背、面首四肢膹愤胪胀，疡痱呕逆，瘛疭骨痛，节乃有动，注下温疟，腹中暴痛，血溢流注，精液乃少，目赤心热，甚则瞀闷懊侬，善暴死。刻终大温，汗濡玄府，其乃发也。"这都是火热郁结所致的疾病，出现"少气""血溢流注""精液乃少"等气液失常，同时还列举了火郁病出现的一系列症状表现。火郁病邪正交争的趋势及其盛衰的情况，决定着火郁病后期阶段的变化状态和结局（即火郁病的转归），最终可能出现两种结果——"暴死"（即死亡）和"刻终大温，汗濡玄府，其乃发也"（即痊愈）。暴（pù）：会意。古文从日，麃声。本义：晒，如《小尔雅》云："暴，晒也。"《广韵》云："暴，日干也。曝，俗。""暴死"或指因火郁热竭，使得机体阴阳离决，整体生理功能永久终止，而出现死亡。张景岳云："刻终者，百刻之终也。日之刻数，始于寅初，终于丑未，此阴极之时也，故一日之气，惟此最凉。刻终大温而汗濡玄府，他热可知矣。"在"汗濡玄府"语句中，"濡"应为动词，其义有二，或为沾湿，如《礼记·祭义》云："春，雨露既濡。"或为迟缓、滞留之义，如《孟子》云："是何濡滞也。"此处的"汗"应与前文"少气""血溢流注""精液乃少"相呼应，汗是火郁病中气液恢复正常的表现。由此可知，以汗为代表的气液在"玄府"中濡润滞留，充盈玄府，使得火郁可随汗出而病愈，也为火郁病的治疗明确了治法，即使用汗法，充盈玄府，气液调达。既往多认为玄府为司汗之门户，开泄汗液而已，如今可看出玄府绝非皮肤之汗孔，乃是人体气液的通道，是人体内的一个宏大空间结构。同时，也可反推之，火郁病的"暴死"或因"少气""血溢流注""精液乃少"等加重，"汗不濡玄府"，其热难发而致。

四、"玄府"翻译分析

语言具有稳固性（传承性/无限传播能力，一定条件下可以受公共大众共识保存）和民族性。语言文字是不同国家和民族约定俗成的，由众多笔画简单的符号组成的，表达信息和传承文化的字符系统。翻译是一种语言活动，就是把一种语言文字转换成另一种语言文字，而不改变其意义的语言活动。翻译有口头翻译，也有书面的文字翻译。

在我国，翻译早在《周礼》中就已见记载。《周礼·秋官司寇》云："象胥掌蛮、夷、闽、貉、戎、狄之国使，掌传王之言而谕说焉，以和亲之。若以时入宾，则协其礼与其辞言传之。"象胥是负责与周边藩国交往事务的官，负责有关礼仪的协调和语言的翻译工作。"与其辞言传之"，就是现在所说"翻译"的意思。《礼记·王制》云："五方之民，言语不通，嗜欲不同。达其志，通其欲，东方曰寄，南方曰象，西方曰狄鞮，北方曰译。"贾公彦疏《周礼》"北方曰译"说"译即易，谓换易言语使相解也"，所以"译"就是指语言转换变易的活动。我国有文字记载的翻译，始于佛经翻译（即古印度梵语翻译）。所以，"翻译"一词的形成，与古印度佛教关系密切。

同时，中医典籍的对外翻译应当基于语言国情学基础上进行。语言国情学是为研究语言翻译与历史国情、文化源流发展的相互关系而产生的一门与社会语言学、国情学相交叉的学科。"厚译法"由学者夸梅·阿皮亚首次提出，其定义是"通过注释和评注的方式将文本置于丰富的译语文化和语言环境中的翻译"，目的是为了突出原著内涵、诠释专有术语、拓展观点。中医翻译其实质是"古汉语—现代汉语—现代英语"的二度翻译过程，即先进行同种文字的古文今译，主要用来克服古今异言的障碍，含有古今的时间因素；再进行不同语种之间的对译，其兼含地域因素。故应在翻译时应尽力保持原文词义和句式构造，使得《内经》的思想和文化内涵得以在英语背景国家展现。

比如 *WHO International Standard Terminologies on Traditional Medicine in the Western Pacific Region* 等中医术语翻译书籍就将"玄府"译为"mysterious mansion"，并解释说"another name for sweat pore. It is so named because it is too minute to be visible"；将"腠理"译为"interstices"，并解释说"a term referring to the striae of the skin, muscles and viscera, and also to the tissue between the skin and muscles"；将"气门"译为"qi gate"，并解释为"another name for sweat pore"。可见，在翻译的时候，译者也采纳了玄府与腠理、气门等的关联性，以及玄府的广义和狭义之分。

第三节　文化发生学在玄府理论中的应用

文化发生学是发生学原理在文化研究中的运用，即研究在一定的历史形态和地理形态中文化的发生、演变和消亡的科学。作为一种新方法新视角，文化发生学在皮亚杰创立"发生认识论"之后被广泛运用于人文研究领域。文化发生学在玄府理论中的应用，就是把中医文化的发生看作一个过程、一种建构，研究玄府理论产生过程中的各种因素的由来及其相互关系。

文化是一种变成了习惯的生活方式和精神价值，是人类相互之间进行交流的普遍认可的一种能够传承的意识形态，是对客观世界感性上的知识与经验的升华。文化是人类社会特有的现象，由人类长期创造形成的产物，同时又是一种历史现象，是人类社会与历史的积淀物，是智慧群族的一切群族社会现象与群族内在精神的既有、传承、创造、发展的总和（既包括世界观、人生观、价值观等具有意识形态性质的部分，又包括自然科学和技术、语言和文字等非意识形态的部分）。狭义的文化就是在历史上一定的物质生产方式的基础上发生和发展的社会精神生活形式的总和。广义的文化是指人类在社会历史实践过程中所创造的物质财富和精神财富的总和。总之，从内容上看，文化是人类征服自然、社会及人类自身的活动、过程、成果等多方面内容的总和。从时间上看，文化存在于人类生存的始终。从表现形态上看，文化是动态的渐进的不间断的发展过程。

中医的形成与发展是根源于中国文化的，其在商周时期从巫学领域中脱离出来，先秦时代在百家争鸣中大放光彩，且受道家思想影响深远。作为我国现存最早的医学典籍、中医四大经典著作之一的《内经》成书脱离不了道家思想影响，故以《内经》为代表的天人感应、医易人合一的医道思维系统与以《易经》为源头的象数理思维、以老子《道德经》为代表的宇宙天地人"道"论被称为"一源三歧"。而玄府的提出就首见于《内经》，必然脱离不了中国文化的影响。

语言是文化的一个重要组成部分，具有指向性、描述性、逻辑性、交际性、传播性、传承性（无限传播）等特性，是人们交流思想的媒介，因此，它必然会对政治、经济和社会、科技，乃至文化本身产生影响。语言这种文化现象是不断发展的，其现今的空间分布也是过去扩散、变化和发展的结果，所以，只有摆在时空的环境里才能全面地、深入地了解其与自然环境及人文环境的关系。语言是人类文化的载体和重要组成部分，每种语言都能表达出使用者所在民族的世界观、思维方式、社会特性以及文化、历史等。语言是交流沟通的工具，不仅反映社会现实，而且直接地参与社会、干预社会，影响着我们每个人的生存状态。因此它在很大程度上左右着社会文化的发展进程。同时，语言也是思维工具和交际工具，它同思维有着密切的联系，是思维的载体和物质外壳以及表现形式。语言是一种社会现象，是人类最重要的交际工具，是进行思维逻辑运用和信息交互/传递的工具，是体现人类认知/识成果的载体。文字突破口语受到的时间和空间限制，是人类可以在书面语的基础上完整地传承人类的智慧和精神财富，把时空的影像变化转码成视觉可见的符号系统，使后人能通过间接的文字想象出画面，了解历史和学习技术经验，使文字成为文化的主要载体。

《千字文》首句就载"天地玄黄，宇宙洪荒"。"天地玄黄"源自《易经》所说的"天玄而地黄"。玄在颜色上是近于黑色，在意义上是高远、高深莫测的。由于光的衍射现象，蓝、靛、紫这些颜色的光波长较短，只能在各种空气中的杂质间来回反射，所以天空看起来是蓝色的。但是从太空中看，四周黑漆漆的一片，只有恒星放射出点点微光，确实是黑色的。此外天道高远，像老子在《道德经》中所说："玄之又玄，众妙之门。"这是形而上的天道的理体，玄之又玄，深不可测。葛洪在《抱朴子》中提出"玄者，自然之始祖，而万殊之大宗也。眇昧乎其深也，故称微焉。绵邈乎其远也，故称妙焉"，这是葛洪提出的一种本体论命题。"玄"是葛洪道教哲学本体论的核心概念。葛洪认为，"玄"是无所不存，神秘莫测的，它细微深远，连绵不绝，"其高则冠盖乎九霄，其旷则笼罩乎八隅……金石不能比其刚，湛露不能等其柔。方而不矩，圆而不规。来焉莫见，往焉莫追"。总之，"玄"是天地万物之母，宇宙万物发生的总根源、总动力。刘完素认为"玄府者，谓玄微府也"，也可能是受到葛洪等道家的思想影响。同时葛洪又认为"玄之所在，其乐不穷。玄之所去，器弊神逝"，此处的"玄"已具有"气"的内涵，认为"气"的流转是万物生灭的根本原因。古时，道教也被称为"玄门"，葛洪更是明确提出玄、道同义。《道德经》对"道"的定义是"惟恍惟惚。惚兮恍兮，其中有象；恍兮惚兮，其中有物；窈兮冥兮，其中有精。其精甚真，其中有信"。"道"的本义是指道路，而"道"常延伸拓展为规则、规律之义。

如果从上述内容来看，"玄府"概念的提出便被赋予了一层玄机，是人体普遍存在的微细通道，虽然难以窥及，惚惚恍恍中却有形象，恍恍惚惚中却有实物，微不可见中却有精质，深不可测中却能得到证实。

中国传统文化是中华民族历史的、能动的、创造的产物，也是中华民族思维方式的外在显现。一方面，思维方式影响着一个民族的思想意识和实践行为，因而必然影响着文化的创造；另一方面，文化作为人们自觉创造的产物，又具有相对的独立性，在获得了自身生命的同时，又必然反过来影响着一个民族的存在与发展，也影响一个民族的文化再创造。

一、中医象思维对玄府的影响

中医象思维，是以直观的形象、物象、现象为基础，以意象、应象为特征和法则来类推事物的发展变化规律，从而揭示中医学对生命、健康、疾病认识的思维模式。其主要包括以中医学为特色的形象思维、意象思维和应象思维。中医形象思维，是依据生动、直观的自然物象、社会现象与人体解剖、生理、病机、疾病等形象、征象，从直观到类比，从感性到理性，以想象、联想、整合进行加工处理，形成中医学理论和临证经验的思维模式。中医意象思维，是从认识人体生命、健康、疾病等所获得的印象和回忆中抽取出共同的、本质性的特征，舍弃其非本质的特征，由具体到抽象，形成中医学理论和疾病证候规律的思维模式。中医应象思维，是综合多种形象、物象、表象，运用取象类比、推演络绎等方式反映人体与自然、社会的普遍联系及其规律性的思维方法。玄府是基于直接观察到的组织形态、生理病理现象，取类比象，据实思辨推演出的概念。

二、中医系统思维对玄府的影响

中医系统思维，是以天、地、生、人为对象作为系统，从系统和要素、要素和要素、系统和环境的相互联系、相互作用，综合地认识人的生命、健康、疾病及其与自然、社会环境整体性的思维方法。系统思维为中医学之本，代表中医系统思维的整体观念，以气一元论、阴阳二元论、五行多元论为框架结构，解析五脏一体观、形神一体观、体用一体观的人自身完整性，阐述天人一体观的人与自然、社会环境之间的统一性，由此形成四（五）时五脏阴阳的整体观念，是中医学用以认识和解释物质世界和人体生命活动发生、发展和变化规律的思维方法模式。这种中医系统思维也对玄府理论的产生构建起了一个大框架。

三、中医辨证思维对玄府的影响

中医辨证思维，是将自然界、社会、人作为一个整体，以相互联系、相互制约，从运动、变化和发展的观点，观察和研究生命现象、疾病诊断、预防养生研究等问题的思维方法。中医辨证思维对玄府有着重要的影响，使得玄府理论源于临床实践，又能够更好地服务于临床。

文化发生学应用于玄府理论中的作用如下。

（一）整合和导向作用

文化的整合功能是指它在协调群体成员的行动方面所发挥的作用。每个社会群体中的成员都是独特的行动者，他们基于自己的需要，根据对情景的判断和理解采取行动，而文化是他们之间沟通的中介，如果他们能够共享文化，那么他们就能够有效地沟通，消除隔阂，促成合作。正是基于文化的整合功能，玄府理论在中国文化的影响下不断整合汇聚，形成了我们现今达成共识并能接受的中医学理论体系。文化的导向功能是指文化可以为人们的行动提供方向和可供选择的方式，每个社会群体中的成员深受中国文化的影响，可以选择有效的行动，对玄府理论不断地进行填充完善，这就是文化对行为的导向作用。

（二）稳定性和传承性

文化是人们以往共同生活经验的积累，是人们通过比较和选择认为是合理并被普遍接受的东西。某种文化的形成和确立，就意味着某种价值观和行为规范的被认可和被遵从，这也意味着某种秩序的形成。而且只要这种文化在起作用，那么由这种文化所确立的社会秩序就会被维持下去，这就是文化维持社会秩序的功能。传承性是指文化能向新的世代流传，即下一代也认同、共享上一代的文化。

第四节　历史发生学在玄府理论中的应用

　　发生学方法是历史研究中最具有普遍性的科学的研究方法。历史发生学是从认识论的角度，摆脱目的论色彩，从当时的历史环境角度出发研究事物的发展，其核心命题是："什么样的条件一步步促使理论的发展，在这发展过程中又受到哪些因素的影响。"首先，人文科学的发生在本质上因于人的需要，因此，人文科学发生学首先必然要涉及心理学；其次，人是社会化的产物，而作为主客体相互作用的产物，人文科学不仅因于机体的主观需求，也因于客观的社会历史环境，这就必然涉及社会学。

　　发生认识论的主要问题是解释新的事物是怎样在知识发展过程中构成的，其前提是，知识是不断构造的结果，在每一次理解中，总有一定程度的发明被包含在内。知识从一个阶段向另一个阶段过渡，总是以一些新结构的形成为标志，而发生认识论的中心问题就是关于新结构的构造机制问题。

　　历史时期的气候变化与自然环境、人类社会活动有一定关联性，会影响着历史事件的发展变化。竺可桢更是根据我国文献资料和实地考察发现我国历史上每隔400～800年内又可分出50～100年为周期的小循环，奠定了我国历史气候学的理论基础，其发现最低温度在公元前1000年，公元400年、1200年和1700年左右。多位学者研究得出商末西周、魏晋南北朝、两宋元初、明末清初均处于寒冷期，其他时期则为相对温暖期。历史发生学与其他学科联系紧密，其研究不仅应用于社会科学领域，也影响着自然科学领域。

　　事物的发生发展看似随机却具有不可预知性，主要是由于人类认识水平的局限性。历史研究就是以过去发生的事情为研究对象，顺着事物发展的轨迹，探寻轨迹规律性内容，用以揭示问题、预测未来。人类活动、自然环境与气候变化三者关系是联系、发展、矛盾的，这就是历史发展进程的动态背景，而气候变化因素却在历史研究方面常被忽视。

　　气候影响着人类历史活动，与中医学也有着紧密联系。几千年来，在中医学发展的过程中，中医学理论的创立、创新与自然、社会环境的关系密不可分。气候、水、土壤、朝代更替等无一不影响着人类的生活习惯。气候的变迁会间接影响中医的发展变化，气候变化对环境有着直接影响，从而改变人类疾病谱，为适应客观规律而充分发挥主观能动性，气候变化间接影响着中医疾病观、治疗思路、用药特色的改变，以至于各个时期有着不同学术流派的盛行。

一、肇始期（先秦两汉—隋唐时期）

公元前 10 世纪左右，随着寒冷期的到来，气候恶化，干旱、洪水等自然灾害频繁发生，商周更替。《竹书纪年》记载公元前 903 年和公元前 897 年，汉水曾两次结冰。据相关资料表明西周末期气候变冷进入小冰期，西周灭亡。气后变暖，进入春秋战国时期。从"医"的繁体字有两种写法——"毉"到"醫"的转变可看出，医学起源与巫学、以酒为代表的汤液及时空节律性有紧密联系。因气候变化，巫术常失效，阴阳五行、易学术数等朴素唯物自然观和辩证法思想逐渐完善成熟，为医学的形成奠定了思想基础。《周礼》中医师与巫祝职业分列两章，可见医学已独立形成，并以官方制度形式给予承认。正是这次寒冷期后，东周到两汉的气候相对温暖，此时期医家将前期的医学经验积累进行汇总，先秦时代的医疗实践经验进行理性升华成医学理论，并汇总成书流传。《内经》是在我国更悠久的医学经验和文献基础上汇集而成的医学总集，《难经》丰富了中医学的基础理论和临床内容，《神农本草经》是现存最早对东汉之前药物学的经验和成就总结的药学专著。这些医学经典的问世，标志着中医学术体系初步形成。

玄府一词首见于《内经》。如《素问·水热穴论》云："所谓玄府者，汗空也。"将玄府的概念定为"汗孔"。《素问·调经论》曰："上焦不通利，则皮肤致密，腠理闭塞，玄府不通，卫气不得泄越，故外热。"这段描述已将皮肤、腠理、玄府三者列为三个不同的平行概念。同时，从《内经》散在条文中可看出，玄府与气门、鬼门、皮肤、腠理等有着紧密关联。经王明杰教授等论证，《内经》中玄府、气门、鬼门等名异实同，且玄府与腠理的关系紧密。《素问·六元正纪大论》云："火郁之发……汗濡玄府，其乃发也。"指出人体发病是因郁结玄府，气液不能正常运行，而汗法是其治疗关键。

东汉末期，国都洛阳在晚春时节还降霜降雪。寒冷与干旱引起大面积饥荒，气候继续恶化，进入魏晋南北朝时期。邓云特的《中国救荒史》统计，魏晋南北朝灾害总数高达 619 次。在公元 3 世纪下半叶，中国气候极端寒冷和干燥，尤其是 281～290年的十年间，气温严重偏低，且多年持续干旱，甚至每年 5 月就霜降，主要水域普遍干枯，游牧民族不断迁移，频发战争，促使中华民族整体迁徙和文化融合，一定程度上也促进了医学的思想解放与理论创新。正是在此背景下，张仲景将前代医家的治病经验总结并结合当时所处的寒冷环境特点撰写了《伤寒杂病论》。此时期医学还具有专科化趋势、多样化发展、养生医学兴盛、官方医署始创等特点。隋唐及宋初的气候相对温暖，政府加大对医学的导向作用，许多大型官修医书完成，中外中医药交流活动频繁。

《金匮要略》对腠理解释为"腠者，是三焦通会元真之处，为血气所注；理者，是皮肤脏腑之文理也"。人体保持健康状态的两个关键，一是五脏元真的充沛，一是气血津液运行通道的畅达。腠理作为通会元真灌注气血之处，正是这一功能的主要结构基础。经文明确指出，腠理不仅分布于体表肌肤，而且存在于体内脏腑，将腠理的分布范围由体表肌肤深入至体内脏腑是一次重要的突破，可惜未引起足够的重视，呼应者鲜见。另有医家则认为玄府即是腠理，如隋代杨上善《黄帝内经太素》曰："汗之空名玄府者，谓腠理也。""气液"一词，在《内经》中未见，杨上善的《黄帝内经太素》有《脏腑气液》一篇，根据其内容，气液应涵盖气血、精气、津液等温润、滋养、流动的营养物质。结合近现代研究，气液不仅指气、血、精、津、液、神等营养物质，亦包括机体内各种代谢废物等，如《形色外诊简摩》曰："刘河间极论玄府之功用，谓眼耳鼻舌身意，皆借玄府以成其功用者也。上言舌体隐蓝，为浊血满布于细络，细络即玄府也。所谓浊血满布，是血液之流通于舌之玄府者，皆夹有污浊之气也。"为后世刘完素创立玄府理论提供了重要依据。

二、成型期（宋金元时期）

11 世纪气候又转向寒冷，我国进入第三次寒冷时期。到了 12 世纪初期，气候不升反降，导致少数民族政权不断南移。宋朝通过发展科技水平、加大对外交流来应对环境恶化带来的不利影响。许多医家潜心研究《伤寒论》，同时也注重气候与疾病之间关系的研究，五运六气学术思想也得到了发展。金元两国更是学术争鸣，医学学派纷纷成立。

宋代理学疑经思想的影响。《四库全书总目·医家类》云："儒之门户分于宋，医之门户分于金元。"宋元时期，适值理学肇兴，儒、道、释合流之际，宋代理学重义理，好创获，重发挥，喜新说，怀疑精神是其基本特征之一。其摒弃汉唐经学家支离烦琐的注疏之学，即使是注释经典，也多以发挥义理为宗旨。从宏观方面着眼，结合实际，理解经典的含义，达到通经目的。这种治学方法，使不同的学术观点得以阐发，新说涌现。当时理学大师纷纷主张疑经、议经，反对盲从，提倡创新，开一代治学新风。如程颐曰："学者先要会疑。"(《二程遗书》) 朱熹曰："革，是更革之谓……须彻底重新铸造一番，非止补漏而已。"(《朱子语类》) 可以认为，宋代理学疑经思想对金元医家的医学创新精神的形成具有重要影响。此外，宋人对经典古籍重新进行编次，增补改错，校勘注释，在文献整理方面取得了超越前人的突出成就。医学文献研究方法亦发生了重大转折，从对经典文献的文字注释研究，转向文献内容与临床实际相结合的理论阐发，注重理论的创新。刘完素穷毕生之力精研《内经》等经典著作，结合自己的临床实践，但他尊古而不泥古，继承更能创新，在《素问玄机原病式》的序中提出 "若专执旧本，以谓往古圣贤之书，而不可改易者，信则信矣，终未免泥于一隅"，着重探讨中医病机理论，并根据当时北方气候变化特点，创造性地提出阳气怫郁、玄府气液等学术观点，而自成一家之说。

道家思想的渗透。宋、金时期政府对道教发展多采取扶持政策，因而道教极其盛行。刘完素深受道教学术思想的影响，他在撰写《素问玄机原病式》及其他著作中，曾多次引用《仙经》及《清静经》等道教著作中的形气理论以解释病机，将道家养生的合理成分灵活地应用于医疗实践。"玄"，是道家一个十分重要的用语，有幽远微妙、深奥莫测等复杂含义。刘完素自号 "通玄处士"，著作名为《素问玄机原病式》，道家思想特色鲜明。《道德经》曰："玄之又玄，众妙之门。"葛洪《抱朴子内篇》中《畅玄》篇云："玄者，自然之始祖，而万殊之大宗也。眇昧乎其深也，故称微焉。"其将 "玄" 作为天地万物的总根源、总动力。万物中普遍存在的微细通道虽然难以窥及，却有实物，深不可测中却能得到证实。刘完素心中的玄府，或许便含有这样一层 "玄机"。道家思想的渗透是玄府理论的理论根基。

政府对医学事业的重视。宋、金政府比较重视医学事业，制定了一系列有利于医学发展的措施，为医学的创新发展提供了必要条件。如完善医疗机构设置，注重医学教育。北宋政府相继设置太医局、校正医书局、熟药所等医药管理与教学、研究机构，以加强对全国医药的有效管理。其还重视医籍著作的整理与刊行，宋代活字印刷技术的发展与普及应用促使出版业兴盛发达，校正医书局在北宋 167 年的历史上，共有 10 次大规模的国家官刻医书出版发行。北宋政府设立医疗官职，同于文官，这明显提高了医家的社会地位。其还在国子监设立"医学"，使医学的社会地位得到进一步的提高，文人知医也成为风尚。金国政府亦重视中医学的发展，仿宋制，改革中医机构，在宣徽院下设立太医院。金朝太医院是我国历史上较早出现的专门为宫廷与政府官员服务的机构，并兼管教学工作。政府对医学事业的重视是玄府理论的生存土壤。

（一）刘完素

刘完素，字守真，号河间居士，别号守真子，自号通玄处士。约生于宋徽宗大观四年（公元 1110 年），卒于金章宗承安五年（公元 1200 年）。因其为金代河间（今河北省河间市）人，故后人又称其为"刘河间"或"河间先生"。金章宗（完颜璟）赐其号为"高尚先生"。刘完素著有《素问玄机原病式》《黄帝素问宣明论方》《素问病机气宜保命集》《三消论》等。刘完素在学术上有创新精神，提出阳气怫郁论、玄府气液通畅论等学术思想，进而开创了金元时期一个重要的学术流派——河间学派。

《四库全书总目提要》记载："完素生于北地，其人秉赋多强，兼以饮食醇酿，久而蕴热……人情淳朴，习于勤苦，大抵充实刚劲，亦异乎南方之脆弱。"刘完素生于北方，北方气候干燥，"夏则吞冰，冬则围火"，而北方人之体质，又饮食牛羊乳酪、脍炙醇浓，加之战争频繁，风餐露宿，火热内蕴，使外感风寒亦往往容易化热生燥。因此，刘完素面对北方外感热病的流行，深入研究探讨火热病的病因、发病规律，提出风寒暑湿燥火皆可化热，并总结出相应治疗大法。

刘河间在《素问玄机原病式》中继承并扩大了《内经》玄府的内涵，提出"玄府者，谓玄微府也。然玄府者，无物不有……乃气出入升降之道路门户也……人之眼、耳、鼻、舌、身、意、神识，能为用者，皆由升降出入之通利也"，并开创了眼科玄府病机的先河，提出"热郁于目，无所见也""各随郁结微甚，而察病之重轻"。

1. 明确定义，扩大范围

刘完素明言玄府之处甚少，且相关论述零散，文字十分简略。据统计，《河间六书》中"玄府"一词仅出现 15 次（其中《素问玄机原病式》中出现 9 次，《宣明论方》中出现 5 次，《素问病机气宜保命集》中出现 1 次）。

《素问玄机原病式》中关于玄府概念的最主要论述是"皮肤之汗孔者，谓泄气液之孔窍也。一名气门，谓泄气之门也；一名腠理者，谓气液出行之腠道纹理也；一名鬼神门者，谓幽冥之门也；一名玄府者，谓玄微府也。然玄府者，无物不有，人之脏腑、皮毛、肌肉、筋膜、骨髓、爪牙，至于世之万物，尽皆有之，乃气出入升降之道路门户也"。刘完素在引述《内经》"玄府""气门""鬼门""腠理"等肌表结构名称的同时，借用"玄府"之名，结合《金匮要略》"腠理"学说和《黄帝内经太素》"气液"学说，以无物不具的"玄府"作为无处不到的气机升降出入活动的结构基础，并对其分布范围予以极力引申，使之成为人体乃至万物无所不有的一种新的结构名称。刘完素创造性地将"玄府"与"气液"联系在一起，认为玄府是人体"气液出行之腠道纹理"，玄府通畅，则气血津液等在人体宣行无阻，脏腑、经络、四肢、肌肉、骨髓、皮毛、爪甲皆得其滋养而发挥正常生理功能，这种生理过程即为"气液宣通"。刘完素所论述的玄府具有普遍存在性、形态微观性、功能畅通性。

2.明确病机，制定治则

刘完素认为玄府闭密则气血不能宣通，神无所用。《素问玄机原病式》从气液、血脉、营卫、精神升降出入障碍的视角对玄府病机作了精辟阐述，即"人之眼、耳、鼻、舌、身、意、神识，能为用者，皆由升降出入之通利也。有所闭塞者，不能为用也。若目无所见、耳无所闻、鼻不闻臭、舌不知味、筋痿骨痹、齿腐、毛发堕落、皮肤不仁、肠不能渗泄者，悉由热气怫郁，玄府闭密而致，气液、血脉、营卫、精神，不能升降出入故也，各随郁结微甚，而察病之轻重也"，因此，玄府通利，则人之气血阴阳化生有序；玄府闭密，"气液"不能流通，"神气"不能通利，则阴阳失衡，可出现气失宣通，津液不布，血行瘀阻，神无所用等病变，产生多种病证，甚则阴阳离决，精气乃绝。刘完素在《素问玄机原病式》中，列举了由玄府郁闭导致的二十余种疾病，除了精气血津液失其宣通之外，特别突出了神无所用导致的种种病证，对多种神志病的治疗具有指导意义，说明玄府郁闭是具有普遍意义的病机学概念。

刘完素认为："目得血而能视，耳得血而能听，手得血而能摄，掌得血而能握，足得血而能步，脏得血而能液，腑得血而能气。夫血随气运，气血宣行，则其中神自清利，而应机能为用矣。又曰：血气者人之神，不可不谨养也。故诸所运用，时习之则气血通利，而能为用，闭壅之则气血行微，而其道不得通利，故劣弱也。若病热极甚则郁结，而气血不能宣通，神无所用，而不遂其机，随其郁结之微甚，有不用之大小焉。是故目郁则不能视色，耳郁则不能听声，鼻郁则不能闻香臭，舌郁则不能知味。至如筋痿骨痹，诸所出不能为用，皆热甚郁结之所致也。"由气血的运行推演到神机的运用，以通利为贵，郁结为病。《素问玄机原病式》提出"郁，怫郁也。结滞壅塞，而气不通畅。所谓热甚则腠理闭密而郁结也，如火炼物，热极相合，而不能相离，故热郁则闭塞而不通畅也"，刘完素将玄府病变归咎于热气怫郁。郁结，即是玄府郁闭。所以，根据其特点确立了宣通玄府的治则。

3. 明确治法，创立方剂

刘完素有关玄府的论述虽然分散，却包含基础临床、外感内伤等诸多方面。开通玄府之法，涉及发散、清泄、通下、淡渗、温通、搜剔、香窜等多种方药，应用甚广。

对于玄府郁闭的治疗，刘完素主张开发郁结，宣通气液。《素问玄机原病式》云："用辛热之药……令郁结开通，气液宣行……所谓结者，怫郁而气液不能宣通也。"刘完素明确提出辛味药可开发玄府郁结。具体的病证治疗，刘完素主张辛苦寒合用，《三消论》云："辛能散抑、散结、润燥……况抑结散，则气液宣行，而津液生也。"《素问玄机原病式》云："若以辛苦寒药，按法治之，使微者、甚者，皆得郁结开通，湿去燥除，热散气和而愈，无不中其病，而免加其害。""盖辛热能发散开通郁结，苦能燥湿，寒能胜热，使气宣平而已。"其对热病的治疗，区别表证、里证及表里同病，采用不同的方药治疗。"辛热之药……能令郁结开通，气液宣行，流湿润燥，热散气和而愈"，"世传辛热金石毒药，治诸吐泻下利，或有愈者，以其善开郁结故也"。

刘完素在《素问玄机原病式》明确提出"一切怫热郁结者，不必止以辛甘热药能开发也，如石膏、滑石、甘草、葱、豉之类寒药，皆能开发郁结""聋既为热，或服干蝎、生姜、附子、醇酒之类辛热之物……欲以开发玄府，而令耳中郁滞通泄也"。其又云："中风既为热甚，治法或用乌附之类热药……欲令药气开通经络，使气血宣行，而无壅滞也。""（中风）诸方之中，至宝、灵宝丹，最为妙药……皆能散风壅、开结滞，而使气血宣通，怫热除而愈矣。"所云"开结滞"，亦是开玄府。

《伤寒直格》提出了"小青龙汤……以开发怫热结滞者也""凡诸栀子汤……发开郁结，则气通，津液宽行而已"，虽未明言玄府，实则是通过开通玄府，使得气液畅通，以达到治愈疾病之目的。

自刘完素提出了"玄府气液学说"，后世医家在此基础上多有发挥，如以攻邪著称的张子和提出的《内经》一书，惟以血气流通为贵""君子贵流不贵滞，贵平不贵强"，朱丹溪提出的"气血冲和，百病不生，一有怫郁，诸病生焉。故人身诸病多生于郁"等观点与刘完素重视开郁散结，畅达气血津液如出一辙。

（二）张从正

张从正，字子和，号戴人，睢州考城（今河南省兰考县）人，复因久居宛丘，而被称为"宛丘张子和"，或径称"宛丘"。约生于金贞元四年（公元1156年），卒于金正五年（公元1228年）间。其曾被召补为太医，后因故辞归乡里，隐然名重东州。

《金史·本传》谓张从正"精于医，贯穿《素》《难》之学，其法宗刘守真，用药多寒凉，然起疾救死多取效"。可见张从正之学源自《内经》《难经》《伤寒杂病论》。张从正主要著作有《儒门事亲》《张子和心镜别集》，其中《儒门事亲》15卷，前3卷28篇为其手定，复经麻九畴润色加工。

1. 着眼气血，开郁通滞

张从正宗《内经》《伤寒杂病论》等经典著作，私淑刘河间之学，这些对其祛邪思想的形成也有影响。《内经》认为血气的盛衰是人体健康与否的重要标志。《灵枢·本脏》则进一步指出："人之血气精神者，所以奉生而周于性命者也。"尤为重视血气流通。其认为人体"血和则经脉流行，营复阴阳，筋骨劲强，关节清利""脉道以通，血气乃行""气血正平，长有天命"。一旦血气闭塞，就会出现"血气不和，百病乃变化而生"。因此，治病的关键即"疏其血气，令其调达，而致和平"。张从正精研《内经》，并指出："《内经》一书，唯以气血通流为贵。"目的是告诫人们要经常保持玄府中的气液通畅，使其运行无碍，此为祛病延年的重要条件。

在历代医家中，对张从正祛邪学说影响最大的医家当推刘完素。由于地域和年代的接近，为他接受刘完素的思想创造了有利的条件。张从正又私淑河间，在其《儒门事亲》一书中对刘河间推崇备至。刘河间提倡的辛凉解表、表里双解、降心火益肾水、推陈致新等学说，以及刘河间创用的方剂，如通圣散、凉膈散、神芎丸、益元散、三一承气汤、三花神佑丸等方剂，都为张从正所赞赏，并经常用于临床。张从正自述："予用此药（指刘完素辛凉之剂）四十余年，解利、伤寒、温热、中暑、伏热，莫知其数。"张从正认为疾病的病机是玄府郁结，通畅受阻，致使邪气结聚体内，故强调以通降之法攻逐水饮、结块、燥屎等，从而调动全身的功能，祛除玄府的郁结，使升降出入道路通畅则阴阳调和。其擅长运用具有泻下作用的方药，常用承气汤类方，如大承气汤主治阳明腑实证和里热实证之热厥、发狂等，具有峻下热结之功效，使气机通降下行以泻下通便、祛除毒素堆积，使气机升降出入道路通畅，则神机畅达。方中大黄泻下攻积、清热泻火，玄府气机升降出入功能恢复则九窍通利、神机通畅。可见，在刘完素诸多学术思想中，对张从正影响最大的是"玄府气液流通"之说。《儒门事亲》在其所转载刘河间先生《三消论》一文中，曾明确提出"热气怫郁，玄府闭塞而致津液、血脉、营卫、清气不能升降出入"的观点。可见，张从正对刘完素的玄府理论有充分的认识。不过，张从正在论述这一问题时常不用"玄府郁结"的说法，而从"气血壅滞"立论，认为血气"贵流不贵滞"。正常情况下，气血周流，畅通无阻，一旦患病则气血壅滞，即所谓"积聚陈莝于中，留结寒热于内"，其实质在于邪气闭阻玄府。张从正多从三邪论病，认为不论天之六气、地之六味，都可造成人体上、中、下三部的气血郁滞，因而力主以汗、吐、下三法攻逐病邪，以"发腠理，致津液，通气也"，从而使"上下无碍，气血宣通，并无壅滞"。

2. 调达气机，汗吐下法

寒热之邪均能导致血气郁滞不畅。张从正治疗此类疾病，常用吐、汗、下三法。丰富的临床实践是张从正祛邪学说形成的基础。张从正谓："余立于医四十余岁……识练日久，因经识病，然后不惑。"对许多疾病"屡用汗、下、吐三法，随治随愈"。同时还说："况予所论之三法，谙练日久，至精至熟，有得无失，所以敢为来者言也。"在其不断的实践探索中，总结出了这些疾病的病因、病机多与火热有关，因而在对疾病的认识上，将邪气放于首要位置。在治疗上，他主张除病必须祛邪，祛邪必用汗、吐、下三法，包括行气消滞、开郁化痰、活血祛瘀、利水软坚等一切排除病因或病理产物的方法，从而扩大了三法的治疗范围，丰富了三法治病的内容。这些疗法均为开通玄府郁结，畅达表里上下气液而设。汗法重在调理内外出入，吐、下重在调理上下升降，汗吐下三法并用，则诸邪尽去。

张从正以《内经》及《伤寒论》的理论为依据，统论三法治病，并谓："圣人止有三法，无第四法也。"他还指出："世人欲论治大病，舍汗、吐、下三法，其余何足言哉！"其对三法的应用形成了一套完整的"理、法、方、药"体系。

汗法：张从正指出："凡解表者，皆汗法也。"凡能疏散外邪的方法，都属于汗法。《内经》中的刺热方法，即开玄府而逐邪气，系汗法的具体运用。辛温解表法与辛凉解表法，在临床中丰富了汗法的内容。张从正强调："发汗之法，辨阴阳，别表里，定虚实，然后汗之，随治随应。"可见用汗法治病首先要明辨阴阳、表里、虚实。同时张从正告诫人们在使用汗法时，应使患者"周身絷絷然，不欲如水淋漓，欲令手足俱周遍汗出一二时为佳，若汗暴出，邪气多不出，则当重发汗，则使人亡阳。凡发汗中病则止，不必尽剂。要在剂当，不欲过也"。

吐法：张从正指出"凡上行者，皆吐法也"，诸如引涎、漉涎、嚏气、追泪等，凡能使邪气涌而出之的方法，均属于吐法。张从正指出"涌吐之药或丸或散，中病则止，不必尽剂，过则伤人"。使用吐剂当先小服，不效则积渐加之。若身体健壮的可以一吐而安，身体弱者则可分作三次吐之。吐后转天或见轻快，或者转甚，凡吐之而邪气未尽的，均可等待数日再行催吐。吐至昏眩，切勿惊疑，饮冰水可解，无冰水时，饮新汲水亦可。吐后觉渴者，可饮用冰水、新汲水或食瓜、梨、柿及凉物，无须服药。吐后唯禁贪食过饱及难以消化的食物，大禁房劳与情志刺激。

下法：张从正指出"凡下行者，皆下法也"，除用药物泻下通便之外，还可用催生、下乳、磨积、逐水、破经、泄气等具下行作用的方法，均属下法。下法应用，张从正引《素问·刺禁论》"脾为之使，胃为之市"之文，其云："人之食饮，酸咸甘苦，百种之味，杂凑于此，壅而不行，荡其旧而新之，亦脾胃之所望也。"可见下法较为适宜脾胃的病变。张从正运用下法，主张宜根据病情的轻重缓急而治。其云："急则用汤，缓则用丸，或以汤送丸，量病之微甚，中病即止，不必尽剂，过而生愆。"

张从正在临证中或单独使用其中一法，或先后使用二三法，或三法并用，各相其病之所宜而用之。他说："以余之法，所以该众法也。"其不仅扩大了汗、吐、下三法的范围，还积累了丰富的以三法治疗疾病的经验，提高了三法的理论，发展了中医的治则学说。

（三）朱丹溪

朱震亨，字彦修，婺州义乌（今浙江义乌）人，因其故居有条美丽的小溪，名"丹溪"，学者遂尊之为"丹溪翁"或"丹溪先生"。其生于元至元十八年（公元1281年），卒于元至正十八年（公元1358年），享年78岁。朱震亨的著作有《格致余论》

《局方发挥》《金匮钩玄》《本草衍义补遗》等。其流传的《丹溪心法》《丹溪心法附余》等书，系后人将朱震亨临床经验整理纂集而成。其得刘完素的真传，而旁通张从正、李杲二家之说，负盛名。

朱丹溪的"主气"说，在生理上强调"气血冲和，万病不生"，在病理上气之运行失常，"一有怫郁，诸病生焉，故人身诸病，多生于郁"，朱氏把人体气机郁阻失畅作为发病的重要机制，所以治疗疾病势必以治气为先。"六郁"绝非是单一的郁病，气郁、湿郁、热郁、痰郁、血郁和食郁，其实涵盖了大量的杂病或外感热病，六者可单独为病，也往往相因为病，但治疗总以气机为关键，治郁重在调气，郁久则兼以清火，创用越鞠丸通治诸郁，火证之治强调"气有余，便是火"，痰病之治"不治痰而治气，气顺则一身之津液亦随气而顺矣"，主用燥湿健脾，理气和中之法。

1. 气血冲和，治郁有法

《丹溪心法·六郁》曰："气血冲和，万病不生，一有怫郁，诸病生焉，故人身诸病，多生于郁。"朱丹溪在此强调情志抑郁在疾病发生中的作用，指出情志不畅会导致人体气机郁结，进而引起其他瘀滞相因为病。他认为玄府气机升降出入是生理活动的一种重要形式，并贯穿于生命的始终，提出了"诸火病自内作"和"气有余便是火"的理论。从玄府理论的角度来看，即体液不足以润养周身，阴阳失和，气失收敛化火，玄府气机升降出入异常。临床应用重点在于用滋阴补肾的治法恢复玄府升降出入特性的平衡，常用滋阴降火、补肾填精、调和阴阳等治疗方法或茹淡节食、怡养寡欲等防治原则，旨在起到恢复气机升降出入正常运转的作用，从不同的角度、阶段解决了玄府失养或毁损的问题，收到一定的治疗效果，验证了用滋阴补益的药物填补润泽玄府、伏灭妄动之相火，从而让气血于玄府通道平和运行流通，进而恢复机体健康状态的可行性。

气血论治，是朱丹溪学术思想的重要组成部分，是其"攻邪宜详审，正气须保护"这一治疗思想在临床上的重要体现。在气血论治中，常用的四君子汤和四物汤均以补气养血为主，说明朱丹溪出于保护正气的思想而独重其虚损不足，并将有关气病、血病的实证基本归结于怫郁不畅而从郁论治。《格致余论》在论述气血之间的关系及致病特点时提到："血气者，身之神也。神既衰之，邪因而入，理或有之。若夫血气两亏，痰客中焦，妨碍升降，不得运用，以致十二官各失其职，视听言动皆有虚妄。"

《局方发挥》"气病门"指出"气之为病，或痞或痛，不思饮食，或噫腐气，或吞酸，或嘈杂，或膨满。自气成积，自积成痰"。朱丹溪认为，气病可以导致血病，可以产生痰证，可以出现其他脏腑的多种病变。

在论及气之升降失常方面，朱丹溪认为，气血是否畅达与脏腑功能关系尤为密切，特别强调脾胃在气机升降之中的作用，指出"脾具坤静之德，而有乾健之运，故能使心肺之阳降，肾肝之阴升，而成天地交之泰"，认为脾胃位于中焦，乃人体气机升降之枢纽，脾胃健运则阳降阴升，天地交泰则气血冲和。脾胃及诸脏腑功能失常所造成的人体偏寒、偏热、偏虚、偏实都会进而影响人体的气机升降，从而导致气滞而痰凝、化火、成瘀，而痰、火、瘀又可以加重气机失调。

2.六郁致病，通调为先

朱丹溪认为，一切杂病不外乎气、血、痰、郁，在治法上，以气、血、痰、郁为纲，以六气致病为目，从而分辨标本先后以审病求因。其所用方剂，气用四君子汤，血用四物汤，痰用二陈汤，郁用越鞠丸，随症加减。

朱丹溪对痰邪致病非常重视。如《丹溪心法》中曰："百病中多有兼痰者。"在论述痰证之病机时指出"气郁为湿痰"，"因气成积，因积成痰"，认为痰证与郁证（气郁）关系密切。《丹溪心法》引严用和之论曰"人之气道贵乎顺，顺则津液流通，决无痰饮之患，调摄失宜，气道闭塞，水饮停于胸膈，结而成痰"，说明痰与郁具有共同的病机基础。朱丹溪将痰证分为湿痰、热痰、食积痰、风痰、老痰等，列出主治药物并阐明痰的部位。可以说，朱丹溪对痰证的临床表现、病机转变、诊法方药均有精辟的论述，极大地促进了痰证理论与临床诊治的发展。有关朱丹溪对痰证的具体诊疗，将在临证经验中详细论述。

朱丹溪论治杂病以"气血痰郁"为其辨证纲领，在"气血痰郁"之中尤为重视"郁"证，也以论治"郁证"更有特色。他认为"郁"在疾病发生发展过程中是非常重要的因素之一。朱丹溪综合了六淫、七情等内外致病因素，结合自己的临床实践，创立了"气郁、湿郁、痰郁、火郁、血郁、食郁"的六郁学说，朱丹溪的"六郁"不单纯指病因而言，而是指"气血怫郁"证及其病因病机。

关于"郁"的形成，其弟子戴原礼评论说，"郁者，结聚而不能发越者"，属于"升者不得升，降者不得降，变化者不得变化"，传化失常，则会出现六郁之病。而六郁之中，以气郁最为关键，因气郁可能导致聚湿、生痰、食积、血瘀、化火等。观其六郁，无不因气郁所致。由于气机郁滞，可导致食郁和湿郁；影响水液代谢和津液输布，则导致湿郁和痰郁；影响血液的运行则血郁；诸郁久而化火生热，则可导致火郁。所以说，六郁可单独为病，但在一般情况下，多相因为病或可转化兼夹为病。虞抟在《医学正传·郁证》中指出："气郁而湿滞，湿滞而成热，热郁而成痰，痰滞而血不行，血滞而食不消化，此六者皆相因而为病也。"其以气郁为根本论六郁之形成。"久郁则蒸热，郁久必生火""气有余便是火"，此亦为朱丹溪的重要学术观点，可见六郁之中，其最重视气郁和火郁，而气郁、痰郁、血郁三者为最常见，可引起多种疾病的发生。

基于对六郁的认识，朱丹溪详述总结了六郁的证候特点。其曰："气郁者，胸肋痛，脉沉涩；湿郁者，周身走痛，或关节痛，遇阴寒则发，脉沉细；痰郁者，动则喘，寸口脉沉滑；热郁者，瞀闷，小便赤，脉沉数；血郁者，四肢无力，能食便红，脉沉；食郁者，嗳酸，腹饱不能食，人迎脉平和，气口脉紧盛。"朱丹溪创制越鞠丸治疗诸郁（气、血、痰、火、食、湿），此方以苍术、川芎为总解诸郁之药，随证再加入诸药。

三、发展期（明清）

元明的温暖气候则再次使得社会平稳富足，医学方面有了稳步发展的外在条件，许多大型医著整理问世，其都在温暖气候奠定社会环境基础上而来。竺可桢考据明末（1601～1644年）华中地区寒冷干燥，曾出现两次"八年大旱"及多种自然异相，当时引进和推广如番薯、玉米、辣椒等高产作物，大面积种植棉花，来应对寒冷气候。气候变冷引发各种自然灾害，并导致疫情的集中爆发和大流行。以山西为例，在明清两朝疫病大规模集中爆发于两个时间段：万历六年至崇祯末年和顺康雍年间。吴又可在《温疫论》中记载："崇祯辛巳，疫气流行，山东、浙省、南北两直，感者尤多，至五六月益甚，或至阖门传染。"且注重运气学说对疾病的发生、诊疗的影响。医家也注重对《伤寒论》的研究。南方经济富足，思想较北方活跃，寒冷气候使降雨区域普遍南移，江南降水量增加，加上南方人口饮食偏嗜的内外因素共同增加了温热、湿热等病邪的致病机率。吴又可、叶天士等在此背景下形成了有地域特色的温病学派，构成了"北方多伤寒，南方多温病"的格局。而西南地区亦受此次寒冷期余波影响，萌生"火神派"。康乾盛世作为我国封建社会最后一个盛世的出现，也是离不开温暖期的到来。政府对医学进行了整理修撰，如《古今图书集成》《四库全书》中医学部分的收录，具有教材性质的医学全书《医宗金鉴》的编撰。此时期医学最大的特点就是儒学对中医影响加深，尊经复古思潮兴起，客观上推动了医学著作的深入研究。

刘完素拓展了《内经》中关于玄府的含义，指出玄府是气升降出入的门户，广泛存在于人体及万物之中，标志着玄府理论的创立，而"热气怫郁，玄府闭密"是目病的病机，开辟了眼科玄府理论的先河。玄府理论在眼科领域得到高度重视，楼英、王肯堂、傅仁宇等多从玄府角度研究眼病的发病机制和临床治疗；同时也对温病学说的发展起到了重要的启迪作用，如王孟英认为"百病皆由愆滞"而生，治以运转枢机，都是基于玄府理论进行的拓展延伸。

（一）楼英

楼英（1320—1389 年），字全善，一名公爽，号全斋，明萧山楼塔人。其生于医学世家，继承祖业，行医乡间。其自幼即承家教，博览群书，精究名家医说和历代名方，结合临床经验，以"阴阳五行化生万物"之说，提出诊病"必先分别血气、表里、上下、脏腑之分野，以知受病之所在，次察所病虚、实、寒、热之邪以治之"的中医原则。在行医中，重因人、因病、因时而异，施以药疗、理疗、针疗等法，因医术高超，故奏效多。楼英著作有《医学纲目》《内经运气类注》等，其中尤以《医学纲目》一书为最。此书集《内经》以降历代医家方书、文献及其本人几十年临床经验之大成，全书资料丰富，纲目清晰，选论治方很有法度，前后耗时 30 年，是李时珍编撰医药巨著《本草纲目》的重要参考资料。

楼英率先将玄府理论引入眼科，应用于眼科的临床治疗。他提出血虚亦能致玄府郁闭，进一步完善了玄府理论，在其《医学纲目》中描述"盖目主气血，盛则玄府得通利，出入升降而明，虚则玄府不能出入升降而昏，此则必用参四物汤等剂，助气血营运而明也"。楼英十分认可刘完素的"玄府理论"，其言："诚哉！斯言也。目盲，耳聋，鼻不闻臭，舌不知味，手足不能运用者，皆由其玄府闭塞，而神气出入升降之道路不通利。"楼英还列举了开解玄府郁结诸因的药物，总结了历代医家治目昏、解郁结的治疗经验，如羊肝丸中用羊肝引黄连等药入肝，解肝中诸郁。盖肝主目，肝中郁解，则目之玄府通利而明矣。故黄连之类，解热郁也；椒目之类，解湿郁也；茺蔚子之类，解气郁也；芎、归之类，解血郁也；木贼之类，解积郁也；羌活之类，解经郁也；磁石之类，解头目郁也；用参、芪补气血，使气血盛则玄府得利，出入升降而明。并说

"凡此诸剂，皆治气血郁结目昏之法，而河间之言，信不诬矣"。

（二）王肯堂

王肯堂（1552—1638 年），字宇泰，一字损仲，号损庵，金坛（今江苏金坛）人。明万历十七年（1589 年）其中进士，同年选为翰林检讨，并于万历三十三年（1605年）主持篆刻《千金翼方》。由于朝廷不纳他的抗倭疏议，其愤然称病辞职回乡，居家期间，他边疗民疾，边撰医书，广泛收集历代医药文献，结合临床经验以十年时间编著成《六科准绳》。这是一部集明以前医学之大成的名著，书中对各种疾病的证候和治法叙述"博而不杂，详而又要"为历来医学家所推崇。王肯堂著有《证治准绳》《医论》《医辨》《胤产全书》《医镜》，辑有《古代医统正脉全书》，含书 44 种，为中医学保存了许多有价值的资料。

王肯堂首先运用玄府理论分析诸多疑难眼病的病因病机。他论及云雾移睛、神光自现、青盲、视正反斜、视赤如白、绿风内障等症时，均认为是玄府闭塞所致。王肯堂认为"郁之为病……是气液不能宣通之所致"，此为玄府气液郁闭所致。《证治准绳》中首次总结了诸多内障疑难病，其云："目内外并无障翳气色等病，只自不见者，是乃玄府幽邃之源，郁遏不得发此灵明耳。"并指出："玄府有伤，络间精液耗涩，郁滞清纯之气，而为内障之患。"如暴盲为伤于阴，伤于阳，伤于神；青盲者"乃玄府幽邃之原郁遏"；视正反斜为"此内之玄府郁滞有偏，而气重于半边"；视赤如白为"内络气郁，玄府不和"；神光自现乃"阴精亏损，清气怫郁，玄府大伤，孤阳飞越，神光欲散"；黑夜精明为水火不交、精华关格；云雾移睛乃玄府有伤等，初步揭示了有关类似现代视神经、视网膜、玻璃体等内障眼病的神秘面纱。

（三）傅仁宇

傅仁宇，字允科，秣陵（今江苏南京）人。世代行医，家传眼科，其承家学，亦精治眼疾。他行医三十余年，对金针拨障及钩、割、针、烙等眼科手术尤为所长。曾采摭群书，结合家传及个人临证经验，撰成《审视瑶函》（又名《眼科大全》）六卷（1644 年）。该书总结了明以前的眼科理论，于辨证、方药、治法等内容有颇详备，对眼科学发展影响较大。

傅仁宇在治疗眼病方面继承了刘完素、楼英、王肯堂的玄府理论。傅仁宇所著《审视瑶函》中"青盲"及"内外二障"引申了玄府所致目病之病机，其言："如屋之有天窗也，皆从肝胆发源，内有脉道孔窍，上通于目，而为光明，如地中泉脉流通，一有瘀塞，则水不通矣。夫目属肝，肝主怒，怒则火动痰生，痰火阻隔肝胆脉道，则通光之窍遂蔽。是以二目昏朦，如烟如雾。目一昏花，愈生郁闷，故云：'久病生郁，久郁生病。'今之治者，不达此理，俱执一偏之论，惟言肝肾之虚，只以补肝补肾之剂投之，其肝胆脉道之邪气，一得其补，愈盛愈蔽，至目日昏，药之无效，良由通光脉道之瘀塞耳。"傅仁宇在《审视瑶函》第五卷目昏中引用了《素问玄机原病式》有关玄府理论的原文，此外在第二卷目病有三因中借鉴了《三因极一病证方论》，将眼病分为内因、外因及内外因，并且在书中具体解释了许多眼病的病因病机，例如云雾移睛症乃玄府有伤，络间精液耗涩，郁滞清纯之气，而为内障之患；青盲症乃玄府幽深之源郁遏，不得发此灵明耳。

《审视瑶函》认为目不因火则不病，但不能一味只用寒凉药物，当辨明虚实，实者用寒凉药物，虚者应辨清证候，过用易发生脉道凝结；内障病虽以肝肾亏虚为主，但也可合并有因虚致实的变证出现，因此提出"反对滥用寒凉，力主开通明目"的眼科治疗思想，对后继中医眼科的治疗具有十分重要的指导意义。自刘完素开启了"玄府理论"学术思想，到傅仁宇首创"通光脉道"的治疗思想，内障眼病的治疗也从单一的补益法发展为以通目法为主要治则的活血化瘀、祛风散邪等多种治疗方法。傅仁宇首先补充了治疗疑难眼病的方药，其在王肯堂运用玄府理论治疗诸多疑难眼病的基础上，结合自己的临床经验，在《审视瑶函》一书中对有关眼科病证补充了相应的治疗方药，改变了以往有病证无方药的局面。特别是选用了薛己《内科摘要》中的加味逍遥散（称为加味逍遥饮），其治疗暴盲症有极好的疗效，现今已成为中医眼科界治疗暴盲、小儿青盲（视神经炎、视神经萎缩早期）等病的常用方药。

（四）叶天士

叶天士（1666—1745 年），名桂，字天士，号香岩，别号南阳先生，江苏吴县（今江苏苏州）人，清代著名医家。其主要著作有《温热论》《临证指南医案》《叶氏医案存真》《未刻本叶氏医案》等。叶天士创立了温病卫气营血辨证论治体系，系统阐述了温病的病因、病机、感染途径、邪侵部位、传变规律和治疗大法，重视察舌验齿等，发展了温病的诊断方法，极大地丰富了温病学的诊断内容，为温病学的形成和发展做出了重大贡献。叶天士对内伤杂病的辨治亦颇具特色，对脾胃病辨治强调脾胃分论，创立胃阴学说，补东垣之不足，重视中下二焦，治疗二者兼顾等，对后世影响深远。他的胃阴学说、阳化内风说、久病入络说等学术思想，都具有十分重要的理论意义和临床价值。

1. 倡导甘润养胃，发挥阳化内风

叶天士在疾病的辨治上极其重视脾胃，在继承李东垣"补脾升阳"学说的基础上，进一步阐述了脏腑脾胃分治之理，提出了胃阴学说。叶天士指出："阳土喜柔，偏恶刚燥……腑宜通即是补，甘濡润，胃气下行，则有效验。"通过梳理《临证指南医案》中脾胃病的相关医案可以看出，在治疗上，他遵从胃喜润恶燥的特性、胃腑以通为用的要义，把麦冬、沙参、生扁豆、生甘草等甘平濡润之品作为养胃阴的基本药物。

叶天士的阳化内风学说，认为中风的核心病机为"身中阳气之变动"，而阳气的变动与厥阴肝木有关，肝为风木之脏，全赖肾水的滋养，精血的滋润，由于各种原因导致阴精和血液的暗耗，肝木得不到肾水的滋养，水不涵木，风阳内动。在治疗方面，他创造性地提出应用介石类药物滋阴固摄潜阳、应用酸味药物收敛息风、应用味厚之品填精补虚的原则，进一步提出了多种息风大法，如"滋阴息风""缓肝息风""介类潜阳"等等。

2. 发挥奇经辨证，阐释络脉新识

叶天士在继承《内经》和《难经》有关奇经理论的基础上，融合脏腑、十二正经以及奇经理论，并结合自身诊疗实践，创造性地总结了奇经辨治理法方药体系，为中医内伤杂病的诊治开拓了新的门径。叶天士认为奇经八脉与肝肾的关系密切，还强调奇经依赖于后天脾胃水谷精微的涵养。叶天士认为奇经病证的治疗，无论虚实，皆采用"通因"一法，当取血肉有情之品直入下元，以填补肝肾，充实奇经有形之精血。

络脉首见于《内经》，《灵枢·脉度》曰："经脉为里，支而横者为络。"指出络脉是由经脉别出逐渐细分并最终形成内及脏腑筋骨百骸、外达官窍肤腠而遍及机体内外的网络。经脉是机体运行气血的通道，可分为行气之经络与行血之脉络，因此络脉亦分为行气之气络与行血之血络。

"久病入络"及"久痛入络"思想，亦是叶天士的一大创见。叶天士认为，各种邪气经久不除，必然导致络脉阻滞受损。叶天士常常从"久病入络"入手，辨治一系列慢性疑难性疾病。络病大致可分虚实两大类型。

将叶天士的络病学说与刘完素的玄府理论进行对比，可以看出两者似有一定的联系。在内涵及分布上，玄府与络脉均遍布全身上下内外的微小结构，具有普遍存在性特点。玄府乃气出入升降之道路门户也，普遍存在于五脏六腑、组织器官内。络脉分布于人体全身上下、内外表里，形成了一个网络通道，为协调、联系脏腑内外整体性的重要结构。玄府与络脉均为遍布全身上下内外的微小结构，但玄府较之络脉更为细微，是一个微观概念，而络脉相对而言较为宏观。

在生理功能上，络脉和玄府都是气血津液运行的通道系统，其保持畅通，方能维持人体的正常生命活动。刘完素记载玄府的生理功能为"泄气液之孔窍"，络脉的生理功能具有广泛性、多层次性、网络性及络脉双向流动和满溢灌注等特点，具有贯通营卫、渗灌气血、津血互化等作用。

在病理上，"久病入络"和"玄府闭塞"，其实质均在于不通，都是人体最基本的病理改变。刘完素认为玄府闭塞是导致多种疾病的基本病机，而络脉易成为邪气循经入里的途径。当病情缠绵或失治误治，易引起络脉不通，导致络脉瘀阻而形成络病，在病理不通情况下易加重络脉的阻滞瘀滞，进一步导致气滞、血瘀、痰凝等病理，形成恶性循环。

叶天士"络以辛为泄""久病在络，气血皆窒，当辛香缓通"的辛润通络、辛温通络、辛香通络及虫蚁搜络等治法皆贯穿一个"通"字。其"络以通为用"的治络原则现已广泛应用于临床"久病入络"的诸多疾病中。

在治疗上，"络以通为用"，玄府亦贵在开通，两者均着眼于"通"，以通为治，用药上均擅用辛味药。关于玄府闭塞的治疗，刘河间主张"以辛散结"，该方法即"开通玄府法"。叶天士认为"凡病宜通"，总体以络脉瘀阻为基本病理，其设立通络治法，总结归纳出辛润通络法、化瘀通络法、虫蚁搜络法、补虚通络法等治疗方法。尤其是叶天士提出的辛润通络法，还可能受刘完素"玄府气液学说"的影响，辛润通络既可"通"又可"润"，通而不伤正，润而不壅滞。

综上所述，络脉与玄府在内涵、分布、生理、病理及治疗等各方面联系密切，就其精神实质而言，叶天士的络病学说与玄府理论一脉相承，都是中医学重要病机学说，其微观通道完善了中医藏象系统的结构层次，其通利功能保证了人体生命活动所需基本物质的输布环流。同时络病理论在玄府理论的基础上，开创了指导脏病辨治的先河，开拓了疑难杂病的辨证思路，增强了疑难杂病的治疗效果，对拓宽视野、寻求中医临床新思路和新方法有着巨大价值。

（五）王孟英

王士雄，字孟英，号潜斋，别号半痴山人、随息居士，晚号梦隐，安化（今甘肃庆阳市）人，后移居盐官（今浙江海宁市），再迁入钱塘（今江苏杭州市）定居。其世代为医，曾祖王学权著有《医学随笔》。王士雄 14 岁时，父殁，自此遵家训钻研医学，博采众家之长，在诊治温热、温疫、霍乱等方面提出了独特的见解，成为晚清时期著名的温病学家之一。王士雄著作颇丰，主要有《温热经纬》《随息居重订霍乱论》《随息居饮食谱》《王氏医案》《归砚录》《乘桴医影》《潜斋简效方》《四科简效方》《鸡鸣录》等。

1. 析病理，重气机

王孟英认为，脾胃居中枢而主升清降浊之司，贵乎升降有度，有度则水行，虽感客邪，亦潜消默化，不能留着为病；失度则湿生，不唯有滞升降之机，且易招秽浊之邪，留于中焦，乱于脾胃。因此在治疗上，他主张从祛除病邪，恢复脾胃升降功能着眼，立法"展化宣通"。舒展气机，宣化湿浊，则邪气消弭，清升浊降，逆自平，乱乃定。其用药组方，讲究斡旋枢机气化，善用轻清流动之品。此外，他还认识到病变过程中阴津耗伤的病理特点，注意救阴补液。病邪每多缠滞，难以速去，证势虽挫，尚多枝节，王孟英极重视"守险以防再来"。其论述的疾病特点与玄府关系密切，王孟英谓，"以轻凉清肃之品，频频煎服，俾其疏瀹，自然水到渠成"。

2. 巧运枢机，注重养阴

张山雷称赞说："孟英之临床轻奇，处方熨贴，亘古几无敌手。"曹炳章更明确指出王氏"裁方用药，无论用补用泻，皆不离运枢机，通经络，能以轻药愈重证，为自古名家所未达者"。

王孟英指出"气贵流通，而邪气挠之则周行窒滞，失其清虚灵动之机，反觉实矣。惟剂以清轻，则正气宣布，邪气潜消，而窒滞自通，误投重药，不但已过病所，病不能去，而无病之地，反先遭克伐"。试观《王氏医案》，其用药轻灵而获卓效，用药虽极为平淡，但由于恰中病机，故应手取效。

杨素园对王孟英评价："尊案不论用补用清，悉以运枢机、通经络为妙用。"王孟英用药特色，突出体现在重视调整枢机升降和疏瀹气机，其谓："缘人身气贵流行，百病皆由愆滞。""夫人气以成形耳，法天行健，本无一息之停，而性主疏泄者肝也，职司敷布者肺也，权衡出纳者胃也，运化精微者脾也，咸以气为用者也。肝气不疏，则郁而化火；肺气不肃，则津结成痰；胃气不通，则废其容纳；脾气不达，则滞其枢机。一气偶愆，即能成病，推诸外感，理亦相同。"由是观之，"百病皆由愆滞"，是王孟英最基本的病因观；"调其愆而使之不愆"，是王孟英最突出的治疗观。在这种学术观点指导下，他治病十分重视清除导致气机愆滞的各种致病因子，拳拳于调整枢机升降和疏瀹气机，使之恢复正常状态。

王孟英一生多经历温热、霍乱、疫疠诸病的流行，而此类病证最易伤津劫液，王氏继承喻嘉言、叶天士、吴鞠通诸家治温病的经验，临床善用凉润清解、甘寒养阴之剂，其谓："喻氏云人生天真之气，即胃中津液是也，故治温热之病，首宜瞻顾及此。董废翁云胃中津液不竭，其人必不即死，皆见到之言也。"又云："凡治感证，须先审其胃汁之盛衰。如邪渐化热，即当濡润胃腑，俾得流通，则热有出路，液不自伤，斯为善治。"

四、新时期（近现代）

近代著名中医眼科大家陈达夫在《中医眼科六经法要》中提出了重要理论，其云："肝经的玄府畅通，肝气即能上升，肝气上升，则目中即有主宰，五脏之精，各展其用，就能分辨五色。"

玄府类同于离子通道与细胞间隙。郑国庆等认为离子通道存在的普遍性、结构的微观性、进行离子交换的功能、信息交流的特征以及通道开放和关闭的特性与玄府的生理特性十分相似。张天娥等认为水通道蛋白可能是"玄府"的重要实质之一。胡建芳等关于通腑醒神胶囊通腑法能调节脑组织神经细胞膜上通道蛋白 mRNA 表达的发现，推测玄府与通道蛋白存在共同实质内涵。常富业等提出"玄府–细胞间隙假说"，认为由细胞间隙中流通的细胞外液所介导的信息传递和代谢支持作用，与玄府通过流通气液来实现各脏腑组织器官的正常生理代谢及彼此间的联系功能相似。

玄府类同于内脏某些特殊细胞结构。黄文强等提出"肝玄府"及其与肝窦内皮细胞窗孔结构可能相关的假说。韩世盛等提出"玄府–足细胞裂隙隔膜"假说。汪辉提出"眼玄府包含了眼部血液循环系统、房水循环系统、从视网膜到视中枢的整个视路、视神经节细胞轴索的轴浆流"的观点。

李其忠则认为开口于体表皮肤的气门，散存于脏腑之间的三焦，内外相贯遍及全身的腠理、玄府构成了"外 – 中 – 内"的网络管道系统，在气液流通过程中有重要作用。

第二章　玄府本源考

回顾两千年来玄府概念的演变轨迹及现代医学的发展历程，可以看出其有以下特点：其一，概念内涵不清。或言气门、鬼门，或言汗孔、汗空，或言毫窍，或言元府，或言细络，或言腠理等。其二，结构定位模糊。或言空，或言孔，或言窍，或言纹理，或言腔（缝）隙，或言白膜，或言细络等。其三，功能阐发不一。或言开阖，或言通利，或言渗泄，或言灌注等。其四，作用阐述不详。或谓发泄气汗，或谓气机通降，或谓津液渗泄，或谓气血渗灌等。故对玄府进行正本清源，考证其演变历程，挖掘其真实本貌具有十分重要的意义。

第一节　诠释法

中医学作为一个融合自然科学和社会科学等诸多学科的传统医学理论体系，自古就有注释经典的传统和经验，与诠释学有着相当密切的关系。传统诠释方式，从解释之初到清末以训诂、文献学、注疏的方式为主，体现着传统哲学思辨特色和传统的思维方式，具有应用性和实践性的特点，同时形成了理解—实践—解释的循环。

"诠释学"，狭义指局部解释学、一般解释学、哲学解释学等分支、学派。广义指对于文本之意义的理解和解释的理论或哲学，涉及哲学、语言学、文学、文献学、历史学、神话学、人类学、文化学、社会学、法学等问题，反映出当代人文科学研究领域的各门学科之间相互交流、渗透和融合的趋势。它既是一门边缘学科和一种新的研究方法，又是一种哲学思潮。纵观中医学术发展所面临的问题，涉及从中医经典到现代语言、从中国传统学术到现代科学语境等不同层次的转换，以及从科学诠释学的角度对中西医学的哲学与方法论审视，进而创新发展了中医学等诸多问题。基于中医学两千年以上注释经典的传统及其实践经验，借助现代诠释学方法，系统开展中医经典与中医核心理论的现代诠释，建立和完善概念明确、结构合理的中医学理论体系，阐发中医学理论的科学内涵，促进了中医学理论的创新发展，提升了其指导临床实践与科学研究的能力。诠释学作为重要的研究方法之一，运用于中医学的研究，必须坚持中医学的主体理论观点，坚持中医研究的取向，坚持中医学系统整体观与辨证思维的特点，以读经典、做临床为基本手段，充分吸收现代相关的科学研究成果，重视总结确有疗效的临床经验，运用时代语言，为中医经典充实和丰富新的内容，推动中医学理论体系的不断完善与发展，以实现中医的良性研究循环和自主性发展。

中医诠释学是通过现代诠释学研究方法，对中医学理论进行理解和解释的一门学科，是一门研究中医学理论理解和解释方法的系统理论。同时其也阐述了中医诠释学的作用：一是对中医学理论产生发展的现代审视以及对中医学理论研究的作用；二是中医诠释学可以分析中医学理论诠释的条件；三是中医学理论概念现代语言转换的最好方法。

按照诠释学理解、解释、应用三要素以及哲学诠释学的实践智慧思想，确定了诠释中医名词的基本步骤：检索→阅读→梳理→勾勒→诠析→实践→总结。

中医学理论以中国传统文化为基础，具有中国传统思维的特质，与现代科学语境差异巨大。因此，对中医学理论的现代语言及科学诠释也是中医学理论研究的重点之一：一是遵循重构思路，对玄府的概念进行了追根溯源的研究，从相关名词的演变轨迹到概念内涵的界定、外延的边域，都做了较为清晰客观的表达；二是基于效果历史意识，在当代复杂系统科学理论的基础上对证候概念进行创造性诠释；三是基于实践理性，将玄府等概念运用于临床具体诊疗活动中，对中医临床诊疗过程起到规范、引导作用。

一、常用的思维方法

（一）抽象与具体

抽象和具体是辩证思维的高级形式。抽象，是从众多的事物中抽取出共同的、本质性的特征，而舍弃其非本质特征。抽象思维，不是以人们感觉到、或想象到的事物为起点，而是以概念为起点去进行思维，进而再由抽象概念上升到具体概念，运用概念、判断、推理等思维方式，对客观现实进行间接的、概括的反映过程。具体，是实际存在的、真实的、个别而细微的事物。思维具体或理性具体是在抽象的基础上形成的综合，是在感性具体基础上经过思维的分析和综合，达到对事物多方面属性或本质的把握。抽象和具体是辩证的统一，由抽象上升到具体，就是由抽象逻辑起点经过一系列中介，达到思维具体的过程。按有外窍必有内窍的理论，外窍可察，内窍难见，可以外窍推测内窍之功用。外有气汗发泄，内亦应有气液流通。如此，以外揣内，以大知小，天人相应，内外相类，构成了中医学理论的基本特色。也就是说，玄府的存在或玄府之结构，是与外窍的存在相应的。外窍与内窍在开阖方面是一致的。故可以外窍的开阖司发泄气液之功推测内窍的开阖司流通气液之用。

（二）宏观与微观

宏观，是与"微观"相对而言的，为哲学术语。其不涉及分子、原子、电子等内部结构或机制，如宏观世界、宏观观察等。从大的方面、整体方面，研究把握的方法，称宏观方法。中医系统思维善于从宏观认识世界、认识人体、认识疾病。如《素问·气交变大论》云："善言天者必应于人，善言古者必验于今，善言气者必彰于物，善言应者同天地之化，善言化言变者通神明之理。"中医学辨证地对待宏观与微观的关系，认为二者既有区别，又有联系。宏观变化来自微观，而微观变化与宏观密切相关。如《素问·灵兰秘典论》云："恍惚之数，生于毫氂，毫氂之数，起于度量，千之万之，可以益大，推之大之，其形乃制。"恍惚，即宏观世界，模糊难辨；毫氂，即微观世界，可以度量。两者之间，以把握大方向为要，则"其形乃制"。玄府概念的提出正是基于此。

（三）整体与局部

整体观念，是中医学理论体系的重要特点之一，是中医学认识人体自身，以及人与环境之间联系性和统一性的学术思想。《内经》从中国古代哲学万物同源异构和普遍联系的观念出发，人们在观察、分析和认识生命、健康和疾病等问题时，注重人体自身的完整性及人与自然社会环境之间的统一性与联系性，并贯穿于中医学的生理、病理、诊法、辨证、养生、治疗等各个方面。中医学根据"天人合一"思想，强调人类与自然界的整体和谐是生命活动健康的前提和条件。中医学在分析和处理问题时，始终从整体来考虑，把思考指向全局和整体，把整体放在第一位，同时并不排斥局部，是在整体观念指导下使局部问题得到解决，以实现整体功能的最大限度发挥。故玄府的气液流通会影响人体的整体状态，而人体的整体状态改变也影响着玄府中气液正常的流通。

（四）功能与结构

中医系统思维注重脏腑、经络、精气血津液的功能特点，从宏观、整体、大局出发来调整机体内部各部分的功能与作用，以及功能与功能之间的有机联系，使机体整个系统呈现出最佳态势。如功能与功能之间的相辅相成关系：如肺与心在气与血之间的相互影响；肺与脾在气的生成与津液代谢相互为用等。功能与功能之间也有着相反相成关系。同时，中医学注重形体结构，形体结构是由整体各部分的脏腑、官窍、经络、五体、五华等构成，精气血津液灌注濡养，形成五脏系统及其有机联系。中医学视功能与结构为整体，形体结构是相关功能活动产生的前提条件，其功能活动又使形体结构得以生生不息。而玄府亦是如此，玄府广泛存在于人体内，贵在充盈通畅，气液得以流通。同时玄府在结构上是人体脏腑、官窍、经络等的微观构成，在功能上其灌注濡养人体内部精气血津液，保障着脏腑、官窍、经络等功能的正常运行。

（五）运动与有序

运动是自然界的根本规律，也是人体生命活动、健康、疾病等的表现形式。如《格致余论·相火论》云："天主生物，故恒于动，人有此生亦恒于动。"气机即气的升降出入运动是人体生命活动的根本，其基本形式包括升、降、出、入，由此构成生命过程的生、长、壮、老。故《素问·六微旨大论》云："出入废则神机化灭，升降息则气立孤危。故非出入，则无以生长壮老已；非升降，则无以生长化收藏。是以升降出入，无器不有。"人体生命运动呈有序状态，受自身系统的调控，包括人体先天具有维持有序性的机制，以及通过各种后天的调节方法，或自身精神的调节，或外界药物等的干涉，调动人体的自愈机制，使人体保持健康有序状态或使之从疾病状态向健康状态转化，即从无序到有序，从阴阳失调到阴平阳秘的状态转变。从微观层次上看，体内玄府保持功用正常，使得人体运动有序。

二、中医诠释学的特点

（一）直觉性和系统性

中医历代学说几乎无一例外地缘起于临床，是古代医家在长期的临床实践中有所感悟后思索良久，直至达到思维高度的"受激状态"，然后在头脑中产生直觉。如玄府理论，问世在宋金对峙之时，人们因兵祸、天灾带来的惊恐、劳役、饥饱失常，刘完素也切身体验了流离之苦及病痛，对这种情形下的热病，用以往惯用治法无济于事，迫使其大脑思维受到高度刺激。从而因某一思路的接通，对人体许多病证之机理产生了一种突如其来的颖悟和理解，这就是直觉。玄府理论一般都能从生理、病机、治法、方药的系统上一线贯穿，环环相扣，从理论到临床，一气呵成。直觉是利用直观、直感的能力，使其所阐发的学说或学术不免带有某种推测和玄想成分，但它有实践经验的累积，并直接用于临床，从而使其更接近实际体现对临床的指导。系统性是整体观和一元论的具体体现，表现了传统科学文化在历史传衍过程中的方法论特征。

（二）传承性和变异性

玄府理论从创建以后便一代一代地传承下去，其内涵则随着时间的推移，不断发生着历史性的变化，后代医家不断地在同一学术名词的外壳中注入新义，玄府理论，就有明显的传承性。"玄府"一词最先出现在《内经》，在历史的传承中不断变易，从粗略走向精细，并贴切地指导临床。"玄府"最先出自《素问·水热穴论》，其云"所谓玄府者，汗空也。"刘完素的"玄府气液学说"传承《内经》此词，认为"玄府者，谓玄微府也"，并变易原意地注入新义，其言："玄府者，无物不有，人之脏腑、皮毛、肌肉、筋膜、骨髓、爪牙，至于世之万物，尽皆有之，乃气出入升降之道路门户也。"继而从生理、病理及治疗三方面完整系统地展示了他的认识，推动了学术的进步。由于历代名家都在临床上有熟烂于心的体验，因此在创立新学说时往往都能传承前人学术，再根据临床实际进行变易而最终取得成绩。

（三）多义性和模糊性

中医历代学说的大多数所谓学术名词，古人从来没有下过明确的定义或界说，因此这类学术词汇的范畴就有多种义项，其内涵和外延常常更显模糊。

在玄府理论研究中，对专用术语的多义性特点如缺乏正确认识，便不能准确把握医家真正的学术精华，甚至造成误解误用。

（四）通贯性和互渗性

通贯性是指中医学说中的学术名词，其范畴带有通贯性，即贯通于相关内容的各个层面和环节。如刘完素玄府理论中"郁"的范畴，既有外来的六淫，也有因体内而生的水湿痰瘀气，又有因情志所伤、不良行为引发的，还包括因药误等医治失当导致的，而其学说的核心思想又通贯为"因郁致病""论病重玄府""通玄府以祛邪安正"三大要点。此三大要点又具有相互渗透的特点，三者之间相互千丝万缕，交叉缠绕，形成不可分割的网络。

按照时间维的历史性原则，对肇基于《内经》的玄府认识和缘起于《素问玄机原病式》的玄府认识，以及对玄府的多个相关名词进行梳理，理清其演变轨迹和概念差异之所在。

《四库全书总目提要》云："儒之门户分于宋，医之门户分于金元。"中医学发展到宋金元时期，进入了一个崭新的历史时期，可谓新说竞出，百家争鸣。以刘完素为代表的河间学派便是此期产生的第一个学术流派，该派从《内经》病机理论出发，着重探讨火热病机，以治疗火热病证、善用寒凉药物为其擅长，对后世中医学理论的发展起到了重要的推动作用。掌握刘完素的学术思想对学习子和思想、丹溪学说，以及温病学派的相关内容均具有重要的意义。"玄府气液论"在刘完素学术思想中占有重要的地位，掌握该学说将有利于深入理解河间学派的火热理论以及证治思想。金元时期，刘完素对玄府的内涵进行延伸，其于《素问玄机原病式》中提及："皮肤之汗孔者，谓泄气液之孔窍也……一名玄府者，谓玄微府也。然玄府者，无物不有，人之脏腑、皮毛、肌肉、筋膜、骨髓、爪牙，至于世之万物，尽皆有之，乃气出入升降之道路门户也。"刘完素又将玄府命名为玄微府，认为其不仅存在于肌肤腠理，而且广泛存在于脏腑、肌肉、筋膜、骨髓之中，是精气、神机、津血升降出入的道路门户。自此，玄府为汗孔的释意被拓展为广义的人体各部位中气升降出入的通道，此为中医学对玄府认识的一次重大深化。因"百病皆生于气"，刘完素将其进一步阐释为"非气不足以长养万物，由是气化则物生，气变则物易，气甚即物壮，气弱即物衰，气正即物和，气乱即物病，气绝即物死"，认为气之强弱衰绝决定了人之生老病死及生理功能。又因玄府乃"气出入升降之道路门户",故刘完素认为"升降出入之通利也,有所闭塞……若目无所见、耳无所闻、鼻不闻臭、舌不知味、筋痿骨痹、齿腐、毛发堕落、皮肤不仁,肠不能渗泄者,悉由热气怫郁,玄府闭密而致,气液、血脉、营卫、精神,不能升降出入故也"。

由此可见,玄府当以通为用。而一旦因外感六淫、内伤七情、饮食劳倦、痰饮瘀血等各种病理因素影响其正常的开阖而导致玄府闭塞,便会影响到气血津液的运行而导致各种病变,可称为百病之根。

作为中医学术发展史上极富创意的玄府理论,其形成既是刘完素数十年医学研究与实践结出的硕果,又是其创新精神的集中体现。仔细考察玄府理论的发展经过,可以清楚地看到,刘完素玄府理论的构建,既有对前代经典知识的继承与融汇,又有个人独具匠心的创造,同时又紧密结合临床,有着大量临床实践应用的支撑,最终丰富完善了对人体结构层次的认识,实现了中医学理论上的一次重要创新。

第二节 名实辨

名,指名称、形式;实,指实际存在的事物。春秋战国之际,社会处于大变革时期,旧有之名已不能容纳新的现实,于是产生了名实之辩。名实之辩是中国哲学史和逻辑思想史上对名实关系的研究和争论。春秋时期,"名实相怨",邓析在《刑名》一书中提出"按实定名""循名责实"的主张。孔子强调以名正实,以为"名不正则言不顺,言不顺则事不成"(《论语·子路》)。墨子则认为不是名决定实,而是实决定名,并提出"取实予名",强调知与不知之别"非以其名也,亦以其取也"(《墨子·贵义》)。后期墨家对名、实关系做了详细分析,认为"所以谓,名也;所谓,实也"(《墨子·经说上》)。其指出有物才有名,无物便无名,《墨子·经说上》云:"有实也,而后谓之;无实也,是无谓也。"名的作用在于"拟实""举实",倘若名不符实,就会产生错误,"过名也,说在宾"(《经说下》)。名实观即关于名称与现实或概念与实在关系的根本观点。到了战国中后期,认识本身逐渐成为人们研究的对象,名实问题便成为哲学家们十分关注的重要问题，出现了一批以名实关系为研究对象的专门家，即"名家"。齐国稷下学宫的一批学者，第一次从认识论角度对名实问题做了明确的回答，认为"物固有形，形固有名。此言不得过实，实不得延名"，强调先有事物的形体，后有事物的名称，名称要与事物相符合。他们还指出，正确的认识应该是"循名而督实，按实而定名；名实相生，反相为情"。战国末期的唯物主义哲学家荀况，对名实问题做了比较深刻的阐述。他提出"制名以指实"的原则，认为名为实所规定，名是用来说明实的。

秦汉以后，名实关系仍然是哲学论争的重要问题之一。董仲舒一方面提出"名生于真"，"名者所以别物也"；另一方面，他又认为事物要服从它的名称，而一切名都要服从天意，最终是名决定实。和这种唯心主义的名实观相对立，东汉的徐干明确指出："名者，所以名实也。实立而名从之，非名立而实从之也。"南北朝人刘昼也肯定实是第一性的，"名以订实，实为名源"；所谓"正名"就是要做到"实由名辩"，"不使名害于实，实隐于名"。中国哲学中关于名实关系的辩论后来由一般认识论引申到方法论。王夫之说："知实而不知名，知名而不知实，皆不知也。"他所谓"知实而不知名"，是指专用归纳法；"知名而不知实"，则是专用演绎法。他主张将两种认识方法结合起来，求得在唯物主义基础上的名实统一。

中国古代哲学家们因反映的社会政治利益和所处的认识发展阶段的不同，对名实关系有着不同理解，展开了长期争论，形成了中国古代哲学的名辩思潮，由此推动了中国哲学的认识论、辩证法和逻辑的发展。

一、同名异物

同名异物是指同一种名称下有多种来源不同的事物作相同的名称使用。荀子将名实关系上的种种混乱，归结为"三惑"：①"惑于用名以乱名"，即用自己特定的"名"或"名"的特定含义，去乱大家公认的"名"或"名"的一般含义，犯了偷换概念的错误。②"惑于用实以乱名"，即用个别的事实去乱一般概念，以偏概全。③"惑于用名以乱实"，即任意改变约定俗成的"名"的界说和范围，扰乱人们对"实"（即客观事物本身）的认识。

如隋代杨上善《黄帝内经太素》云："汗之空名玄府者，谓腠理也。""玄府"成为多义词，包含广狭二义。狭义指《内经》玄府，即皮肤之毛孔；广义为刘完素所首创，指遍布人体内外各处的一种微细结构。

二、异名同物

"玄府"一词意谓在结构上幽远深奥难见、至微至小，其内流通气液，功能上主于通达畅利，作用至为玄妙的一种遍布机体各处的微观结构。

《古今医统大全》对玄府解释，其云："人之身，仙方以屋子名之。耳眼口鼻，其窗门户也；手足肢节，其栋梁榱桷也；毛发体肤，其壁牖垣墙也。曰气枢，曰血室，曰意舍，曰仓廪玄府……盖不一也，而有主之者焉。"

其一，广义的玄府是在气门、鬼门、汗孔、汗空等具有"孔""门"结构的名词中升华出的一个概念，因而其在结构上还应具有"孔"或"门"的属性。也就是说，刘完素是从肉眼能看到的汗孔等居于皮肤之表的大"门"结构中，推测出人体内乃至全身各处一定存有更加细小且肉眼难及的众多小门结构，这种结构与汗孔结构类似，功能上与汗孔的发泄阳气和汗液相应，是流通气、津液的玄微之门。其二，广义之玄府也是在腠理作为腔隙结构而演变出来的一个概念，因而尚应具有结构的腔隙性。正是这种腔隙，才为流通气液和血气灌注提供了一个最基本的平台。其三，指功能的复杂性。刘完素所言玄府的功能，支持着"气液、血脉、营卫、精神"的运转流通，文字言简意赅，可谓功能之大全。它不仅囊括了气门、鬼门、汗孔、腠理等相应的功能，而且可以说概括了中医学对机体生理功能的全部论述，所谓，玄府至小，作用至大，功能至全。

玄府就是气门、鬼门，或细络，或腠理者等，皆指狭义的玄府，而刘完素所论玄府，实乃广义上的玄府。在狭义上的玄府认识中，其分歧的焦点是：一是玄府就是气门、鬼门，强调了玄府在气运行和发泄中的作用。二是玄府就是汗孔，强调了玄府在汗液代谢中的作用。三是玄府就是腠理，强调了玄府在气津运行中的作用。但细思斟酌，玄府与腠理在功能上虽是一致的，但其结构层次似有宏观与微观之异。腠理作为腔隙，属于相对宏观的层次范畴，而玄府乃至微至小的微观层次范畴。从结构成分来讲，腠理兼有纹理和腔隙两种属性，尤其是腔隙属性，在流通气液上，如河之流。玄府则兼有孔门开阖和腔隙通利两种属性，在流通气液上，如溪之渗。在开阖功能中，生理上以开为顺，以阖为逆；通利功能中，以通为顺，以闭为逆。四是玄府就是细络，强调了玄府可能就是血液微循环系统，在血液的运行中具有重要作用。玄府就是毫窍，而毫窍与汗孔意同，玄府就是元府，而元府的意义有多种，可能元府之"元"字，为玄府之"玄"的误写之故。由此使玄府的结构不仅局限于外在的孔窍或腔隙，并赋予相应的功能，而可能是整合着上述种种功能，且在层次结构上不断延伸递进，使玄府成为一个遍布机体各处的最基本的玄微结构。尤其是在流通气液功能上，遍布机体各处的玄府，可能或和三焦而自成系统，或与机体的络脉成为血液的微循环系统，乃构成机体的水液或津液微循环系统。血液微循环系统，其主要作用是与气血循环有关，即依靠气的推动作用，来运行血液，使血液发挥重要的生理功能。而玄府作为津液或水液微循环系统，也依靠气的推动作用，来实现津液的周身环流，以发挥津液的重要生理作用。水液微循环系统和血液微循环系统的功能是密切联系的，联系的纽带是气，正是气的升降出入，才不断推动血液行于脉中，并不断渗灌气血，化生津液，滋润无穷，生机无限。对以上认识的正确理解，将有助于把握中医发病学与治疗学，从而指导实践，服务于临床。

同物异名是指同一实际存在的事物拥有不同名称，作不同的事物使用。考察古代文献，在刘完素之前，玄府与气门、鬼门等基本上是异名同物。

《素问玄机原病式》云："皮肤之汗孔者，谓泄气液之孔窍也。一名气门，谓泄气之门也；一名腠理者，谓气液出行之腠道纹理也；一名鬼神门者，谓幽冥之门也；一名玄府者，谓玄微府也。"刘完素在这里首次提出了"玄微府"的概念。并将玄府与气门、腠理、鬼神门等视作同类，融为一体。

考察古代文献，刘完素之前，玄府与气门、鬼门基本上是名异实同。玄府的相关名词涉及较多，主要有气门、鬼门、汗孔、汗空、毫窍、元府、细络、腠理、焦理等。

（一）气门

气门指玄府，是营卫之气通行之道路，《医经原旨》云："气门，玄府也，所以通行营卫之气，故曰气门。"气门指气升降出入之门。《素问·生气通天论》云："阳气者，一日而主外，平旦人气生，日中而阳气隆，日西而阳气已虚，气门乃闭。"《冯氏锦囊秘录》对其注曰："隆，高也，盛也。夫气之有者，皆自少而之壮，积暖以成炎，炎极又凉，物之理也。故阳气平晓生，日中盛，日西而已减虚也。气门，谓玄府也。发泄经脉营卫之气，故谓气门。"《素问·六元正纪大论》云："五之气，阳乃去，寒乃来，雨乃降，气门乃闭。"《灵枢·官能》云："用针之理，必知形气之所在……知解结，知补虚泻实，上下气门，明通于四海。"气门又称玄府，王冰云："气门，谓玄府也。"《类经·疾病类》云："气门，玄府也，所以通行营卫之气，故曰气门。"《医经原旨》云："气门，玄府也，所以通行营卫之气，故曰气门。"气机升降出入，无器不有。

综上，可以看出，气门作为气机发泄出入和通行的门户，自《内经》提出以后，内涵基本无变化，与玄府可以看作是名虽异而实同。

（二）鬼门

古时盛行鬼神之说，将人鬼之间的遮挡阻隔之门称为鬼门。古人取类比象，将护卫机体、沟通内外的玄府称为鬼门。《素问·汤液醪醴论》云："其有不从毫毛而生，五脏阳以竭也，津液充郭，其魄独居，孤精于内，气耗于外，形不可与衣相保，此四极急而动中，是气拒于内，而形施于外，治之奈何……开鬼门，洁净府，精以时服。"王冰云："开鬼门，是启玄府遣气也。"张介宾云："鬼门，汗空也。肺主皮毛，其藏魄，阴之属也，故曰鬼门。"《黄帝内经素问集注》云："鬼门，毛孔也。"《素问直解》云："开鬼门，乃开发毛腠而汗出也。"森立之《素问考注》云："鬼门，即玄府。"目前认为，鬼门多沿用《内经》的认识，指玄府之义。因为鬼，古通魄。肺藏魄，肺气通于皮毛，汗从皮肤而出，故称魄汗。如此，玄府则称为鬼门，发汗法则称为开鬼门。即所谓"开鬼门，洁净府"也。

（三）毛孔、汗孔与汗空

毛孔、汗孔与汗空，与玄府的关系是名虽异而实则同，皆指皮肤之隙孔，意谓汗液所出之门孔或道路。《素问·水热穴论》云："所谓玄府者，汗空也。"《推拿抉微·五脏各有所司》云："人之皮肤，具有隙孔，俗称毛孔，非若铜铁之坚实平板，不透空气者也。"《医原》记载的汗空数量则更多，竟然达八百万之巨，并认为汗空就是玄府。如"凡外感燥湿，种种见证，虽各脏腑本气自病，而要皆关乎肺，以肺为群气之宗，天无二气故也。不独空窍之大者为然也，即皮肤外八百万有奇之汗空（汗空名玄府）"。《素问注证发微》云："所谓玄府者，即皮肤上之汗孔也。汗孔虽细微，最为玄远，故曰玄。"《类经》云："汗属水，水色玄，汗之所居，故曰玄府。从孔而出，故曰汗空。然汗由气化，出乎玄微，是亦玄府之义。"

汗空又称毛孔、毫窍，《素问集注》云："玄府者，乃汗所出之毛孔，又名鬼门。盖幽玄而不可见者也。"《推拿抉微》云："人之皮肤，具有隙孔，俗称毛孔，非若铜铁之坚实平板，不透空气者也。"《读医随笔》云："鼻息一呼，而周身八万四千毛孔，皆为之一张；一吸，而周身八万四千毛孔，皆为之一翕。"

总之，毛孔、汗孔与汗空，的确分布于皮肤，且数量众多，并在汗液代谢、体温调节中发挥着非常重要的作用。

（四）毫窍

《素问经注节解·皮部论》云："囊括一身，以总统夫脏腑者，皮也……皮之职，内既包脏腑，外则司开阖，而毫窍附焉，故又为诸邪出入之门户。"《古今医彻·消症》亦谓："闻之一毫窍中，皆有生气。所云生气者，则津液也。皮毛得之以润，肌肉得之以滑，筋骨得之以柔，血脉得之以和。其所以充周一身者，固无乎不至也。"

综上，可以认为毫窍与上述所说的毛孔、汗孔等，有着相似的内涵。毫者，毛之意，窍者，空窍、孔窍之意，是汗液和阳气发泄出入的门户通路，又为流通气液和渗灌气血的至微腔隙结构，与将要讨论的广义之玄府有相同的内涵，故余认为，此毫窍指玄府之义。

（五）元府

《目经大成》云："元府者，河间谓十二经皆有之，乃神气出入升降之道路门户也。"《素问·水热穴论》云："勇而劳甚则肾汗出，肾汗出逢于风，内不得入于脏腑，外不得越于皮肤，客于玄府，行于皮里，传为胕肿，本之于肾，名曰风水。所谓玄府者，汗空也。"其功能主于开合阳气，发泄气液，通利津液，渗灌血气。

（六）细络

细络指刘河间所论的玄府，为气液、血脉、荣卫、精神所升降出入的门户。如《形色外诊简摩·舌质舌苔辨》云："刘河间极论玄府之功用，谓眼耳鼻舌身意，皆借玄府以成其功用者也。上言舌体隐蓝，为浊血满布于细络，细络即玄府也。所谓浊血满布，是血液之流通于舌之玄府者，皆夹有污浊之气也。"

（七）腠理

《素问经注节解》云："皮之职，内既包脏腑，外则司开阖，而毫窍附焉，故又为诸邪出入之门户。"《丹台玉案》云："自汗，则真元耗散，腠理皆开，肺失统气之权，不能固表，故毫窍疏豁。"

在中医学中，腠理常作为一个特定的词组出现，然而构成腠理的"腠"和"理"

其意义是有区别的。腠、理合称为"腠理"大约是在秦汉时期才大量出现的，成书于公元前239年的《吕氏春秋·先己》言："啬其大宝，用其新，弃其陈，腠理遂通。"腠理是人体新陈代谢的重要场所，腠理的结构贯穿整个皮肤、肌肉与脏腑之间。腠理作为词组是中医学的一个名词，那么腠理中的"理"便也是名词，因此其基本意义也是纹理、层次。《后汉书》云："须发尽白，而色理如三四十时。"这里"理"是指皮肤的纹理。而《礼记》云："渍取牛肉，必新杀者，薄切之，必绝其理。""绝其理"，是谓牛肉横断的纹理和层次。故而可见，"理"用于描述人体组织时，广泛地指人体皮肤、肌肉等内外组织的纹理和层次。《素问·生气通天论》云："陷脉为瘘，留连肉腠……腠理以密，如是则骨气以精。"《灵枢·五癃津液别》云："天暑衣厚则腠理开……天寒则腠理闭。"王冰注《素问·举痛论》，其云："腠理，为渗泄之门。"《灵枢·九针论》言："八正之虚风伤人，内舍于骨解腰脊节腠理之间，为深痹也。"《素问·骨空论》言："股际骨空，在毛中动下；尻骨空，在髀骨之后，相去四寸；扁骨有渗理凑，无髓孔，易髓无空。"都是在说腰脊、扁骨之腠理。且《素问》《灵枢》中多次提到毛腠、皮腠、肤腠、肌腠、肉腠、分腠、肉理、麤理（粗理）、密理、细理、小理、分理。可见，《内经》所言腠理有大有小，广泛遍布人体的皮肤、肌肉、骨等组织中。因此在《内经》中对腠理的内涵和范围已经有了初步的限定，其内容涉及生理、病理、治则等多方面。后世都是在此基础上使之更加具体，并逐步完善。延至东汉末年，张仲景则是侧重于从生理功能来诠释腠理，其云："腠者，是三焦通会元真之处，为血气所注；理者，是皮肤脏腑之纹理也。"清代对腠理的解释基本沿袭了仲景之说。《医宗金鉴》对其进行了更深入的解释，其云："腠者，一身气隙，血气往来之处，三焦通会真元之道路也；理者，皮肤、脏腑内外井然不乱之条理也。"《高注金匮要略》则进一步强调了腠理为空腔结构，其谓："皮肉之窈冥虚空为腠，五脏之元真，各自开门，由其本经而出于皮肉之窈冥虚空。"日本医家丹波元简言："腠理……血气之所灌渗也。理者，有粗理，有小理，有密理，有分理，有肉理。此皮肤之理也。腑之环回周叠，脏之厚薄结直，此脏腑之理也。"腠理是脏腑元真及形气内外转注之处，是人体气血出入开阖的门户。它既是体内真气外散之处，也是外邪入侵之处。《灵枢·百病始生》云："是故虚邪之中人也，始于皮肤，皮肤缓则腠理开，开则邪从毛发入，入则抵深。"腠是肉眼不可见的表皮及深层组织间隙，为气血汇通之处；理是肉眼可见的表皮筋膜及脏腑包膜上的脉络纹理，腠理是三焦结构不可缺少的组成之一。《灵枢·五癃津液别》云："故三焦出气，以温肌肉，充皮肤。"三焦与腠理相通，其运行的元气与津液向外流入腠理，濡润肌肤，保持着人体与外界气机的交流。腠理的开阖极大程度上调节着气血津液代谢，五脏对气血津液输布的功能亦是通过影响腠理开阖而得以实现。

王冰注《素问·举痛论》曰："腠，谓津液渗泄之所。"即汗孔。《黄帝内经太素》曰："汗之空名玄府者，谓腠理也。"《医宗金鉴》对其进行了更深入的解释，其云："腠者，一身气隙，血气往来之处，三焦通会真元之道路也；理者，皮肤、脏腑内外井然不乱之条理也。"《读医随笔》云："人身肌肉筋骨，各有横直腠理，为气所出入升降之道。"《中医大辞典》将其定义为：泛指皮肤、肌肉、脏腑的纹理及皮肤、肌肉间隙交接处的结缔组织，分为皮腠、肌腠、粗理、小理、膲理等。《简明中医辞典》解释为：腠理是渗泄体液、流通气血的门户，有抗御外邪内侵的功能。可见腠理是贯穿表里内外、五脏六腑的组织结构，是气血流通灌注之处，是三焦通导水道、气化功能活动完成的地方。可见，古人基于汗出的生理病理现象，取类比象，据实思辨，推演提出腠理的概念，并进一步将其演绎扩大。腠理指有开阖功能的有纹理层次的空隙组织结构，广泛遍布于皮肤、肌肉、骨骼、脏腑等组织中。《黄帝内经灵枢集注》云："腠理者，在外肤肉之纹理，在内脏腑募原之肉理，卫气所游行出入之理路也。"

《杂病源流犀烛》也将腠理谓之玄府，并就其名称之内涵做了解释，其谓："皮之外，又有薄皮曰肤，俗谓之枯皮。经言皮肤，亦曰腠理，津液渗泄之所曰腠，文理缝会之中曰理，腠理亦曰玄府。玄府者，汗孔也。汗液色玄，从空而出，以汗聚于里，故谓之玄府。府，聚也。"清代医著《医钞类编·肢体门》云："腠理，亦曰玄府。玄府者，汗孔也。"腠理的名称较多，有凑、腠、腠肉、肉理、肌腠、分腠、焦腠理及焦理等。

《黄帝内经灵枢集注》中对纹理与肉理做了区分，其云："腠理者，在外肤肉之纹理，在内脏腑募原之肉理，卫气所游行出入之理路也。是以淫邪泮衍，与营卫俱行，行于募原之肉理，则反淫于脏矣。"

腠理有大小之分。如《金匮要略直解》言："腠理，一作膲理，三焦出气以温肌肉。元真之所凑会，血气之所灌渗也。理者，有粗理，有小理，有密理，有分理，有肉理，此皮肤之理也。腑之环回周叠，脏之厚薄结直，此脏腑之理也。"

腠理的功能，就是气、津液流通和血气所注之所。如《素问·阴阳应象大论》云："故清阳出上窍，浊阴出下窍；清阳发腠理，浊阴走五脏。"《中西汇通医经精义》则认为："腠理……内发于三焦，乃卫气所行之道路。"《注解伤寒论》认为腠理是津液渗泄之所，其云："腠理者，津液腠泄之所，文理缝会之中也。"腠为空隙或腔隙，理为纹理，合而为一即是纹理间的腔隙。

腠理是津液流行和气机运行之腔道，其载体是五体和脏腑间（非脏腑内）的结缔组织，其中广布络脉，而为血液所灌注，其所主乃三焦。如《吴医汇讲》云："三焦膀胱者，腠理毫毛其应，是三焦主腠理，膀胱主毫毛。"腠理是一身之隙，内行一身之气，内运一身之津，内灌一身之血。

隋唐时期多认为腠理便是汗孔。杨上善著《黄帝内经太素》解释腠理为玄府汗孔，其云："所谓玄府者，汗空……汗之空名玄府者，谓腠理也。"王冰在注解《素问·皮部论》时说："腠理，皆谓皮空及纹理也。"可见王冰所谓之腠理是皮肤和肌肉的纹理、缝隙。

金元四大家之一的刘完素在《素问玄机原病式》中指出："然皮肤之汗孔者……一名腠理者，谓气液出行之腠道纹理也……一名玄府者，谓玄微府也。"其后虽言玄府，但是却不离腠理的范畴。明代医家张景岳云："津者阳之液，汗者津之泄也。腠理者皮肤之隙。"认为腠理是皮肤的间隙纹理。国内较有影响的《中医名词术语选释》定义腠理是："①指皮肤、肌肉和脏腑的纹理。②指皮肤与肌肉交接的地方，又称皮腠。"

实际上，腠理在人体组织中是无处不在的，包括皮肤、肌肉、脏腑、骨、脑等组织，因此腠理是广泛存在于人体各个组织的间隙纹理的统称。

（八）膜原

膜原是人体三焦气化巨系统中的一个子系统，具有贯通联络三焦→腠理和玄府的中介效应。它是介于形态解剖结构与形上功能态之间的一个非虚非实、非表非里的多元中介。气血、痰火、湿浊与通会元真之气的恒态流注，是膜原的中介"质料"。通过三焦气化的升降、开阖、出入、转输的多元管道——膜原，这一少阳枢机系统中间站的中介调节，使人体的气机调控在隐态过程中，得以如环无端的自然气化实现。作为一个中介的膜原，显然有个逻辑上的前提：它既是人体三焦巨系统中的一个"中介环链"，又是联络腠理和玄府的一组多元集成流注管道系统。《金匮要略》云："夫人禀五常……若五脏元真通畅，人即安和。""腠者是三焦通会元真之处，为血气所注，理者是皮肤脏腑之纹理也。"三焦通会元真之处，所流注的血气，必然存在着一个由有序、自律、量化的全身上中下三焦所络属的两个层次；腠理与玄府保持如环无端的畅流——"通透性"原理。这个保持恒定有序的通透性，血气流程的中介之一就是膜原。

膜原的功能态是元真之气，是三焦气化升降、出入、开阖、转输的多元通道，也是痰湿、水、火、秽浊的排污管道系统。

小结

综上，关于古文献中与玄府相关或相混淆的一类名词如气门、鬼门、汗孔、汗空、毫窍、元府、细络等的历史演变轨迹作了粗浅论述。由于历史原因，医学家从不同的角度，对玄府及其相关名词进行了记载和论述，或一词多名，或一词多义，导致文字混乱，概念模糊，内涵不清。在此进行正本清源。

第三节　含义证

纵观刘完素有关玄府的论述，看似与前人认识一脉相承，实质上却已发生了变异，其内涵与外延同原来有很大的不同，在前人既有理论基础上实现了重大的学术创新。自此，玄府成为多义词，包含广狭二义：狭义指《内经》玄府，即皮肤之毛孔；广义为刘完素所首创，指遍布人体内外各处的一种微细结构。

一、狭义的玄府

"玄府"一词，《内经》中曾多处提及，原指汗孔。《素问·水热穴论》在论述风水的病机时提到："肾汗出逢于风，内不得入于脏腑，外不得越于皮肤，客于玄府……名曰风水。"并明确指出："所谓玄府者，汗空也。""汗空"系指汗孔。张介宾《类经》对"玄府"作注："汗属水，水色玄，汗之所居，故曰玄府。从孔而出，故曰汗空。然汗由气化，出乎玄微，是亦玄府之义。"《严氏济生方》云："风寒随玄府而入，腠理开张，内外相合，先传肺而入。"《普济方》云："又病人表实里虚，玄府不开则阳气上出，汗见于头。"《医原》云："不独空窍之大者为然也，即皮肤外八百万有奇之汗空

（汗空名玄府，又名鬼不息本气亦病）。"《御药院方》云牡蛎散"治虚汗不止，玄府不闭"。诸多论述皆是遵从《内经》"玄府即汗孔"的论述。

二、广义的玄府

刘完素在《内经》认识的基础上，将玄府的意义不断延伸，以独特的视角，精练的语言，提出了一个全新的集合着结构、功能与信息传递的概念，赋予玄府更加广阔深邃的内涵。刘完素提出大胆设想："皮肤之汗孔者，谓泄气液之孔窍也。一名气门，谓泄气之门也；一名腠理者，谓气液出行之腠道纹理也；一名鬼神门者，谓幽冥之门也；一名玄府者，谓玄微府也。"其首次提出了"玄微府"的概念，将玄府与气门、腠理、鬼神门等视作同类，融为一体，以一个"微"字将其在形态层次上予以细化，以便赋予不同于原名称的新属性。紧接着，书中提出了一个极富创意的全新概念："然玄府者，无物不有，人之脏腑、皮毛、肌肉、筋膜、骨髓、爪牙，至于世之万物，尽皆有之，乃气出入升降之道路门户也。"认为玄府是无物不有、充斥于人身各脏腑、组织、器官的细微通道，是气、血、精、津、神机升降出入的门户。刘完素"火热论"的核心在于"阳气怫郁"，而阳气怫郁的病变基础则是玄府闭密。玄府以通为用，玄府通利，气机通畅，脏腑器官功能正常；热气怫郁，玄府闭密，气机壅滞。火热所致玄府闭密出现的疾病证候，如"故知热郁于目，无所见也。故目微昏者，至近则转难辨物，由目之玄府闭小也……或视如蝇翼者，玄府有所闭合者也""所谓聋者，由水衰火实，热郁于上，而使听户玄府壅塞，神气不得通泄也"。治疗上以辛味药物开发玄府，"阳气开冲""令耳中郁滞通泄也"。开通玄府更强调审因辨证，针对引起玄府密闭的病因治疗，而不拘于死板的"辛味开发"。如其治疗耳聋所言"若热证已退，其聋不已者，当以辛热发之。三两服不愈者，则不可久服，恐热极而成他病耳。若聋有热证相兼者，宜以退风散热凉药调之，热退结散而愈……若非其病，不可服其药"。

余对中医学的经典概念"玄府"进行了诠释，认为"玄府"是指结构上幽远深奥难见、至微至小，其内聚集、流通气液，渗灌血气，运转神机，功能上主于开阖通达畅利，作用至为玄妙的一种遍布机体各处的微观孔隙结构。玄府之内涵有广义与狭义之分。结构有宏观与微观之异。功能有相对简单到绝对复杂之别。功能上开阖自如，贵于通利，"一有怫郁，诸病生焉"。

第三章　玄府关联考

就整个机体而言，《内经》提出有十二经脉、奇经八脉、十二经别、十五别络以及无数浮络、孙络等所组成的经络系统以及三焦等，作为气机升降出入的通路。随着人们对玄府认识的深化，遍布机体各处脏腑组织器官的广义玄府概念及其生理与病理作用机制的研究正逐渐引起关注。玄府在气机的运行、气液的流通、血气的渗灌和神志转运中起着重要作用，是气、血、津、神运行的终端道路和最微小的载体。幽微难见之玄府和宏观之经络、三焦、脏腑等共同构成运行机体精、气、血、津、液等的循环通道，使得各个组织之间交汇贯通。精、气、血、液等到达脏腑后，直接循行于相应脏腑之玄府，通过广泛分布的玄府作用于相应脏腑的具体靶标，使脏腑成为各司其职的器官，而经络、腠理、三焦等也必须赖于具体、微观、终端之玄府所运行的气机维持其相应的功能。气的升降出入通畅使玄府开阖通利，才能保持机体内外环境的平衡协调。玄府内气液之升降出入和血气之渗灌是神机运转的表现形式，且两者使得神机息息运转，维持、协调和控制着机体的生命活动。玄府为气、血、津液等各个循环通道提供了一个最基本的微观结构支持，且兼有"运水以行津""行血以通脉""行气以气化"和"传递以运转神机"诸功能。

总之，刘完素提出的玄府是联系人体上下内外微细的孔道，散布全身，是气机升降出入的通道、津液代谢输布的孔隙，是人体各大脏腑系统之间及五官五体气血沟通和交换的深层微观结构，是气血流通、津液输布和气机升降出入的玄微结构。人体五脏的功能和气血津液的运行与玄府宣通与否密切相关。玄府通利，气机运行通畅，五脏的生理活动、气血的生成与运行、津液的输布和排泄才能得以正常运行。

第一节　与精气血津液的关联

运动着的、至精至微的玄府结构，蕴含了整体观和恒动观。而气属阳，液属阴，津液的化生、敷布、固摄都离不开气，反之津可载气，水可化气。故刘完素以"气液"总括机体内具有阴阳属性的物质运动，足见其"阴平阳秘，精神乃治"的阴阳平衡观。"玄府气液学说"与脏腑理论相结合，补充了藏象之间的微观联系，构筑了藏象体用如一理论的新认识。

气是人体生命活动的根本，凡精血的濡养、津液的输布均与气的升降出入密切相关。而玄府为"气出入升降之道路门户"。玄府通利，气机运行畅通，各脏腑经络的生理活动、血液的生成与运行、津液的输布和排泄得以正常进行，人体得以温煦和濡养；玄府壅塞，气机运行不畅，则意味着疾病发生。人体的生命来源和生命机能的维持，有赖于机体气液的宣通畅达，机体的气液宣通一刻不可停止，一旦停滞，则气液环流不利而有所阻滞、壅塞，人体正常生命活动受阻而得病。人的机体是由脏腑组织器官和气血津液等组成的，气液周流全身，维持生命所需。

刘完素认为玄府为气升降出入之道路，有流通气液的功能。而五脏通过其内玄府的气行津运，构建和维持其功能。例如，心主血脉，血脉的玄府随着血流而开阖调节，提供渗灌之道，促进气液的布散流动；脾主转运，脾之玄府的开阖有度，使中焦受气取汁于玄府，并不断将气液通过玄府之小腔隙，向上传送，并入三焦，或达布于肺；肺主行水，玄府密布，肺之玄府既行呼吸吐故纳新之用，亦主布津化气之职；肾主津液，具体作用也是通过肾之玄府的开阖通利作用而实现的；肝主疏泄，亦凭肝之玄府内的气机运动，推动气液的运行。众多至微之玄府，在腔隙空间结构上彼此连接，气液流行其中，构成一个气液流布的微循环系统，借络脉上的玄府之孔，不断渗灌血气，互化津血。

刘完素阐述玄府为"精神、荣卫、血气、津液出入流行之纹理","出入升降之道路门户也",其显著特点为开阖通利,运动形式为升降出入,故"夫血随气运,气血宣行,则其中神自清利,而应机能为用矣",则"目得血而能视,耳得血而能听,手得血而能摄,掌得血而能握,足得血而能步,脏得血而能液,腑得血而能气"。故《金匮玉函经二注》云:"津液充其玄府则不渴。"可见玄府有流通津液、渗灌气血、运转神机和调理阴阳之功能。

幽微难见之玄府和宏观之经络、脏腑等共同构成运行机体精、气、血、津、液等的循环通道,使得各个组织之间交汇贯通。待精、气、血、液等到达脏腑后,直接循行于相应脏腑之玄府,通过广泛分布的玄府作用于相应脏腑的具体靶标,使脏腑成为各司其职的器官,而经络、脏腑等也必须依赖于具体、微观、终端之玄府所运行的气机维持其相应的功能。玄府内气液之升降出入和血气之渗灌是神机运转的表现形式,且两者使得神机息息运转,维持、协调和控制机体的生命活动。玄府为气、液、血等各个循环通道提供了一个最基本的微观结构支持,且兼有"运水以行津""行血以通脉""行气以气化"和"传递以运转神机"诸多功能。

一、气之途径

气是中国古代哲学范畴系统中一个最重要的最基本的范畴,是中华民族独有的普遍的范畴。《庄子·知北游》曰:"人之生,气之聚也。聚则为生,散则为死……故万物一也。"气被引入医学领域后,认为其是构成人体和维持人体生命活动的活力很强、运动不息、极其细微的物质,具有物质与功能的二重性,是生命物质与生理机能的统一。气作为物质的运动,构成了机体的功能活动,是物质与功能、信息与能量的统一,是构成人体和维持人体生命活动的基本物质。《素问·六节藏象论》云:"气和而生,津液相成,神乃自生。"空气、水、食物经口鼻进入人体后,经过一系列的气化过程转化为机体各部分的生命物质和生命功能,故《景景室医稿杂存》曰:"鼻受天之气,口受地之味。其气所化,宗气、营、卫,分而为之。由是化津、化液、化精、化血,精复化气,以奉养生身。"气具有极强的活力且运行不息,先天之精所化之气,与后天吸入清气和水谷之气相合成一身之气,升降出入于各脏腑组织器官,激发和调控机体的新陈代谢,推动人体的生命进程。

人体的气,源于禀受于父母的先天之精气、后天摄取的水谷精气和自然界的清气，气的生成有赖于全身各脏腑组织的共同作用，其中与肺、脾胃和肾等脏腑的关系尤为密切。气的生成主要与以下三个方面有关：①肺为气之主。肺为体内外之气交换的场所，通过肺的呼吸吸入自然界的清气，呼出体内的浊气，在肺玄府中实现体内外之气的交换，主要生成宗气，参与了人体新陈代谢的正常进行。故《类经·藏象类》曰："诸气皆生于肺。""肺主气，气调则营卫脏腑无所不治。"升降出入，无器不有。人体是一个不断发生着升降出入的气化作用的机体，维持全身气机的动态平衡，故《金匮钩玄》曰："气……周流一身，循环无端，出入升降，继而有常……总统于肺。"总之，肺脏通过呼吸运动，吐故纳新，吸清呼浊，化生宗气，进而生成一身之气，并总统一身之气机的升降出入运动，从而保证了气之生生不息。②脾胃为气血生化之源。《景岳全书》云："胃司受纳，脾司运化，一纳一运，化生精气，津液上升，糟粕下降，斯无病也。"脾升胃降纳运相得，将饮食化生为水谷精气，靠脾之转输和散精作用，把水谷精气上输于肺，再由肺通过经脉而布散全身，以营养五脏六腑、四肢百骸，维持正常的生命活动。脾胃为后天之本，在气的生成过程中，脾胃的腐熟运化功能尤为重要。脾胃中的玄府在气的生成过程中，不仅化生水谷精气，提供物质基础，参与宗气的生成，还能滋养先天之精气。③肾为生气之源。肾有贮藏精气的作用，肾的精气为生命之根，生身之本。肾所藏之精气，包括先天之精气和后天之精气。肾脏对精气，一方面不断地贮藏，另一方面又不断地供给，循环往复，生生不已。肾所藏的先天之精气充盛，不仅给全身之气的生成奠定了物质基础，而且还能促进后天之精气的生成，使五脏六腑有所禀受而气不绝。总之，气的生成，一者靠肾中精气、水谷精气和自然界清气供应充足；二者靠肺、脾、肾三脏功能的正常。其中以脾、肺更为重要。故临证所用补气治法，主要是补脾、肺两脏之气。

　　《难经·八难》云："气者，人之根本也。"《医权初编》云："人之生死，全赖乎气。气聚则生，气壮则康，气衰则弱，气散则死。"气的生理功能主要包括以下几方面：①推动作用。气是活力很强的精微物质，能激发和促进人体的生长发育以及各脏腑、经络等组织器官的生理功能；能推动血液的生成、运行以及津液的生成、输布和排泄等。气本身的相互作用，是推动生命活动的根本动力。人体的脏腑经络，全赖气的推动以维持其正常的功能。如血液在经脉中运行于周身，其动力来源于气。"气为血之帅，血随之而运行"（《血证论》）。津液的输布和排泄全赖气的推动，"气行则水行，气滞则水滞"（《医经溯洄集》）。气这种动力作用，是由脏腑之气所体现的，如人体的生长发育和生殖功能，依赖于肾气的推动，水谷精微的化生赖脾胃之气的推动等等。三焦为元气通行之道路，囊括了人体最主要的新陈代谢功能，其自我完成的能动过程是通过气化作用实现的。构成经络系统和维持经络功能活动的最基本物质，谓之经络之气。经络之气为人体真气的一部分，经络之气旺盛，则人身之气周流，阴阳相贯。当气的推动作用减弱时，可影响人体的生长、发育，或出现早衰，亦可使脏腑、经络等组织器官的生理活动减退，出现血液和津液的生成不足，运行迟缓，输布、排泄障碍等病理变化。②温煦作用。《难经·二十二难》曰："气主煦之。"气是机体热量的来源，是体内产生热量的物质基础。其温煦作用是通过激发和推动各脏腑组织生理功能，促进机体的新陈代谢来实现的。《医碥》云："阳气者，温暖之气也。"《质疑录》云："人体通体之温者，阳气也。"气的温煦作用是通过阳气的作用而表现出来的。人体的体温，需要气的温煦作用来维持；各脏腑、经络的生理活动，需要在气的温煦作用下进行；血和津液等液态物质，都需要在气的温煦作用下，才能正常循行。如果气虚而温煦作用减弱，则可见畏寒肢冷，脏腑功能衰退，血液和津液的运行迟缓等寒性病理变化。③防御作用。气具有护卫肌肤，抗御邪气的作用。气是维持人体生命活动的物质基础，气盛则人体脏腑经络的功能旺盛，人体脏腑经络功能旺盛则抗病能力旺盛，即正气强盛。气的防御作用是通过正气而体现出来的。气的防御作用主要体现为：其一，护卫肌表，抵御外邪。皮肤是人体的藩篱，具有屏障作用。肺合皮毛，肺宣发卫气于皮毛，卫气行于脉外，达于肌肤，而发挥防御外邪侵袭的作用。其二，正邪交争，驱邪外出。其三，自我修复，恢复健康。总之，气的盛衰决定正气的强弱，正气的强弱则决定疾病的发生、发展与转归。故《冯氏锦囊秘录》曰："正气旺者，虽有强邪，亦不能感，感亦必轻，故多无病，病亦易愈；正气弱者，虽即微邪，亦得易袭，袭则必重，故最多病，病亦难痊。"。如卫气不足而表虚易于感冒，用玉屏风散以益气固表；体弱不耐风寒而恶风、汗出，用桂枝汤以调和营卫；均属重在固表而增强皮毛的屏障作用。④固摄作用。气具有对血、津液、精液等液态物质的稳固、统摄作用，以防止其无故流失。人体中的阳气是生命的主导，若阳气失常而不固，阴气就会耗伤衰竭，引起疾病甚至死亡。所以，气的固摄作用，泛言之实为人体阳气对阴气的固密调节作用。气的固摄作用具体表现为：①气能摄血。约束血液，使之循行于脉中，而不致溢出脉外。②气能摄津。约束汗液、尿液、唾液、胃肠液等，调控其分泌量或排泄量，防止其异常丢失。③固摄精液。使之不会无故而频繁遗泄。④固摄脏腑经络之气。使之不过于耗失，以维持脏腑经络的正常功能活动。气的固摄作用实际上是通过脏腑经络的作用而实现的。气的固摄作用减退，必将导致机体阴阳、气血、精神、津液的耗散、遗泄，脱失。其病轻者为散，为泄，重者为脱。凡汗出亡阳，精滑不禁，泻痢不止，大便不固，小便自遗，久嗽亡津，归于气脱。⑤营养作用。气为机体脏腑的功能活动提供营养物质，具体表现在三个方面：其一，人以水谷为本，水谷精微为化生气血的主要物质基础。水谷精气为全身提供生命活动所必需的营养物质。其二，通过卫气以温养肌肉、筋骨、皮肤、腠理。通过营气化生血液，以营养五脏六腑、四肢百骸。其三，通过经络之气，起到输送营养、濡养脏腑经络的作用。故《灵枢·脉度》曰："其流溢之气，内溉脏腑，外濡腠理。"⑥气化作用。泛指人体内气机的运行变化。一是精、气、血、津液化生及相互间的转化，机体不断从自然界摄取各种生命活动所需物质，通过气化作用转变为自身及赖以维持生命的物质过程。二是说明脏腑的功能。通过人体气的运行变化，来说明机体内外物质之间的相互转化、物质与功能之间的转化，揭示人体生、长、壮、老、已的生命规律。《景景室医稿杂存》云："其气所化，宗气、营、卫，分而为之。由是化津、化液、化精、化血，精复化气，以奉养生身。"人体的生命活动全恃气化，气化是生命活动的本质所在。

气的推动、温煦、防御、固摄、营养、气化等功能，虽然不尽相同，但密不可分，在生命活动中相互促进，协调配合，共同维系着人体的生命过程。有文献提出，气在有生命的机体内起到力量或能量的作用。气的推动作用主要是以动能；气的温煦作用主要是以热能；气的固摄、气化作用主要是以化学能、渗透能、电能等能量形式表现出来。这些能量的释放、转移与利用，直接形成了脏腑组织的功能活动。有学者提出，气的运动变化，体现了信息传递、交换、贮存的过程。气的运动形式，也就是系统反馈联系中信息的转输和处理过程。

当一处的"体温"稍有降低时，相应的玄府开阖通利状态趋于减缓，以避免阳气发泄而维持相应的"温度"，同时他处的玄府开阖状态上升，以利于他处的阳气传入而发挥温煦作用。当外邪侵入肌表后，卫气行于玄府，相应的玄府不断开阖通利，以使更多的卫气行入，驱邪外出。常人为何不病，就是因为卫气不断运行于皮毛的众多之玄府，起到了守卫作用。

气具有以下几大特点：①生命活力。气是活力很强的生命物质。人的生命活动依赖于自然界清气和谷气，转化为人身之气，以为生身之本。气作为构成人体和维持人体生命活动的基本物质，人体因气而有生机活力，神明由气化而彰，人生所赖，惟气而已。生命活力是气的根本标志，气是生命的象征。②运行不息。气的最基本性质是运行不息。人体之气，升降出入，流行不息。运动是一切物质的属性，在人体则体现为气化活动。气化活动是以气的升降出入运动为前提，气在人体中，时刻推动、激发人体各种生理活动，维持生命活动的进行。③无形可征。气具有无形可见，但可循其征的特性。气是一种极其细微的物质，肉眼难以观察，只有通过它的运动而表现出气的存在。故《素问·气交变大论》云："善言气者，必彰于物。"气虽难以视及，却有种种生命征象可见，如呼吸之气"呼吸微徐，气以度行"（《灵枢·天年》），通过生命活动的种种征象、脏腑经络器官等组织的生理功能可把握气的存在及其运动变化。

从气的运动与变化来看，气虽有聚有散，但总以运动不息，流行不止，都是按照一定规律运动变化着。《灵枢·脉度》云："气之不得无行也，如水之流，如日月之行不休……如环之无端，莫知其纪，终而复始。其流溢之气，内溉脏腑，外濡腠理。"人体之气以其运行不息而激发和调控机体的新陈代谢，推动人体的生命进程。气的运动止息，机体气化过程因而停止，则标志着生命过程的终止。

玄府为气机升降出入之门户，其闭塞可以使气机升降出入受阻，导致气机郁滞，流通障碍，使气机的生理功能出现异常。因此，玄府通畅，气机才能流通无碍发挥正常生理作用。而正气充实又是玄府正常周流的必要条件，正气充实才可充分气化流通于周身玄府，玄府不易为病邪闭塞；如果正气亏虚，周身玄府的正气充养不足，则玄府易受病邪侵袭而闭塞。临床上针对玄府闭塞、正气瘀滞的病机，常通过宣通玄府以助正气周流，恢复人体正常的生理功能。

玄府为物质与功能、信息与能量整合的基本结构。气表现为物质的运动必然有相应的结构支持。承认气的物质属性和运动属性，就必然探讨其运动道路或轨迹。刘完素认为正是遍布机体的玄府，才为气的运动提供了一个最基本的运动平台或运行通道。气运行于玄府之中，凭借玄府升降出入，形成了气的生生不息的气机流，显示出了生命系统的各种功能活动。偌大的机体，气寓其中，行其内，从宏观角度说，是三焦或腠理等，若从微观结构上说，是玄府，正是由玄府这样的至微至小的孔隙结构，孔隙彼此相连，自成系统，才成为气运、气化的道路和场所。

总之，气作为构成人体最基本的物质，必然有赖以运行的最基本的道路。"至小无内"，所谓"人生所赖，惟气而已"（《医门法律》）。正因为至微至小，必然就有至微至小的玄微结构作为其运行的道路，所谓"气小而道小，气至小而道至微"。刘完素补前人之不足，提出了玄府结构的存在，并认为这种结构，存在于机体各处，乃至万物（所有生物）。玄府作为气运行的道路，与三焦、腠理、经络乃至血脉等皆作为气运行的道路，并不是相悖逆的。玄府则是最基本的，或说是最基础的运行道路，其主要功能除运行气机外，流通环流津液是其另外一个重要功能。换句话说，三焦、腠理、经络等也必须依赖玄府所运行的气机方能维持其相应的功能。如此，可以说玄府作为气运行的道路，乃是三焦或腠理等气运行道路的终端，玄府内的气机流是三焦或腠理功能的具体的、微观的表现形式。

刘完素从理论角度阐发升降学说，十分重视玄府气机的开阖出入，《素问玄机原病式》指出："皮肤之汗孔者，谓泄气液之孔窍也……世之万物，尽皆有之，乃气出入升降之道路门户也。"因而，气机通达，升降出入才得以归于正常气化。反之，气机郁闭，升降出入失常，则气化失常，百病丛生。刘完素认为"目无所见、耳无所闻、鼻不闻臭、舌不知味、筋痿骨痹、齿腐、毛发堕落、皮肤不仁，肠不能渗泄者，悉由热气怫郁，玄府闭密而致，气液、血脉、营卫、精神，不能升降出入故也，各随郁结微甚，而察病之轻重也"，因而其十分重视运用升降学说指导的开郁散结法。亦重视心肾水火之升降，故言："夫水火用法象也，坎离交言变也。"并指出"心为君主之官，得所养则血脉之气旺而不衰，生之本无得而摇也，神之变无得而测也。肾为作强之官，得所养则骨髓之气荣而不枯，蛰封藏之本无得而倾也，精之处无得而夺也。夫一身之间，心居而守正，肾下而立始。"刘完素以"火热论"著称，但对水火升降理论结合临床发挥，治疗上善用汗、下两法及双解之剂，寓意之中包含着玄府得通，水升火降之理。

脏腑、经络是气机升降的场所，而玄府则是人体之气升降出入的基本途径，"升降出入无器不有"。肺气宣降对全身气机具有调节作用，宣发以助心气推动血行，肃降以利肝气升发，转输脾胃水谷精气，调水道助肾行津液。《类经·藏象类》云："肺主气，气调则营卫脏腑无所不治。"心气是推动血液运行的基本动力，心气推动血液循经脉流行全身，以濡养脏腑形体官窍。脾胃为气血生化之源，是机体物质代谢的中心环节，为气机升降的枢纽，心肺在上其气主降，肝肾在下其气主升，升已而降，降已而升，赖脾胃中气斡旋方能升降有序，故曰："中气者，阴阳升降之枢轴。"肝主疏泄，对全身气机具有重要的调节作用，肝气之升降，使全身气机杨达，血和津液布散，疏泄胆汁，促使饮食水谷的消化吸收。肾是气机升降的根本，肾中元气为脏腑功能活动的原动力，也是调节脏腑气机升降运动的根本，通过三焦升腾，行于周身。脏腑气机升降本乎肾，肾精充盛，阴阳和调，则脏腑升降出入有序，吐故纳新，从外界摄取食物，通过脏腑气化升清降浊，精微充养自身，代谢产物排泄体外，维系生命运动得以正常进行。在脏腑气机升降运动中，以肺、脾（胃）、肾三脏最为重要。

总之，气的升降出入调畅使玄府开阖通利，才能保持机体内外环境的平衡协调，玄府作为"气出入升降之道路门户"，足见刘完素的"玄府气液学说"与其"气化论"相辅相成。玄府是人体气机升降最微观的基本场所，气循玄府上下升降，出入内外，可以感受来自人体内外环境的各种信息，并将其传递到相应的脏腑组织，反映或调节其功能状态，起着协调功能平衡的作用，维持人体内外环境的相对平衡状态。玄府的调节作用是通过气机升降实现的。

调气的方法：①补气。补气是针对气虚病机的治法。由于气的生成主要来源为肾所藏的先天精气、脾胃化生的水谷精气和肺吸入的自然界清气。因此，补气时，应注意调理肺、脾胃和肾，并以调补脾胃为治疗气虚的重点。②调理气机。调理气机是针对气机失调病机的治法。气机失调有多种表现形式，气滞者宜行气，气逆者宜降气，气陷者宜补气升气，气闭者宜开窍通闭，气脱者宜益气固脱。此外，在调理气机时，还要结合脏腑气机的升降特点，如脾气主升、胃气主降、肺气肃降、肝气升发，故治疗时当顺应其气机升降规律。肝脾重在遂其升发之性，肺胃重在顺其下降之性。对肝气升发太过者，又当降气，旨在使其升发有度。

如元气亏虚，不能推动血液和津液的运行，导致气机不畅、玄府闭塞。元气亏虚可见面色苍白、呼吸短促、语声低微、神疲乏力、头晕、动则汗出、自汗、脱肛、子宫下垂、舌淡而胖、舌边有齿痕、脉细弱等。治疗方法是补益元气、开通玄府。可用大补元煎、补阳还五汤等方剂化裁治疗。常用药物有人参、党参、沙参、熟地黄、山茱萸等。

二、津液之通路

津液，是机体一切正常水液的总称，是构成人体和维持生命活动的基本物质之一，包括各脏腑形体官窍的内在液体及其正常的分泌物。津液的生成、输布、排泄及其代谢平衡是个复杂的过程，其依赖于气以及肺、脾、肾等多个脏腑的一系列生理功能的协调平衡，具有滋润濡养的作用。津液布散于体表可滋润皮毛肌肉，渗入体内可濡养脏腑，输注于孔窍可滋润鼻、目、口、耳等官窍，渗注骨、脊、脑可充养骨髓、脊髓、脑髓，流入骨节可滋润骨节等，津液还具有充养血脉的作用。津液入脉，成为血液的重要组成部分，故有"津血同源"之说。无论是气的病变或是诸多脏腑的病变，均可影响到津液的代谢平衡，形成内生水湿痰饮等津液环流障碍、水液停滞积聚的病理变化。而遍布机体各处的至微玄府为津液代谢提供微观生成、输布、排泄之隙。玄府是众多腔隙结构的整合，彼此的结构腔隙相连，维系着津液的生成、输布和排泄，是津液运行流畅的场所。玄府之腔隙结构中的小孔，既是津液的生成之泉，也是津液代谢废物的排出之门，同时也是津液流畅之口。玄府为津液之海，关乎津液的全部代谢过程，涉及脏腑、官窍、血脉等一系列复杂的生理活动。

机体的津液代谢由多脏器参与，经多途径代谢，是一个十分复杂的过程，在人体生理、病理过程中发挥着极其重要的作用。凡水之流也，必有渠、有口、有湖、有池，夫人身乃一小天地，在人体津液运行中，玄府譬犹水系之基础设施。玄府是津液出入的门户，玄府是分布于体表或体内的细小门户，乃一身气液（津液）升降之枢机，出入之道路。虽然机体的气化活动是调节玄府开阖的根本，但玄府的正常开阖也反过来影响气化活动，气化活动因玄府而常"转"。就体表而言，体表玄府既可排泄体内之浊气浊液，又能汲取自然之清气，维持人与自然之统一。体内之内玄府开阖有序、有度，才能令脏腑生克不逆、气化守常，从而维持机体内部的统一。玄府既然是气液出入之道路，故知玄府塞则津液滞，玄府通则津外泄，最终可使阴阳不谐。故只有玄府常"转"，才能保证"阴平阳秘"之和谐状态，俾津液出入守常而不逆。可见，临床常用的"开鬼门"之法不仅在于发汗以利水，更在于调内外玄府之滞、转气液运行之枢也。

《素问·经脉别论》曰："饮入于胃，游溢精气，上输于脾，脾气散精，上归于肺，通调水道，下输膀胱，水精四布，五经并行。"从玄府的角度来讲，津液的代谢过程，将更加清晰。津液的生成过程包括：①脾胃运化。胃玄府分泌胃液对饮食水谷进行腐熟，游溢精气，通过玄府吸收水谷精微和升清脾气，上输谷气与津液至肺，再通过肺玄府将津液输布全身。②小肠主液。小肠通过玄府泌清别浊吸收饮食水谷中的营养物质和水分。通过小肠的玄府，上输于脾，脾气赖玄府将其输布全身，并将水液代谢产物经肾的玄府而送入膀胱，把糟粕下输于大肠。③大肠主津。大肠接受糟粕后，将其中部分水液通过玄府重吸收后，使残渣形成废物而排出体外。上述生成过程，赖脾胃、大肠、小肠。但具体的参与部位是玄府。

《古今名医方论》云："水液虽注于下焦，而三焦俱有所统，故肺金之治节有权，脾土之转输不息，肾关之开阖得宜，则溲溺方能按时而出。若肺气不行，则高源化绝，中州不运，则阴水泛流，坎脏无阳，则层冰内结，水终不能自行。"《三指禅》云："人生饮入于胃，气化之妙，全凭脾、肺、肾三经。脾专运用之职，肺擅通调之官，肾司熏蒸之用，而后云兴雨施，渗入膀胱。三经失权，其气不化，蓄诸中州，横流四肢，泛溢皮肤，一身之中，无非水为之灌注矣。"津液的输布与五脏皆有密切关系，主要是由脾、肺、肾和三焦来完成的。脾将胃肠而来的津液上输于肺，肺通过宣发肃降功能，经三焦通道，使津液外达皮毛，内灌脏腑，输布全身。肾主水，使水液中之清者上升，复归于心肺。在津液具体输布过程中，三焦犹如江河，起着主流作用，玄府犹如遍布各处的腔隙，起着渗灌作用。一言以蔽之，没有玄府就没有渗灌濡润；没有玄府，就没有各脏腑的气行津运。气属阳，津属阴，因而也就没有各脏腑的阴平阳秘。具体情况如下：①心主血脉。其为津液运行提供动力。如《灵枢·营卫生会》云："泌糟粕，蒸津液，化其精微，上注于肺脉，乃化而为血，以奉生身，莫贵于此，故独得行于经隧。"《灵枢·决气》云："腠理发泄，汗出溱溱，是谓津。"心脏通过血脉之玄府而为津液的运行提供了动力，促进了津液的布散流动。血脉的玄府随着血流而开阖调节，当心脏收缩时，可使血液外渗趋势增强，化为津液而濡润组织器官；反之使玄府内的津液内渗为血，濡润滑利血脉。②脾主转输。通过脾玄府的开阖有度，使中焦受气取汁（即津液）于玄府，在玄府内的气运作用下，不断将津液通过玄府传入三焦，或到达于肺，或灌溉四旁。③肺主行水。肺玄府既具行呼吸吐故纳新之功，又有布津通调水道之用。肺玄府具有开阖和通利作用，清气得入，浊气得出，再通过玄府气津相合，渗灌于血脉。肺玄府进行气的出入，同时也是进行运水布津的过程。④肾主津液。《素问·逆调论》云："肾者水脏，主津液。"由肺下输至肾的津液，通过肾之玄府内的阳气，对津液进行气化蒸腾，清者由玄府渗灌入血脉，浊者由玄府下输至膀胱，变为尿液而排出体外。⑤肝主疏泄。肝玄府内的气机运行调畅，津液以载肝气，使肝气得柔，气畅津润，气津流通，推动津液的运行，共同构建和维持着肝脏的疏泄功能。⑥三焦决渎。气能化水布津，三焦对水液有通调决渎之功，是津液在体内流注输布的通道。

由此，可设想津液的代谢过程是津液由脾胃大小肠吸收后，通过三焦之气的作用，流通于全身的玄府，以发挥滋润营养作用。当天热时，流通于玄府中的气（津）液，聚于腠理，通过汗孔的开阖而变为汗液排出体外，当然汗液排泄的同时，阳气也随之发泄，以调节体内的阴阳平衡。当天寒时，汗孔闭，腠理密，玄府向上向外的流通作用趋于减弱，向内向下的流通作用增强，如此则流通于腠理的气津相对减少，津液下输膀胱增多，变为尿液而排出，排出尿液的同时，体内的阳气也随之发泄，阴阳复归新的平衡。如《灵枢·五癃津液别》云："水谷皆入于口，其味有五，各注其海，津液各走其道。故三焦出气，以温肌肉，充皮肤，为津，其留而不行者，为液。天暑衣厚则腠理开，故汗出；寒留于分肉之间，聚沫则为痛。天寒则腠理闭，气涩不行，水下流于膀胱，则为溺与气。"津液的具体排泄途径为：①汗和呼气。肺气宣发，将津液输布到体表的玄府，经阳气的蒸腾作用而形成汗液，由皮表的玄府（即汗孔）排出体外。上焦如雾，肺内部及其气道表面的玄府结构甚丰，津液也会不断输布到肺玄府内，因而肺在呼气过程中，也必然会带走部分津液水分。②尿。肾在维持人体津液代谢平衡中起着关键作用，《景岳全书》谓："水为至阴，故其本在肾"。尿液为津液代谢的最终产物，其形成主要以肾为主。在其他脏腑的作用下，津液不断地被输布至肾脏的玄府，经肾与膀胱的气化作用，使清者被玄府重吸收，浊者形成尿液而排出体外。③粪。大肠接受的糟粕，仍含有一些未被玄府吸收的津液，以软化大便，有利于排出。腹泻时，由于大肠的玄府为外邪所阻滞，吸收津液的功能下降，致使糟粕中的津液不能被吸收，造成大便中含水多，带走大量的津液，引起伤津。

津液的功能也是通过玄府而实现的，也就是只有津液寓于玄府内，方能使津液的生理作用发挥得淋漓尽致。①滋润和濡养作用。津液通过玄府布散，又通过玄府的腔隙微孔，将津液渗灌到各处。《金匮玉函经二注》提出了"津液充其玄府则不渴"的理论。②渗灌血脉，化生血液。孙络中亦存有大量的腔隙结构——玄府，津液通过络脉中的玄府，渗灌入血脉之中，成为化生血液的基本成分之一，并起着濡养和滑利血脉管壁的作用。③调节阴阳。玄府是两端开放的腔隙结构，流行于内的气机和津液，只要玄府通畅，使体内各处皆达到气津和匀，阴阳平衡。同时，玄府于体表的汗孔，与外界相通，津液的代谢常随着机体体内生理状况和外界环境的变化而变化，通过这种变化来调节阴阳状态。④排泄代谢产物。玄府不仅为机体提供了布散津液、输送营养的平台，而且也通过流畅津液，提供了排泄代谢废物的通道。玄府在津液的代谢过程中，能把机体的代谢产物通过汗、尿等方式，及时开阖而不断的排出体外，以为机体的功能活动提供一个清洁正常的生理环境。若玄府开阖作用发生障碍，津液的输布不能，必然会使代谢废物潴留于体内，而产生各种病理变化。

综上所述，玄府在津液运行中起着重要作用。无论从津液的生成、输布到津液的排泄，玄府都以其"道路"作用和气机运行、血气渗灌功能而发挥重要作用，维持着津液的功能活动。《景岳全书》曰："盖水为至阴，故其本在肾；水化于气，故其标在肺；水惟畏土，故其制在脾。"津液代谢的生理过程，需要多个脏腑的综合调节，其中尤以肺、脾、肾三脏为要。若三脏功能失调，则可影响津液的生成、输布和排泄等过程，破坏津液代谢的平衡，从而导致津液生成不足，或环流障碍，水液停滞等病理改变。

津液生成不足或大量丢失而伤津化燥，甚则阴液亏虚，乃至脱液亡阴。其治宜滋液生津、滋补阴液、敛液救阴。津液停聚则为湿、为饮、为水、为痰。其治当以发汗、化湿、利湿（尿）、逐水、祛痰为法。从以上可以看出，津液的生成、输布和排泄，是依靠多个脏腑的协同作用完成的，而玄府为具体的作用环节。玄府既是津液的生成之所、运行之所，也是津液的排出之所。

燥热之邪、情志化火、脾胃虚弱、过食辛辣、高热多汗、吐泻多尿、失血等原因，均可导致津液亏损。如果津液不足，失去滋润与充养作用，则皮毛、肌肉、孔窍、关节、血液、经络、脏腑、骨髓、脊髓及脑髓等失却充养、玄府闭塞。津液亏虚可见咽干唇焦、口渴、皮肤干燥、毛发枯槁、汗少或无汗、小便短少及大便秘结，甚则转筋挛急、目陷、螺瘪、舌干红、脉细。

调津液，通玄府的方法为：①滋养津液。滋养津液是针对津液不足病机的治法。内伤病中津液不足以养阴生津为大法。在外感温热病中，津液不足可表现为津伤和液脱，热病初期津伤者治宜清热生津；热病后期液脱，累及肝肾阴液亏损者，治宜滋养肝肾。②祛除水湿痰饮。祛除水湿痰饮是针对津液代谢障碍所致水湿痰饮而设的治法。由于水液输布代谢主要和肺、脾、肾、肝相关，故治疗水湿痰饮应重视相关脏腑的调理。治肺重在调理宣降，治肾重在温化阳气，治脾重在恢复健运，治肝重在疏利气机。此外，应区别不同病理产物类型并施以治疗。湿盛者宜祛湿、化湿、利湿；水肿或水停腹中，宜利水消肿；痰饮内阻宜化痰逐饮。可用增液汤、生脉饮、麦门冬汤、桑杏汤、清燥救肺汤、益胃汤及五汁饮等方剂化裁治疗。常用药物有生地黄、玄参、麦冬、天冬、石斛、葛根、知母、天花粉、玉竹、芦根、五味子、乌梅等。

总之，任何一个脏腑对津液的输送布散作用，是通过其相应的玄府得以实现的。津液在脏腑内，玄府伴随气的升降布散，本身就是津液整体布散的重要组成部分。正是脏腑内玄府气机推动津液的运行，气津和匀，才能维持相应脏腑的阴阳和平，体用如一，功能正常，从而使脏腑在水液代谢、津液运行输布过程中发挥相应的作用。

三、血之固护

刘完素阐述玄府为"精神、荣卫、血气、津液出入流行之纹理""出入升降之道路门户也"，其显著特点为开阖通利，运动形式为升降出入，故"夫血随气运，气血宣行，则其中神自清利，而应机能为用矣"，则"目得血而能视，耳得血而能听，手得血而能摄，掌得血而能握，足得血而能步，脏得血而能液，腑得血而能气"。中医学认为，血糖、脂肪和蛋白质等皆为机体所需之水谷精微，代谢之常则"变化而赤是为血"。

血是流动于经脉之中的富有营养的红色液体，是构成人体和维持人体生命活动的基本物质。血以脾胃为化源，以气为动力，以脉为血府，在内濡养脏腑组织，在外润泽肌肤官窍，是人体活动的主要物质基础。血脉之玄府能屏蔽约束血液，防止血液流散逆乱。玄府之屏蔽约束失常则血液逆乱流散，经玄府转输布散，内侵脏腑，外淫肌肤。

血液生成的物质基础：水谷精微是化生血液的最基本、最重要的物质。营气与血共行于脉中，具有营养作用，是血液的组成部分。津液为构成人体阴液的基本成分，血液需要不断地得到津液的补充才能维持其流动不滞的特性。精能生血，源头在肾。肾中精气为各脏腑生发活动之动力，肾精充盈，则诸脏腑机能生发活泼，是化生血液的重要保障。

血液生成与五脏相关：①血之生化在脾。这主要体现为化生血液的基本物质都与脾胃纳化功能密切相关。②血之源头在肾。肾通过藏精生髓来完成对血液生成的调节作用，精足则髓充，髓充乃能生血。肾精肝血相互化生，完成了精能化血的过程。肾为五脏六腑之根本，肾气旺，一身气化活动旺盛，则化血之物质源源而来，为生成血液的基本保证。③血之发生在肝。肝藏血，同时肝脏还参与化生新血的活动。④血之化赤在心。心主血脉，其一，心主行血，通过心阳、心气的推动鼓舞以行血，从而能输送营养物质，使周身各脏腑都能获得充足的营养，维持各自正常的功能活动，当然也包括血液的化生。直接参与血的生成，其过程是中焦产生的水谷精微，通过脾的转输升清作用，上输心肺，在肺呼浊吸清之后，复注于心脉化赤而为血。心阳属火，下暖中焦，脾胃阳气旺盛乃能化生水谷精微，生成血液。⑤血之气化在肺。肺主一身之气，肺气旺则一身之气亦皆随之而盛，气盛则能推动血的化生。

综上所述，水谷精微、津液、精髓是化生血液的基本物质，而脏腑气化特别是五脏功能活动是化生血液的动力。五脏功能活动中主要是脾（胃）肾的气化活动过程中产生了血液赖以生存的物质基础水谷精微、营气、精髓、津液；同时，诸脏腑又成为化生血液的场所，使诸般生血之物在五脏气化活动的推动下，不断化生新血。

血液循行之调控原理：①血液循行，如环无端。血行于脉，脉为血之府，脉管是一个相对密闭的管道系统。血液在脉中运行不息，周流布散于全身，环周不休，从而发挥营养作用。同时还明确地指出了水谷精微入血脉，随血液而循环周流，心、肺和脉构成了血液循环系统。维持正常的血液循环应当具备以下两个条件，脉管系统的完整性，即相对的密闭性；全身各脏腑发挥正常的生理功能，从而给血液的循环以推动和约束作用。②血液循行，动静和谐。血液之行，以动为主，流动而不息，为气之推动力；血行脉中，动中有静，静谧而不外溢，为气之固摄力。推动力和固摄力的协调平衡，关键在于五脏气机。心主血脉。心阳、心气的推动是血液循行的主要动力。血液循行于经脉之中，在心的推动下循经脉而行于一身之上下。而心、脉管和血液构成了一个相对独立的血液循环系统，一身之液皆赖心脏的鼓舞搏动，才能通过经脉而循行全身，发挥其濡养作用。肺朝百脉。心肺同居上焦，心主身之血脉，肺主一身之气，气能行血。肺通过主气司呼吸的作用，调节管理全身气机，辅助心推动和调节血液的循行。脾主统血。血液畅行脉中而不妄溢，依赖于脾的统摄作用。脾生血、统血的功能与脾气的健旺密切相关。脾气健运自能化水谷而生气血，气血旺盛，则能统摄血液安行于脉而无妄溢之害。肝主藏血。其具有根据人体的活动状态而贮藏血液和调节血量的作用。肝主藏血，是通过其疏泄功能调节气机实现的，气行则血行，血液循环有度。肾主闭藏。血为人体之精华，肾参与血之封藏。一般而言，肝藏血，脾统血，而能统摄血液使之不妄泄，又赖于肾气闭藏。肾失闭藏之职，则血不能内藏，易发生尿血、崩漏。

五脏在维持血液循行的过程中，主要体现出两种功能：即鼓动血液沿脉管循行的推动力与调节控制血液安行于脉管之内的约束力。推动力是促进血液循行不休的动力，这主要体现在心、肺和肝的疏泄功能对血液循行的影响，通常所说的"心主血脉""肺朝百脉""气行则血行"等，均指此而言。约束力或称固摄力，主要是保障血液安行脉中而不致外溢，如脾之统血、肝之藏血、肾之闭藏。两者共同作用，协调平衡是维持血液正常循行的基本保证。推动力不足则血行缓慢，或瘀滞不行；约束力减退则血液妄溢脉外。

血液清浊的代谢。血液不断化生，又不断消耗。化生之血为新血、清血，而经过血液循环，发挥营养作用后的部分血液则失去生理活性，可称为"浊血"。《备急千金要方》有"清血莫出，浊血莫扬"之论。人身五脏六腑，凡生化之器无时不在吐故纳新，血液亦不能外之。血为人身之精华，又受纳脏腑经脉之浊气，此浊气于机体有害而无益，故必须消除。这一祛浊过程主要是在肝脏中进行的，同时还得到新血的补充，即血在肝脏弃浊成新而上归于肺。人身之血营周不休，至卧血归于肝，其浊气借肝以外泄。肝的功能正常，经脉中浊血得以及时排除；反之，其清除瘀血、浊血的功能减退，又使肝脏的负担加重，进而造成对肝的损害。

血液的生理功能：①血主濡之，营养全身。血液以水谷精微、营气、津液、精髓为化生之基质，这些物质皆以滋润、营养为主要功能。②血脉和利，精神乃居。精神活动是脏腑机能活动的最高形式，而血液是人体精神活动赖以产生的物质基础。③血为气室，涵纳阳气。血属阴，气属阳；阴主静，阳主动；静则为藏，动则为泄。

血是维持生命活动最重要的物质，脏腑组织得其濡养方能发挥作用。如血虚失于濡养，导致脏腑机能减退，因心主血、肝藏血，所以对心、肝两脏影响最为明显。若血行迟缓，甚则停滞形成瘀血，可进一步导致气滞、津停等病理变化。血不循经溢于脉外可致各种出血病证。气为血之帅，故血病治疗总以调气为先。益气可以生血，补气行气能活血化瘀，固气可以摄血。因血的生成、运行关系多个脏腑，故治疗血证应注重脏腑辨证。如血虚当以调脾胃为重，补其化源；血行异常则以调理心、肺、肝为务，使血行畅达；出血可健脾益气摄血，或平肝降逆止血等。

调血的方法：①补血。补血是针对血虚病机的治法。由于血液源于水谷精微，其生成化赤与脾胃、肾、肝、心等脏腑皆相关。故补血时应注意调理这些脏腑的功能，尤以调补脾胃为治疗的重点。②调理血运。调理血运是针对血液运行失常病机的治疗原则。血液运行失常的病变主要有血瘀、血热和出血等。血瘀者宜活血化瘀，因寒致瘀者宜温经散寒行血。血热而致脉流薄疾者，当根据实热、虚热的不同性质施以清热凉血或滋阴降火。出血的病证总以止血为其治疗大法，在具体运用时又当根据不同的病因病机配合施以清热、补气、祛瘀等治疗方法。

四、精神之载体

神为人体生命活动的总称，是对人体生命现象的高度概括。刘完素在《素问·八正神明论》"血气者，人之神，不可不谨养"论述的基础上，明确提出"夫气者，形之主，神之母，三才之本，万物之源，道之变也"。神具有物质的一切属性，包括①精神：与气液、血脉、营卫并列。如刘完素言："若目无所见……气液、血脉、荣卫、精神，不能升降出入故也。"②意：与眼耳鼻舌身五者并列，为并"六欲"。③神识：与六欲并列，刘完素言："人之眼、耳、鼻、舌、身、意、神识，能为用者，皆由升降出入之通利也。"④神具有升降出入的功能。在形神合一的生命系统中，神是生命活动的主宰，又是生命体功能活动的概括，包括机体脏腑经络的功能、精气血津液的代谢及其表现于外的各种征象。《灵枢·本神》云："生之来谓之精，两精相搏谓之神。"《灵枢·平人绝谷》又云："神者，水谷之精气也。"可见神的产生与人体精气关系密切，神必须依赖后天水谷精气的不断充养，方能精充气足，血充神旺。精、气、血、津液等为人体脏腑功能活动的物质基础，又是神机运转的物质基础，同时还是神的表现形式。刘完素在《素问玄机原病式》中曰："夫气者，形之主，神之母，三才之本，万物之元，道之变也。"其又言"血气者，人之神，不可不谨养也"。所以神必须时刻依赖于后天水谷精气的充养，才能精气充足，血盛神旺。气血津液是神机运转的物质基础，气、血、津液的运动或流通是神机运转的表现形式。

因此，玄府作为气液流通的基本途径，伴随气的升降出入、津液流通和气血渗灌，生命才能表现出有神。如两目灵活、明亮有神、面色荣润、含蓄不露、神志清晰、表情自然、肌肉不削、反应灵敏等，正如《素问·六微旨大论》所记载："出入废则神机化灭，升降息则气立孤危。"

气机的运动、血的运行和津液的流通，使机体显示出生命的一系列活动。如此，相应的机体或形体便有了神。否则，气运停止、血运不能、津流中断，神也就随之消亡。故神机的运转表现为气、血、津液的运动或流通。气、血、津液是神机运转的物质基础，同时玄府内气液流通和血气渗灌是神机运转的表现形式。神的升降出入必然伴随着气、血、津液在人体玄府中的流通渗灌，尤其是气（津）液流通过程中，神借气液以行，借气液以养，对神机的运转作用至为重要，故《读医随笔》谓："经曰：津液相成，神乃自生。神借津以养也。是又因气之盈亏，而神为之累矣。"神是无形的，但神的产生是有物质基础的，精气是神产生的物质基础。气机的运动、血的运行和津液的流通，使机体显示出生命的活动。

《内经》构建了以五脏为中心、精气血津液为基质、经络为通路的生命系统，并且用"神"阐释这个系统内所存在的固有的复杂的活动规律及自我调控机制。如《素问·八正神明论》云："血气者，人之神。"《素问·六节藏象论》云："津液相成，神乃自生。"明确了气血津液与神不可分割的关系。刘完素据此立论，并特意将鬼门称为"鬼神门"，以突出"神"在玄府中的地位，进而指出玄府闭密可致"气液、血脉、荣卫、精神不能升降出入"而产生种种病变，并强调"玄府气液宣通"与"神机出入"密切相关，《素问玄机原病式》云："人之眼、耳、鼻、舌、身、意、神识，能为用者，皆由升降出入之通利也。有所闭塞者，不能为用也。"明确指出了神机为用的重要作用，并将目无所见、耳无所闻、鼻不闻臭、舌不知味、筋痿骨痹等病变俱归咎为"热气怫郁，玄府闭密而致，气液、血脉、荣卫、精神，不能升降出入故也"，"若病热极甚则郁结，而气血不能宣通，神无所用，而不遂其机，随其郁结之微甚，有不用之大小焉。是故目郁则不能视色，耳郁则不能听声，鼻郁则不能闻香臭，舌郁则不能知味"，如筋痿、齿痛、发痛、皮肤不仁、肠不渗泄等症，均可随之而见。因此，人体脏腑器官的各种生理、病理现象，都与玄府气液是否宣通及神机的作用密切相关。以热气怫郁、玄府闭塞造成的神机升降出入障碍解释各种感觉与运动障碍病变，主观上是用以论证火热为患的多样性与复杂性，客观上却为眼、耳、鼻、舌乃至诸多杂病病机的认识与辨治开拓出了一条新的思路。将玄府闭塞的病理变化从无形的阳气怫郁发展到有形的津停水阻、痰凝血瘀，乃至玄妙莫测的神无所用，涵盖了众多的临床病证。

同时，道家对生命中精、气、神的研究，很早就达到了一个较高的境界。如《淮南子》云："精神盛而气不散则理，理则均，均则通，通则神，神则以视无不见，以听无不闻也，以为无不成也。"金代唐淳《黄帝阴符经注》云："夫神者，在目为视，在耳为听，在舌为言，在鼻则闻香，在手则拳握，在足则行……散者意，聚者气，气行则神行，气聚则神聚。"刘完素将道学的相关认识纳入中医学中，以热气怫郁、玄府闭塞造成的神机升降出入障碍解释各种感觉与运动障碍病变。神志病，包含了人体在精神、意识、思维、情感、记忆、智力等方面功能活动异常在内的病证。玄府普遍存在于人体内，发挥着流通气液、运转神机的重要作用，其开阖通利正常，是保证神志正常的重要条件，有所郁闭，气液不通、神机运转不利则是神志病的基本病机。其提出的开通玄府法是治疗神志病的基本原则，以期为临床治疗神志病提供了新思路。

调精神的方法：①填精养神，即用厚味滋补之品补充肾中精气，充养精神。②固精充神，即用固秘精气之法收涩精气，防止耗泄过多，使得神气充盈。③通精达神，即用通利之品促进精气流通顺畅，神足以通达周身。

五、调理精气血津液的关系

（一）调理气与血的关系

气与血相互为用，气为血之帅，血为气之母。病理上气与血亦相互影响，气病及血，血病及气，终致气血同病。故治疗气血病证时，当调理二者的关系。根据气血互生的原则，在治疗血虚时常配以益气健脾之品，治疗气虚时亦可加用养血药物，以补气生血和补血养气。根据气能行血，对血瘀证者，常配以补气或行气药物；对血随气逆者，常采用降气之法。根据气能摄血、血能载气的原则，对出血的病证，应重视补气，以免气随血脱。

（二）调理气与津液的关系

气与津液生理上相互为用，病理上互相影响，故治疗时应注重二者的关系。根据气能生津的原则，对气虚津液生成不足者，宜补气生津。根据气能行津的原则，对水湿痰饮病证，应配以补气、行气之法。根据气能摄津、津能载气的原则，对津液大量流失的病证，应重视补气固涩。另一方面，加入补气药还可防止气随津脱。

（三）调理气与精的关系

精与气互生互化，精能化气，气能生精。肾精亏耗不能化气常致元气不足，脾气虚损不能生精易致肾精匮乏。故治疗精气亏损的病证，应重视补益脾肾，补气与填精并用。此外，精液的排泄依赖气机畅通，故对于气滞造成精阻而排出障碍者，当行气以促怀孕。

（四）调理精血津液的关系

"精血同源"，故血虚者在补血的同时，应配合补肾填精药物；精亏者在填精的同时，也应配合养血药物。"津血同源"，对津亏血少或津枯血燥者，当养阴生津与补血并用。

第二节 与脏腑的关联

玄府气机升降是以通利为用的一种功能活动，然玄府不仅是气血流行之所，而且也是"神机通利出入之处"，其生理功能的正常发挥离不开脏腑生理功能的平衡协调和气血津液的滋养。五脏之中肝升肺降、脾升胃降之协调及六腑以通为用、以降为顺的生理特点，有利于玄府的升降出入平衡，有利于气机调畅，而气血津液的不断荣养是激发和推动其始终保持开通不闭的原动力。这些升降活动中，脾胃为其枢纽，清阳自脾而升，浊阴由胃而降，维持人体正常新陈代谢活动。同时，脾胃又是整个机体的枢纽，肝属木于时为春，主升发条达；肺属金于时为秋，其气清肃下降；心属火于时为夏，居高而心火下济；肾属水于时为冬，位居下元而内寄真火，水火交蒸，其气上腾，这种动而不息的升降运动都要通过位居中州的脾胃。李东垣在《脾胃论》中指出"升已而降，降已而升，如环无端，运化万物，其实一气也""万物之中，人一也。呼吸升降，效象天地，准绳阴阳。盖胃为水谷之海，饮食入胃，而精气先输脾归肺，上行春夏之令，以滋养周身，乃清气为天者也。升已而下输膀胱，行秋冬之令，以传化糟粕转味而出，乃浊阴为地者也"。

一、与心的关联

心主血脉，指心气具有推动和调控血液在脉道中运行，流注全身，营养和滋润的作用。全身的血液，依赖于心的搏动运行于周身，从而发挥其濡养作用。血脉，是血液运行之通道，与心脏相连，网络于周身。心、脉和血液在体内构成一个相对独立的密闭系统，使血液在脉中运行不息，周流全身，如环无端（靠血脉之玄府约束血液运行有序）。心与脉直接相连，构成一个密闭的循环运行系统，是心主血脉的结构基础，故《素问·六节藏象论》曰："心者……其充在血脉。"心脏有规律地搏动，通过脉管把血液输送到各脏腑组织器官，从而把水谷精微输送到全身，发挥濡养作用，以维持人体正常的生命活动。

心主血脉与心藏神的关系。心藏神，指心有统帅全身脏腑经络、形体官窍的生理活动和主司意识、思维、情志等精神活动的作用。心主血脉与主藏神功能的正常与否，直接影响着生命的存亡，故《素问·六节藏象论》指出："心者，生之本，神之变也。"这两种功能之间又息息相关。一方面，心神主宰调节全身生理活动，包括心脏本身的搏动和推动血液在脉管中运行；另一方面，心神有赖于心血的濡养，才能发挥正常的主宰作用，故《灵枢·本神》云："心藏脉，脉舍神。"在病理情况下，两者常相互影响。如紧张、愤怒、焦虑等心神变化，可伴有面色和脉象的改变以及心胸部感觉的异常；反之，心血不足，或血行失常，则会出现精神恍惚，记忆力减退，失眠多梦，或烦躁、神昏狂乱等心神失常的表现。而心的这一切功用皆与玄府关系密切，从微观层次看，心之玄府开阖有序是心主血脉和心藏神生理功能正常进行的基本保障。

二、与肺的关联

肺司呼吸，主气，朝百脉，调节一身之气血，而机体气血、津液等物质在体内的正常输布、渗灌、转化依赖微观玄府的开阖功能，正如《素问玄机原病式》所言："玄府者……人之眼、耳、鼻、舌、身、意、神识，能为用者，皆由升降出入之通利也。"

肺主气，包括主一身之气和主呼吸之气。肺的呼吸运动在人体生命活动中至关重要，体内外的气体交换是维持新陈代谢的基本条件。此外，还涉及人体之气的生成，气血运行，以及津液输布代谢等。

肺朝百脉，是指全身的血液，通过血脉而流经于肺，经肺的呼吸进行气体交换，又将富含清气的血液经百脉输送至全身。肺朝百脉的作用即肺气助心行血。

肺主通调水道，是指肺气的宣发和肃降运动对体内水液的输布和排泄起着疏通和调节作用。主要包括两个方面：一是通过肺气向上向外的宣发作用，而心的这一切功用皆与玄府关系密切，从微观层次看，心之玄府开阖有序是心主血脉和心藏神生理功能正常进行的基本保障。将水液布散，上至头面诸窍，外达皮毛肌腠；二是通过肺气向内向下的肃降作用，将水液输送至其他脏腑以濡润之，并将脏腑代谢所产生的浊液（废水）排出体外。从微观层次看，肺之玄府开阖有序是肺脏诸多生理功能正常进行的基本保障。

三、与脾的关联

脾主运化，是指脾具有把饮食物化生为水谷精微，并把水谷精微转输至全身的作用。脾对水谷精微的消化、吸收和转运，以及化生精、气、血、津液等营养物质转化为能量的输送形式，均与脾之玄府密不可分。生理状态下，脾司运化，中土得运，纳运有常，升降有序，清阳得升，浊阴得降，散精有力，灌溉四旁，气血无所滞，痰湿无所聚。

脾统血，即脾脏具有统摄血液，防止血液溢出脉外和瘀滞脉内的功能。脾胃共居中焦，升降相因，为气机升降之枢纽。血液的正常运行有赖脾胃的升降输布。血液正常循行于血管之内，而又不溢于脉外，全赖脾之玄府营运和裹摄作用的双向调节作用。

四、与肝的关联

肝主疏泄，主调畅气机，肝的疏泄功能包括生发透泄作用，此作用可使全身气机舒畅，诸如食物的消化与排泄，营养成分的吸收与输送，气体的交换与运行，血液的循环与调节，神经的活动与传导，激素的分泌与释放，水液的代谢与调节，都必须在肝玄府内的肝气生发透泄作用正常的前提下运行。《素问·六节藏象论》言："气和而生，津液相成，神乃自生。"肝气调和畅达，脏腑之精、血、津液才能源源不断上注于目，所以舒肝解郁是开玄府、散郁结的重要组成部分。

与此同时，肝具有贮藏血液、调节血量及防止出血的生理功能。肝主藏血，又主疏泄，对于维持人体气血正常运行具有重要作用。通过肝玄府的调控，使得气血调和，是人体筋脉运动、耐受疲劳、昼精夜眠等的前提条件。

五、与肾的关联

肾具有贮存、封藏精气的生理功能，以藏为主，防止精气无故妄泻。同时，藏中有泻，肾所藏之精又可流溢脏腑、布散体表、充养骨髓脑髓、化生血液、溢泻精气等。藏精起亟，应急机体需求，调节阴阳平衡，发挥了重要效应。

肾对于体内津液的输布和排泄，维持津液代谢的平衡起着极为重要的调节作用，是肾藏精功能的体现和延伸，是肺宣发肃降津液、脾转运输布津液的动力之根。同时，肾具有摄纳肺所吸入的清气，保持吸气的深度，防止呼吸表浅的功能，从而保证体内外气体得以有效的交换。可见，肾玄府对人体气液有着重要的调控作用。

六、与胆的关联

胆具有贮藏和排泄胆汁的功能。《脉诀刊误》中说："其胆之精气，则因肝之余气溢入于胆。"若肝胆的功能正常，则胆汁的分泌和排泄畅达，人体的消化功能得以正常发挥。若肝胆疏泄不利，胆汁的分泌排泄障碍，影响脾胃运化功能。

胆在精神意识思维活动中，具有判断事物、做出决定的作用。《素问·灵兰秘典论》言："胆者，中正之官，决断出焉。"胆主决断对于防御和消除某些精神刺激的不良影响，维持和调节气血正常运行，确保脏腑之间关系协调，有着重要的作用。

可见，胆的贮藏和排泄胆汁、主决断、调节情志等生理功能得以顺利进行，皆赖玄府开阖通畅。

七、与胃的关联

胃的主要生理功能是主受纳和腐熟水谷、主通降，其生理特性是喜润恶燥。生理上，胃的受纳、腐熟功能正常，则食欲旺盛，精气血津液化生有源。胃的受纳和腐熟水谷功能，必须与脾的运化功能相互配合，纳运协调才能将水谷化为精微，进而化生为精气血津液，以营养全身，故又称胃为"水谷气血之海"。胃的通降功能必须与脾主升功能相互配合，脾升胃降协调，共同促进饮食物的消化吸收。

同时，胃应当保持充足的津液，能维持其受纳、腐熟和通降下行的功能。胃中津液不足，则易形成燥热之害，燥热一旦形成，又会反过来消耗胃阴。所以临床在治疗胃病时，要注意针对玄府进行治疗，保护胃中津液，慎用苦燥伤阴之品。

八、与小肠的关联

小肠的主要生理功能是主受盛化物和泌别清浊。小肠接受胃腑下传的食糜，并对其进一步消化和吸收。小肠在对食糜进行充分消化吸收的同时，将食糜分为清浊两部分。小肠在吸收水谷精微的同时，还吸收了大量的水分，这些水分经脏腑代谢后下输肾和膀胱。小肠之玄府功用正常，则小肠能够泌别清浊，水谷精微、水液和糟粕各行其道，则二便正常。

九、与大肠的关联

大肠主要生理功能是传导糟粕和主津。饮食物在小肠泌别清浊后，其浊者即食物残渣和部分水液下降到大肠，大肠再吸收其中的水液，形成粪便，排出体外。大肠在传导糟粕的同时，还具有吸收部分水分的功能。此外，大肠的传导功能尚与肺气的肃降、胃气的通降、脾气的运化及肾气的蒸化和固摄作用有关，皆与玄府功用有关。

十、与膀胱的关联

膀胱居小腹中央，是一个中空的囊性器官。其上有输尿管与肾相通，下与尿道相连于前阴。膀胱与肾有经脉相互络属而互为表里，其主要生理功能为贮存津液和排泄尿液。

（一）膀胱主贮存津液

膀胱具有贮存和内藏津液的功能。人体的津液通过肺、脾、肾等脏的共同作用，布散周身，发挥滋润濡养机体的作用，其代谢后所形成的津液下归于膀胱。在肾的气化作用下，升清降浊，清者被人体再吸收利用，浊者变成尿液，排出体外。

（二）膀胱主排泄尿液

膀胱具有排泄尿液的功能。人体脏腑代谢后所形成的津液下达膀胱，在肾的气化作用下，升清降浊，清者被人体再吸收利用，浊者通过肾的气化作用，适时有度地排出体外。膀胱的贮存津液、排泄尿液功能，有赖于肾气的蒸化和固摄作用。

《素问·灵兰秘典论》云：“膀胱者，州都之官，津液藏焉，气化则能出矣。”据悉“州都”有“聚窍集水”之意。此处所谓之窍，并非目、舌、口、鼻、耳、前后二阴及七冲门之谓，而是指细微幽玄之窍，是玄府之谓。正因为诸窍（玄府）辅聚于膀胱，玄府为气液出入之道路，才使膀胱能受津液而藏之。津液通过经脉尤其是太阳经外至皮肤肌腠而出入于体表玄府，通过水道辅聚于体内玄府而出入于膀胱。正是由于有体内玄府辅聚于膀胱，全身水道输送的津液就通过体内玄府而流注于膀胱，从而使一身之水液汇集于膀胱，故经云膀胱“藏津液”。此津液在肾的气化作用下，其清者输布周身而发挥滋润濡养作用，其浊者下输而为溺，外散而为汗。

十一、与三焦的关联

最早将三焦概念与玄府一起论述的是《素问·调经论》，其云："上焦不通利，则皮肤致密，腠理闭塞，玄府不通，卫气不得泄越，故外热。"张仲景在《内经》基础上，并入三焦概念，认为三焦与玄府在结构、功能上密切相关。

三焦主运行水液，是指三焦为机体水液输布、运行与排泄的通道。《素问·灵兰秘典论》云："三焦者，决渎之官，水道出焉。"决，即疏通；渎，即水道、沟渠。决渎，即疏通水道，也就是说三焦具有疏通水道、运行水液的生理功能。人体水液的输布和排泄，虽由肺、脾、肾、肝、膀胱等多个脏腑共同协调完成，但必须以三焦为通道，以三焦通行元气为动力，才能正常地升降出入。因此，将三焦对水液代谢的协调平衡作用，称为"三焦气化"。如果三焦气化功能失常，水道不利，必然会引起津液代谢失常，出现痰饮内停或尿少、水肿等病变。正如张介宾《类经·藏象类》中所说："上焦不治则水泛高原，中焦不治则水留中脘，下焦不治则水乱二便。三焦气治，则脉络通而水道利。"

三焦的功能为运行元气，敷布相火。三焦之所以能"总司人体气化"，也是由于它能通行元气，元气根于肾，由先天之精所化，须经三焦而分布全身，各脏腑组织得到元气的激发，才能发挥其各自不同的作用。《难经·六十六难》云："三焦者，原气之别使也，主通行三气，经历于五脏六腑。"三焦乃元气之别使，其功能是主一身之气的升降出入，是维持生命活动的动力源泉，从而推动水液运行和气化功能。故刘完素云："右肾属火，游行三焦，兴衰之道由于此，故七节之旁，中有小心，是言命门相火也。"元气通过三焦布散至五脏六腑，充沛于全身，从而发挥其激发推动各个脏腑组织的功能。此外，三焦通行元气的功能，还关系到整个机体气机的升降出入和气化的进行，故又有三焦主持诸气、总司全身气机和气化之说。即如《中藏经》中所说："三焦者……总领五脏六腑、营卫经络、内外左右上下之气也。三焦通，则内外左右上下皆通，其于周身灌体，和内调外，营左养右，导上宣下，号曰中清之府，莫大于此也。"

三焦是包裹诸脏腑的相互连通的运行气血津液的空隙性膜性器官，膜原是广泛分布于器官组织之间的有覆盖和遮挡阻隔作用的组织结构，玄府是居于三焦和膜原中的有缝隙纹理的汇聚流通气血津液的空隙组织结构，同时有开阖作用的组织结构。三焦与膜原、玄府构成了一个周密的膜府组织系统。玄府是三焦体系中最细微的膜络结构组织，是气机升降出入的终末玄微处所，是气血津液运行的终末结构。

三焦，其经络网络一身，将气血输送到全身各部，"内溉脏腑，外濡腠理"（《灵枢·脉度》）。杨上善云："汗之空名玄府者，谓腠理也……凡有六实……五曰，焦腠理曲而不通；三焦之气发于腠理，故曰焦理。"三焦与膜原、玄府内外上下远近贯通，构成了一个周密的组织系统。气血津液生成于脾胃，汇聚于三焦，通过经脉输布于膜原，汇聚于玄府，使气血津液灌注诸器官组织，以维持生命活动。

十二、从玄府角度对脏腑疾病的治疗

治疗脏腑失常病证，总体上应从玄府角度以扶正祛邪原则为指导。结合脏腑的生理特性及其病理特点，给予针对性治疗。

脏腑病证，总体上分为虚实两类。"虚则补之""实则泻之"。脏腑虚证的治疗，应以扶正为原则，根据阴阳气血虚损的具体情况，选择补阴补阳或益气养血之法予以治疗。脏腑实证的治疗，应以祛邪为原则，根据火热、痰饮、食积、瘀血、结石等邪气的种类和性质，选择适当的祛邪方法。脏腑虚证，宜补益气血阴阳；脏腑实证，宜祛除实邪。当脏腑病变复杂、虚实兼有时，应扶正祛邪并用，并分清邪实、正虚的主次，以决定治疗上的主次轻重。

脏腑的生理功能以阴阳气血为基础，当阴阳气血出现失调时，即可发生功能失常的病变。由于各脏腑阴阳气血失调各有侧重，故治疗时当根据不同特点对具体方法加以调整。结合其阴阳五行属性、气机运动特点对治法和方药进行调整。如六腑的生理特性为"以通为用，以降为顺"，治疗六腑病证，当时刻注意恢复六腑的玄府通降之职。

由于脏腑之间，生理上互济互制，病理上相互传变、互为影响，故治疗脏腑病变应注意协调脏腑间的关系。

按照五行学说，五脏之间存在相生相克的关系。根据五行相生规律确立的治则，主要是"补母、泻子"。利用母子之间关系，对五脏虚证，可给予补母治疗。根据五行相克规律确定的治则主要是"抑强、扶弱"。根据脏腑相合关系确立治则治法。

第三节　与脑的关联

　　脑，位于颅腔之内，为髓聚之处，具有贮藏精髓、主精神意识的功能。脑的功能活动以精气为物质基础，以气血津液的流通为基本保证，故脑与精气血津液之间有着密切的联系。《灵枢·经脉》指出："人始生，先成精，精成而脑髓生。"脑髓的生成有赖于先天之精，精聚而成脑髓，脑髓又依赖于肾中精气的进一步充养，也赖水谷精微之充养，如《灵枢·五癃津液别》曰："五谷之津液，和合而为膏者，内渗于骨空，补益脑髓，而下流于阴股。"肾精充盈，脑髓得养，则感觉敏锐，轻劲多力。气血充足，上达头面，则视、听、言、动等感觉正常。

　　脑的功能与人的精神意识有关。脑具有贮藏精髓的功能，人体之精髓，由肾精化生，沿督脉上达脑室，并藏之于脑，脑所藏精髓为人体最集中最精微的部分。脑髓充盛，则精力旺盛，视物精明，听力正常；若脑髓不足，则精衰神疲，耳鸣眩晕，视物不明，善忘嗜睡。如《灵枢·海论》云："髓海有余，则轻劲多力，自过其度；髓海不足，则脑转耳鸣，胫酸眩冒，目无所见，懈怠安卧。"

　　脑化生神机总统众神，调控一身之活动。从解剖和生理意义来讲，脑窍属奇恒之腑，头面上七窍通于脑系，与脑髓、经脉、脑室、脉络等均可归属于脑窍范畴。《医林改错·脑髓说》认为"灵机记性，不在心在脑"，有赖"卫总管"和"荣总管"通脊入脑，化而为髓，髓充于内，气液流通，神机由生，主导一身之活动。脑为清空之窍，元神之府，脑窍为神机出入之隙，《灵枢·邪气脏腑病形》曰："十二经脉，三百六十五络，其血气皆上于面而走空窍。"明确提出了脑窍（空窍）的概念。根据解剖特点，神窍属内窍，化生神机，为气机升降之所主，官窍为神窍之外显，乃气机升降出入之门户，诸窍皆为脑主司，正如俞琰《周易参同契发挥·鼎器歌》中所言："脑为上田，乃元神所居之宫。人能握元神，栖于本宫，则真气自升，真息自定，所谓一窍开而百窍齐开，大关通而百关尽通也。"神窍化生之神机，凭借气血津液精髓的升降出入运动，司诸窍之开阖，通过脊髓经脉调控各脏腑官窍生理机能。脑玄府开阖有序，气液通利而产生神机，神机的化生，一方面依赖髓液之充养（髓液来源于先后天之精气）；另一方面由神窍内气液阴阳互相摩荡产生，故"脑散细微动觉之气"。脑为清灵之脏，司五官九窍，气血津液流通则脑髓功能得以正常发挥。玄府为神机运转之所，脑之玄府神机运转全身神机之总司，玄府神机运转的道路门户，气液通和血气渗灌是神机运转的表现形式，脑内玄府甚为丰富，脑之神机运转总司统领全身神机。

脑髓空虚及其相关病变，多归于玄府空虚，肾精不充，而采用补肾益气、填精补髓诸法治疗。心主血、肝藏血、脾为气血生化之源，心肝脾功能正常，气血充足，则髓得所养，脑的功能正常。先天之精亏虚，常见头晕耳鸣、懈怠安卧等髓海空虚之症；气血不足或气血瘀阻，则见视、听、言、动等功能障碍。

第四节 与经络的关联

《灵枢·本脏》云："经脉者，所以行气血而营阴阳，濡筋骨，利关节者也。"《灵枢·脉度》云："气之不得无行也，如水之流，如日月之行不休，故阴脉荣其脏，阳脉荣其腑，如环之无端，莫知其纪，终而复始。其流溢之气，内溉脏腑，外濡腠理。"《赤水玄珠全集》云："人身之血，内行于脉络，而外客于皮毛，渗透肌肉，滋养筋骨，故百体和平，运动无碍。"可知经络系统运行气血、滋润濡养的生理功能，而诸多功能的实现倚赖于玄府的通利。

络脉是经脉干支横行别出的分支，阳络循行于体表，如浮络、孙络；阴络循行于体内，多分布于脏腑。络脉能沟通全身经气，输布气血以濡养全身。络脉首见于《内经》，如《灵枢·脉度》曰："当数者为经，其不当数者为络。"表明络脉在结构上由经脉支横别出，大小不一，脏腑官窍、四肢百骸、机体内外无处不有。中医学认为络脉系统亦是微循环，络分阴阳，络脉走形迂曲，愈行愈细，走行表里，遍流周身，为气血津液流通之道路，如《医门法律·络脉论》云："十二经生十二络，十二络生一百八十系络，系络生一百八十缠络，缠络生三万四千孙络。"形象地描述了络脉的特点。

《形色外诊简摩·舌质舌苔辨》云："刘河间极论玄府之功用，谓眼耳鼻舌身意，皆借玄府以成其功用者也。上言舌体隐蓝，为浊血满布于细络，细络即玄府也。所谓浊血满布，是血液之流通于舌之玄府者，皆夹有污浊之气也。或寒气凝结，或痰涎阻滞于胃与包络之脉中，致血液之上潮者，不能合于常度，即污浊之气生矣，非必其血腐败而后然也。若果败血满塞于中，有不舌强硬而死者耶。"表明玄府可能为人体细微的孙络转换而来。张景岳《类经》言："络之别者为孙，孙者言其小也。凡人体细脉，皆肌腠之孙络也。"玄府应属于经络系统中最细小的孙络的进一步分化。

玄府与络脉在结构上相互补充，功能上共同担负着气血流通、神机运转的作用。玄府与络脉病变在治疗过程中相互配合，开通玄府以通利络脉，充养络脉以调节玄府。玄府与络脉均为分布全身上下表里的细微结构，二者在分布上互为补充，共同完善经络系统和中医整体概念，玄府与络脉功能上相互协调，共同调节精气血津液的升降出入，病变及治疗上相互影响，是对整体辨证论治体系的补充。《灵枢·脉度》曰："经脉为里，支而横者为络，络之别者为孙。"经络是人体气血运行的通路，孙络是经络系统中的最小单位，相互联系成网，将机体气血布散至全身，玄府作为更小孙络的延续，借其密布于孙络上的极微结构直接将气血灌渗于组织器官深层，并调节着血脉内外血液和津液的互化，发挥其灌渗气血、濡养机体的功用。

《伤寒论》云："荣行脉中，卫行脉外。"气血共处于一个统一体中，形成一个气血共寓、如环无端、流注不已的循环回路。该循环回路从大到小，纵横交错，网络如织，广泛分布于脏腑组织之间，形成了一个遍布全身的网络系统，以满足机体活动的需要。众多的至微之玄府，在腔隙"空间"结构上彼此连接，气液流行其中，自当构成一个津液微循环系统或水液微循环系统。两个循环系统互相为用，互补性强，借络脉上的玄府之孔，不断渗灌血气，互化津血，以共同实现"行血气，营阴阳""内灌脏腑，外濡腠理"等诸多功能。此即谓玄府在"血脉、营卫的升降出入"中，起到一种渗灌津血，贯通营卫的作用。故余认为玄府为津液（或水液）微循环系统。

第四章　玄府新说考

　　玄府是古人在当时有限的技术条件下提出的微观结构,其中包含了中医"取类比象"的思维,既往认为其更类似一种假说。如同气血津液和经络学说,玄府是中医学理论中客观存在的结构,具有物质基础,普遍存在,且玄府的功能特性在一定程度上与现代医学还原论、一元论有共通之处,通过现代科学技术手段对玄府的实质进行探索,不仅利于其内在含义的挖掘,更为中西医结合防治疾病提供理论切入点。

　　当代医家对玄府的现代生物学实质进行了大量的探讨,创造性地提出了多种玄府实质相关假说。如"玄府—细胞膜"假说、"玄府—离子通道"假说、"玄府—细胞间隙"假说、"玄府—水通道蛋白说"等。

第一节　玄府与离子通道

　　刘完素早在 800 多年前就通过逻辑推理思维推测生物体普遍存在着类似的微观结构,但直到 70 年代中期,由于膜片钳技术的发展,才可以观察和记录单个离子通道的功能活动,使宏观的所谓膜对离子通道的通透性或膜电导的改变,得到了物质的、可推算的证明。

离子通道由细胞产生的特殊蛋白组成，存在于细胞膜上，是无机离子跨膜被动运输的通路，是生物体内信息传递的基本单位。它控制着神经、肌肉等组织的兴奋性，参与动作电位的发生和扩布，调节神经递质的释放，进而经过电信号到化学信号的转换，控制分泌、代谢、收缩和兴奋性变化等重要生命过程。各种对机体有益的水溶性物质通过离子通道进入体内，机体产生的各种水溶性代谢产物也通过离子通道排出体外，离子通道开合正常、道路通利对细胞的新陈代谢活动具有重要意义。

玄府作为迄今为止中医学有关人体结构层次中最为细小的单位，与离子通道在结构和功能上有诸多相似性。①存在的普遍性：玄府与离子通道均广泛分布于机体，细胞是人体和其他生物的基本结构，而离子通道是神经、肌肉、腺体等组织细胞膜上的基本兴奋单元，离子通道镶嵌于细胞膜上，数以亿计遍布于机体各处。玄府无物不有，广泛存在于人体四肢百骸、五官九窍乃至脏腑深部，调节机体活动的正常进行。②结构的微观性：玄府与离子通道皆为极为细小的结构，离子通道由跨膜蛋白构成，结构极细微。玄府为中医学中机体组织结构的最小单位，极小极微，肉眼难以窥见。③功用的通路性：玄府与离子通道均为通路性结构。离子通道是由细胞产生的特殊蛋白质构成，他们聚集起来并镶嵌于细胞膜上，中间形成水溶性物质快速进出细胞的通道，实现细胞内外的离子交换，产生和维持膜内外的浓度差。离子通道必须能够开放和关闭，才能实现其产生和传导信号的生理功能。对于可兴奋细胞，其膜上往往存在两种或两种以上的离子通道，因为膜上不同离子通道的开放与关闭，导致膜对离子的选择性通透，而引起跨膜电位的变化，直接关系着细胞的功能状态。玄府为遍布机体的细微孔窍及孔窍间相互联系的渠道，是气机升降出入的道路。④信息交流特征：离子通道是无机离子跨膜被动运输的通路，机体所需水溶性物质进入体内及代谢废物排出机体均通过离子通道完成。细胞外液中的大多数化学分子可与细胞膜上特异受体结合，通过配体门控跨膜离子通道信号传递或转换过程，间接地引起细胞膜的电位变化或其他细胞内功能的改变。玄府为机体精微物质的通路，气液的流通、气血的灌渗均在玄府内进行，在此基础上产生神机的转运，同时神又对气血津液的流通灌渗进行调节，具有信息交流的特性。两者均在调节机体代谢、维持机体正常生命活动方面发挥了不可替代的作用。

同时，离子通道通过维持细胞内外的离子浓度差，参与形成神经元的静息电位，与中医学理论中阴阳平衡有不谋而合之处。玄府主气机升降出入，是气化运动的场所，而离子分阴阳，通过离子通道使细胞内外平衡在稳定浓度，维持静息电位，使细胞不至于过度兴奋或抑制。玄府是气升降出入气化活动的形态学基础，且气包括阴阳，气能分阴阳。而离子有阴离子和阳离子之别，细胞内外液中的阴阳离子是均等的，意味着阴阳平衡、阴平阳秘。故玄府与离子通道、气与离子、阴阳与阴离子、阳离子可能存在某种内存联系，值得进一步研究。

现代医学研究发现脑缺血后所发生的一系列病理损伤事件多源于离子通道的异常，尤其是钠通道被认为是介导缺血性脑损伤的重要始动因素。缺血事件发生后，海马地区细胞外兴奋性氨基酸浓度迅速升高，导致钙离子通道和钠离子通道的病理性开放，大量钙离子及钠离子内流，造成脑组织的一系列病理损伤。药物治疗可通过调控细胞膜上钠离子通道，阻止钠离子内流，对缺血神经元起到保护作用。

离子通道与玄府两者在结构和功能上有许多共同内涵，但又不完全等同。玄府是机体内普遍存在的具有自身特点的空间网络系统，其内涵远高于、深于离子通道，研究离子通道有助于玄府的科学诠释。

第二节　玄府与细胞间隙

100多年前随着光学显微镜的发明，人类首次发现了生命的基本单元——细胞，相继发现了细胞膜的诸多功能，细胞与细胞之间的联系。细胞与细胞之间存在着细胞间质，包括纤维、基质、流体物质（组织液、淋巴液、血浆等），起着支持、保护、连接和营养的作用。"细胞间隙"有着更为广泛的意义，不仅仅指细胞间质，还包括细胞内外联系通道——细胞膜离子通道、载体等。每个细胞的细胞膜上都带有数量不一的小孔——通道、载体等。正是这种带有小孔的细胞膜围成的细胞间隙，才保证了各细胞之间的密切联系以进行信息传递。细胞间隙是细胞外液循行的通道，是机体生活的"内环境"，是供给组织细胞各种营养物质和氧气、水、盐、酶、激素等进行新陈代谢及能量转换的场所。

　　玄府不但具有物质交换的特征，而且还具有信息交流的特性，玄府是"神气"通利出入之处，"神气"的运转是建立在气血流通渗灌的基础上的。从这个意义上说，由细胞间隙中流通的细胞外液所介导的信息传递和代谢支持作用，与玄府通过流通气液来实现各脏腑组织器官的正常生理代谢及彼此间的联系功能惊人地相似。就神机运转来说，玄府的神机运转功能与细胞间隙的神经信息传递也十分一致。高等动物体内有体液调节系统和神经调节系统，使细胞间或机体各部分和各种机能之间的相互配合达到了相当精确和完善的程度。体液调节主要是靠一些内分泌细胞产生的激素，通过体液运输，到达相隔较远的特定细胞（靶细胞），改变后者的功能特性和活动水平。在神经调节的过程中，当动作电位在一个神经细胞的范围内传播时，这种以 Na^+、K^+ 通过膜通道的快速移动为基础的电信号，是神经信息的携带者。但在神经细胞和神经细胞之间，或神经细胞和它支配的效应器细胞之间，都有细胞间液把两个细胞分隔开来，这个间隙虽然只有 15 ～ 25nm 的距离，但它们之间要发生联系，也需要某种形式的传递。进一步研究发现，当神经冲动到达神经纤维的末梢处时，首先是引起贮存在该细胞膜（突触前膜）内侧囊泡中的化学物质——神经递质释放出来，神经递质通过在细胞间液中的扩散，到达下一级神经细胞或效应器细胞的膜表面即突触后膜，再通过镶嵌在膜中的受体，影响下一级神经细胞或效应器的活动。从细胞水平来看，以激素为信使和以递质为媒介的信息传递联系方式，虽然是化学性联系的两种类型，但都是发生在细胞"间隙"靠细胞间液来实现的。

　　玄府与细胞间隙无论是从分布特点、形态结构，还是生理功能等方面均十分相似。尤其是玄府流通气血、荣卫、精神等的功能与细胞间隙可直接介导细胞间小分子物质的传递非常相似。但玄府毕竟是在特定的历史条件下的产物，不可避免地带有主观臆测成分。赋予众多功能于一体的玄府，其功能的全部内涵，远非细胞间隙所能概括。不同医学理论体系下的概念，其内涵也是不同的。

第三节 玄府与通道蛋白

水通道蛋白（即水孔蛋白）是近年发现的一族细胞跨膜蛋白，是生物膜上特异性转运水的整合蛋白，广泛存在于机体组织细胞中，特别是与液体的分泌和吸收有关的上皮细胞及内皮细胞中，其生理功能是介导自由水被动跨生物膜转运，参与水的分泌、吸收及细胞内外水的平衡，同时也参与完成机体一些重要的生理功能，对维持细胞、组织、器官及全身的水平衡起着决定性作用。在分子水平上揭示了水跨膜转运调节的基本机制。

水通道蛋白无论从结构层次或生理功能等方面均与中医学玄府有许多相似之处。①普遍存在性：水通道蛋白广泛存在于生物组织的内皮细胞和表皮细胞膜上，不但在植物、细菌和真菌中存在，而且存在于人类的许多组织中，广泛存在于机体组织细胞特别是与水液的转运、代谢、吸收相关的细胞之中，与玄府的"无器不有"广泛分布甚为相似。②结构微观性：水通道蛋白是一族广泛存在于人类各种组织细胞中的膜蛋白，其分子量为30kd，含有30%～50%的氨基酸链，是分子水平上的微观结构。③功能流通性：水通道蛋白为机体细胞膜上转运水的特异性通道蛋白，参与水的分泌、吸收及细胞内外水平衡的调节，维持机体内的水平衡。每个单体蛋白的中空部分都形成具有高度选择性的通道，只允许水分子跨膜运输而不允许带电质子或其他离子通过，在功能上都可以作为一个独立水通道，介导自由水被动跨运生物膜。水通道蛋白与玄府流通气液可谓异曲同工。近年来，诸多研究证实了水通道蛋白与玄府的相关性，如开通玄府法能有效调节脑组织水通道蛋白4的异常表达，减轻脑水肿。

玄府与水通道蛋白从形态结构、生理特性及其功能特点等方面有许多类似之处，尤其是玄府流通气血津液的功能与水通道蛋白介导水的跨膜转运和调节体内水代谢平衡的功能，更表明玄府与水通道蛋白之间存在着密切联系，水通道蛋白可能是现代医学对玄府认识的进一步延伸。

第四节　玄府与微循环

微循环是由血液循环中最微小的血管构成，广泛分布在组织细胞间，是细胞与外界物质交换的重要途径。其主要功能为微血管网络中微静脉和微动脉之间的血液循环，负责血液流通、血液分布和组织灌注，并直接参与组织细胞的营养代谢和气体交换等。

基于微循环的特性，郑国庆等人发现玄府与微循环在形态结构、分布和功能上有相似之处，二者均是气血／血液运行的纹理途径，而对机体产生渗灌，维持正常的生理功能。玄府能直接渗灌气血于组织器官，且能双向流动，五官、躯体、内脏器官、神明意识活动、四肢百骸等均依靠它的气血渗灌，在人身中居于极其重要的地位。此与现代医学微循环理论相符合。微循环信息独特而丰富，它是任何动物活体组织不可缺少的组成成分，并且是活体细胞与外部环境之间独特的物质交流途径。使用开通玄府的药物能有效调节微循环，可改善组织的血液供应及其营养状况。

玄府与微循环有诸多共通之处。微循环的许多思想在玄府理论中已早有体现，但玄府理论的范围远深于、广于微循环，玄府理论中的诸多范畴微循环并未涉及，故两者不能完全等同。但基于两者有许多共同内涵，故可采用微循环理论和技术进一步探索玄府的实质。

第五节　玄府与人体屏障

血脑屏障是血液循环与神经系统联系的通路，对维持脑内内环境的稳定具有重要作用。血脑屏障作为脑内各离子通道及水通道蛋白的整合体，是玄府在脑中的一种形态体现。玄府与脑微环境在结构与功能上存在许多共性内涵。脑为元神之府，气血旺盛，脑内玄府甚为丰富。同为脑内的组织结构，玄府与血脑屏障在形态结构、生理特征方面相似，在病理、生理内涵方面匹配。血脑屏障由连续毛细血管内皮细胞（细胞之间有紧密连接）完整的基底膜和神经胶质的胶质界膜组细胞突起形成，数以亿计，广泛存在于脑组织中，细微深藏，肉眼难以直观窥见，与玄府在形态结构上相吻合。血脑屏障作为脑组织的门户，对进出脑组织的物质具有一定的选择性，这种屏障作用也是建立在开阖正常、通利为顺的基础上。血脑屏障作为血液循环与神经系统联系的道路，在其结构完整的基础上防止血液中的有害物质进入脑内的同时将神经系统的代谢产物排出脑外，从而保障神经系统信息调节与传递的正常功能。在病理表现方面，血脑屏障作为脑组织重要的保护屏障，对维持中枢神经系统的正常活动起着至关重要的作用，当血脑屏障的通透性受损，对脑组织的保护屏障作用减弱或消失时会引起脑组织内自由基堆积、细胞内钙离子超载、细胞凋亡等一系列病理变化的发生，最终导致一系列神经系统病变。研究证实具有开通玄府作用的冰片能有效令血脑屏障细胞间紧密连接变得松散，使物质经细胞间通道的转运速度增加，使血脑屏障细胞吞饮小泡数量增多、体积增大，显著改善血脑屏障的通透性。经研究发现，玄府与离子通道水通道蛋白在很多方面存在一致性，而血脑屏障作为脑内各离子通道及水通道蛋白的整合体，是玄府在脑中的一种形态体现，验证了脑玄府与血脑屏障在形态结构上的相似性。同时周细胞又是脑微环境的重要组成部分，说明周细胞能使内环境保持稳定，其可能是存在于玄府体系中的一种精微物质，调节玄府开阖，在玄府与脑微环境中起着联通的作用。

气血屏障也称肺泡毛细血管屏障，由肺泡表面液体层、I型肺泡上皮细胞与其基膜、薄层结缔组织、毛细血管的基膜与内皮组成，是肺泡与肺毛细血管紧密相连的组织结构，此结构细微而数以亿计，广泛分布于肺组织中，是肺泡与毛细血管进行气体交换的场所。气血屏障的结构、分布与玄府相似，并且在气血互渗的认识上相吻合。玄府与络脉遍及肺系，玄府－络脉微观结构协同完善肺系的组成，肺泡、毛细血管进行气体互换时的途径是肺泡—气血屏障—毛细血管，与气络—玄府—血络进行气血互渗内容相似。因此，玄府开阖正常，气体可通过气血屏障完成互换以为机体提供氧并带出毛细血管中的代谢废物，而且正常的玄府开阖还能阻挡有害物质进入体液循环，阻止毛细血管内液体透过气血屏障进入肺泡而发生病变。肺泡及毛细血管中充满了机体代谢所需之气血，气络中氧气进入血络毛细血管以供机体代谢所用，毛细血管中代谢的废气通过肺泡排泄以维持机体平衡。肺脏受外界致病因素损伤而产生炎症，肺泡瀑布式的释放出系列炎症因子，细胞间连接受损，血管内皮细胞通透性增加，肺气血屏障骨架受到破坏，气血屏障通透性增加。玄府开阖太过，毛细血管内液体渗入肺泡腔而导致肺部水肿，且炎症因子通过开放的气血屏障进入毛细血管，导致一系列级联反应，炎症产物阻塞气血屏障，玄府闭塞不用，气体互换受阻。肺之细小气泡受损，炎症分泌物渗入肺泡腔，气络受阻，肺气郁结不通，肺泡不能为毛细血管供氧，血不能得气滋养及推动，从而气病及血。炎症因子释放进入毛细血管，血管通透性改变，血络受损，毛细血管内代谢废物不能正常通过气血屏障排出，瘀积肺内，从而导致痰瘀内结。玄府与络脉病变相互影响，玄病及络主要表现在玄府开阖太过与不及，玄府开阖太过，气血屏障通透性增加，可出现过度通气，且气络中炎症因子通过扩大的气血屏障释放入血络，导致级联式炎症反应，而且由于气血屏障通透性增加，毛细血管内液可进入肺泡腔而形成积液。肺部损伤后期，肺泡隔增厚，肺泡壁胶原沉积，气血屏障通透性减弱，玄府闭阻，则气络与血络互渗受阻，肺气血流通比例失衡，进一步发展可形成肺纤维化，玄府闭塞，气血不能互换，络脉瘀阻，气血流通失常，可致呼吸性酸碱平衡紊乱，甚至络风内动。络病及玄主要表现为络脉亏虚及络脉郁结，肺之络脉气血不足，则气血屏障不能得以滋养，不能发挥正常的开阖功能，甚至玄府闭塞不用。肺泡受损，肺气郁滞，肺泡释放炎症因子改变肺泡细胞间隙及血管内皮细胞通透性，从而导致气血屏障受损。玄府开阖太过，导致气血互渗紊乱，肺部水肿，损伤后期由于过度修复，肺泡塌陷，毛细血管萎缩不用，瘀而成结致肺纤维化发生，玄府不得濡养，萎废闭塞。

　　肾脏也可能是通过毛细血管（血络）—滤过屏障（玄府）—肾小囊（津络）的正常功能维系着机体津血的正常渗灌与转运。

第六节　玄府与天癸

　　从现代医学角度讲，玄府可能是机体内外物质新陈代谢的通道，是调控或刺激女子机体的神经、免疫、内分泌各系统，激活多种效应产生多种生物活性物质，如性激素、糖皮质激素等发挥生物效应的动力，是调控和反馈调节女子"下丘脑—垂体—卵巢—子宫"月经生殖轴的关键点。中医认为天癸是一种具有促进人体生长、发育、生殖的特殊精微物质。研究发现天癸这种精微物质要发挥其正常功能，必须要通过一定通道和动力作用于相应靶点，而玄府可能是天癸运行之道，玄府之气可能是天癸运行之力。从天癸的生成过程看，肾中所藏之肾精、肾气必须依赖肾玄府的通利、开阖正常方能发挥其藏精、主生殖的功能。天癸产生之后，从肾脉泌至胞络，玄府作为流通气液、渗灌精血的通道与功能载体，必赖此网络的运转与通利。冲任二脉之精血下蓄胞宫，天癸通过玄府到达冲任，从而发挥调燮奇经、渗灌气血之用。胞宫所藏经血通过胞门的玄府之气开启则"月事以时下"，经血尽则玄府关阖，胞门关闭而经止，周而复始。由此可见，女子月经必须依赖于肾、冲任、胞宫在天癸的推动、激发作用下，在玄府的交相汇通中产生。玄府郁闭是天癸失调的病机，开通玄府法是治疗天癸失调的基本大法。

第七节　玄府的其他假说

有学者将房水循环学说、眼科免疫学说应用于眼科玄府理论的研究。周信华认为玄府和生物电荷有关，"玄府不和"包含现代医学的"生物电荷障碍"。玄府与肾足细胞裂隙隔膜在形态、特性、功能、病理、临床表现上存在高度相似性，足细胞裂隙隔膜可能是玄府在肾脏中的超微结构之一。根据"肝玄府"与肝筛结构在形态上的相似性、功能上的联系性，可认为"肝玄府"与肝筛结构相关。近年来对玄府实质的探讨不仅建立了各类假说，一些学者还在实验中进一步论证了玄府实质假说的科学性。如用遵循"利水开玄"治法的利开灵进行干预，发现开通玄府有助于改善中风急性期缺血再灌注损伤，减轻脑水肿的发生。使用芳香开窍类药开通玄府对血脑屏障具有双向调节作用等。

总之，运用现代医学科技成果，如分子生物学、细胞生物学、基因工程、膜片钳技术等，以及广大医家对玄府理论的日益重视，人们开始着眼于玄府现代本质的研究，寻找玄府与现代医学中机体组织结构的共同内涵，近年来玄府的客观实质研究经历着从细胞膜到离子通道、细胞间隙、水通道蛋白，再到细胞结构肝筛结构、血脑屏障、肾足细胞裂隙隔膜，又到发展中西医相对应的复杂微观结构，如毛细血管（血络）—滤过屏障（玄府）—肾小囊（津络）的组合过程。加强"玄府"的基础研究，强调研究方法的科学性，如中医学应着重于玄府细络系统的源流、生理、病理研究，中西医结合学应加强微循环、离子通道与玄府关系的研究。虽然玄府与血脑屏障、微循环、离子通道等结构具有高度的相似性，但玄府的含义不应机械地局限在某种单一结构、组织或器官上，因其与众多现代医学概念具有共通之处，提示玄府的实质可能具有更丰富的内涵，玄府的现代本质仍需广大医家的进一步研究探索。

第五章　玄府功用考

玄府分布广泛，联络周身，构成相互贯通的通道，以通为用。由三焦、膜原、络脉、玄府等共同组成的玄府系统是人体分布最广泛的结构功能单位，在机体的生理活动中具有重要的地位。是通行元气、渗灌气血津液、贯通营卫的通道，能沟通内外、调节阴阳、靳固形体、屏蔽约束气血浊气、抵御外邪、护卫机体。

第一节　生理功能

一、结构细微，遍布周身

玄府广泛分布于脏腑、筋骨、皮毛等组织器官之间，无器不有，诸组织器官通过玄府构成了相互贯通的有机整体。形态至微，肉眼难觅。刘完素推测人体存在着数量至多、形态至微、肉眼难觅的微观结构，他将玄府定义为"玄微府"，提示玄府结构幽微，非肉眼所能窥见。这种至微至小的微观结构，是目前中医学所能探寻到的人体结构最为细小单位，玄府的微观结构特点完善了中医藏象系统结构层次。玄府不仅泛指普遍存在于机体的一切组织、器官中无数细微孔窍，还包括各孔窍间纵横交错的联系渠道，构成气机升降出入的结构基础。

玄府分布至广，无处不有。《素问·六微旨大论》指出："升降出入，无器不有。"刘完素提出的玄府则是广泛存在于天地万物之中，"无物不有"，就人体而言，其分布范围遍布脏腑经络、四肢百骸、五官九窍等，如五脏有心玄府、肺玄府、肝玄府、肾玄府等；六腑有胆玄府、胃玄府、肠玄府等；奇恒之腑有脑玄府、骨玄府、脉玄府等；五官有目玄府、耳玄府、鼻玄府等；可谓无器不具、无物不有。通过玄府这一遍布全身的微细结构，使机体脏腑组织、形体官窍之间相互贯通，形成了一个网络人体内外上下的微观通道，深化了对人体层次结构的认识。

二、功用齐全，开阖有序

玄府的主要功能是流通气液，玄府在结构上是道路与门户，从门户即"孔"来讲，为气液发泄之所用；从道路讲，为气液流通之所用。兼有道路和门户的功能，说明玄府在结构上，可能是一种带门或带孔的腔隙或缝隙，且这种结构遍布人体内各处。五脏通过其内玄府的气行津运，构建和维持其功能，发挥对津液的代谢输布作用。玄府作为可进行升降出入的生命体、气液运行的通道门户，不仅是气机运行的道路门户，同样也是津液运行、血气渗灌和神机运转的基本道路。玄府的结构特点：一是孔门性质而有开阖之用；二是腔隙性质而行通利之功。孔门属性决定了一处之气有余，必然为之开放，而具有泄气之能，正如汗孔能发泄阳气。腔隙属性，决定了其支持气的运行不已，通利持续。元气到达脏腑后，直接循行于相应脏腑的玄府，通过分布广泛的玄府而作用于相应脏腑之具体靶标，使脏腑成为各有其功能，各司其职的器官。其功能表现在玄府的开阖通利保持着人体营卫的流行、气血的灌注、津液的布散和神机的运转，亦如张志聪所言："开阖者，如户之扉；枢者，扉之转枢也，舍枢不能开阖，舍开阖不能转枢。"玄府的开阖通利，不仅为气液的运行提供了一个通道，同时也提供了一个控制阀、开阖枢，以有效地调节着机体的功能活动。

虽然津、液、气、血在机体中各行其道，然而在玄府这个最小层次，却是殊途同归，玄府可通行精血、津液。玄府所具备的至微至小的孔门、孔隙结构，彼此相接，自成系统，构成了相对连贯的微小通道，从而使气血津液及神机有序运转。玄府广泛分布于脏腑官窍、四肢百骸、机体内外，作为人体最微小的结构单位，维系着周身气血津液的有序循环。通则俱通，闭则俱闭，因而往往相因为病。玄府郁闭是诸病发生之根源，气机出入升降失衡，则形成气滞、血瘀、水停，三者既是病理产物，又是玄府闭塞的病理因素。同时，气、血、水三者又相互联系，互相影响，气有温煦、固摄和推动的作用，气机运行失常会造成血液不寻常道、溢出脉外；津液代谢、敷布失调，异常积聚，则发为病。

三、喜润恶燥，通调有节

玄府的生理特性是喜润恶燥，即指玄府应当保持充足的津液。津液的生成、输布和排泄，是一个涉及多脏腑一系列生理活动的复杂生理过程，但具体的运行途径是玄府，《医略十三篇》谓"玄府者，所以出津液也"。玄府为津液运行之微观道路，如《金匮玉函要略辑义》所言："故得三焦之气，统领气血津液，充溢脏腑腠理，则邪不能入。"津液到了脏腑或其他靶器官后，具体沿着分布密集而又广泛的玄府到达脏腑或其他靶器官内部而发挥濡润作用。津液在各处玄府伴随气的升降布散，气津和匀，才维持阴阳和平，功能正常。故玄府中津液充足，则能维持其形态充盈、通道畅达，为玄府功能正常运行提供保障。玄府中津液不足，则易形成燥热之害，燥热一旦形成，又会反过来消耗阴液。所以临床在治疗玄府病变时，要注意保护玄府中津液，慎用苦燥伤阴之品。

玄府是气、血、津、神运行的终端道路和最微小的载体。玄府广泛分布于脏腑组织之间，形成了一个遍布全身的网络系统，以满足机体活动的需要。与此相应，众多的至微之玄府，在腔隙"空间"结构上彼此连接，气液流行其中，自当构成一个气液微循环系统，借玄府之孔窍功能，不断渗灌血气，互化津血，以共同实现"行血气，营阴阳""内灌脏腑，外濡腠理"等诸多功能。玄府对于体内气液的运行、输布和排泄起着疏通和调节作用，玄府可使人体气液向上向外布散，外达皮毛肌腠，并通过汗和呼吸排出体外；玄府也可使水液向下向内输送，通过肾和膀胱的气化，化为尿液，排出体外。玄府的疏通和调节作用对于人体内的气机、津液代谢起着重要的调节作用。若外邪袭玄府，玄府失宣发，可致气液向上向外输布失常，出现恶寒无汗、头面水肿等症。若玄府失肃降，气液内停，可致小便不利、痰饮或水肿。

四、运行气液，藏神保精

玄府既是气液的生成之所、运行之所，也是气液的排出之所。气液是否和畅顺达与玄府密切相关。气是构成人体和维持人体生命活动的最基本物质，气的升降出入是生命的内在本质，是气化活动最基本的形式。气化活动以元气为原动力，元气由先天之精化生而藏于肾。《灵枢·本脏》云："肾合三焦膀胱，三焦膀胱者，腠理毫毛其应。"元气借三焦以运达周身，借玄府以推动人体气化。脾胃为后天之本，在元气推动下，脾胃腐熟水谷，运化精微生成的气血津液汇聚于玄府系统，并通过玄府系统输布水谷精微生成的气血津液，并将其输布全身，发挥温煦濡养作用，以维持生命活动。

神是人体器官、组织生命活动的功能表现，既是五官功能的外在表现，又是脏器等功能的内在表现。神具有保守形体、抵御外侮的防病功能，《素问玄机原病式》云："精中生气，气中生神，神能御其形也，由是精为神气之本。形体之充固，则众邪难伤，衰则诸疾易染。"强调精神七情因素是防治疾病的重要作用。据推测，周围神经在功能上属于中医学"神"的范畴，微观上由玄府调控。精、气、血、津液等不仅是人体脏腑功能活动的物质基础，也是神机运转的物质基础，同时又是神的表现形式。从这个意义上讲，神的升降出入必然伴随着气、血、津液的流通渗灌，尤其是气（津）液流通过程中，神借气液以行，借气液以养，对神机的运转作用至为重要。故《读医随笔·气血精神论》谓："经曰：津液相成，神乃自生。神借津以养也。是又因气之盈亏，而神为之累矣。"《黄帝素问宣明论方》亦云："谓人形精神，与营卫血气津液，出入流通。"玄府内气液流通和血气渗灌是神机运转的表现形式。神是无形的，但神的产生是有物质基础的，精气是神产生的物质基础。形神总是统一的，而统一的纽带就是气、血、津液。神必须借助于气、血、津液的运行，方能表现出来。气机的运动、血的运行和津液的流通，使机体显示出生命的活动。如此，相应的机体或形体便有了神。否则，气运停止、血运不能和津流中断，神也就随之消亡。故神机的运转表现为气、血、津液的运动或流通。气液流通和血气渗灌是神机运转的表现形式，如此，一旦玄府发生病变，造成气液流通和血气渗灌障碍，必然影响神机运转，出现相应的病证，故玄府开阖通利障碍是神机运转失常的基本病机。

五、沟通内外，调节阴阳

人生于天地之间，自然界的运动变化可对人体产生影响，人体阴阳变化必须顺应天地阴阳变化，与天地气化活动交互沟通，才能维持正常的生命活动。《素问·四气调神大论》云："夫四时阴阳者，万物之根本也……逆其根，则伐其本，坏其真矣。故阴阳四时者，万物之终始也，死生之本也，逆之则灾害生，从之则苛疾不起……从阴阳则生，逆之则死。"《素问·生气通天论》云："生之本，本于阴阳。天地之间，六合之内，其气九州、九窍、五脏、十二节，皆通乎天气……苍天之气，清净则志意治，顺之则阳气固，虽有贼邪，弗能害也，此因时之序……故阳气者，一日而主外，平旦人气生，日中而阳气隆，日西而阳气已虚，气门乃闭。"《素问·举痛论》云："寒则腠理闭，气不行，故气收矣。炅则腠理开，荣卫通，汗大泄，故气泄。"张志聪《黄帝内经灵枢集注》云："脉外之卫、脉内之营相交通于孙络皮肤之间，是孙脉外通于皮肤，内通于经脉，以通营卫者。"上述条文虽未明言玄府，亦是对玄府沟通内外，调节阴阳功能的阐述。

《读医随笔·升降出入论》云："升降出入，无器不有……凡窍横者，皆有出入去来之气；窍竖者，皆有阴阳升降之气往复于中。"此所言之窍，即指玄府，所言阴阳，当包括气、血、津液、精神等。玄府是有开阖功能的终端通道结构，是脉内外气血津液渗灌、营卫出入交换之所。《医略十三篇》云："玄府者，所以出津液也。"气血津液、营卫通过三焦—络脉—玄府组成的通道系统渗灌脏腑筋骨肌肉组织，脉外津液、卫气通过玄府—络脉注入脉中，使"营卫之行也，上下相贯，如环之无端……其脉阴阳之道，相输之会，行相失也……相输如环"（《灵枢·动输》），从而阴阳和合，生机不竭。正因为玄府通畅滑利，精、气、血、津液才能深入脏腑官窍，外达肌肉腠理，充分发挥渗灌气液、流通气血、运转神机、调理阴阳等作用。

津液通过流通于全身的玄府，以发挥滋润营养作用。当天热时，流通于玄府中的气（津）液，聚于腠理，通过汗孔的开阖而变为汗液排出体外，当然汗液排泄的同时，阳气也随之发泄，以调节体内的阴阳平衡。当天寒时，汗孔闭，腠理密，玄府向上向外的流通作用趋于减弱，向内向下的流通作用增强，如此则流通于腠理的气津相对减少，津液下输膀胱增多，变为尿液而排出，排出尿液的同时，体内的阳气也随之发泄，阴阳复归新的平衡。

玄府作为担负着最基础的运行气机和流行津液功能，总称流通气液功能。气属阳，津液属阴，气津共流于一腔一隙，阴阳共处于一质一体，气津和合，阴平阳秘，为临床把握生理病理现象，提供了不少帮助。这种"气津一流"的关系，正是阴阳作用的生动体现。

总之，玄府正常运转之要有二，一贵充实，二贵流通。实践证明，许多慢性疑难疾病都存在玄府失调的病机，临床上从运转玄府入手治疗，往往能起到意想不到的效果。由于大气与玄府等组织结构都有重要的内在联系，临床上应根据疾病及证型的不同，选用调补气血、化痰通阳、宣通玄府等法以充实或流通玄府，使玄府理论得到进一步的拓展。

六、抵御外邪，约束运行

玄府系统不仅屏蔽浊气，阻止气血妄行和浊气流散逆乱，其还是抵御外邪的屏障，有安定脏腑、护卫形体的作用。《素问·生气通天论》云："清静则肉腠闭拒，虽有大风苛毒，弗之能害。"玄府是体内外之气交换之门，也是外界邪气浸淫机体之入路。玄府赖气血津液温煦濡养，并受卫气调控。《灵枢·痈疽》云："上焦出气，以温分肉，而养骨节，通腠理。"《灵枢·本脏》云："卫气者，所以温分肉，充皮肤，肥腠理，司开阖者也……卫气和则分肉解利，皮肤调柔，腠理致密矣。"若元真之气失常，膜系统功能失调，气血津液输布渗灌不足，肌腠失于温煦濡养而腠理疏松，或劳累汗出，腠理玄府开阖失序，应闭反开，则成为外邪入侵的门户。《素问·水热穴论》云："勇而劳甚则肾汗出，肾汗出逢于风，内不得入于脏腑，外不得越于皮肤，客于玄府，行于皮里，传为胕肿。"《素问·疟论》云："腠理开则邪气入，邪气入则病作。"《灵枢·百病始生》云："虚邪之中人也，始于皮肤，皮肤缓则腠理开，开则邪从毛发入，入则抵深。"《灵枢·五变》云："百疾之始期也，必生于风雨寒暑，循毫毛而入腠理，或复还，或留止，或为风肿汗出，或为消瘅，或为寒热，或为留痹，或为积聚，奇邪淫溢，不可胜数……人之有常病也，亦因其骨节皮肤腠理之不坚固者，邪之所舍也，故常为病也……肉不坚，腠理疏，则善病风……粗理而肉不坚者，善病痹。"《伤寒论》云："血弱气尽，腠理开，邪气因入，与正气相搏，结于胁下，正邪分争，往来寒热。"成无己《注解伤寒论》云："人之气血随时盛衰，当月郭空之时，则为血弱气尽，腠理开疏之时也。邪气乘虚，伤人则深。"

总之，在人体气化代谢中，三焦—络脉—玄府相互贯通，构成气血津液营卫输布与渗灌的通道，以通为用，通则气机升降出入有序，气血津液输布渗灌正常，营卫贯通，内外交换不息，《古今医彻》云："皮毛得之以润，肌肉得之以滑，筋骨得之以柔，血脉得之以和。其所以充周一身者，固无乎不至也。"

玄府外连，内接脏腑，是器官组织的藩篱，将各器官组织有序分隔，并稳定其形态位置，以靳固形体。玄府分布于器官组织之间，能屏蔽约束器官组织之气血津液不妄行。玄府功能正常，则清浊分行，各行其道。

第二节　病理特点

由于病理变化在整体、局部或具体病证中的位置和次序不同，形成了不同的病机层次结构。一般而言，分为基本病机、系统病机、症状病机三种，其中基本病机是机体对于致病因素侵袭或影响所产生的各种病理反应最基本的机制，也是病理变化的一般规律，包括邪正盛衰、阴阳失调、气血失调及津液代谢失常等，反映了不同病证的共同病理过程。玄府闭塞是导致多种疾病共有的基本病机。玄府郁闭从微观的角度看，其为诸多疾病共有的基本病理变化，也是中医学最基本的病机。中医学认为，疾病的发生即是在某种致病因素的影响下，人体稳定有序的生命活动遭到破坏，致使人体的气血阴阳失调、脏腑功能紊乱或形质损伤，表现为一系列临床症状和体征的异常生命过程。玄府发生病理变化的根本原因为人体气液的运行失常。将玄府病理变化发生的因素归纳为"虚、郁、毒"。玄府的病理特点是受纳邪气，转输病邪，气机怫郁，阴阳失调，渗灌障碍则津停血瘀，渗泄无度则耗伤气血津液，久病入玄则气滞血瘀而成痼疾，虚实夹杂，变化多端。

一、玄府空虚为发病根本

不同体质的患者受到病邪侵害后所表现的症状、病机、病势各异。体质通过参与正邪斗争过程、改变正邪力量对比对疾病产生影响，《古今医统大全》云："人之身，仙方以屋子名之。耳眼口鼻，其窗门户也；手足肢节，其栋梁榱桷也；毛发体肤，其壁牖垣墙也。曰气枢，曰血室，曰意舍，曰仓廪玄府，曰泥丸幽宫，曰紫房玉阙，曰十二重楼，曰贲门，曰飞门，曰玄牝等门，盖不一也，而有主之者焉。今夫屋或为暴风疾雨之所飘摇，虫蚁蠹之所侵蚀；或又为鼠窃狗盗之所损坏。苟听其自如而不知检，则日积月累，东倾西颓而不可处矣。盖身者屋也，心者居屋之主人也。主人能常为之主，则所为窗户，栋榱垣壁皆完且固，而地元之寿可得矣。"可见人体的健康取决于三个基本条件：一是体内脏腑经络等组织中的玄府结构完好无损；二是气血津液等生命物质的来源充沛；三是各种功能活动的正常及相互间的和谐有序。若玄府空虚，可影响阴阳的升降出入、气血的运行。遍及周身、无处不有的玄府正气充足，即人体的功能活动（包括脏腑、经络、气血津液、精神等功能）和抗病修复能力正常。疾病的发生，通常是玄府中的正气起主导作用，为决定发病之关键因素。一般情况下，人体正气旺盛或病邪毒力较弱，则邪气不易侵犯机体，或虽有侵袭，人体玄府的生理功能正常，亦不至于发生疾病，此即"正气存内，邪不可干"。玄府中的正气在疾病的发生发展过程中有以下几个作用：①抵御邪侵。邪气侵入机体，必客于玄府，玄府中的正气与之抗争。若正气强盛，虽发病，但邪气难以深入，可在抗争中祛邪外出。②修复调节。邪气侵入机体而导致玄府组织损伤、阴阳失调、精气血津液耗损，以及生理活动失常等，玄府中的正气有修复、调节等作用，从而促进疾病的痊愈。

反之，如果人体玄府中的正气虚弱，抗病能力低下，不足以抗御邪气，或病邪之毒力过强，则病邪即可乘虚而入侵人体，导致人体的阴阳气血、玄府等组织的生理功能失调，即"正不胜邪"而发病。其因有五：①先天不足，素体虚弱。②后天失养，气血津液生化不足。③情志劳倦伤正。④疾病耗伤正气。⑤房劳伤肾。如房事不节，损伤肾精元气。

（一）气液不足以荣养

玄府空虚主要表现为精气血津液阴阳不足，脏腑经络功能减退等。常见的是气虚和血虚两个方面。气虚的形成多因化源不足、脏腑气化减弱或消耗太多，表现为脏腑功能减退，抗病及康复能力低下。血虚的形成多因失血、血的生成不足或慢性消耗，表现为血液亏虚，濡养功能减退。任何原因引起的气虚血亏津少，必将会导致玄府空虚，而引起玄府病变。

（二）开放太过秩序乱

玄府在结构上呈现孔、隙性质，玄府之孔贵于开阖，玄府之隙贵于流通。玄府内时时刻刻都充满着气、津、液，气旺方可运。玄府病机包含了玄府开放太过或者开而不阖，则表现出气血津液渗灌太过，神机出而不藏，久则气、血、津液过耗而虚损，可导致形体虚衰，气、血、津液亏虚无以荣玄，玄府衰竭而自闭。如《冯氏锦囊秘录》云："富贵者，曲房广厦，玄府疏而六淫易客。"人体的玄府开放太过，正气虚馁，可影响阴阳的升降出入、气血的运行，易受外邪侵扰，发而为病。《灵枢·决气》

云："腠理发泄，汗出溱溱，是谓津……津脱者，腠理开，汗大泄。"玄府系统受邪为病，则气机逆乱，阴阳失调，卫阳不固或阴虚阳亢，阳郁化热，邪热蒸迫，则玄府开而汗出不止。《素问·举痛论》云："炅则腠理开，荣卫通，汗大泄，故气泄……劳则喘息汗出，外内皆越，故气耗矣。"汗与尿源于津，大汗、久汗、腹泻、多尿、尿失禁则津液脱失，气随液伤。故《伤寒论》云："发汗多，若重发汗者，亡其阳。"《景岳全书·泄泻》云："若关门不固，则气随泻去，气去则阳衰。"

（三）燥热乘袭以致病

刘完素在《素问·至真要大论》病机十九条基础上，依据"燥胜则干"及王冰"干于外则皮肤皲折；干于内则精血枯涸；干于气及津液，则肉干而皮著于骨"的注解，补充了"诸涩枯涸，干劲皲揭，皆属于燥"的病机。症状以内在脏腑组织干燥及外在皮肤干燥的紧敛燥涩之象为特征。燥病的病因与热能耗液、风能胜湿等因素有关。除此之外，寒邪亦可致燥，因寒主收引，致玄府闭塞，汗液不能外达滋润体表。玄府气液病变亦可为燥。燥邪单独致病的"遍身中外涩滞"的血枯津亏证，治宜养血润燥生津。燥与它邪相兼为病，因风热燥均易伤阴，故多相兼为病，临床宜遵《内经》"燥者润之""燥者濡之"的原则，使用"开通道路，养阴退阳，凉药调之"之法进行针对性的治疗。针对诸多久治不愈的怪证，从燥论治，火燥相兼，命一涌一泄一汗，先祛其火与结滞，再以辛凉之剂调之，润燥之剂濡之。

若玄府中的阳气虚馁，失去温煦、激发各组织的功能，则馁弱之阳气会郁于体内而成郁热，若此郁热与内寒（阳虚则寒）相合，又会形成寒热错杂之证；若气虚可引发阴火，即脾胃损伤，元气不足，肾中相火上冲，发为虚火。阴虚者，阳必凑之。若阴虚之时，邪热陷于阴，可成郁热。血虚可致气无所依而浮荡，形成阴火内炽，或气并于血而成郁热。刘完素认为六气皆从火化，故风、寒、湿、燥诸气为病，大多能化热化火或与火热相兼同化。故刘完素又曰："风本生于热，寒大多为冷热相并，湿因于火热怫郁，燥阴盛于风热火也。"王秉衡将其概括为"人之火病独多者，以风寒燥湿悉能化火"。刘完素认为六气化生火热的病机关键在于气机怫郁，郁是化生火热的发病机转，其又曰："而气不通畅，所谓热甚则腠理闭密而郁结也"。同时，五志过极皆能化火。刘完素认为："若五志过度则劳，劳则伤本脏，凡五志所伤皆热也。"过度的情志活动可损伤脏腑，致使机体气血、阴阳失调，造成气机郁结，日久则导致五志过极化火而表现为发热、头痛、胁胀、卒中不语等躯体疾病，或烦躁、谵妄、惊悸、健忘等神志疾病。刘完素曰："惊，心卒动而不宁也……故心火热甚也……热极于里，乃火极似水，则喜惊也。"

从理论上说，玄府亏虚与相应的脏腑组织亏虚是相辅相成的。整个脏腑组织器官亏虚一定导致相应玄府的亏虚，如肾精不足，先天之精无以为用，必会导致全身脏腑阴阳失调，无法营养玄府。肝血充足则得以濡养肝脏，继而肝脏疏泄得以调达，气血津液方能输布全身。肾精亏损，则肝血生化不足，肝气疏泄失调，以致肝脏失养，玄府萎闭。脾气充足，才可将饮食物转化为气血津液，并将水谷精微输至全身，以营养五脏六腑、四肢百骸。若肾精不足，脾气亏虚，一则无法运化水谷精微，导致后天之精不足；二则脾气不足则升清受碍，水谷精微无法上荣髓海。二者结合以致营养不足，玄府萎闭。但局部的玄府亏虚，不一定导致整个脏腑组织器官的亏虚。因阴邪或虚造成玄府开阖不利，可引起气液流通减慢，血液渗灌减弱，神机运转迟滞。玄府正常的流通渗灌，有赖于气血充盛，阴阳和平。倘若正气虚弱，无力气化，则必造成玄府因虚而滞、因虚而闭。此时，当酌情施补，可适当配伍辛温开通之品，以助开通之力。因此，疾病的发生，虽然关系到正气和邪气两个方面，但在一般情况下，玄府中的正气充盈对疾病的发生发展起着主导作用，玄府空虚为发病根本。

二、病邪郁结贯穿疾病始终

邪气，泛指各种致病因素，包括存在于外界和人体内产生的具有致病作用的因素。如外感六淫、疠气、内伤七情、饮食失宜、劳逸失度、痰饮、瘀血、结石、外伤、虫兽伤等。致病邪气对正气的损伤，主要体现在以下四个方面：一是直接造成机体的损害。如脏腑、形体、官窍的损伤，或精气血津液的损耗等。二是干扰人体的功能活动。如引起某些脏腑功能失调、气机紊乱等。三是导致人体的抗病、愈病及自我调和能力的低下。四是改变个体的体质类型，进而影响其对疾病的易感倾向。如寒邪致病，日久损伤阳气，久之可使体质转变为阳虚体质，使之更易感受阴寒之邪。病邪多为外感六淫、七情所伤、内生五邪等。正邪相争关系着病机与病证的虚实变化，而且影响着病势的发展与转归，贯穿疾病的全过程。清代叶天士认为"至虚之处，便是留邪之地"，指出了人体发病根本在于正气虚，从而导致邪气留滞。如《冯氏锦囊秘录》指出："寒胜则浮。"《素问·调经论》云："上焦不通利，则皮肤致密，腠理闭塞，玄府不通，卫气不得泄越，故外热。"可知玄府空虚，使病邪得以侵袭，郁结于体内而发病。玄府空虚与病邪郁结相互作用，互为因果。

先秦时期对自然界出现蓄结积聚、不能通畅的现象多以"郁"概之，如《尚书》以"愤结积聚"为郁。而《内经》最早对"郁"论述为"木郁达之，火郁发之，土郁夺之，金郁泄之，水郁折之"，多指发病过程中人体的气血功能、脏腑功能郁滞不通的病理状态，如朱丹溪所言："气血冲和，万病不生，一有怫郁，诸病生焉，故人身诸病，多生于郁。"玄府系统遍布全身，无器不有，通行元气、营卫，为气机升降出入之路径，腔隙虽狭，却贵在通畅。诸病的发生皆与玄府气机怫郁逆乱有关。玄府系统既外连肌表而居于表，又内接脏腑而居于里，具有沟通内外枢纽之功。若邪气侵入玄府，必然导致玄府气机郁滞，从而引起疾病的发生。玄府郁结能够引起机体发生疾病，病邪不能外散，进而呈现出气液功能异常的"郁结"之象。气机一旦出现郁滞，不能及时治疗，则郁滞由轻转重，进而出现一系列病理变化。若邪气浸淫、情志妄动、饮食内伤，则玄府枢机不利，开阖失常，气机逆乱，营卫不循常道，阴阳失调，寒热并作。若寒伤皮毛，则玄府郁滞、阳气怫郁，郁滞不通则为热。寒邪是病因，"玄府郁滞"是病机，阳郁发热是外在表现和结果。《素问·阴阳应象大论》云："阳盛则身热，腠理闭，喘粗为之俯仰，汗不出而热，齿干以烦冤，腹满死，能冬不能夏。"《素问·举痛论》云："寒则腠理闭，气不行，故气收矣。"《素问·调经论》云："阳受气于上焦，以温皮肤分肉之间。今寒气在外，则上焦不通，上焦不通，则寒气独留于外，故寒栗……上焦不通利，则皮肤致密，腠理闭塞，玄府不通，卫气不得泄越，故外热。"玄府气机郁滞则清气不升，浊气不降，表现为胸腹胀满、呕吐、泄泻、便秘。《素问·举痛论》云："怒则气逆，甚则呕血及飧泄，故气上矣……悲则心系急，肺布叶举，而上焦不通，荣卫不散，热气在中，故气消矣。恐则精却，却则上焦闭，闭则气还，还则下焦胀，故气不行矣……惊则心无所倚，神无所归，虑无所定，故气乱矣……思则心有所存，神有所归，正气留而不行，故气结矣。"《灵枢·五味论》云："三焦之道皆闭而不通，故变呕。"

刘完素强调火热在疾病发生中的作用，认为热郁玄府，则玄府郁滞。《素问玄机原病式》云："若目无所见、耳无所闻、鼻不闻臭、舌不知味、筋痿骨痹、齿腐、毛发堕落、皮肤不仁，肠不能渗泄者，悉由热气怫郁，玄府闭密而致，气液、血脉、营卫、精神，不能升降出入故也，各随郁结微甚，而察病之轻重也。"上述病机可导致临床上多种病证。一般来讲，玄府郁滞，初病在气分，邪滞轻者，表现为潜性或隐性发病，虽发病亦多为渐作而病轻；邪阻甚者，发病多为急起而病重。随着郁滞的转甚，玄府受阻的广度增加，蕴热化火之后，机体的发病，多呈现急性或急性加重的过程。

（一）外感六淫

六淫，是风、寒、暑、湿、燥、火（热）六种外感病邪的总称。在正常情况下，风、寒、暑、湿、燥、火（热）是自然界六种不同的气候变化，称之为"六气"。当自然界气候变化发生异常，超过人体的适应能力，或人体的正气不足，不能适应气候变化而发病时，六气则成为病因，致病的六气便称之为六淫。六淫之性质按阴阳属性划分，大体可分为阴邪和阳邪两类。风寒暑湿燥火这些病邪可分为阳邪（风暑燥火）和阴邪（寒湿）两大类。阳主升、主浮、主动，阳邪侵入人体遏阻气机，使热闭阻于内，不能外达而成郁热。阴主降、主收、主静，寒致火郁者，可因寒邪内束玄府而阳郁化热，亦或寒随阳化热；湿致火郁者，则因湿邪或湿热之邪阻遏气机所致。

六淫作为外感病邪，其致病具有外感性、季节性、地域性、相兼性、从化性等特点。六淫邪气，多经口鼻或肌表，或同时从这两条途径侵袭人体而发病。六淫邪气侵犯人体致病，具有明显的季节性。六淫侵袭人体致病，常与工作、生活的地域以及环境密切相关。体质在六淫致病的过程中大致有两个特点：一是当体质属性与六淫性质大致相同时，便会起到一种同化作用，随着病变的发生发展，而加重原来体质的偏颇，表现为证候性质与病邪性质的一致性。二是当体质属性与六淫性质不一致时，初受之邪在一定条件下可以发生转化，机体会对病机过程主动起转化作用，可以改变病邪的本质属性，导致证候类型与原来病邪不完全一致，而与体质属性保持一致，即六淫的从化。六淫邪气致病，既可以单独侵袭人体，又可以两种或两种以上病邪相兼同时侵袭人体而致病，风邪易兼夹其他五邪共同为患而称为百病之长，其他邪气亦多相兼致病。

《伤寒法祖》云："如寸口脉浮而紧，是浮为风象，紧为寒象也。此为阳中有阴，乃阳脉之变见矣。然寒不协风，则玄府不开，寒在皮毛。卫气足以卫外而为固，虽受寒而不伤，寒去而身自和矣。若风不夹寒，但能鼓动卫气，使玄府不闭，皮肤受邪，脉气不清而已，不能深入于营，而发热恶寒，头项骨节俱痛，惟风夹寒邪，其势始猛，此风则伤卫，寒则伤营，初非有二义也。"《内经博议》云："风善行而数变，苟一袭于人，则所伤为病，变态不一……病虽异名，皆风之变。为寒热者，风藏皮层之间，内不得通，外不得泄，又善行数变，俟腠理开，则卫失守而洒然寒。玄府闭，则阳内壅而热烦闷，此所以为寒热也……酒饮后，玄府易开而中之，汗漏不止，则为漏风。"《读医随笔》云："今寒客于小肠之脉外，玄府闭塞，饮食新化之热气，不能匀布三焦五经并行，而涌溢于脉中，遂觉热盛于常矣。"在治疗寒邪束表的疾病时，可使用启闭开郁之法。通过运用中药的散、行、通特性，进一步畅通玄府之闭，通彻气液之郁，最终实现人体气机升降有序，玄府清利，出入通畅，郁结遂解，怫热遂散，即是"令郁结得开，而气液宣通"。邪热蒸迫，则卫阳浮越而发热，玄府开而汗出。

（二）七情所伤

七情，指人的喜、怒、忧、思、悲、恐、惊七种情志活动，是人类对外界事件和机体内环境变化产生的情绪、情感反应。七情内伤，是指异常的七情刺激引起脏腑精气功能紊乱而致疾病发生或诱发的致病因素，亦可因人体正气虚弱，脏腑精气虚衰，对情志刺激的适应调节能力低下，导致疾病的发生。情志不畅可致肝郁气滞而成郁火，亦或因思虑过度伤心脾导致气血亏虚而无力运行成为郁热，亦可因恼怒伤肝，肝失调达而化火等等。总之，七情内伤必定影响人体气机的正常运行，气郁而化火；内遏难发，终成郁火。

七情致病，盖因失于节制。《素问·阴阳应象大论》云："人有五脏化五气，以生喜怒悲忧恐。"七情的发生根源于五脏，是脏腑功能活动的外在表现。七情是人体对外界刺激做出的一种本能的、必然的反应，属正常的精神活动。适度的情绪变化不仅无害，反而有助于宣泄情感、宣畅气血，是心理健全的标志。情志变化失于节制，超过或不及一定限度，即便是良性情绪也会引发疾病。情志刺激的强度和持续时间是七情内伤的条件之一。当单一或复合情志表现过极或持续不止，超越了机体自身可能承受的"生理阈值"，势必造成脏腑气血的紊乱而发病。暴怒、狂喜、骤惊、卒恐等应激状态，往往使自身调节功能难以发挥而致病迅速。另一方面，久悲、过忧等慢性情志虽然刺激量不大，情志变动也不强烈，但其作用时间长期持久，也可导致疾病的发生。

七情伤脏，易致气机紊乱。可表现为以下两方面：①损伤五脏。思维、意识、情志等精神活动为心主宰，故七情内伤皆伤心神，导致心神不宁，甚至精神失常。五脏藏神，七情分属五脏。七情内伤可损伤相应之脏。②气机紊乱。怒则气上，气机上逆为怒伤肝的致病特点。喜则气缓，气机涣散为喜伤心的致病特点。思则气结，气机郁结为思伤脾的致病特点。悲则气消，忧则气聚，气机消耗或收敛聚塞为悲忧伤肺的致病特点。恐则气下，气机下陷为恐伤肾的致病特点。惊则气乱，气机逆乱为惊伤心的致病特点。

七情致病，与体质相关。不同体质的人对情志刺激的耐受性不尽相同。情志刺激能否引起心理应激并导致疾病，关键在于个体能否恰当地适应、耐受和处理。另外，人体在病变状态下，使机体对情志刺激的耐受性下降而敏感性增高，易发生情志异常疾病。

七情交织，错综复杂。临床上单一情志致病的情况较少，多数情况下是两种或两种以上情志，同时或间断、交叉反复地作用于人体，长期压抑于内，则更容易造成机体心理创伤。故七情内伤，致病复杂。七情具有生理、病理以及致病、治病的双重性，七情变化是脏腑功能活动的表现形式之一，机体可以自我调节，以防御外界不良因素的袭击，促使或保持机体生理平衡。但七情太过或不及对脏腑也有反作用，可导致机体生理平衡失调，引起脏腑气血逆乱，营卫不和而发病。

（三）内生之邪

气、血、痰、湿、食等内生之邪久蕴于玄府皆可阻遏气机随阳而化热，使热难以透达，形成郁热。或阳蓄极而盛，内寒亦可热化成郁。津液的正常运行和功能作用，离不开气，因气能生津、行津、摄津。相反，气也离不开津液的作用，如"气生于水"（《血证论·阴阳水火气血论》）、"水可化气"（《程杏轩医案》）、"津可载气"。气和津液的这种密切关系，正是借玄府来实现的。玄府之窍隙，流通气津，津液因气而运，气因津运而载。倘若气运不能，可致气滞而津停，水瘀又必然阻遏于气，导致气机郁结，功能失常。

刘完素认为热郁玄府、玄府郁滞是导致疾病的基本病机。《素问玄机原病式》中列举了20多种阳气怫郁病证，如泻痢、燥渴、耳聋、目盲等，此外，还有其他邪气引起的玄府郁滞，如伤寒发热、转筋、皱揭等。总之，玄府郁滞会导致三种后果：一是"气液、血脉、荣卫、精神，不能升降出入"。作为渗泄气液的窍道，当玄府郁滞、气机升降出入失常时，津液不能随气敷布而发病。二是"阳气怫郁，不能通畅，则为热也"。玄府郁滞，气液聚于狭小的玄府中，阳气不能透达，津液停而为湿，阳气温热之性郁结在玄府中，蒸迫水湿而化热。三是"如火炼物，热极相合，而不能相离，故热郁则闭塞而不通畅也"。阳气怫郁所化之热，反过来加重玄府郁滞。"若病热极甚则郁结，而气血不能宣通，神无所用，而不遂其机，随其郁结之微甚，有不用之大小焉。是故目郁则不能视色，耳郁则不能听声，鼻郁则不能闻香臭，舌郁则不能知味，至如筋痿骨痹诸所出不能为用，皆热甚郁结之所致也"。

三、郁久化毒为病重表现

如果说玄府郁滞是功能性病变发展为器质性病变的早期阶段，玄府闭阻则是功能性病变发展为器质性损伤的重要病程阶段。《鲟溪医论选》引沈明生云："郁者，闭结、凝滞、瘀蓄、抑遏之总名。"其中抑遏当指气机，瘀蓄当指血脉，凝滞当指津液，而闭结则可以认为是指玄府而言，四者之中，玄府郁闭是最根本的。玄府郁闭则气液失宣，营血不通，病情进一步发展，久病气血耗损，阴损及阳，无以荣养，致玄府空虚不荣，加之病邪深入，入血入络，败坏形体，造成玄府损伤，玄府衰竭或自闭，从而形成气滞、水淫、血瘀、热郁等病理，水湿痰瘀蕴积而成毒，从而出现玄府郁滞—瘀阻—损伤基本病理变化，玄府闭阻严重，神机失用，神志异常，易出现抑郁、痴呆、癫证、中风等病证。

《说文解字》云："毒，厚也，害人之草。"中医学论"毒"，首见于《内经》，认为邪气过盛即可化毒，对人体造成危害。毒邪，指邪气蕴结不解，对机体产生毒害作用，以败坏形质、损伤脏腑、功能受损为显著特点的病邪，又称毒，或毒气。《金匮要略心典》对毒的定义最为著名，其云："毒者，邪气蕴蓄不解之谓。"毒邪又有内外之分。外毒，来自自然界，包括六淫过甚蕴结为毒，时气化毒，疫疠之毒，环境毒邪等，以及有毒致病物质，如毒气、水毒、虫兽毒、漆毒等。内毒，来自机体内部，包括阴阳平衡失调、脏腑功能失调、气血运行紊乱，导致代谢产物不能及时排出，蕴结凝滞而成毒，如阳毒、阴毒、尿毒、瘀毒、痰毒等。玄府既是人体运行全身气血、联络脏腑形体官窍、沟通上下内外的微观通道，也是机体最重要的运毒、排毒管道。玄府开阖失司，水谷精微聚而成浊毒。血糖、脂肪和蛋白质等物质都是人体所必需的水谷精微，需经玄府进行有序循行，"变化而赤是为血"。若玄府的开阖功能失司，血糖、脂肪、蛋白质等水谷精微物质通行不利，滞于玄府，则瘀生浊毒，随新生的水谷精微通过玄府的网状系统周流全身，反过来又会加重玄府开阖功能的失司，形成恶性循环，从而表现出胶着黏滞、缠绵难愈的特性。湿如雾露一般可以弥漫全身上下各个部位，所谓"湿无定体"，而痰的病位一般仅限于身体某个部位。湿与痰都是阴邪，其性类水，湿往往是痰的前期病理。叶天士在《临证指南医案》中指出："一切诸痰，初起皆由湿而生。"湿与痰都是气机不利为其病理基础，都与肺、脾、肾有关。当湿病日久，凝结成痰或痰湿合并而成为致病因子的时候，会使病情加剧和复杂化。饮食不当，致使气机郁滞，清阳不升，浊阴不降，湿便从内生。内湿一旦形成，气机进一步受阻，就有凝结成痰的可能。玄府空虚多会影响到津液和气血，可导致津液的代谢障碍或气血瘀滞等。若津液不能转输布散，聚而为湿浊，易阻遏气机。津液停而为饮，饮凝成痰。肺主一身之气而助心行血，故在气虚导致血瘀的病机变化中，占有重要地位，瘀血是其病理产物。若血液运行瘀滞不畅，或形成瘀积，使脏腑经络气机阻滞，在各种致病因素的作用下，玄府郁闭，则气不布津，津聚为湿，湿蕴为痰，气不行则血不畅，留而为瘀，痰瘀闭阻玄府。浊邪秽浊、黏滞、胶着，如脂毒、糖毒、蛋白毒、微量元素毒、尿酸毒等，在体内蓄积日久可转化为浊毒，毒邪伏藏于人体成为伏毒，人体正气尚可耐受制约毒邪，待正气衰弱之时，遇感而发，损伤机体。浊毒与痰饮、瘀血同为病理产物性病因，三者之间既可相互兼夹，又可互为因果、相互转化。

近现代时期，对于外毒，尤重视六淫、疫疠等，同时，对于人为因素造成的与环境污染有关的环境毒邪，导致人体致病的认识更为重视，并加以探讨，如大气污染（雾霾）、水污染（河流、地下水）、海洋污染、辐射污染、生物污染等。在此基础上，人们还开展了一系列内毒致病的研究对于由各种病因导致的机体玄府阴阳失衡、气血或功能紊乱，而形成的气、血、水代谢失调停于机体形成的湿、痰、瘀等毒邪，使疾病更加复杂多样，变幻无穷。内生毒邪的进一步深入研究丰富和发展了病因学理论。

玄府出现病变则津液不能渗灌，津血互化丧失，易酿生水浊，形成以水浊为主体的复杂病邪群，即"水淫玄府"。《古今医统大全》云："陈无择云：人之有痰饮者，由荣卫不清，气血浊败，凝结而成也。内则七情汩乱，脏气不行，郁而生涎，涎结为饮，为内所因。外则六淫侵冒，玄府不通，当汗不泄，蓄而为饮，为外所因。或饮食过伤，色欲无度，运动失宜，津液不行，聚为痰饮，属不内外因。其为病也，为喘，为咳，为呕，为泄，为眩晕嘈烦，烦心忪悸，寒热疼痛，肿满挛癖，癃闭痞膈，如风如癫，未有不由痰饮所致。""气为血之帅",气实(滞)固然可以导致血瘀,气虚无力推动血行也可以成瘀,气虚不能摄血还可以使血溢于脉外。《景岳全书》云:"痰即人之津液,无非水谷之所化,此痰亦既化之物,而非不化之属也,但化得其正,则形体强,营卫充。而痰涎本皆血气。若化失其正,则脏腑病,津液败,而血气即成痰涎。"

总之,气机郁阻日久,蕴热化火,酿毒生痰,可致火灼玄府、毒蚀玄府;津液久停不运,滞而为水、痰,则致水淫玄府、痰阻玄府;血液瘀滞,久留不畅,渗灌失司,津血互化无常,则致瘀阻玄府;气虚津亏血少,则致玄府空虚,开阖乏力;玄府通利失司,脉中气血津液灌渗无度,则易酿生水淫、痰湿、浊毒。

四、盛衰程度决定疾病变化

正邪相争是正气与邪气之间的相互对抗、交争。邪正盛衰,是指疾病在发展过程中,正邪相争,即机体的抗病能力奋起与致病邪气进行斗争所发生的盛衰病理变化。这种盛衰变化不仅关系着病机与病证的虚实变化,而且影响着病势的发展与转归,贯穿于疾病的全过程。

正胜邪退则不发病,邪胜正负则发病。在正邪相争的过程中,正气虚弱,抗邪无力,或邪气强盛,超过正气的抗邪能力,正气相对不足,邪胜正负,从而使脏腑、经络等功能失常,精气血津液神失调气机逆乱,便可导致疾病的发生。发病之后,由于邪气性质的不同、感邪轻重的差异、病位深浅的差别及正气强弱状态有别,可以产生证候类型、病变性质、病情轻重、预后转归等不同的复杂情况。通常正气强盛,邪正抗争剧烈,多形成表证、实证、热证;正气虚弱,抗邪无力,多形成虚证、里证、寒证。感受阳邪,易形成实热证、热证;感受阴邪,易形成实寒证、寒证。感邪轻浅,正气强盛,病位多表浅,病势多轻,预后良好;感邪深重,正气不足,病位多深,病势多重,预后不良。如《顾松园医镜》曰:"阳盛则外热(腠理闭塞,玄府不通,卫气不得泄越,所谓人伤于寒,则病为热,此外感症也)。"《素问·调经论》云:"上焦不通利,则皮肤致密,腠理闭塞,玄府不通,卫气不得泄越,故外热……厥气上逆,寒气积于胸中而不泻,不泻则温气去,寒独留,则血凝泣,凝则脉不通,其脉盛大以涩,故中寒。"《素问·生气通天论》云:"清静则肉腠闭拒,虽有大风苛毒,弗之能害。"玄府系统抵御外邪,护卫机体。但因其虚空有缝隙,故能容纳邪气,是邪气浸淫转输之路径。《读医随笔》云:"夹缝之处……故能邪伏其中。"正气虚弱,或调摄失当,玄府不固，则外邪乘虚从玄府而入，导致玄府阴阳气血失调。若正不胜邪，或失治误治，则邪气经玄府内传，逐步深入，浸淫脏腑，导致脏腑发病。《素问·疟论》云："邪气客于风府，循膂而下……每至于风府则腠理开，腠理开则邪气入，邪气入则病作。"《灵枢·百病始生》云："虚邪之中人也，始于皮肤，皮肤缓则腠理开，开则邪从毛发入……留而不去，则传舍于络脉……留而不去，传舍于肠胃之外、募原之间。"外邪浸淫，邪气壅盛，正不胜邪则即时发病。邪气微，或正能胜邪，则邪气伏藏于玄府，过时发病。吴又可在《温疫论》中提出："邪自口鼻而入，则其所客，内不在脏腑，外不在经络，舍于夹脊之内，去表不远，附近于胃，乃表里之分界，是为半表半里。""邪气盘踞……内外隔绝，表气不能通于内，里气不能达于外。"

总之，玄府入里出外，外邪由玄府内入，深入脏腑，内生之浊邪经玄府流散四周，外达肢节。

五、致病多样

玄府病变不是某一疾病的专有名称，而是一系列疾病的病理基础。玄府病变可内扰脏腑、气血，其既能上窜头窍及心肺等部位，又能中扰脾胃等脏腑，还能下迫肝肾、腰腿足等部位。玄府病变可使患者耗伤正气而致气虚，亦可耗伤阴液导致血涩不行而为瘀，也可以耗伤阳气致阳衰或亡阳，还可阻闭气机而出现气郁、气结、气闭等情况。

《内经》云："正气存内，邪不可干。""邪之所凑，其气必虚。"玄府系统既通行元气，为气机升降出入之路，渗灌津液气血之枢，以通为用；又屏蔽约束邪毒，抵御外邪，护卫机体。故玄府为病则气机怫郁、津停血瘀、浊气逆乱流散、渗灌失常、耗伤津液气血，常虚实夹杂、变化多端。

玄府中气机怫郁，津停血瘀，是为实。输布渗灌障碍，气血津液不能外达肢节肌腠和内灌脏腑，则机体失养而功能衰退，是为虚。玄府系统虚弱则腠理不固，外邪乘虚而入，是由虚招实。邪气损伤阴阳气血津液，是由实致虚。玄府系统功能衰退，导致气机怫郁，气滞血瘀，津停为水生痰，痰瘀胶着则成积，是由虚致实。邪扰玄府，玄府系统渗泄无度，则耗伤气血津液，是由实致虚。玄府郁滞既可单独造成广泛病变，又可兼邪、兼正虚而致病。总之，外感、内伤皆可使玄府受邪，产生一系列病理变化，所表现出来的症状也是多种多样，所以其涵盖的范围甚是广泛。

小结

玄府广泛地存在于机体各脏腑组织器官中，其作为机体最微小的结构单位和最微小的功能单位，是气机运行的道路门户，也是津液运行、血气渗灌和神机运转的基本道路，担负着重要的生理活动。玄府病变的发生，可由外感六淫、内伤七情、饮食劳倦、跌扑创伤等多种因素引起。玄府病变的基本病机是玄府阻滞，玄府一旦发生病变，作为气、血、津、液运行的通道作用不能维持，便会出现玄府开阖通利失常，气血运行障碍，进而产生许多病证，有因实而滞，亦有因虚而滞。其基本病理改变，可概括为气滞、血瘀、湿阻、火郁四端。四者各有侧重，并密切相关，通则俱通，闭则俱闭，气血水在生理上相互联系，病理上相互影响。如朱丹溪创立了著名的六郁论，即"气郁而生湿，湿滞而生热，热郁而生痰，痰滞而血不行，血不行而食不化"，由气郁而产生湿郁、热郁、痰郁、血郁、火郁，病久六郁互结玄府，以致虚实寒热夹杂，病邪胶结缠绵。玄府病变有实亦有虚。明代医家楼英在《医学纲目》中明确指出："血盛能使玄府通利而目明，血虚使玄府无以出入升降而昏。"玄府的正常功能是开阖有度，要维持其功能发挥，有赖于气的推动和激发，津血的濡养和滋润。若因禀赋不足，或后天失养，久病消耗，或失血脱液等原因，以致气血津液亏虚，玄府失却营养，无以出入升降，势必影响气血正常运行，不仅使脏腑经络功能减退，甚则产生痰饮瘀血等病理产物，加剧病情，形成愈虚愈郁、愈郁愈虚的恶性循环。归纳起来，玄府的病机大致可用"虚、郁、毒"概括，尽管玄府有气滞、血瘀、湿阻、郁火、气血亏虚等不同的病理变化，但其共同的病理基础为玄府空虚而气液郁闭。多种致病因素侵入人体，玄府不通，气血津液阻滞，玄府闭郁加重，新的致病因素产生，进一步加重病情，增强病邪痼结难解之势，诸病叠起，顽痼难愈。由此可见，玄府郁闭是多种疾病的基础和中介环节，也是玄府病变的实质和根源，故玄府为万病之源。

玄府关乎人体的健康与疾病，生长衰老与死亡，而《素问玄机原病式》一书列举出来的二十余种疾病均与玄府开阖的功能失常密切相关。玄府病变的病机分类繁多，而临证中需根据病因的兼化与否，病机是否转归，玄府病势的微甚，审证求因，主次分明，综合辨证，方能收效。

第三节　功用特性

一、节律性

生物随着地球、太阳、月亮的周期性变化，逐渐形成的周期性、有节律的行为就是节律行为，如昼夜节律、月运节律、季节节律等。人体的生理功能和病理活动都随着自然环境的节律变化而波动，玄府作为人体气液流通、神机运转的微观通道也具有节律性变化。《灵枢·五癃津液别》云："天暑衣厚则腠理开，故汗出……天寒则腠理闭，气湿不行。"寒冷的冬季，机体为了维持体温恒定，机体产热增加，散热减少，故人体腠理致密，汗孔关闭，致玄府郁闭，阴津无法外输，则无汗、肌肤干燥，而夏季气候炎热，人体腠理开，汗孔开则汗出通畅，玄府通利。患者病情往往冬重夏轻，北方较南方气温低，尤其是皮肤病、呼吸系统疾病等发病率，北方比南方较高。《灵枢·五癃津液别》云："天寒则腠理闭。"此乃冬季寒邪束表，腠理致密，玄府郁闭，无汗肤燥，阴津难以外布，肌肤无以润泽所致。而夏季腠理开，玄府通利。《素问·举痛论》云："炅则腠理开，荣卫通，汗大泄。"温煦肌肤，则玄府开通，腠理开泄，疾病向愈。《伤寒百证歌》云："初春阳弱阴尚胜，不可亟夺成扰搜，夏时暑热脉洪大，玄府开时汗易谋（初春阳弱，不可大发汗以扰乎阳，夏则玄府汗空开，故易汗）。"《儒门事亲》云："夏伤于暑，遇秋之风，因劳而汗，玄府受风，复遇凄怆之水，风闭而不出，舍于肠胃之外，与荣卫并行，昼行于阳，夜行于阴。邪热浅，则连日而作；邪热深，则间日而作；并入于里则热；并入于表则寒。若此而论，了不干于脾。"也都论述了玄府病变会随着季节、昼夜等节律性变化而有所影响。

二、关联性

刘完素提出"玄府者，无物不有，人之脏腑、皮毛、肌肉、筋膜、骨髓、爪牙，至于万物，悉皆有之"，玄府是维系和沟通内在脏腑、气血津液，联系外界环境的信息通道。周身脏腑、经络等宏观组织结构是通过内在玄府的气液运行，构建和维持其正常的生理功能。前文已针对玄府与其他组织结构的关联性进行了详细论述，此处不再赘述。

三、地域性

不同地区，由于地势高低、气候条件及生活习惯各异，人的生理活动和病变特点也不尽相同，所以玄府病变的情况也具有地域性，《素问·异法方宜论》云："一病而治各不同，皆愈何也？岐伯对曰：地势使然也。"治疗用药应根据当地环境及生活习惯而有所变化。《素问·五常政大论》云："地有高下，气有温凉，高者气寒，下者气热。"《素问·五常政大论》又云："西北之气散而寒之，东南之气收而温之，所谓同病异治也。"西北方天气寒冷，其病多外寒而里热，应散其外寒，而凉其里热；东南方天气温热，因阳气外泄，故生内寒，所以应收敛其外泄的阳气，而温其内寒。

四、递进性

《伤寒百证歌》云："病患里虚而表实，玄府不开腠理密，无能作汗润皮肤，阳气上行头上出，津液既竭五内干，误下重虚成大疾（病患表实，玄府不开，汗不能浃于周身。故上腾而发于颈额也，汗既出多，五脏津液寡少，又重责之以汗，必成大疾）。"《医灯续焰》云："盖人作劳汗出，阳气动张，阴液妄泄。此时玄府未闭，荣卫两虚，即浴于水。水寒之邪，未有不乘虚而入者。入则水湿内侵，浮阳外拒，郁搏于肌肉之间。"《本草求真》云："人伤于寒而传为热，何也？岐伯曰：寒气外凝内郁之理，腠理坚致，玄府闭密，则气不宣通，湿气内结，中外相薄，寒盛热生。观此则知热之由作，悉皆外邪内入而热，是即本身元阳为邪所遏，一步一步而不得泄，故尔变而为热耳。然不乘势以除，则热更有进而相争之势。"上述条文都表明玄府广布周身，浅及肌表，深达脏腑、骨髓，无处不在，贯穿疾病发生、传变的始终。《左传》载："公（晋景公）疾病……医至，曰：疾不可为也。在肓之上，膏之下，攻之不可，达之不所及，药不至焉，不可为也。"《类经》曰："肓者，凡腔腹肉里之间，上下空隙之处，皆谓之肓。"膏肓是膈与心肺之间的膜组织，是连贯沟通玄府系统的组成部分。可见，病入膏肓是病入深层次的玄府。玄府系统联系内外上下，既不完全在表在上，又不完全在里在下，故病久入玄府则表里、内外、上下，阴阳、气血失调，攻之不可，达之不所及，多系疑难痼疾。叶天士创卫气营血辨证方法，将温热病转变过程划分为卫、气、营、血四个不同的层次。卫分主表，病位在肺与皮毛，病情轻浅；气分主里，病位在肺、胸膈、胆、三焦、胃、肠等脏腑，病情较重；营分为邪入心营，病位在心与包络，病情较重；

血分为邪热深入心、肝、肾，重在耗血动血，病情危重。其传变规律一般是由浅入深，由表及里，由轻转重，其微观通路均在玄府，可见玄府有层次性，玄府病变具有递进性。《素问·阴阳应象大论》云："善治者治皮毛，其次治肌肤，其次治筋脉，其次治六腑，其次治五脏。治五脏者，半死半生也。"通过利用玄府的特性，及时治疗截断病邪内陷之路，防止疾病迁延恶化，具有重要的临床意义。

五、开放性

《读医随笔》曰："人身肌肉筋骨，各有横直腠理，为气所出入升降之道。升降者，里气与里气相回旋之道也；出入者，里气与外气相交接之道也。里气者，身气也；外气者，空气也。"玄府是有开阖功能的细微结构，是气机升降出入之门，为体内外气交汇贯通之所。玄府顺四时阴阳变化开阖，使体内外气化活动相互贯通，以调节气血津液渗灌、营卫出入贯通、津液排泄，维持体内气血津液平衡和正常体温及阴阳消长变化的动态平衡。

玄府在实现气机的运行、津液的流通、气津的渗灌以及神机的运转沟通功能时，与通常所言的具有沟通联系功能的经络或血脉之间的最主要的区别在于，前者属于微观层面，后者属于相对宏观层面；前者属于旁性渗灌联系，后者属于直性流通联系。玄府在实现体内广泛联系的同时，也凭借此与外界相应，是天人相应、天道与人道相通的直接载体。

六、系统性

《目经大成》云："元府（玄府）者，河间谓十二经皆有之，乃神气出入升降之道路门户也……经脉即元府，说的是。然余更有妙解。盖经系手足三阴三阳之经，脉乃通五官四末之脉，元府则脉中流行，不舍昼夜之气血。譬诸花木，根干，经也，枝叶，脉也，雨露滋荫，有如元府。根干伤，则枝叶萎；枝叶伤，则花果落，一定之理也。"玄府将经脉中线性运行的气血以面性方式弥散于全身，成为布散气血津液、提供营养交换、络属脏腑百骸的网络结构。

玄府广泛分布于脏腑官窍、四肢百骸、机体内外，作为人体最微小的结构单位，是人体微观结构的组成，维系着周身气血津液的有序循行。玄府彼此相接，自成系统，交错成网，共同构成人体微观结构，维系周身气血津液的通行，是维持生命活动和保持人体内环境稳定的网络结构。不同器官组织的玄府纵横交错，从小到大，呈树枝、网状广泛分布于脏腑组织之间，形成了一个遍布全身的网络系统，弥补了经脉、脏腑学说的不足。玄府与血脉、三焦相通相连，使机体脏腑组织之间相互贯通，共同构成了连接人体内、外、上、下的运行道路，得益于这一通道，精、气、血、津、液方能深入全身，环流输布，充分发挥营养滋润、温煦推动等作用。玄府纵横交错的网状系统，不仅使气血津液有序通行，还可以将玄府中的气血津液不断地渗灌注于全身，从而发挥营阴阳、濡脏腑、润筋骨、利关节的作用。

七、个体差异性

每个人都有年龄、性别、体质、生活习惯等差异特点，在治疗玄府病变的时候，用药应当考虑个体差异性。《温疫论·老少异治论》云："凡年高之人，最忌剥削。设投承气，以一当十；设用参术，十不抵一。盖老年荣卫枯涩，几微之元气易耗而难复也。不比少年气血生机甚捷，其气勃然，但得邪气一除，正气随复。所以老年慎泻，少年慎补，何况误用也。亦有年高禀厚，年少赋薄者，又当从权，勿以常论。"《灵枢·论痛》云："胃厚、色黑、大骨及肥者，皆胜毒；故其瘦而薄胃者，皆不胜毒也。"《素问·五常政大论》云："能毒者以厚药，不胜毒者以薄药。"体质有强弱与寒热之偏，阳盛或阴虚之体，慎用温热之剂；阳虚或阴盛之体，慎用寒凉伤阳之药。①痰湿体质。《景岳全书》谓："肥人多湿多滞，故气道多有不利。"《杂病源流犀烛》云："人肥则腠理致密而多郁滞，气血难以通利。"《灵枢·逆顺肥瘦》谓："此肥人也……其血黑以浊，其气涩以迟。"痰湿体质人"血浊"，气机运行不畅。痰湿体质总胆固醇、甘油三酯、低密度脂蛋白、尿酸水平明显高于平和体质，但高密度脂蛋白水平显著低于平和体质，表明痰湿体质人群的血液处于高聚、凝、浓、黏状态。痰湿体质主要表现为痰多、体态肥胖、胸闷、口中黏腻、多汗、身重不适等。可用健脾利湿、化痰泻浊治法对痰湿体质进行调理。②气郁体质。肝主疏泄，人的精神情志受其影响。《丹溪心法》谓："郁者，结聚而不得发越也，当升者不得升，当降者不得降，当变化者不得变化也。"气郁体质以气机阻滞为生理表现。气为血之帅，气行则血行，气郁则血郁，气血不能升降畅行而发病。气郁体质主要表现为平素忧郁貌、善太息、食欲减退、咽部异物感、胸胁胀满、呃逆、嗳气等。气郁体质的调理宜疏肝理气。③气虚、血瘀体质。气虚体质者脏腑功能低下。五脏之中，脾主运化，脾运化失常，则津液气血化生匮乏，《兰室秘藏》云："夫五脏六腑之精气，皆禀受于脾，上贯于目……故脾虚则五脏之精气皆失所司，不能归明于目矣。"精气皆无法上承充养目窍，以致神光衰竭。《灵枢·决气》云："气脱者，目不明。"当气虚不能行血时，则血必有瘀，正如《张氏医通》所言："盖气与血，两相维附……血不得气，则凝而不流。"瘀血阻塞经络，津液气血不能上承而发病。另外，血瘀体质者存在瘀血内阻的病理基础或血液流动缓慢的倾向，长时间血液流动不畅易内结瘀血。瘀血阻络，则玄府闭塞不通，神气升降之路不通而致病。气虚体质主要表现为自汗、肌肉松软不实、气短懒言、精神不振、平素语低、易疲乏等，血瘀体质主要表现为口唇黯淡、易出现瘀斑、色素沉着、舌质紫黯、肤色晦暗等。气虚体质的调理宜健脾益气，改善脾胃运化功能，使气血生化有源，精微更好输布。血瘀体质的调理宜活血化瘀，改善血瘀体质状态以调整血运，使气血不乏，经络通畅。

第六章　玄府应用证

第一节　玄府的分类

一、心玄府

心脏气血运行的腠理与门户称为"心玄府"。亦有学者认为心肌微循环即为"心玄府"，心玄府功能障碍与现代医学心肌微循环障碍相吻合，心玄府闭塞导致心脏气血运行门户受阻，气血无法濡养心肌，进一步导致心脏功能失常。从"玄府"观疾病病机，玄府为心之通路门户，心玄府闭塞为心系病的基本病机。张锡纯认为："人之营卫皆在太阳部位，卫主皮毛，皮毛之内有白膜一层名为腠理。腠理之内遍布微丝血管，即营也。"可知玄府是营卫生成与运行的主要场所，且与心密切相关，营行脉中，赖于心气的推动与调控，卫守于表以固护，营卫调和为心主血脉及行使其他生理功能的前提，营卫失调亦为心系疾病发生发展的基本病机，故《难经·十四难》云："损其心者，调其荣卫。"

心系疾病的根本病机为"热毒怫郁，玄府不利"，急性期以正气不足，腠理空虚，邪毒乘虚淫心，玄府密闭，气血怫郁为主；慢性期以痰瘀涩滞，玄府闭塞，气阴两伤为主。只要心玄府通畅，气血、津液则能得以正常敷布、流通，气血归于正道，津液归于正化，瘀血、痰浊、气滞也能够随之而解，虽然未用通络、化痰之品，但仍然能起到活血、利湿、除痰、通利玄府的功效。玄府本虚，则治病应求本，遂以补益通玄府，热毒郁解，玄府自以通。

心玄府在心系疾病治疗中的应用：

1. 慢性心力衰竭

慢性心力衰竭是以胸闷、气短、乏力、心悸、喘息为主要表现的临床综合征，是各种心脏疾病的终末期表现和主要的死亡原因。西医治疗慢性心力衰竭是以改善心肌肌力、心脏前后负荷为主，主要使用营养心肌药物、正性肌力药及利尿剂。中医学认为气虚血瘀是慢性心力衰竭的基本病机。心力衰竭被认为因气不足无力营养心肌，导致心玄府闭塞。心玄府闭塞导致经脉血流不畅，瘀血内阻。心玄府功能正常则心脏功能正常，治疗关键是通过益气通络来恢复心玄府的功能。在规范西药治疗的基础上结合基于玄府理论的益气通络治法，益气通络可以选择中草药和针刺两种方法，中草药多以补气药联合活血药为主，其治疗慢性心力衰竭可以明显缓解患者的临床症状，改善患者的心功能。益气活络刺法兼有补泻兼施功效，可选择神道、膻中、心俞、内关、通里、风门等腧穴，可以明显改善心脏气血的运行。基于玄府理论益气通络刺法联合西药治疗能明显改善气虚血瘀型慢性心力衰竭患者的心脏功能，同时可以明显降低血清 NT-proBNP、炎症因子的水平。

2. 充血性心力衰竭

充血性心力衰竭是指由各种心脏结构或功能性疾病导致心室充盈及（或）射血能力受损，不能摄出足够血液以满足全身组织器官代谢需要而引起的以循环功能障碍为主的一组临床综合征。是因多脏腑受累而引起的疾病，多为脏腑"气化"功能障碍，导致形体血液瘀积、津液代谢紊乱。针对心衰病变部位而言，需从宏观出发，即以脏腑出发，着眼玄府，脏腑功能的正常运行诉诸气液循环的宣通畅达。微观之玄府闭塞亦气液不通，百病由作。若脏腑功能失调，气血津液等代谢紊乱，从而形成病理产物，闭塞玄府。若气化功能障碍，表现于玄府之病机则为"气液"之"郁、瘀、虚"。在心衰的疾病演变过程中，多以气虚贯穿病程的始终，且心气虚是心衰发病的始动因素。"心主血脉"功能之正常运行必赖于心气的充盛和推动。若心气虚衰，玄府开阖不及，无力推动血行渗灌，瘀血滞于玄府，血不利则为水，水病累血，血病累气，缠绵难愈。临证中，引发慢性心衰失代偿的常见诱因多为摄水过多、外冒感寒、情志因素等。如饮水过多，脏腑气化不及，微观之玄府亦气化失司，过度开放，气液回流受阻，阻于玄府通道，涌溢于体，多出现水肿、心悸之征。心气虚则玄府开阖疲惫，通利滞涩，气液不能宣通，行迟则留滞留瘀，为饮为瘀，玄府之道闭塞不通，不能正常渗灌气血，则脏腑失养。若饮、痰、瘀等长期停留玄府，气液失调，气化失利，则影响脏腑功能，亦引起与各脏腑相关的外候。《血证论》言"血积既久，其水乃成"，故结合津停、瘀滞、水淫于局部之玄府，玄府开阖不利，气液失宣，可出现心衰常见的隐性水肿状态，聚于胸膜之玄府则出现胸腔积液。心衰之水肿必是三焦、脏腑、玄府共同参与的结果。中焦脾胃气机运转无力，水、瘀等聚于胃肠之玄府，气液运化，转输不利，阳不制阴，阴邪上逆可出现腹胀纳呆、恶心呕吐等症；如水停肠间之玄府则出现标急的腹胀满征。怔忡、心悸、烦躁等不仅与心主神明功能减退有关，亦与水饮凌心，玄府运转神机之功能失调有关。喘咳则多因肺之气机宣发肃降失常，肺布津液、通调水道之功能失调，肺玄府闭塞，气液不能宣通，故聚而成痰成饮，出现咳喘间作，不能平卧。缓解期则痰饮夙邪伏于玄府，玄道开阖失司，又遇新邪引触即发，酿成寒热两端之痰饮，加之肺、脾、肾等脏腑虚实两极，是心衰喘证的病理体现。在心衰的治法中，常采用温阳化气，活血利水大法，振奋阳气，通利玄府，改善脏腑"气化"功能。

3. 病毒性心肌炎

病毒性心肌炎是指嗜心肌病毒感染引起的以心肌及间质非特异性炎症为主要病变的心肌炎，属中医"心悸""怔忡""胸痹"范畴。急性期因正气不足，外感温热或湿热毒邪侵袭，入里化热，蓄结于心，耗气伤阴，"阳热易为郁结"，"如火炼物，热极相合，而不能相离，故热郁则闭塞而不通畅也"；慢性期则为热毒郁结不散，心玄府闭塞，气血津液运行不畅，气滞、痰凝、血瘀则随之产生，且三者胶着，病久则邪毒深入经隧脉道，以清心通玄为根本治疗法则。

4. 糖尿病性心肌病

糖尿病性心肌病是指发生在糖尿病患者特定人群的特发性心肌病变。冠脉微循环穿行于心肌细胞、组织之间，纵横交织成网，具有管腔细小、通透性高等特点，是组织与血液之间进行物质代谢、能量交换的最主要场所，与心玄府关系密切。冠脉微循环障碍是糖尿病性心肌病发生的最主要病理基础，可引起系列级联反应，诱发心绞痛、内皮功能不良以及心功能不全等。冠脉微循环障碍是糖尿病最主要的微血管病变之一，是一个动态演变的过程，"玄府郁闭为百病之根"，在玄府闭塞的基础上，气血壅滞、渗灌失常引起浊毒、痰浊、瘀血内生，损其脉络。玄府闭塞是冠脉微循环障碍的根本病因。心玄府之病分虚实，包括气血亏虚、毒损心络、气滞、血瘀、痰浊等。糖尿病性心肌病初期，心气亏虚，玄府因虚而滞，因虚而闭，加补益心气之药，"补"气血以"通"玄府；疾病中后期，气滞、痰浊、瘀阻遂生，遵循"治血先治风，风去血自通"理论，在行气化痰化瘀基础上，酌情配伍风药"升、举、运、转"，起到宣腠理、通气血、行津液之功效，或取虫类药搜剔经隧。顺应玄府"复其开阖，贵于通利"，临证宜明辨兼夹，审时度势，以达补虚通玄、气血调和、阴阳平衡之功。

二、肝玄府

肝玄府是肝脏组织内外环境物质信息交流的"气液循环"微观通道，其正常的开阖是肝主疏泄、主藏血等生理功能实现的结构基础。肝窦内皮细胞为肝细胞与肝窦血液中的物质进行自由交换提供了微观通道，成为维持肝细胞微环境稳定的重要结构。肝窦内皮细胞窗孔为动态结构，是窦周间隙内外进行物质交换的微观通道和维持肝细胞微环境稳定的重要结构，也是肝主疏泄调节气机及精微的超微结构，在肝脏微循环调节、清除外源性或内源性异物、脂质代谢中均起着十分重要的作用。肝玄府与肝窦内皮细胞窗孔构成的肝筛结构在形态上的相似性、功能上的联系性，以及结构层次上的微观性、物质交换与信息交流的通道性等特征均具有共同内涵，表明"肝玄府"的客观存在，为肝玄府及其与肝筛结构相关的假说提供了形态学依据。

在肝的疏泄作用下，无形可见的气及其精微物质、血液、津液等经肝窦内皮细胞窗孔结构——肝玄府，进出肝细胞，通过肝玄府的开阖通利，维持着气血津液在肝内的循环交通，从而维持肝细胞及其肝窦内皮细胞窗孔结构正常的形态以及生理功能，保证肝细胞微环境的稳定。

《读医随笔》云："医者善于调肝，乃善治百病，《内经》曰升降出入，又曰疏其气而使之调。故东垣之讲脾胃，河间之讲玄府，丹溪之讲开郁，天士之讲通络，未有逾舒肝之义者也。"病理上，当湿热毒邪入侵，壅滞于肝，导致肝失疏泄，肝玄府郁闭，表现为肝窦内皮细胞窗孔数的逐渐减少、直径变小或缺失，肝窦内皮细胞向血管型内皮转化，导致肝窦毛细血管化，肝细胞与肝窦血液交换的微观通道受阻，使气血津液沟通内外之通道闭锁，影响了营养物质的交换，导致肝窦微循环障碍，引起肝脏脂肪性炎性损伤，形成气失宣通、津液不布、痰阻血瘀、神无所用的病理环节，成为慢性肝病、脂肪肝、肝纤维化等病变的基本病机。

肝玄府在肝系疾病治疗中的应用：

1. 慢性肝炎

慢性肝炎是肝失疏泄，肝窦内皮细胞功能障碍，气机不利，久则血行不畅成瘀，瘀滞停留，使肝络阻塞，玄府郁闭，肝体失养所致。

2. 脂肪肝

脂肪肝的形成则为肝失疏泄，脾失健运，湿热内蕴，痰浊郁结，瘀血阻滞，最终导致痰瘀互结，肝脏玄府郁闭的机转过程。而湿热毒邪蕴结于肝，留连不去，致肝失条达之性，肝郁气滞，由气滞而致血瘀，经络阻塞，肝玄府郁闭，肝窦内皮细胞窗孔数逐渐减少或消失，内皮下基膜逐渐形成，最终发展为肝窦毛细血管化，血不养肝，形成肝纤维化与肝硬化。

三、脾玄府

玄府是脾脏最微小的结构单位和功能单位，结构上是精微物质通行必须经过的"门户腠道"，功能上其开阖通利又是脾散精功能正常运转的前提。人体在生理状态时，脾脏在其升清作用下使精微物质通过脾玄府上输于肺，再经肺玄府将精微物质进行宣发和肃降，使津液输布全身而灌溉脏腑、形体和官窍。《素问·厥论》云："脾主为胃行其津液。"脾脏可直接通过脾玄府将精微物质向四周布散至全身，灌溉四旁。

《内经》将脾胃称为"仓廪之官""水谷之海"。《素问·经脉别论》云："食气入胃，散精于肝……浊气归心，淫精于脉……饮入于胃，游溢精气，上输于脾；脾气散精，上归于肺；通调水道，下输膀胱。水精四布，五经并行。"《素问玄机原病式》云："土为万物之母，故胃为一身之本。"将脾胃放在一身之根本的地位，五脏皆禀气于脾胃，大致过程是脾之玄府适度开阖，中焦将玄府内受气取汁成的津液在其气化作用下，源源不断地通过玄府向上、向外传送，直达三焦，或上入肺脏，或外输腠理。

脾（胃）玄府在脾胃疾病治疗中的应用：

脾胃病总论

脾胃作为脏腑系统中的重要组成部分，玄府同样存在，而玄府的闭塞必然也是其各种相关疾病发生的关键因素。脾胃为人体气机升降的枢纽。脾胃气机升降的生理平衡一旦被打破，则出现《素问·阴阳应象大论》所说"清气在下，则生飧泄；浊气在上，则生䐜胀"的病理状态。刘完素认为脾胃本气为湿，《素问玄机原病式》云："足太阴湿主乃脾胃之气也。"刘完素云："土为万物之母，水为万物之元，故水土同在于下，而为万物之根本也。地干而无水湿之性，则万物根本不润，而枝叶衰矣。""食入于胃，而脾为变磨，布化五味，以养五脏之气，而养荣百骸，固其根本，则胃中水谷润泽而已……五脏六腑、四肢百骸，受气皆在于脾胃，土湿润而已。"说明脾胃的湿润是其发挥功能的基础。维系脾胃运化功能与水、火即脾胃阳气和阴液之过与不及密切相关，而玄府闭塞、气机升降失常为脾胃疾病发生的关键，玄府闭塞→气机升降失常→阳热怫郁→玄府闭塞形成了一个恶性病理循环。脾胃之湿润状态的维系有赖于水、火两个方面，水者为脾胃之阴液，火者为脾胃之阳气。气液运行于玄府，脾胃之阴液、阳气即水火是否能维持在正常状态，能否使脾胃发挥正常的生理功能，则与玄府之开阖密切相关。刘完素在《黄帝素问宣明论方》中说："夫诸湿者，湿为土气，火热能生土湿也，故夏热则万物湿润，秋凉则湿物燥干也。"生理状态下，玄府开阖正常，火（脾胃阳气）能推动水湿（脾胃阴液）穿过脾胃玄府到达脾胃各处，特别是胃肠黏膜以濡润脾胃，从而维系脾胃运化水谷功能。若"因于大热怫郁，水液不能宣通，即停滞而生水湿也"，热气怫郁致玄府闭塞，阴液不能在阳气的推动下发挥其濡润脾胃作用，且阴液停而为湿；或火不足，阳气无力推动阴液，阴液停而为湿，阳气不能出玄府，外来之水湿不能温化，皆可致水湿过盛。若津液亏少、水不足失于濡润，或热气怫郁致玄府闭塞、阴液不能在阳气的推动下发挥其濡润脾胃作用，均致胃失润泽。因火之过与不及，导致水火关系的失衡，临床有脾胃湿盛证、胃寒虚冷证、肠胃热盛证、肠胃燥热证等不同见证。可从微观的玄府着眼，以温药、辛热、辛苦寒药等以宣散玄府，开通郁结，使气机条畅，同时分别以温补、燥湿、寒凉、寒润施治。

　　针对脾胃疾病发生的关键环节——玄府闭塞，刘完素指出："法宜温药散之者，亦犹解表之义，以使肠胃结滞开通，怫郁散而和也。"对于脾胃疾病的治疗，在宣通玄府的前提下刘完素给出了4种治法。①温补法。对于胃寒虚冷证刘完素指出："当以温补胃中阳火之虚，而退其阴水之实。"即当以温补中阳以化水湿之法治之。②燥湿法。刘完素提出"以其本化，则能补之，相反之者，则能泄之"。燥与脾土之湿相反，故对脾胃湿盛证，"以药燥去其湿，是谓泻其脾胃土之本也"。③寒凉法。对肠胃热盛证，"以寒药下之，后以凉药调之，结散热去，则气和也"。④寒润法。润与湿同，则能补土，"病燥热太甚，而脾胃干涸……土湿之气衰也，宜以寒温之药，补阴泻阳，除湿润燥，而土气得其平，是谓补其脾土之本也"。

如治疗"胃中结热，消谷善食，不生肌肉"的食亦证，以"参苓丸主之"。食亦证主胃病，《皇帝素问宣明论方》认为是因"大肠移热于胃，善食而瘦，或胃热移于胆，能食善饮，火胜土也"，参苓丸仅6味药，其具通窍破结之力者有四，用以宣通玄府，给气液以通路，让热结随势而去，又以寒药清热、甘药生津，体现了其寒润燥热的思路。

1. 糖尿病

糖尿病是临床上常见的慢性病和多发病，在中国已成为一个严重的公共健康问题。本病是一种以血糖升高为主要表现并可引起一系列临床并发症的代谢性疾病，由于胰岛素分泌缺陷及（或）其生物效应降低（胰岛素抵抗）引起的以高血糖为基本病理、生理改变的糖、脂肪、蛋白质的代谢紊乱综合征。临床表现为多饮、多尿、多食及体重减轻，渐见乏力、消瘦，久之造成全身多器官多系统损害，现代医学认为糖尿病是由于胰岛素分泌不足引起的糖、脂肪、蛋白脂、水和电解质代谢紊乱的一种疾病。随着人们社会生活方式的不断改变，大量油脂、高碳水化合物的摄入和生活压力的增加使糖尿病的发病率持续攀升，其临床表现及并发症已成为影响人们日常生活的重要因素。糖尿病诊断标准为：①糖尿病典型症状加随机血糖 ≥ 11.1mmol/L；②空腹血糖 ≥ 7.0mmol/L；③餐后2h血糖 ≥ 11.1mmol/L。凡符合以上3项中的任何1项，次日再次验证仍符合者，即诊断为糖尿病。

糖尿病属于中医"消渴"范畴，病名首见于《内经》，消渴病其病位在肺、脾、肾，由禀赋因素、肝郁气滞、外感邪毒、劳倦内伤、饮食不节等多种因素所致。病机为阴虚燥热、气阴两虚（脾失升清）、阴阳两虚，瘀血伴随全程。历代多从阴虚燥热立论，或清热润燥，或益气养阴，或活血化瘀等治疗该病。《中医诊断学》认为消渴是"因恣食肥甘，或情志过极、房事不节、热病之后等，郁热内蕴，气化失常，津液精微不能正常输布而下泄，阴虚燥热。以口渴多饮，多食而瘦，尿多而甜为主要表现的脾系疾病"。《中医内科学》认为，消渴是由于先天禀赋不足、饮食不节、情志失调、劳倦内伤等导致阴虚内热，表现以多饮、多食、多尿、乏力、消瘦或尿有甜味为主要症状的病证，肺、胃、肾为其主要病变脏腑，尤以肾为关键。《中药新药治疗消渴病临床研究指导原则》诊断标准为：①主症：烦渴多饮，口干口黏，夜尿频多，大便干燥。②次症：四肢倦怠，失眠，心悸，肢体麻木或疼痛。③舌质红，苔黄腻或黄厚，脉滑实。具备主症中的 3 项和次症 2 项，具备典型舌脉者即符合。

张锡纯在《医学衷中参西录》中云："消渴一证，古有上中下之分，谓其证皆起于中焦而极于上下。"说明消渴一证始于中焦，传及上下。其病位广泛，涉及脾、胃、心、肾等，病性多虚实夹杂。对于消渴病的诱发因素，《素问·奇病论》云："夫五味入口……此肥美之所发也，此人必数食甘美而多肥也，肥者令人内热，甘者令人中满，故其气上溢，转为消渴。"《临证指南医案》云："心境愁郁，内火自燃，乃消症大病。"《诸病源候论·消渴候》曰："渴利者，随饮小便故也……肾气虚耗，下焦生热，热则肾燥，燥则渴。肾虚又不得制水液，故随饮小便。"《证治准绳·消瘅》认为此乃"恣意色欲，或饵金石"，《杂病广要》中论述"肾之液泄，自小便中出，停久浊如泔，或上有脂油，或为梦泄，则气体怯弱，神情倦怠，眼目昏花，精既脱矣"。由此可知，消渴病的诱发因素可分为饮食不节、情志失调、禀赋不足或房劳过度等。

从玄府理论治疗消渴病源于金元时期刘完素，《灵枢·大惑论》云："精气并于脾，热气留于胃，胃热则消谷，谷消故善饥。"《类经》曰："阳邪留结肠胃，则消渴善饥，其病曰消。"《秘传证治要诀》言："三消久而小便不臭，反作甜气。"《古今录验》论述"渴而饮水多，小便数，有脂，似麸片甜者，是消渴也"，说明消渴证后期可因脾失健运，玄府开阖不利，饮食所化之精微不能正常输布，与津液一并外泄。《素问·奇病论》云："此肥美之所发也，此人必数食甘美而多肥也，肥者令人内热，甘者令人中满，故其气上溢，转为消渴。"《三消论》云："盖燥热太甚，而三焦肠胃之腠理，怫郁结滞、致密壅塞，而水液不能泄，浸润于外，荣养百骸，故肠胃之外，燥热太甚，虽复多饮于中，终不能浸润于外，故渴不止。小便多出者，为其多饮，不能渗泄于肠胃之外，故数溲也。""皆因乎饮食服饵失节，肠胃干涸而气液不得宣平。或耗乱精神，过违其度；或因大病，阴气损而血液衰虚，阳气悍而燥热郁甚。""有言胃与大肠热结而渴者……有因肥甘石药而渴者……虽五脏之部分不同，而病之所遇各异，其归燥热一也。""三消者，其燥热一也，但有微甚耳。""消渴之病者，本寒湿之阴气极衰，燥热之刚气太盛。"该病由饮食失节、情志失调、劳欲失度或他病传变等诸多原因所致，使玄府郁闭，气血灌注失常，津液不能外泄以荣养肌肤、四肢肌肉，燥热内结，后致阴虚，可见燥热是消渴发病之本，阴虚是致病之标。

饮食失宜、情志因素等致使心火亢盛，脾肾亏虚，机体阴阳失衡，这是燥热产生的根本原因。脾肾主司人体津液代谢，燥热内生，作用于胃肠三焦，致使玄府郁闭，人体气和津液的正常代谢通道受阻，产生"三消"症状。如津液吸收功能障碍，表现为口渴；津液输布障碍，表现为口渴、多饮、多尿等。玄府郁闭，开阖失度，气液流行受阻，脏腑失却灌溉荣养，功能失调，则肺失宣肃，不能敷布津液则口渴多饮；脾失转输，不能为胃行其津液，脾阴不足，胃热炽盛则多食易饥、消瘦；肾不主水，蒸腾气化不足，精微下泄，随小便排出，则尿多味甜，消瘦乏力而成消渴病。同时，玄府郁闭可导致各类消渴并发症。玄府郁闭，气液不通，病情迁延日久，病变则由气及血，由功能失调至脏腑损伤，又可产生多种并发症。脾玄府郁热，燥热内结，蕴毒成脓，则发为疮疖痈疽；玄府郁闭，脾不升清，或肺之玄府郁不得出，耗损气阴，可发为肺痿；脾不散精，肝体失濡，或肝气郁滞，肝之玄府郁闭不出，精血不能上奉耳目，则并发内障、雀目；脾肾玄府郁闭不出，脑窍髓海失养，脑内气液不行，痰瘀互阻，可致痴呆、中风偏瘫；传养心内，而心之玄府郁闭不出，酿痰生瘀，痰瘀互阻，则胸痹心痛；肾之玄府郁闭不得入，水液不循常道，泛滥肌肤，则出现水肿；五脏之精不得藏，可见尿浊、消瘦、色黑；内耗日久，皮、肉、筋、脉、骨失养，可致腐肉、伤筋、损脉、蚀骨，而成"脱疽"等。

现代医学认为，胰岛素抵抗是 2 型糖尿病的重要发病机制，其实质是各种因素影响了胰岛素介导的葡萄糖转运，其功能障碍点在于细胞膜上的载体蛋白，载体蛋白这个通道的"门户"功能丧失，细胞则不能正常利用葡萄糖，这种病理变化与刘完素所说的玄府郁闭极其类似。饮食不节、情志失常是血糖波动的重要诱因。玄府郁闭、气机逆乱、精不正化是血糖波动的发病基础。玄府郁闭，痰、湿、瘀互结致诸多并发症是血糖波动的最终后果。

玄府郁闭，气液代谢失调不仅贯穿于疾病过程的终始，而且闭郁程度决定着病情轻重缓急和预后转归。临证治疗糖尿病常根据疾病发展、演变和玄府郁闭状态进行分期，给予不同的治疗方法。病变早期，玄府郁闭较轻，气液代谢处于失代偿，病在气在津，病情较轻，预后良好；病变后期，玄府闭塞，气液运行受阻，气液代谢失调，病在气血经络，气血水互结为患，痰湿瘀等病理产物蓄积，蕴毒成脓则发为疮疖痈疽，阻滞经络，泛溢肌肤，出现多种严重并发症，病情复杂，可致残致死，转归预后较差。①糖尿病初期症见：多饮，多食，多尿，口干口苦，乏力，体质量增加，大便干，舌红苔黄，脉弦滑。胃热，则消谷善饥，故多食；壮火食气，故乏力；热盛伤津，则口干、多饮、便干。证候要素以热、燥、湿为主，三多症状明显，表现为实证、热证，热、燥、湿三者可单独致病，亦可相互组合，兼夹为患，临床以燥热证、湿热证为多，多见于糖尿病初期，胰岛功能分泌亢进或正常的患者。玄府郁闭较轻，气液代谢处于代偿状态，但尚能满足机体需要，若此时加以干预治疗，可延缓病情进入临床糖尿病期。治以清热利湿，开通玄府，布津润燥。临床常以白虎苍术汤合三黄泻心汤为基础方，多用清热利湿之品，以辛苦寒为主，佐以辛苦温，避免寒凉伤胃，以达到清热泻火、化湿醒脾、调畅气机、开通玄府、布津润燥的目的。②糖尿病中期症见：纳呆，口干渴，乏力，倦怠，自汗盗汗，体质量下降，心悸，失眠，舌红少津，脉细。脾主四肢，在体合肉，脾失健运，则四肢营养不足，出现倦怠、乏力、肌肉消瘦；气血生化无源，则出现心悸、失眠；脾喜燥恶湿，脾虚湿困，则运化水谷功能失常，出现纳呆。中期为进展期，三多症状多不明显，热、燥、湿既是病理产物，又是促使消渴病进一步发展的致病因素。"壮火食气"，燥热可伤阴耗液，致气阴不足；湿邪可困脾，湿为阴邪，湿盛损伤阳气，致脾肾阳虚。随着病程的进展，病变由初期的实证演变为中期的虚实夹杂证。中期胰岛功能已经减退，胰岛素分泌延迟。胰腺内玄府郁闭加重，气机升降出入道路不畅，即"气郁而生湿，湿滞而生热，热郁而生痰，痰滞而血不行，血不行而食不化"，由气郁而生痰郁、湿郁、热郁、血郁、火郁，病久六郁互结玄府，进一步加重病情。中期是糖尿病的重要转折期。若治疗及时常可恢复如初，若迁延日久，失治误治，常由气及血，由阴及阳，出现瘀血阻滞或阴阳两虚证。治宜健脾气，开玄府，布津液。临证时常在健脾化湿的基础上配合活血、养阴、清热、温阳等药物，寒温并用，健脾燥湿，开玄府，布津液。③糖尿病并发症期症见：乏力，懒言，口干，心悸，气短，夜尿频多，畏寒，肢冷，腰酸，腿软，或肢麻，或水肿，或视物模糊，舌有瘀斑，舌下静脉曲张，脉细涩等。此时燥热已不明显，正虚表现突出，或气虚，或阴虚，或阳虚。现代医学认为，长期而持续的高血糖和脂代谢紊乱可广泛地引起全身微血管、大血管、肌肉、胰岛 β 细胞等组织和功能方面的改变，引起一系列并发症的产生。久病伤气、久病入络，此期玄府闭阻，由一脏波及他脏，乃至全身组织器官、脏腑经络，成为多种并发症产生的病理基础。补气活血、通调脏腑，旨在行气活血，开通玄府，使气液畅行。以上3期方药均可随症加减。

在治疗方面，《证治准绳·消瘅》指出："诸消不宜用燥烈峻补之剂，惟当滋养。除消脾外，心肾二消，宜用黄芪六汤，或参芪汤吞八味丸，或玄菟丹，或小菟丝子丸，又用竹龙散皆可。又用六神饮亦治肾消。"而刘完素主张治疗该病不仅要"除肠胃燥热之甚"，而且应"使道路散而不结"，"气血利而不涩"，强调"以辛散结"，开通玄府，布散津液为治疗消渴病的基本方法。以辛味药开通郁结，调畅气机，气液得以宣通，使"脏腑、皮毛、肌肉、筋膜、骨髓、爪牙"得气液中精、气、血等精微物质濡养，恢复气液代谢平衡，维持其正常功能。刘完素治疗消渴病用方特点为：①辛味药配伍他药，辨证应用。刘完素治疗消渴病方药散见于《三消论》《素问病机气宜保命集·消渴论》《黄帝素问宣明论方·燥门》等，处方约16首，用药40多味，辛味药最多，占三分之一。"若以辛苦寒药，按法治之，使微者甚者皆得郁结开通，湿去燥除热散气和而愈，无不中其病而免加其害""盖辛热能发散开通郁结，苦能燥湿，寒能胜热，使气宣平而已"，诸药辛苦合用，疏通气机，开发玄府郁结，清热燥湿。糖尿病病机复杂，证候多变，辛味药应与其他性味药配伍应用，善用清热益气之品，通过清热以养阴，益气以生津，从而使热清津生而渴止，提高疗效。②方药组成常根据季节、病情等的变化而灵活加减。如对八味丸中桂附的用量提出要依时而变等。③以丸散剂为主。④本病病机虽力主燥热，但并非一味清热，如葛根丸、人参白术散等方中均有温热之品，而对肾消日久、阴阳俱虚者，又沿用张仲景治疗消渴之八味丸。可见刘完素于消渴之治，非常注重辨证论治。

开通玄府法是运用辛香走窜之品，借其辛宣通利之性，使郁闭的玄府开通、阻滞的气血津液通畅、各种病理产物得以清除、脏腑正常生理功能得以恢复的治疗方法。临床治疗常用以下几种具体方法。①清热润燥法：糖尿病早期以燥热为患，且根据火热形成的病机不同，应分别采取清胃泻火、消脂降火、解郁散火等治法。并结合临床症状，适当配伍健脾、润肺、活血、滋肾之品。②化痰祛湿法：糖尿病与痰湿关系密切，在糖尿病的发病过程中痰湿既是病理产物，又可作为病因。肥胖多痰的糖尿病患者应用芳香化湿之品，既可化痰除湿，又可防止凉润养阴之品的过分滋腻壅满。痰湿的形成不仅直接使阴液耗伤，也能因痰郁化火而损伤阴液，若痰湿日久则闭阻经络，使阴津失于输布，不能濡养机体而引发口渴。其治疗以养阴化湿、健脾化湿、燥湿祛痰、益气化痰、清化痰热为主。方以胃苓汤、猪苓汤、温胆汤、半夏白术天麻汤等加减为主。③活血化瘀法：糖尿病病因多为"阴虚燥热"，但与"血瘀"密切相关。瘀血与消渴的关系在《灵枢·五变》中就有论述，其云："血气逆留，髋皮充肌，血脉不行，转而为热，热则消肌肤，故为消瘅。"《血证论》中论述"瘀血在里则口渴，所以然者，血与气本不相离，内有瘀血，故气不得通，不能载水津上升，是以发渴，名曰血渴"。瘀血既是糖尿病发生发展过程中一个致病因素，又是一种病理产物。根据糖尿病夹瘀的特点，治疗上要重视活血化瘀，根据邪正盛衰、瘀血所在部位及兼夹之邪，灵活应用活血化瘀药物，常与益气、温阳、养阴、清热、理气等药同用，既加强活血化瘀功效，又能标本兼治，提高药物的整合效应。④温阳法：糖尿病患者中阳虚证候者，多为脾肾阳虚，在治疗上应温补脾肾之阳气，同时加以滋阴，才能让机体达到阴阳平衡的状态。临床补脾阳可选用四君子汤、理中丸之属，温肾阳可选用肾气丸、四逆汤之辈，另可加黄芪、白术、党参等益气之品。诸药合用，共奏助阳益气之功，待阳气恢复，阴津得生，烦渴可除。⑤调气法："气机紊乱"是导致消渴病的基本病机，阴虚燥热是气机紊乱所导致的结果。长期的情志失调而致气机郁结化火，火热炽盛，损及肺胃阴津，治疗应在使用药物的基础上，重视七情辨证，调畅气机。还可加以辅助治疗。①控制饮食：孙思邈在《备急千金要方》记载消渴病所慎有三，"一饮酒、二房事、三咸食及面"且强调"能慎此者，虽不服药而自可无他，不知此者，纵有金丹亦不可救"，历代医家在长期的医疗实践中也总结出了不少药膳验方。②适当运动：糖尿病患者应进行适当运动以改善身体状况，但要注意运动的方式和强度，需要在医生指导下循序渐进。运动的方式可选择太极拳、健身操、散步、快速行走、游泳等，其中具有自然、轻松、柔和、舒展等特点的太极拳，最适合糖尿病患者进行锻炼。

2. 糖尿病足

糖尿病足作为糖尿病的一种严重并发症，是糖尿病患者由于长期对血糖控制不良等原因，导致下肢血管、神经病变的总称，具有很高的致残性和致死性。其发病与外感邪毒、宣彻不畅息息相关，渐致气机郁闭、脉络涩滞、机体失养、神气衰微，这与玄府失和、气津宣通不畅、神机失常的病机特点相似。

糖尿病足属于中医消渴病之兼证"脱疽"范畴。《诸病源候论》记载，消渴病有八候，其中包括"痈疽"。《备急千金要方》中也记载有"消渴之人，愈与未愈，常思虑有大痈，何者？消渴之人必于大骨节间发生痈疽而卒，所以戒亡在大痈也"。《太平圣惠方》认为痈疽多是由于血气留滞于经络之中，不能正常运行，血气壅涩日久，蕴久而成脓痈。

糖尿病足患者由于其神经病变，引起神经营养障碍和缺血性神经炎，出现肢体麻木等症状。《诸病源候论》则解释痈疽的机理为"以其内热，小便利故也……小便利，则津液竭，津液竭，则经络涩，经络涩，则荣卫不行，荣卫不行，则热气留滞，故成痈疽脓"。《外科正宗》云："夫脱疽者，外腐而内坏也。此因平昔浓味膏粱熏蒸脏腑，丹石补药消烁肾水，房劳过度，气竭精伤……未疮先渴，喜冷无度，昏睡舌干，小便频数……肉黑皮焦，痛如刀剜，毒传好指者逆。"血瘀阻络是其发生发展的重要病理基础。消渴病日久，脉道闭塞，四肢的玄府郁闭，开阖不利，气机无以畅达，卫气失其正常卫外功能，故见肢体肌肤发冷。四肢玄府郁闭不通，气液流通受阻，故肌肤少汗或无汗。气血渗灌功能失常，若渗灌不足，肢体血流缓慢甚则瘀阻而失却灌溉荣养，出现肢体麻木不仁；若渗灌太过，短时间内可出现血流加快，出现局部充血征象，引起血液瘀滞，血瘀日久化热，耗气伤阴，甚则成瘀热之毒。玄府瘀滞，脉络阻塞，肌肤麻木不仁，外邪乘虚入侵，湿热毒邪互结，则进一步加重玄府闭塞，病情复杂。

3. 糖尿病胃轻瘫

糖尿病胃轻瘫主要是由消化系统自主神经病变导致的胃动力下降、胃排空延迟的糖尿病并发症，以呃逆、吞咽困难、胃脘部饱胀、便秘、腹泻为主要临床表现，发作日久易导致患者消化吸收障碍，影响血糖控制并加重糖尿病病程。

糖尿病胃轻瘫可归为中医"痞满""纳呆""胃缓""呕吐"等范畴。脾玄府郁闭、精微不得布散这个病机贯穿于消渴疾病的全程。消渴发病，胃强脾弱，脾胃运化失司，气机调节不畅，饮食水谷入于脾胃而无法精微得升，浊阴为降，离经之精便是浊，导致脾胃之玄府被浊邪壅堵，缺乏精微物质濡养，日久则失养失润，玄府因虚而滞甚至衰竭萎闭。玄府为脾胃最小的结构组成，玄府衰而脾胃枯，有气无力地推动水谷运化，脾不升清，胃不降浊，从而胃肠动力不足，胃排空时间延长。若消渴之阴虚火旺、湿热下注、实热旺盛造成津液运行不畅或血流缓慢，都易形成拥堵之邪毒。津凝为痰，液稠为脂，精浊为膏，妨碍脾胃玄府畅通则加重玄府壅塞。今胃纳过多、壅滞中焦不得宣散，脾输不利留置脉络化生痰瘀，精微久蓄体内逐渐变生浊邪，浊邪日积月累拥堵玄府，使得瘀堵之邪毒无处发散，故自觉胃脘部胀满不舒，且痰脂膏浊胶着凝固不易消除，脾胃犹如一谷仓，痰脂膏浊一味累积只可上逆于口咽，吐可缓之。由于痰脂膏浊的瘀滞，脾胃玄府只闭不开，而玄府之为病本就以气机不畅为先导。痰脂膏浊本就黏腻胶着，加之玄府火邪蒸浊，其津液则枯无法传至大肠，便秘则成；而当玄府失于濡养，日久虚萎则大门无力关闭，只能打开，清浊不分，任由痰脂膏浊自行混杂倾泻而下则成泄泻；还可由于玄府敞开不闭，风邪内袭直中脾胃而致泄泻。由于脾胃玄府开阖失度，玄府外邪毒、内精微自由内外进出，机体内环境失去保护，且由此及彼累及肠道之玄府开阖，精微物质不能濡养机体四肢百骸，外邪可以在肠道玄府内自由侵袭扩散，内外环境也会因此而改变，故糖尿病胃轻瘫患者表现为时而便秘时而腹泻。

糖尿病胃轻瘫的发病系因脾胃玄府闭塞，导致精气血津液无法发挥正常的生理功能，精微物质不能滋润濡养玄府孔窍，所以糖尿病胃轻瘫基本治疗原则为开通脾胃玄府，"疏其血气，令其条达，而致和平"。痰脂膏浊厚重堵塞玄府者，不易消散，需加风药以治之；水湿黏腻重浊者加用淡渗利湿之品；玄府虚衰严重者合用升阳举陷之方。

4. 水肿

水肿是水液在体内的异常停聚。水液的停聚当责之气化不及或气化不利。饮食、劳倦、外邪直中、情志失调易先伤及脾胃阳气导致中焦虚寒，水液失运而停滞，肾失脾养而致水液气化不及，停聚而成水肿。另水道不畅，经脉不通，脾失健运，膀胱气化不利导致水液运化受阻停聚于体内，中焦脾胃为气血生化之源，脾失健运，气血乏源，气机不能正常推动血和津液的运行，化生瘀血、痰浊、水湿阻碍水道通畅，痰浊与水湿同源而生于脾。脾脏失以运化，酿湿生痰，水湿内蕴而化热，湿与热合，胶着难分，碍脾于中，脾失健运更甚，水湿停聚。瘀血阻络，血脉不利亦可化为水，导致水肿。

水肿的治疗当以活血、除湿、化痰、清热等为治法以祛邪外出，更需顾及玄府的畅达，当通玄府、调升降以宣上畅中渗下。三焦为水路运化的宏观通路，而玄府是其微观构成基础。"治上焦如羽非轻不举，治中焦如衡非平不安，治下焦如权非重不沉"，上焦宜宣发，中焦宜畅运，下焦宜渗利。脾主运化水液，将气化之精运化上输至肺，肺脏宣发布散水精，濡润皮肤，由玄府气化成汗液而出，其中玄府的开阖有度在于营卫的调和。同时脾运化水液还体现在将气化之浊下送至肾以排泄。在上焦之水湿宜宣发布散；在中焦之水湿宜运化；在下焦之水湿宜渗利。无论以汗法亦或是下法祛邪外出，皆要调节气机的升降。①汗法：外邪客于表，卫阳郁，玄府闭，汗不出，水液停，当鼓动脾阳以开鬼门，如可用发汗解表之麻黄汤；若因外邪犯表，适逢正气虚弱，两感相得而致营卫失和，玄府开阖失司，在表之水不化。营卫皆主要由中焦脾胃运化水谷精微输送至肺，在肺脏宣发布散的作用下环周于表，故可用防己黄芪汤健脾利水，鼓升脾阳，调节气机升降以调和营卫，恢复气化之常。②下法：阳虚者，多脾阳先虚，而后累及肾阳，故而当配合温阳健脾，利水消肿，方如真武汤；湿热导致小便不利，首当健脾利湿，恢复气机升降之职，湿去则热无所依不能独留，方如四妙丸；痰浊、水湿为无形之水，水肿为有形之水，两者相互影响或转化，当健脾祛湿化痰以祛邪，调节气机升降，升清降浊，痰湿得化，方如二陈汤、苓桂术甘汤。

5. 复发性阿弗他溃疡

复发性阿弗他溃疡属于发病率最高的口腔黏膜疾病，临床表现以口腔黏膜局限性溃疡或舌体表面糜烂疼痛为主证，现代医学认为本病是一种主要与细胞免疫相关的疾病，多与遗传、微循环损伤、微量元素缺乏、内分泌失调等因素有关，因此本病通常以对症治疗为主，减轻疼痛、促进溃疡愈合、延长复发间歇期是其治疗的基本原则。复发性阿弗他溃疡在中医属"口疮""口糜"等范畴，病机实质为"本虚标实，正虚邪恋"，基本病机为"脾虚夹湿，玄府闭郁"，病位以"脾"为核心。若饮食不节，如贪凉饮冷、过食肥甘厚味、嗜食烟酒辛辣燥热之品，致脾土内伤，中州转输不利，清气不升，热郁中焦，湿邪胶附，浊毒上攻，蒙蔽玄府，则发为口疮；或久居湿闷污秽之地，霾浊外侵皮肤孔窍，则内外腠理堵塞，而病情益笃。

治疗该病应采用"化湿健脾，宣通玄府"法，化湿以醒脾，脾运推动湿化，湿祛则玄府通，玄府通则病祛。

四、肺玄府

肺玄府为人体清气升降出入的门户，主气司呼吸，朝百脉主制血，贵在通利。肺玄府若通畅，则人体的气血、津液灌注正常，脏腑、经络运行无碍。王永炎院士以2003年全国流行的 SARS 病为例，认为其在各种致病因素的作用下，肺玄府郁闭，则气不布津，津聚为湿，湿蕴为痰，气不行则血不畅，留而为瘀，毒湿痰瘀闭肺，损伤肺体。肺气郁闭在整个 SARS 病理过程中起着关键作用。由此可见，开通肺之玄府郁闭，畅达气血津液运行的治法，为肺病的治疗开拓了新的思路。

《轩岐救正论》云："肺痿吐涎沫而不咳……上焦热则冤郁而肺之玄府燥涩。"《推求师意》云："上焦热则怫郁，而肺之玄府燥涩，气不利则咳，津不布则渴。"《内经药瀹》云："吴昆曰毛属肺气，脉属心血，毛脉合其精，则行气于玄府，是为卫气。玄府，腠理也。"

（一）肺玄府的现代研究

1. 肺玄府与气血屏障

肺气血屏障（又称肺泡毛细血管屏障）由肺泡表面液体层、I 型肺泡细胞与基膜、薄层结缔组织、毛细血管基膜与内皮等组成，是肺泡与肺毛细血管紧密相连的组织结构，是肺泡与毛细血管进行气体交换的场所。肺气血屏障的结构细微，广泛分布于肺组织中，气血屏障的结构、分布与玄府相似，并且在气血互渗的认识上相吻合。玄府开阖正常，气体可通过气血屏障完成互换以为机体供氧并带出毛细血管中的代谢废物，而且正常的玄府开阖还能阻挡有害物质进入体液循环，阻止毛细血管内液体透过气血屏障进入肺泡而发生病变。肺脏受外界致病因素损伤易产生炎症，肺泡瀑布式的释放出系列炎症因子，细胞间连接受损，血管内皮细胞通透性增加，肺气血屏障骨架受到破坏，气血屏障通透性增加，玄府开阖太过，毛细血管内液体渗入肺泡腔而导致肺部水肿，且炎症因子通过开放的气血屏障进入毛细血管，导致一系列级联反应，炎症产物阻塞气血屏障，玄府闭塞不用，气体互换受阻。

2. 肺玄府与络脉

络脉首见于《内经》，《灵枢·脉度》云："经脉为里，支而横者为络。"指出络脉是由经脉别出逐渐细分并最终形成内及脏腑筋骨百骸、外达官窍肤腠而遍及机体内外的网络。经脉是机体运行气血的通道，可分为行气之经络与行血之脉络，因此络脉亦可分为行气之气络与行血之血络。肺系通气之细小肺泡及行血之毛细血管与气络及血络"通路"的特性相似。

肺玄府是络脉网状通络的构成基础，遍及肺系，玄府—络脉微观结构协同完善肺系，肺泡、毛细血管进行气体互换时的途径是肺泡—气血屏障—毛细血管，与气络—

玄府—血络进行气血互渗内容相似。肺络中运行着精、气、血、津、液，其生理状态当是充盈满溢，出入自由，因此肺络主要生理功能当为渗灌气血津液、平调营卫气血。肺主气、朝百脉，肺络中气血充盈，在内可通过气血互渗以营养机体，在外则可渗灌津气以滋养皮毛。肺脏中肺泡及毛细血管中充满了机体代谢所需之气血，气络中氧气进入血络毛细血管以供机体代谢所用，毛细血管中代谢的废气通过肺泡排泄以维持机体平衡。肺玄府与络脉在功能上相互补充，肺之气络与血络相伴而行，气血可分而不可离，通过肺玄府调节气络与血络中气血间有序地转化与协调运输，而肺络气血渗灌又滋养玄府，确保了玄府的开阖有度，肺脏气血屏障保证了肺泡与肺毛细血管的分离与联系，通过气体交换与过滤确保了机体气血的正常代谢。因此，肺脏通过肺泡（气络）—气血屏障（玄府）—毛细血管（血络）的正常功能维系着机体气血的正常运转与渗灌。

由于肺玄府与络脉间的紧密联系，调节玄府开阖及通利络脉是治疗玄府—络脉病变的基本原则。根据肺玄府的结构与病变特点，治疗以恢复玄府开阖功能为主要目的，调节肺气血屏障功能，玄府开通则郁结之肺气得以宣通，闭阻之肺气得以重新互换。临床用药时，应在固护肺中气血药物的基础上配以辛药开玄，辛散解表、通达气血以调节玄府、通利肺络。结合肺之宣降特点，在调节肺玄府时当注重"透"法的运用，玄府开阖失司，表证明显，当宣透以调玄；玄府闭阻，气血郁而化热，当以清透以调玄；玄府闭阻，气机升降出入失常，当以通透以调节玄府开阖。络脉受损，气液亏少，玄府代偿性开阖太过，或玄府不得滋养，生理性闭阖功能失调，治疗上应充养络脉达到调节玄府开阖目的。肺部疾病采用透法配以益气养阴治疗可有效抑制肺泡炎性因子释放以减轻肺部炎症反应。根据肺玄府的结构与病变特点，治疗以恢复玄府开阖功能为主要目的，调节肺气血屏障功能，玄府开通则郁结之肺气得以宣通，闭阻之肺气得以重新互换。

（二）肺玄府在肺系疾病治疗中的应用

肺系疾病总论

肺玄府为病，多因外感（风、寒、湿、燥、热）、内伤引起。气滞、血瘀、津停、痰凝等导致肺玄府郁闭不通，久病体虚则致肺玄府空虚，肺的生理功能受到影响，则出现相应的肺系疾病。

病邪侵犯人体，首先病及肺卫，进而影响肺气的宣发和肃降，以及全身津液代谢。病邪外犯，肺气失宣，玄府闭阻，病位由表及里，津气病理改变由壅滞到虚损，由气分逐渐波及血分，病理性质以实证为主；毒邪内生，气血津液代谢失调，内犯于肺，肺失宣降，病位由局部到全身，病理改变由津气停滞发展为津气亏损，进而脏腑实质受损，由功能障碍发展为器质病变，病理性质以虚实夹杂为主。总之，肺系疾病以病邪壅滞玄府、气液宣降失常为其基本病理。主要表现为咳喘有痰、呼吸不利、红肿热痛等。外邪侵犯，肺气失宣或失降，玄府闭阖，则出现胸闷鼻塞、恶寒发热、喘息气促等症状。肺朝百脉不利，脏气亏虚，血气来源不足，推动血行无力而成痹阻之证，可见咳嗽、气短、面色苍白、形体瘦削、神疲、头晕等症状。肺主治节功能失利，血液运行不畅，津液代谢失常则致玄府瘀阻，可见咳嗽、胸痛、咯吐腥臭脓痰、鼻干口燥、潮热盗汗等症状。玄府不通，精气失布，肺精不足，则见呼吸障碍、皮肤干燥。玄府阻塞，精气血津液亏虚，则会出现悲伤过度、呼吸气短、肺气不足、对外来刺激的耐受能力下降等症状。

1.感染后咳嗽

感染后咳嗽是指当呼吸道感染的急性期症状消失后，而咳嗽仍迁延不愈的一种独立性疾病。该病患者上呼吸道感染经治疗以后，恶寒发热、鼻塞流涕、头身疼痛等外感症状消失，但仍以刺激性干咳、咽痒、无痰或少量白黏痰为主要临床表现。西医治疗以中枢性镇咳药、抗生素、抗组胺 H1 受体拮抗剂为主。感染后咳嗽的主要病机在于感冒后风邪袭于肺脏，损伤肺气，或体质素虚之人外感，造成肺气虚损加重，甚则肺虚及肾，正虚无力抗邪而致久咳不愈。感染后咳嗽具有久病、瘀血等临床特点，主要是玄府功能失调导致的。气虚玄阻型症见咳嗽少痰，急咳或干咳少痰、阵咳、顿咳，可突发突止，咳声急迫，常见痉挛性咳嗽或因异味、冷空气刺激而加重，气短，乏力，舌质淡紫，脉细涩，方选止嗽散加减。风袭玄府型症见咳嗽，咳痰稀薄色白，流清涕，苔薄白，脉浮紧，为风寒袭肺络阻，方选三拗汤加减。风热阻于肺玄府症见咳嗽，声重，咳声嘶哑，咳痰黄或黏稠，咯吐不爽，或咽痛，口干，舌光边红，脉浮数，方选桑菊饮加减。风燥阻于肺玄府症见干咳无痰或少痰，咯痰不爽，或痰中带血丝，鼻咽干燥，口渴少津，舌质少津，舌苔薄白，脉浮，方选桑杏汤加减。

2. 哮喘

哮喘是临床常见的难治性疾病，又称哮证，以呼吸困难，喉间哮鸣，发作有时，甚则喘息不得平卧为主证，是内科常见的肺部过敏性疾病，多为迁延数年之旧疾，虽四季均发，但秋冬多而春夏略少。其病因病机的主流认识是：由于宿痰伏肺，遇外邪、饮食、情志、劳欲等诱因引触，导致痰阻气道，气道挛急，肺失肃降，肺气上逆而发病。从玄府理论角度解读，可从玄府气郁、玄府水瘀、玄府血瘀、玄府亏虚四个方面来阐述哮喘与玄府的相关性。①玄府气郁：风寒邪气侵袭人体肌表，不能及时表散，玄府闭塞，邪气内闭，进而侵入肺脏，致肺之宣降失司，上逆发为哮喘。若平素嗜食肥甘厚味，致脾胃之玄府郁滞，运化失司，痰热内生，进而肺气不利，肺玄府郁闭而喘。营行脉中，卫行脉外，玄府郁滞，开阖不利，气之出入不畅，气郁于肺，肺失宣降而喘。②玄府水瘀：就肺而言，玄府既可司呼吸以吐故纳新，又可行津液以通调水道。邪气入里，玄府密闭，津液运行受阻而生痰饮，痰饮停于肺，致肺气宣降失常，肺气上逆，与停于肺部的痰饮相搏，发为哮病。玄府阻滞，津液不行，气机郁滞，津液瘀滞，导致水淫玄府，或饮停玄府，或痰阻玄府，痰浊水饮与气相搏而喘。③玄府血瘀：若因跌扑损伤、气不运血等原因造成瘀血阻于胁下，脉络瘀阻，玄府阻滞不通，使得肺气不畅，肺气不得肃降，上逆发为哮喘。瘀血阻滞玄府，脉络不通是哮喘的病机。④玄府亏虚：肺、脾、肾及三焦玄府功能失常，均可聚湿、生痰而成有形之邪，成为哮喘发病的内在因素。若脾胃玄府空虚，气血化生无源，上焦少气，肺玄府空虚，气机出入不利，肺气不足，可见哮喘。气血亏虚，玄府失养，开阖失司亦可致哮喘。肾玄府空虚，肾脏虚寒，摄纳无权，致气机上逆，发为哮喘。肺之玄府空虚，一方面易受外邪侵扰，致肺之气机逆乱，另一方面玄府空虚，因虚而滞，不能布散津液，聚而成痰，痰气搏结以致哮喘。

基于玄府"以通为贵，以开为顺"的理论指导，余认为哮喘治则的核心在于"通玄府，祛邪气，扶正气"。通玄补虚、通玄祛风、通玄祛痰、通玄祛瘀为其治疗大法，以期更好地指导临床。无论是急性发作期还是哮喘缓解期，患者多有玄府亏虚，卫外不固之证。若肺脾气虚，玄府开之太过，卫外不固；脾为肺之母，脾胃玄府亏虚，气血生化乏源，无以奉上，上焦少气致哮。肾玄府亏虚，温煦不足，无以充养卫气，卫外不固，通过通玄补虚可使肾玄府通利，阳气恢复，气血生化有源，上奉于肺，则喘咳消。在哮喘的发病中，哮喘的急性发作期多与风邪袭肺、肺脏玄府郁闭相关，故此类玄府郁闭证，重在以辛散通透之品开通气血运行。痰浊水饮停滞于肺玄府，玄府闭塞，升降不利，气痰搏于喉间。哮喘患者发作时或未发作时，始终存在痰邪，因此通玄祛痰治法应用于哮喘病治疗时贯穿全过程，予温药化饮祛痰，方中酌予利肺气佐之更佳。哮喘后期多有瘀血内生，脉络瘀阻，玄府阻滞不通，邪无去路，痰瘀难消，缠绵难愈，加之病邪久居玄府，因此，临床应注重用活血化瘀药开玄府之郁滞。

附：儿童支气管哮喘

儿童支气管哮喘是小儿时期的肺系常见病、多发病，以发作性的哮鸣气促、呼气延长，甚至张口抬肩、不能平卧为特征，常反复发作，可影响患儿的生长发育。中医学将其归属于"哮证"范畴，"夙痰伏肺"是支气管哮喘的基本病机，与肺、脾、肾三脏不足有关，瘀血内伏是其又一重要病理因素。痰湿瘀血皆为机体脏腑功能失调、气血津液代谢失常而产生的病理产物。儿童哮喘发病在内应有"阳气亏虚"的病理基础。从微观而言，儿童哮喘急性发作期因外邪诱发，内外相合，形成"玄府闭郁，气壅痰阻"的局面，"麻、桂、辛"等辛温发散之品尤善"启玄通闭"也；缓解期以肺、脾、肾三脏功能下降为主，因虚形成气郁玄府的病机变化，治疗上除了运用补虚之品外，还应加入开通玄府的药物；哮喘反复发作，病理产物积聚，痰湿瘀血杂糅，此时应特别重视活血药的应用，尤其应充分发挥虫类药"宣通气液"的功用。

3. 肺结节病

肺结节病是一种原因不明的自身免疫性疾病，常累及全身多器官，最常见于肺门、纵隔淋巴结及肺实质。肺结节起病缓慢，早期不易被发现，且常累及多个器官，常以咳嗽、咳痰、活动后气短、胸痛等非特异性体征为主。其病理特点为非干酪样坏死性上皮细胞肉芽肿，后期可发展为肺间质纤维化。对于明确诊断的肺结节病，常用糖皮质激素或者免疫抑制剂治疗。中医认为本病应属于"咳嗽""癥瘕""积聚""痰核"等范畴。其基本病机为气、血、痰、瘀闭阻肺络，使气机不畅，络脉郁闭。本病病位在肺，涉及脾肾。"肺玄府"郁闭是肺结节病产生的基本病机。肺玄府闭塞，络脉僵紧，气血津液凝聚成邪是肺结节产生的重要病机。肺之玄府郁闭，其宣发肃降功能受阻，必将影响清气、谷气、宗气的升降出入，使气机不畅，常生积聚；气滞则水停，易生痰湿水饮，甚则形成痰核；"肺朝百脉"，肺之玄府闭塞，不能助心行血，以致络脉无以滋养而紧缩，气血运行通道狭窄而紧张，必然导致气血运行不畅，易生癥瘕。玄府的闭塞，以致升降出入的异常，可使阴阳失衡，气血津液代谢紊乱，肺结节病由此可生。

总之，肺结节病由外邪侵袭、七情内伤、劳逸失度、饮食不节所致的痰湿内蕴、瘀血内阻、气机郁闭，引起肺玄府的升降出入失调、气血运行不畅，因此开通玄府是治病的关键，灵活运用解表药开通玄府需贯彻治病的始终。

4.慢性阻塞性肺疾病

慢性阻塞性肺疾病，是一种以持续气流受限为特征的可预防和可治疗的疾病，其气流受限多呈进行性发展，与气道和肺组织对香烟烟雾等有害气体或有害颗粒的异常慢性炎症反应有关。西医治疗大多以抗感染、吸氧、止咳化痰、平喘为主。急性加重期可见咳嗽咳痰较前加重，呼吸困难，痰量更多或有黄痰等。可调节肺的宣发肃降功能，通畅玄府，使津液营血流行通达，气机出入升降有序，达到启毛窍、流气血、和营卫、调升降、开壅闭、畅经络、行六腑等治疗效应，从而达到治愈疾病的效果。

5.肺癌术后感染

肺癌是起源于肺部支气管黏膜或腺体的恶性肿瘤，是最常见的恶性肿瘤之一，其发病率和致死率常年居于我国恶性肿瘤首位。中医学的"肺积""息贲"等与肺癌相类似。《难经·五十六难》云："肺之积名曰息贲，在右胁下，覆大如杯。久不已，令人洒淅寒热，喘咳，发肺壅。"《素问·玉机真脏论》云："大骨枯槁，大肉陷下，胸中气满，喘息不便，内痛引肩项，身热，脱肉破䐃，真脏见，十月之内死。"其描述了与肺癌晚期相似的症状。在病因病机上，癌病的主要病位与肝、脾、肾关系最为密切，因此肺癌病位虽在肺，但日久可累及肝、脾、肾。其基本病机与人体自身正气亏虚，肺气宣发肃降功能失调有关，以致气滞血瘀，痰结毒聚，日久成积形成肺部肿块。

目前手术切除被公认为是治疗肺癌最有效的方法之一，但其术后并发症以肺部感染最为常见。肺癌术后感染的病人多有咳嗽、咯痰（痰中带血）、发热、出汗、胸闷痛、睡眠饮食不佳等临床表现。其总的病机多属外邪客体，肺、肝、脾、肾均虚，以肺、肾为主，而其本质为三焦不通、肾水不足、玄府闭塞。肺癌术后患者肺气血屏障受损，致经气不行、络血不畅，肺玄府郁闭，则经络壅塞，气滞血瘀，津液不布，痰浊内阻，症见咳嗽、咯痰、胸痛等，甚则血不行经，出现痰中带血咯血。加之"上焦不通利，则皮肤致密，腠理闭塞，玄府不通，卫气不得泄越，故外热"。综上所述，肺癌术后感染的治疗关键在于"通三焦、补肾水、开玄府"。

6. 肺间质病

肺间质病的发病与外感邪毒，宣彻不畅相关，渐致气机郁闭，痰瘀交阻，宗气亏虚，神气衰微。这与玄府失和，气液宣通不畅，神机转输失常的病机特点相似。肺间质病患者多素体禀赋薄弱，加之忧愁思虑、辛热酒毒等内伤因素，导致肺气先伤。《周氏医学丛书·幼科要略》云："肺位最高，邪必先伤。"故外邪易扰，邪气留着，宣彻不畅，导致肺中玄府闭塞，气机郁闭，阻碍邪毒外透，邪气乃得以留着为患，渐而伏聚，伺机损正折气，继而气血津液布化失常，津停为痰，血滞为瘀，痰瘀痹阻玄府。复有寒凉冰遏、补益壅塞等饮食、医源性因素，加重肺中玄府之闭塞，形成愈壅愈闭，愈闭愈壅，相因为病的恶性循环，与中医学肺痹的病机特点相契合。后期病情迁延反复，诸邪蓄积，酝酿蒸变，日深益盛，导致虚气留滞，气运不及，推动无力，津血亏耗，渗灌不能，行迟留滞，正气虚馁肺中，玄府衰萎自闭。因此，疾病早期以肺玄府郁闭不通，邪实为主；后期以肺之玄府痿闭不用，正虚偏重为主。

肺间质病患者因邪毒宣彻不畅，留着体内，导致肺玄府闭塞，既加重气机壅滞，使津血停蓄之处凝聚而成痰成瘀，痰瘀热毒胶结为患，又可使津血隔绝之处失去滋养而化燥化风。故患者多表现为干咳少痰，喘憋气促，气短，呼吸困难。玄府郁闭，以辛散之，宣通气液。辛味药气香行散，则"令郁结开通，气液宣行"，可恢复玄府畅达气机、流转津液的功能。因肺间质病患者多高龄，增龄致衰，积年致损，元气亏虚。后期病情迁延，胸中宗气不足，肺气虚馁，宣降失职，进一步使气失宣通，痰阻血瘀，津液不布，导致肺之玄府痿闭不用。患者多神疲倦怠，面色晦暗，呼吸表浅，气短不足以吸。玄府痿闭不用加剧留滞之邪毒蕴结为患，常因感邪而出现正气虚馁，故通补兼施，以补助通。运用辛香走窜之虫类药，散痼结，起沉疴。同时注重扶正健脾，斡旋中焦，以补助通。

7. 干燥综合征相关性间质性肺疾病

干燥综合征是一种累及全身外分泌腺的常见难治性自身免疫性疾病，尤以唾液腺和泪腺为主要损伤对象。除引发口干少津、眼干无泪等症状，尚可侵犯腺体外其他器官而造成多系统损害。超过30%患者会累及呼吸系统，进而导致肺间质纤维化，此时称为干燥综合征相关性间质性肺疾病。干咳、乏力、进行性呼吸困难为其主要临床症状，往往可发展为弥漫性纤维化、蜂窝肺，最终呼吸衰竭。在临床中，该病主要给予糖皮质激素、免疫抑制剂及细胞毒类药物对症治疗，但往往不能控制疾病的进展。干燥综合征相关性间质性肺疾病属中医"燥痹""皮痹""肺痿"范畴。干燥综合征相关性间质性肺疾病作为一种症状复杂、多系统损害的疑难病，其病机为虚实夹杂。干燥综合征相关性间质性肺疾病各期气郁、津乏、痰阻、血瘀的病机与玄府异常密切相关。从临床角度看，刘完素在《素问玄机原病式》中阐述了玄府闭塞所致的症状，其云："若目无所见、耳无所闻、鼻不闻臭、舌不知味、筋痿骨痹、齿腐、毛发堕落、皮肤不仁，肠不能渗泄者，悉由热气怫郁，玄府闭密而致，气液、血脉、营卫、精神，不能升降出入故也。"这与干燥综合征相关性间质性肺疾病角膜溃疡、口干、鼻干、猖獗龋齿、大便干结等症状高度吻合。

①初始期（气失宣散）：《局方发挥》云："（干燥综合征相关性间质性肺疾病）或因些少饮食不谨，或外冒风雨，或内感七情，或食味过厚……以致津液不行。"凡外感内伤均可致病。其初始表现主要为局部症状，如手指指腹缺乏弹性、雷诺现象、前胸隐痛、微有咳嗽、角膜干燥等。此时邪气初入，玄府初闭，肢末气血尚可流注。然猝遇外寒，玄府闭郁转甚，则气血津液不得经玄府出入，不得经脉渗灌，故见苍白、紫绀、潮红三相反应之雷诺现象。皮毛属肺，外气闭则内气闭，肌表腠理玄府闭阻则肺气宣降不利，表现为轻度干咳，前胸隐痛，概因气机失调所致。气机不畅亦致精气上注不足，眼目即觉干涩。

②进展期（津液不布）：此时患者黏膜、外分泌腺受累，皮肤干燥变硬、开裂瘙痒。玄府闭郁，则气不通、液不至，故皮肤干燥肿硬。津血不足，内风盛则皮肤燥痒。

③晚期（痰阻血瘀）：此期玄府郁闭已久，怫郁邪热炼津成痰、炼血为瘀，阻塞玄府，停滞经络。痰瘀阻滞于四肢则见关节肿胀、疼痛、积液；阻滞于血脉则营血不行、流溢于脉外。津血本为同源，燥邪伤津易致阴血亏耗、血脉干涩，且瘀血阻滞、新血难生，致使患者营血亏虚，症见头晕乏力、恶性贫血，妇女甚者闭经。《轩歧救正论》云："肺痿吐涎沫而不咳，此为……上焦热则思郁而肺之玄府燥涩。"气血失常由于玄府闭塞，又为肺叶痿弱之滥觞。CT可见肺间质纤维化进一步加重，无效通气腔增加，胶原、弹性纤维沉积，实变影、囊状影由肺底逐渐蔓延至中上肺。这一由肺痹转

为肺痿的过程，始动因素与加重诱因正是"痰夹瘀血，遂成窠囊"。

④极期（神无所用）：患者大虚大实，脾胃虚衰，已无力游溢水谷之精气，故神失所恃，近半数患者有神经衰弱。而"五脏之伤，穷必及肾"，患者往往伴有肾小管性酸中毒等衰竭表现，四肢小关节可见骨质疏松、牙齿可片状脱落，仅剩残根。与临床所见肺性脑病、多器官衰竭有密切关系。

综上所述，该病在临床治疗时应重视宣散、固本、化浊，立足于三法以开玄通络。

8.特发性肺间质纤维化

特发性肺间质纤维化是一种特殊形式的发生于成人的、慢性、进行性肺部间质性疾病，其主要病理表现为成纤维细胞灶的出现导致大量细胞外基质沉积，胶原积聚，肺泡结构破坏，最终导致正常肺组织结构的破坏，是一种慢性、进行性、不可逆转也是最常见的一种致命性肺疾病。临床表现为进行性呼吸困难并伴有刺激性干咳，肺功能测试为限制性通气和弥散功能障碍，病情一般持续恶化，最终因呼吸衰竭而死亡。中医根据其发病特点及临床表现，将其归于"肺痹""肺痿"的范畴，二者是同一疾病的不同阶段。常见主诉为反复发作或依次出现的咳、喘、吐涎沫，逐渐发展为胸闷、气短、呼吸困难。其病位在肺，是一个本虚标实、虚实夹杂证，肺脾肾气阴两虚是关键，实则以痰、瘀为多见。

从玄府理论来看，特发性肺间质纤维化是由于各种肺系疾病长期迁延不愈导致肺之玄府郁闭阻塞，肺功能失职，进而导致人体气液流通、血气渗灌和神机运转障碍。玄府开通则郁结之肺气得以宣通，闭阻之肺气得以重新互换，肺之气血屏障得以恢复。风药和虫药也具有开通玄府的功效，风药不仅能发散宣透郁闭的肺玄府，还可开窍全身上下内外之郁闭玄府，使得全身气血津液流畅运行，气机升降出入无碍。同时，运用虫药可升降出入走行于郁闭阻塞的肺玄府，使得所行之处肺痹得以宣通，气血得以灌注正常，全身气机得以出入升降有序。

9.放射性肺纤维化

放射性肺纤维化是由于对胸部肿瘤如乳腺癌、食管癌、肺癌和其他恶性肿瘤，进行放射治疗后，在放射野内的正常肺组织发生放射性损害，形成了广泛的肺纤维化。放射性肺纤维化发病机制包括细胞因子学说、肺泡Ⅱ型上皮细胞损伤、血管内皮细胞受损以及自由基、基因学说等。射线可导致代谢中自由基大量产生，从而启动一系列级联反应，放射野区以渗出性炎症起病，肺成纤维细胞增生，大量胶原沉积，肺泡塌陷及肺间质纤维化，血管内皮功能障碍，组织缺氧，血管通透性增加和水肿，促进单核巨噬细胞的迁移聚集与活化，氧化应激，促血管生成的缺氧诱导因子 1α、促纤维化的转化生长因子 β 和血管内皮细胞生长因子等细胞因子大量激活，并且，在放射治疗中，未受到射线照射的细胞可以通过辐射诱导旁效应，表现出与受照射细胞类似的生物学反应，最终导致细胞凋亡、胶原沉积和纤维化。

在治疗早期肺损伤，即放射性肺炎时，西医多使用大剂量抗生素和激素，以减轻肺实质细胞和微血管的损害程度，减轻肺组织渗出和水肿，进而有效地减轻症状。

本病当属中医学"肺痿"范畴，病机为玄府闭塞，痰瘀内结，络脉失养。射线热毒之邪灼伤肺叶，燔灼津液。射线直接侵袭机体，煎灼津液，津伤则气耗，内则娇脏失其润养，咳吐浊唾涎沫，咽干声嘶；外则五官九窍失其濡养，可见口干鼻燥，口腔黏膜破溃，或不思饮食，两目干涩，甚则皮毛焦枯，病变过程中放疗所致的热盛或热结耗伤气阴，最终导致气阴两虚。射线尚可直接损伤肺玄府，气血循行的通道直接受到破坏，气阴两伤又使得肺玄府失却濡润，致使血瘀成结。

气血津液亏虚，玄府失却濡养，且肺体损伤，痰瘀闭阻玄府，气血津液瘀滞，此为虚实夹杂，治疗当以"充玄开通"，打开闭塞之"玄府"，充养空虚以及损伤的玄府。玄府为这种微环境的通道及枢纽，而"开通玄府"治法正是从改变肺脏微观病理状态出发，达到预防肺损伤从肺炎向肺纤维化转变，以及治疗肺纤维化的目的。

在放射性肺损伤早期，病理代谢导致微小血管病变，促纤维化的转化生长因子被大量激活，最终导致细胞凋亡、胶原沉积和纤维化，并且，肺泡毛细血管膜损伤致使内皮和上皮细胞通透性增加，大量渗入的炎症介质以及血浆蛋白抑制肺表面活性物质的活性，导致肺表面活性物质继发性减少。肺表面活性物质可以降低肺泡表面张力，维持肺泡容量的相对稳定，阻止肺泡毛细血管内液体向肺泡滤出。因此，肺表面活性物质的大量减少加快了放射性肺损伤进一步向肺纤维化的转化，早期干预微环境病变是预防放射性肺纤维化的重点。此时的病机为玄府"闭塞"与"开放太过"并存，"充玄开通"法在治疗放射性肺损伤早期，除了在传统清热解毒、活血化瘀治法的基础上，注重充养和开通玄府，予以益气养阴的方药以充养玄府来修复因射线损伤的玄府，亦可濡养玄府，开放因损伤而闭阖的玄府，也可以调节开放过度之玄府，从而改善微环境的缺氧状态，减轻炎症，阻止肺损伤的进一步加重。因此，肺损伤早期治疗原则应以充络开玄为主，辅以清热解毒。

肺玄府受照射后主要病变是微血管（毛细血管、血窦）的内皮细胞致死性和非致死性损伤，伴有毛细血管破裂、血栓形成以及毛细血管阻塞。因此，肺纤维化病变期，毛细血管数量减少以及残存毛细血管变性、阻塞是微环境病变的重要方面。中医学认为，射线易损伤肺玄府，耗伤气阴，久病则致气血凝滞，正虚则邪实，阴亏则脉玄府失濡，邪热伤阴则津亏血滞，气虚则血行不畅，最终导致玄府闭塞而失养，甚至微环境单位数量减少。因此，治疗应运用宣通法以开通玄府，补养气阴以充养络脉，则闭塞之气、血得以推动，气阴得补，玄府得以充养，肺功能逐渐恢复正常，微环境代谢功能恢复正常。

因此，放射性肺纤维化预防比治疗更为重要，中医药在临床防治肺纤维化方面取得了较好的疗效，以"充玄开通"治法为基础，为防治放射性肺纤维化提供了新思路。

10. 慢性支气管炎

慢性支气管炎是气管、支气管黏膜及其周围组织的慢性非特异性炎症，为呼吸系统的常见病、多发病，其临床特点是反复咳嗽，咯痰，或伴喘息。随着病情的迁延，可出现阻塞性肺气肿、肺动脉高压、肺源性心脏病等并发症，严重影响患者的生活质量，甚至可危及生命。

中医根据其临床特点可归于"咳嗽""喘证""痰饮"范畴。肺、脾、肾三脏腑功能失常，痰湿内蕴、肺络瘀滞、玄府郁闭为慢性支气管炎的主要病理基础，其急性发作期则因外感六淫，导致或加重玄府郁闭。玄府"乃气出入升降之道路门户也"，肺的气血津液运行失常，宣肃失常，气逆而上则为咳喘，津液凝聚则为痰湿，血运阻滞则为瘀血。瘀血、痰湿又可加重肺玄府功能失常，它们互为因果。故慢性支气管炎的治疗应以化痰祛瘀，开通玄府为主，辅以调节脏腑。

五、肾玄府

肾脏作为排泄器官，具有排毒和重吸收的双重作用，与玄府的开阖功能相吻合。肾玄府结构遍及肾系，调节肾之精、血、津液的升降出入，滤过屏障所属结构、生理特性、病变与玄府内涵相匹配，为临床脏腑微观结构内容的应用提供了形态学依据。

肾玄府以畅通为顺，以闭阖为逆，玄府郁闭，水津失布，诸病由作。《医略十三篇》言"玄府者所以出津液也"，而《素问·逆调论》曰："肾者水脏，主津液。"故肾的功能是通过肾玄府的开阖通利作用来实现的。即由肺下输至肾的津液，通过肾玄府内的阳气，对津液进行气化蒸腾，清者由玄府渗灌入血脉，浊者由玄府下输至膀胱，变为尿液而排出体外。玄府闭塞是多种疾病共同的发病环节，也是恶性病理循环的中介，堪称百病之源。玄府是肾脏组织结构学的物质基础，升降出入的微观结构单位。

另外，肾司二阴，肾之玄府与阴器亦有关联。如《推求师意》云："其阴器既宗筋之所聚，乃强于作用，皆相火充其力也。若遇接内得阴气与合，则三焦内外之火翕然下从，火从而动则百体玄府悉开，其资生之精尽趋会于阴器以跃出焉，岂肾之所藏者而已！"《冯氏锦囊秘录》："凡平人入房，强于作用者，皆此火充其力，于是三焦上下内外之火，翕然下从，百体玄府悉开，其滋生之精，尽趋于阴器以泄，岂止肾之所藏者而已哉！"

（一）肾玄府的现代研究

1.肾玄府与肾小球滤过屏障

肾小球滤过屏障和肾玄府从结构到功能均有相似相通之处。肾小球滤过屏障是由肾小球毛细血管内皮细胞、肾小球基底膜、肾小球足细胞与足突间裂孔隔膜三部分组成的机械屏障及电荷屏障，是肾毛细血管与肾小囊紧密相连的组织结构，此结构细微而数以亿计，是肾小球毛细血管与肾小囊进行津血流通的场所，肾小球滤过屏障是位于毛细血管与肾小囊间的组织，肾脏的代谢产物通过肾小球滤过屏障完成。肾小球滤过屏障包括选择一定大小分子通过的分子屏障和自身带负电荷的电荷屏障，以起到有效阻止血浆中白蛋白及更大分子量物质进入尿液的作用。肾小球滤过屏障遍布每个肾小球中的毛细血管祥，如同气血津液流通的门户，有开有阖，开阖有度，当体内津血流通经过肾小球滤过屏障时，可起到固摄肾精、排泄糟粕的作用。玄府遍及肾系的微观结构，构成肾脏外及毛发，内入脏及骨髓的微观通路，完善了"肾主蛰守位"的生理特点，协调完成肾藏精、主水及纳气的生理功能。

根据肾玄府的结构与病变特点，治疗应以恢复玄府开阖功能为主要目的。调节肾之滤过屏障功能，玄府开通则郁结、闭阻之津血可重新得以流通、渗灌。在调节肾玄府时，当注重"通补"法的运用，玄府开阖不及，肾气亏虚，当补肾以调玄；玄府开放太过，肾阳不足，当温肾调玄；玄府闭塞，湿毒浸淫，当利湿解毒通玄；玄府阻滞，血瘀明显，当化气祛瘀以调节玄府开阖。采用辛味药治疗肾玄府病变助气化、达津血以调节玄府，而且更应注重肾为封藏之本，补虚以助通利肾络。在固护肾中精血津液基础上配以开通玄府之药，玄府开通则络脉通利。

2. 肾玄府与足细胞裂隙隔膜

肾小囊脏层上皮细胞又称足细胞，是高度终末分化的细胞，与毛细血管内皮细胞、肾小球基底膜共同构成肾小球滤过屏障。足细胞黏附于肾小球基底膜表面，覆盖1/2 到 2/3 的过滤面积，由胞体、主突和足突构成，相邻足突之间彼此交错形成指状交叉，谓之滤过裂隙，由直径约 30 ～ 40nm 铰链状裂孔隔膜形成黏附连接。裂孔隔膜并非一层完整的膜，其横切面可见大小 4nm×14nm 的孔样结构。足细胞及裂孔隔膜位于最外层，是构成肾小球毛细血管壁的最主要屏障。有专家学者认为玄府与足细胞裂孔隔膜存在高度相似性：其一，从形态而论，足细胞足突间构成的裂孔隔膜为孔径样结构，与玄府一致；其二，从特性而言，玄府具有通利性、开阖性，而足细胞及裂孔隔膜因其孔径屏障及电荷屏障的作用，具有选择性滤过作用，离子及小分子可自由通过，而大分子如白蛋白等则难以滤过，有开有阖；其三，从功能而论，玄府主要功能为流通气液、渗灌气血、运转神机，而足细胞为肾小球毛细血管上皮细胞，与裂孔隔膜具有滤过作用，同时通过信号转导调控骨架蛋白改变细胞表型；其四，从病理而言，玄府病变表现为开阖失司，而足细胞病的病理主要表现为足突融合（孔径异常，即足突增粗引起裂孔减小，而足突缩短引起裂孔增大）、裂孔隔膜断裂及足细胞的凋亡（孔径消失）等；其五，从临床表现而言，肾脏玄府开阖不利，产生蛋白尿、水肿，而足细胞损伤致足突融合则主要表现为蛋白尿及浮肿等症状。

肾脏病变，肾气受损，失于对玄府的调节，肾小球毛细血管内皮生成因子分泌失衡，血管内皮细胞、基底膜及足细胞骨架受损，机械屏障及电荷屏障被破坏，滤过屏障通透性增加，玄府开放太过，则肾小球毛细血管内以蛋白为主的大分子渗入肾小囊，继而导致一系列级联反应，炎症过度表达，足突融合，足细胞及内皮细胞窗孔生成障碍，玄府闭塞而不用，则津血渗灌受阻。炎症介质致毛细血管收缩，肾血流量减少，肾玄府虚而不荣；肾小球病变或循环免疫复合物沉积致肾玄府受损；肾之气化功能失调，不能蒸化肾玄府津血渗灌，故而少尿；津血流通不畅，郁而为滞，则痰浊瘀毒内生；瘀血阻滞肾络，导致肾玄府闭塞而不能流通为用；毛细血管内代谢废物不能经滤过屏障排出，瘀积体内。

（二）肾玄府在肾系疾病治疗中的应用

①肾病早期以肾玄府郁闭为主：肾病早期多因风邪（或夹寒，夹热，夹湿侵袭），肾气尚实，正邪相交，肾玄府郁闭，水液不能布散，则水湿泛滥，小便不利，热犯下焦，则致尿血。玄府郁闭如急性链球菌感染后肾小球肾炎，IgA肾病，病情迁延反复致病机复杂化，因实致虚或本虚标实兼夹气郁、水湿、痰热、瘀血等病理因素，玄府开阖失司，如慢性肾炎综合征、复发性难治性肾病综合征，可加重玄府郁闭。如急性肾炎综合征是指急性起病，以血尿、蛋白尿、高血压，造成"球管失衡"，导致水钠潴留产生水肿为主要表现的一组疾病，因肾玄府郁闭，气液失宣，水湿停聚，邪迫玄府，血液妄行，血不行经。若邪气祛除，玄府得以宣通，气液流通顺畅，则疾病向愈；若肾玄府持续郁闭，则气液运行障碍，水湿停聚，肾玄府瘀痹，最终会造成玄府损伤衰竭萎闭。

②肾病中期以肾玄府开泄过度为主：蛋白尿可能是由初期的邪气入里出现的玄府郁闭，表现为水肿，继而出现玄府开阖失司，开泄过度，出现蛋白尿、血尿等肾玄府病变，风湿之邪相合内扰于肾，肾失封藏，肾玄府精关不固，血中精微下泄，精血化水而水肿，风入少阴则尿血，最后出现玄府萎闭。肾风患者不一定都可观察到有明显水肿和肉眼血尿，一些患者仅表现为尿中泡沫增多。通过现代检测手段可明确，这些丢失的精微物质即尿蛋白和／或尿红细胞排出增多，而肾固有细胞增殖，炎细胞浸润，免疫复合物形成，新月体形成，是风湿内扰的微观病理表现。肾小球滤过膜机械及电荷屏障被破坏，足突消失，足细胞脱落凋亡，基底膜裸露，从而产生大量蛋白尿，均可理解为风湿内扰，肾失封藏，肾玄府开泄过度，下元不固，精微下泄所致。风湿内扰于肾，疾病迁延难愈，最后导致肾内广泛微癥积形成，玄府通利功能丧失，肾玄府萎闭。

③肾病后期以肾玄府萎闭为主：肾病的中间阶段或到肾病后期，肾气（阳）阴亏虚，痰瘀互结，玄府瘀闭，癥积形成，败坏形体，玄府损伤，水不涵木，肝风内动，玄府衰竭萎闭，阴损及阳，气机逆乱，浊毒内留，少尿无尿而成关格，变证蜂起，累及他脏。从西医角度来说，即是肾脏萎缩，肾小球结构破坏，呈球性硬化，相应肾小

管萎缩肾间质纤维化，肾动脉硬化管腔狭窄，最终因尿毒症导致危及生命的一系列并发症，需要通过透析或肾移植完成肾脏替代治疗以延续生命。

针对肾脏玄府病机特点，其总的治疗原则是恢复肾玄府正常的开阖功能。若肾玄府开阖有度，则津血得以输布，肾络得以灌渗。刘完素主张"开发郁结，宣通气液"，提出辛通玄府，十分注重辛味药的运用。

1. 慢性肾病

肾脏通过其独有的生理结构和内分泌功能形成原尿，排出代谢废物、维持血压的稳定、调节钙磷代谢平衡并参与造血。因此慢性肾病的患者随着肾功能的逐渐丧失，并发症也越来越多。慢性肾病多属水肿、淋证、癃闭、关格、尿血等，慢性肾病从中医角度讲是一个多脏腑、多途径损害性疾病，以精、气、血、津液的代谢失常为初期表现，以脏腑衰败为后期表现。中医学认为，肾脏为先天之本，藏先天之精，主生长发育、生殖，并调节水液代谢与气机的运转。由于肾脏最为重要的功能是形成原尿和排出代谢废物，若玄府闭塞，气液流行受阻，则诸症由生。若水液不能经由玄府正常循行渗灌，则溢出于皮肤、分肉之间，形成水肿，先天之精不循玄府则溢出尿道，导致精微外泄，谷气不循玄府失于濡养则见乏力消瘦，血液不循玄府则见尿血，若宗气不循玄府则心失所养、血行不畅，日久则见瘀血，肾失所养，先天之精化生不足，骨失所养则见骨痛、骨折。玄府闭合日久，结构破坏，将彻底失去其功能。我国慢性肾脏病在临床多采用补肾、活血、泄浊等为治法以遣方用药。在慢性肾病早期，常用防风、羌活、柴胡、升麻、地龙、僵蚕、蝉蜕等，以宣发玄府；在慢性肾病后期，由于兼有脏腑虚损，而且精微物质丢失过多，应以补泻并用为治疗原则，即在辛开的基础上，加以补虚之品，尤其是滋补真阴之品。玄府闭塞日久，瘀血易生，且宗气不充，心无力行血，恐有血痹而不行之处，故在慢性肾病后期可酌情使用活血化瘀类药物。近年来运用汗法治疗慢性肾脏疾病，是开通玄府的一种方法，玄府开则三焦通利，正气流通，水津四布，五经并行。如用麻杏八正散以宣肺利水、清热泄浊，用麻杏五苓散以宣肺利水、温阳健脾泄浊，用八正散联合银翘散加味以清热宣肺、利水泄浊、泻火降逆，可有效治疗肾衰竭。

2. 慢性肾小球肾炎

慢性肾小球肾炎的尿常规检查有不同程度的蛋白尿和血尿，大多数患者出现程度不等的水肿、高血压和肾功能损害。慢性肾小球肾炎属中医"慢性肾风"范畴。《素问·风论》云："以冬壬癸中于邪者为肾风……肾风之状，多汗恶风，面疙然浮肿，脊痛不能正立，其色炲，隐曲不利，诊在肌上，其色黑。"《素问·评热病论》云："有病肾风者，面胕疙然壅，害于言。"《中藏经》云："肾风之状，但踞坐而腰脚重痛也。"可见，肾风具有颜面浮肿、下肢浮肿、腰膝酸痛等临床特点，而肾小球肾炎具有肾风的症状，其中起病缓慢、病程较长、在一年以上为慢性肾小球肾炎者属"慢性肾风"。水肿是本病病变过程中比较突出的症状及体征，但对于部分隐性水肿者，常以腰痛、腰酸、乏力、尿检查异常为主要表现。腰痛是本病最常见的症状，迁延难愈、反复出现。其病属本虚标实之证，脾肾亏虚乃发病关键，风、湿、热、瘀为病理因素，气阴两虚为病理转归，治宜补虚泄实。"风—肾—玄府"是风邪侵袭的重要途径，其病机本质在于肾玄府痹阻、开阖失司、气液宣布失常。外感风邪夹寒、热、湿、毒等邪气入侵是导致肾风发病和反复的重要诱因。病入肾玄府，玄府开阖失司，肾主水及藏精功能失调是肾风发病之病机本质。①玄府失司，功能失调。外邪乘虚循经下扰于肾，或脏腑功能失调，湿热瘀毒，阻滞肾玄府，玄府开阖失司，气血津液流行出入失常，能入不能出者，水湿壅滞不泄，发为水肿；能出不能入者，精微物质失于藏摄，清浊相混，见血尿、蛋白尿。风、湿、热、瘀、毒蕴结肾络，病理改变为局灶节段系膜增殖和膜增殖，病性为虚实夹杂，偏于邪实。②病邪瘀阻，玄府失养。肾精本衰、水火阴阳失衡是肾风始因，再加邪气蕴结，日久不去，或夺血、或耗气、或伤阴、或伤阳，玄府失养，肾元更亏，气化无权，藏泄失度，影响它脏。脾肾亏虚，水失常道，遍身水肿；脾肾不固，精微溢泄，蛋白尿、血尿加剧；肝肾阴亏，风阳上亢，发为高血压。此时病理改变为局灶节段弥漫性增殖，肾小球硬化、纤维化，肾功能严重受损，病性偏于正虚。

　　基于肾玄府失司之病机，治宜祛风通络，开通玄府，则肾元得安，肾风自去。外感风邪夹寒、热、湿、毒内侵是导致肾风的重要病因，现代医学认为肾风是由于各种细菌、病毒或原虫等感染通过免疫机制、炎症介质因子及非免疫机制等引起。故以祛除风邪为治疗之首。祛风当擅用风药，风药上行下达，内透外散，既能开发肌表的玄府，又能开通四肢百骸、五官九窍、脏腑经络之玄府，激发脏腑活力，振奋人体气化，鼓舞气血流通，玄府气液流行，五脏元真通畅，玄府得通，外风治以宣、散，以去内风，截断或延缓病情发展，根本得护。

3. IgA 肾病

IgA 肾病是我国常见的原发性肾小球肾病之一，约占原发性肾小球肾炎的 30%～40%，是引起终末期肾病最常见的原因。IgA 肾病主要表现为肾活检免疫病理学检查在系膜区有以 IgA 为主的免疫复合物沉积，伴有系膜细胞增生和基质增多为基本病理特点。临床以蛋白尿、血尿、高血压及肾功能损害为主要表现，常应用激素、免疫抑制剂治疗。IgA 肾病主要是系膜性病变，研究发现本病亦存在着足细胞的破坏。蛋白尿排泄量增多和持续时间延长是加速 IgA 肾病病程、加快肾功能衰竭的重要原因。足细胞损伤，特别是其引起的裂隙隔膜改变是蛋白尿发生的重要诱因，因此稳定足细胞裂隙隔膜将成为 IgA 肾病蛋白尿治疗的一个重要切入点。玄府病变总以开阖两端，或太过或不及，形态学表现为孔径增大或减小。与现代医学对足细胞裂孔隔膜的认识存在高度相似性。足细胞损伤，以致肾小球滤过屏障功能破坏，通透性增加，即玄府开阖太过，导致尿蛋白排出增加。而益气固表之法是治疗玄府开阖太过的根本之法。

IgA 肾病与中医学的血尿、尿浊、腰痛等病证的临床表现和证候相似，多认为 IgA 肾病的发生发展与正气虚损、感受"风、寒、湿"邪密切相关。蛋白尿在中医属于尿浊的范畴，由于脾肾虚衰，统摄无权，封藏失司，加之风寒瘀在体内互结，致水谷精微随小便排出体外形成蛋白尿。足细胞裂隙隔膜作为肾小球最外层滤过屏障，与有孔的内皮细胞层、肾小球基底膜共同形成了肾小球的滤过屏障，能够有效阻止血浆蛋白大分子漏出，有效减少蛋白尿的发展。玄府与足细胞裂隙隔膜及相关蛋白 Podocin 和 α-actinin-4 有相关之处。足细胞裂隙隔膜孔径屏障和电子屏障可以选择滤过小分子蛋白，从而使大分子蛋白难以通过，其作用与玄府司开阖的作用相似，进一步证实了足细胞裂隙隔膜功能及结构与玄府有极大相似之处，是玄府的超微结构。足细胞病理表现为孔径的增大或者减小（相关足细胞蛋白病理性减少或增多）使大分子蛋白漏出出现水肿、蛋白尿。可通过调节足细胞 Podocin mRNA、α-actinin-4 mRNA 的表达，修复肾组织滤过屏障，延缓肾脏病进展。

4. 肾纤维化

肾纤维化是各种病因导致慢性肾脏病终末期的共同通路，根据其临床特点，多将其归属于中医的"虚劳""溺毒""关格"等范畴。肾纤维化的中医病机可将其归于虚、湿、瘀、毒四大类，其中虚是发病之始因，标实以湿浊、痰瘀、溺毒为主。血管周细胞作为调控微血管循环的重要细胞，犹如阀门控制着微循环的稳定性、通透性，周细胞充当着玄府开阖之司使，一方面周细胞的迁移与流失会造成玄府开阖无度，致运行的精微外泄无度，久则气血亏虚；另外周细胞迁移造成微循环障碍，玄府开阖不及，气血流通阻滞，加重玄府闭塞，气血流通失常，泛生水湿、浊毒，结为癥积。防肾纤维化之疾，当以复其开阖、通其玄府之标实为先，兼以补益固其本。治玄府之变应顺应其"复其开阖，贵于通利"之性，多以辛药开玄复其开阖。可见玄府之变重视通利之法、以辛药治之，在大队补益活血药中伍少许辛温的通玄药，抑制肾纤维化。总之，肾玄府开阖司使，门户启闭得当，则气血之道通利无阻，气血调和，各司其职，故癥积之疾无以丛生。

5. 慢性肾衰竭

慢性肾衰竭是指多种慢性肾脏疾患发展到晚期的一种临床综合征，以肾小球滤过率下降及代谢产物大量潴留、水电解质、酸碱平衡失调以及某些内分泌功能异常为主要表现，它是各种危险因素及原发疾病相互作用，造成进行性肾实质不可逆损害，最终导致肾脏的纤维化和萎缩变小。中医学认为其属"肾痿"范畴，有本虚与标实两方面，本虚以脾肾不足、肝肾阴虚、阴阳两虚等为主，而标实以水湿、血瘀、痰浊、湿热、溺毒为要。由于各种原因造成脾肾等脏腑功能衰败，气化严重障碍，分清泌浊功能减退，水谷不化精微反为湿浊，津液不能蒸腾气化反为水湿，二便失司，水湿秽浊之邪不能排出体外，潴留体内，水湿与秽浊之邪互结为浊毒。多种病因导致肾脏不能藏精，开阖失司，日久肾脏本体气血亏虚，玄府不荣，不能发挥其运行气血、渗灌濡养肾脏之职，使得肾玄府闭塞，气血阻滞不畅而致瘀血内生、津凝化痰、化热积毒，痹阻玄府，肾脏失养而功能衰竭。而汗法可通过"开达肾体玄府而逐肾衰邪气"，能宣畅肾体气血通路，改善肾脏气血灌注，使肾脏更好的发挥藏精泄浊的作用。从西医学角度讲，一是有利于排泄体内蓄积的种种致病微生物及代谢毒素，达到"推陈出新"的作用；二是调节或刺激机体的神经、免疫、内分泌各系统，激动多种效应产生了许多生物活性物质，通过细胞因子网络和生物反馈调节控制作用，自动化调节、调整、修复、改造了各脏腑器官组织的结构和功能，纠正了机体的阴阳偏颇，增强了机体的细胞免疫和体液免疫功能，提高了机体的抗病力，最终达到了临床干预的目的。

6. 儿童肾病综合征

根据儿童肾病综合征高度水肿及大量蛋白尿等临床表现特点来看，属于中医学"水肿""尿浊"等范畴。肾病患儿有素体本虚致玄府开阖不及影响津液输布的内在因素，在此基础上，外感邪气或内生他邪，阻滞气机，可导致玄府郁闭，气液运行进一步受阻，使得疾病发生或反复。若邪气蕴久成毒，玄府阻塞，气血运行不畅，脏腑、机体受损则疾病难愈。①玄府受损气液失司：患儿先天禀赋不足，后天失养，素体本虚，或原有他病，失治误治，致脏腑亏虚，或服用药物，损伤玄府。"虚则玄府不能出入升降"，玄府开阖不及，气液运行乏力，脏腑功能难以维持，肺失宣降，脾失健运，肾失开阖，三焦气化失司，清阳不能出上窍，浊阴无以出下窍，水液不能经由玄府正常布散，是小儿肾病发生的内在因素。②内外合因诸邪丛生：诸邪不仅包括外感邪气，还包括由内化生的邪气，其成为病理因素可使疾病发展、迁延不愈。水湿贯穿疾病全程。肾病发作，常由感受风、湿、热等邪气侵袭引起。肾病患儿肺气虚弱，卫表不固，加之长期使用激素等药物，免疫功能低下，难以抵御外邪侵袭。外感邪气，怫郁卫阳，闭塞玄府，损伤肺气，使水液代谢障碍，致小便不利、水肿发生或在原有基础上进一步加重；湿热之邪侵袭中焦之脾或下焦之肾与膀胱，耗气伤阴，肺、脾、肾三脏愈亏，水液泛滥，疾病发生或进一步加重；风性开泄，肾脏受邪，玄府开泄通利过度，肾于封藏，精微外泄，则可见尿浊。玄府开泄太过，即肾小球滤过屏障通透性增加，肾小球毛细血管内以蛋白为主的大分子渗入肾小囊，导致一系列级联反应，最终造成玄府闭塞不用，津血渗灌受阻。应以恢复开阖有序为基本治法，开放太过、闭阖不及、正气亏虚，需以补调玄；开阖通利失司，应以通开玄。

7. 痛风

痛风是由嘌呤代谢紊乱及（或）尿酸排泄减少所导致的一种晶体相关性关节病。研究表明，约有 5% ~ 19% 的高尿酸血症会发展为痛风。西医治疗痛风急性发作期以非甾体消炎药、糖皮质激素减轻局部急性炎症反应，慢性期以苯溴马隆、非布司他、别嘌醇等药物促进尿酸排泄、抑制尿酸生成。痛风属中医学"痛风""痛痹""白虎历节"等范畴，痛风的发生与痰、湿、瘀、浊等病理产物壅塞脏腑经络密切相关。病因病机多源于先天禀赋不足及后天摄生不当，如饮食不节、寒温失当、七情内伤、劳力跌扑损伤等导致五脏功能失调，病理产物内生，肢体筋脉不荣、不通。其病外候在肢体，其本责之于脏腑，或因肝肾亏虚、脾运失健，精血津液化生不足，筋骨失养，不荣则痛；或脾失健运、肝失疏泄、肾失气化，导致水谷精微不归正化，气血运行不畅，痰、湿、瘀、浊内生，加之外感风、寒、湿、热之邪，内外邪气相合，闭阻于肢体关节经脉，久则侵蚀肌骨，内伤脏腑，不通则痛，发为本病。可见，痰、湿、瘀、浊既是痛风的病理产物，又是导致痛风发作的病因。《景岳全书》云："自内而致者，以肥甘过度，酒醴无节，或多食乳酪湿热等物，致令热壅下焦，走注足胫，而日渐肿痛，或上连手节者，此内因也。"饮食不节可致脾胃受损，运化失常，湿热内生，流注肢体可引发本病。张仲景言："盛人脉涩小，短气，自汗出，历节痛，不可屈伸，此皆饮酒汗出当风所致……诸肢节疼痛，身体魁羸，脚肿如脱，头眩短气，温温欲吐。"朱丹溪提出："痛风者，大率因血受热已自沸腾，其后或涉冷水，或立湿地，或扇取凉，或卧当风，寒凉外抟，热血得寒，污浊凝涩，所以作痛。夜则痛甚，行于阴也。"二位医家认为痛风的发生与饮食不节、寒温不调相关。《外台秘要》曰："其疾昼静夜发……其痛如白虎之噬。"描述了痛风多于夜间起病的特点。核心在于"通"，根据痛风病性之寒热虚实，"通"法可分为清热除湿、通络止痛，温阳散寒、化湿通络，活血祛瘀、化痰通络，健脾渗湿、化痰通络四个方面，分别应用于不同时期、不同证型的痛风治疗中。①湿热蕴结证（急性发作期）：多急性起病，表现为突发局部关节红肿热痛，喜凉，发热，恶风，汗出，口干苦或黏，心烦胸闷，小便黄赤，大便干结或黏滞不爽，舌红苔黄或黄腻，脉弦滑数。本证因湿热蕴结闭阻于经络关节，不通则痛，治当清热除湿、通络止痛，热重者方选竹叶石膏汤，湿重者方选当归拈痛汤。竹叶石膏汤重于清气分无形邪热，当归拈痛汤重在清湿热，同时配伍健脾之品以助脾运，少佐温阳之品在温化湿邪的同时也可防止寒凉碍脾，最终使五脏功能恢复，元真运行道路通畅，气血津液自和。②寒湿痹阻证（慢性迁延期）：关节疼痛肿胀，痛处固定，皮色正常或淡红，无灼热感，喜暖，伴见局部怕冷，肌肤不仁，舌质淡红苔白腻，脉沉弦或濡。证属寒湿留滞经脉，闭阻气血，治以温阳散寒、化湿通络，方选麻辛附子汤加五苓散加减。③痰瘀痹阻证（慢性迁延期）：此证常见于痛风慢性迁延期，此时痛风呈慢性反复发作，日久不愈，关节疼痛部位固定，时轻时重，皮色紫暗，肿胀畸形，屈伸不利，可见痛风石或皮下结节，舌紫暗夹瘀，苔薄白或白腻，脉弦涩。《素问·痹论》云：

"其不痛不仁者，病久入深，荣卫之行涩，经络时疏，故不痛；皮肤不营，故为不仁。"叶天士在《临证指南医案》中指出："凡经主气，络主血，久病血瘀……初为气结在经，久则血伤入络。"痛风反复发作，邪气渐入经络，气血运行不畅，气滞血瘀而成痰瘀痹阻之候，治当活血祛瘀、化痰通络，方选桃红四物汤合温胆汤加减。桃红四物汤补养肝血、化瘀通络，温胆汤健脾和胃、理气化痰，两方相合，动静相宜，使肝疏脾健、瘀去新生、痰化络通，肝和则筋脉缓，脾运则痰浊消，脏腑元真通畅，筋脉骨得以荣、通。④脾虚湿盛证（间歇期）：多见于痛风无症状高尿酸血症期，患者尿酸高于正常值，无关节不适症状或仅有轻微关节疼痛或肿胀，口淡不思饮，头重昏蒙，四肢倦怠，腹胀纳差，腰膝酸软，大便稀溏，舌淡胖边有齿痕，苔薄白或白腻，脉细滑或濡。证属脾虚失运、痰湿内盛，治以健脾渗湿、化痰通络，方选四君子汤加减。诸药相伍，力专健脾，脾运复健则痰湿自去，水津四布，元真通畅。

六、肠玄府

肠玄府在肠系病治疗中的应用

1. 下痢

下痢是由于风寒湿邪由外通过经络传入脏腑内，肠玄府闭塞，则气血、荣卫不能正常升降出入，而致大肠功能失调，逆流挽舟法实际上是通过发汗解表而达到"开玄府"的作用，使肠玄府开通，气血津液流行通畅，气机出入升降有序，从而调整肠腑的反应状态，纠正机体阴阳失调，提高机体抗病能力，进而达到逐邪康复的治疗目的。

2. 大肠癌

大肠癌属于中医学"肠积""滞下""肠蕈""肠澼"等范畴。大肠癌的病因涉及内因及外因两方面，内因为关键因素。内因包括机体脏腑功能紊乱、正气不足、脾肾亏虚和情志失和；外因则包括感受外邪、邪客肠道及饮食不节。正气内虚，脏腑功能逆乱，复感湿浊秽毒浸淫，久渍肠道，气机郁滞，气血失和，湿毒相因，气滞血瘀，湿瘀毒互凝而为病；情志违和，肝气失疏，气机郁结不畅，木郁克土乘脾犯胃，脾胃升降失常，运化失司，湿浊内生，滞留肠道，日久蕴毒而成本病；起居不慎，寒温失节或久居湿地，寒湿之邪内侵肠道，中州受损，脾胃升降失司，中焦气机不畅，气血瘀滞与寒湿之邪相搏结而为病；饮食不节，嗜食膏粱厚味及辛辣刺激之物，内伤脾胃，致脾胃纳运失司，水湿内生，日久化热，湿热酿毒迫注于大肠而成本病。其病位在大肠，但与脾肾关系密切，脾虚湿毒瘀阻为其主要病机，正气不足为本，以湿邪、热毒、瘀滞为标，本虚标实，以虚为主。盖癌毒在体内有形可征，属"阴成形"之谓，故其标亦应顾及寒湿之邪；而玄府闭塞，气机阻滞是其基本病理环节，故而治疗大肠癌应在健脾温肾基础上清热化湿、祛瘀解毒、开通玄府、畅达气血，同时重视寒温并调，辨证以"虚、毒、滞、湿、热、瘀"为主。总之，恶性肿瘤的基本病机乃机体脏腑功能紊乱及气血津液失调，不同病因导致的玄府闭塞是各种恶性肿瘤共有的基本病理环节。故恶性肿瘤的辨治往往在扶正的基础上配以开通玄府、畅达气机而收到较好的疗效。风药除祛风之外，还具升清阳、散郁火、畅气机、疏肝郁、活血络等等诸多作用，尤其是有开通玄府，畅达人体气血津液运行之重要作用。在药物选用上，风药能增强扶正药物行气助阳之作用以抗癌，实现多靶点、多途径综合性治疗作用。补益药伍以风药可行其滞，使滋腻之品无呆补之弊，增强了健脾益肾之力，颇有动静相伍之妙。为玄府理论的深入研究及风药在肿瘤的临床应用提供了一种新思路。风药应用尤需辨证准确并且配伍精准，当避免久用、多用而耗气伤津。

3. 放射性肠炎

放射性肠炎是直肠癌放疗后常见并发症。放射性肠炎一旦发生，则呈进行性加重，在其早期可引起黏膜糜烂及肠壁缺血，慢性者进行性闭塞性动脉内膜炎及间质纤维化是其主要病理特征，病理进展则可造成肠壁进行性缺血、黏膜溃疡、肠壁出血甚至坏死，晚期肠壁可引起纤维化，肠腔狭窄甚或穿孔，在腹腔内形成瘘管、脓肿及肠粘连，以腹泻、黏液脓血便甚至鲜血便、腹痛为特点，肠道功能可受严重影响。放射性肠炎属中医学"泄泻""便秘""便血""痢疾"等范畴。患者在行放疗前就存在正气亏虚之本，而放射线乃外来火毒之邪，外来火毒直中肠胃，使脾失健运，水谷不分，反为湿滞，外袭之火毒与内蕴之湿浊互结于肠道，下注之湿热致肠道传导失司，故见泄泻、黏液便等症；热毒灼伤肠道气血致玄府郁闭，气血壅滞，气血津液疏泄失司，则可见腹痛、里急后重、便血；火为阳邪，易耗伤人体气津，导致气阴两伤。病机总属本虚标实，虚实夹杂，热毒内炽，玄府闭塞，气血壅阻，气阴不足。治疗应在健脾补中、益气养阴基础上清化湿热、开通玄府、化瘀通络、调畅气血。

4. 痔术后水肿

痔是一种肛垫病理性肥大、移位及肛周皮下血管丛血流瘀滞形成的团块，是一种常见的肛肠疾病。目前有多种治疗方法，外科手术也是其中之一。肛缘水肿是痔术后的常见并发症，以外痔、混合痔术后发生率最高。肛缘水肿不仅坠胀、疼痛，还可使结缔组织增生，局部高突，影响愈合。痔术后肛缘水肿一般分为充血性水肿和炎性水肿，两者常同时存在，相互渗透形成肛缘水肿。因术后伤口疼痛或嵌顿残余的痔核刺激肛门组织的神经末梢，反射性地导致肛门局部血管扩张充血，毛细血管内压增高，滤出增多，进一步引发疼痛而刺激括约肌痉挛，使括约肌间的血管、淋巴管受到挤压，加重回流障碍，引发肛缘水肿。

　　玄府郁闭，气液不通是痔术后水肿的重要病机。痔术后水肿可分为湿热下注型、热毒蕴结型、湿热瘀结型、气血亏虚型四类。《素问·生气通天论》云："因而饱食，筋脉横解，肠澼为痔。"《外科正宗》云："夫痔者乃素积湿热，过食炙煿……气血纵横，经络交错，以致浊气淤血流注肛门。"痔的产生多由风燥湿热下迫，瘀阻魄门，瘀血浊气结滞不散，脏腑功能失调而致。痔行手术治疗后，有形之邪去而无形之邪留存，局部受金刃损伤，排便导致粪便反复刺激切口，局部切口易受外邪侵袭，上述的诸多因素会导致机体气血运行受阻，如《灵枢·天年》所云"血气虚，脉不通，真邪相攻，乱而相引"，局部气血阻滞或津液停聚，即可造成玄府的郁闭，而玄府一旦郁闭，又会加重气血津液运行不畅，形成恶性循环，发为肛缘局部之水肿。《灵枢·邪客》云："邪气恶血，固不得住留，住留则伤筋络骨节机关，不得屈伸，故拘挛也。"痔术后局部受金刃损伤，糟粕刺激，外邪侵袭，换药刺激等影响，致肝失疏泄，筋脉失调，拘挛作痛。且玄府郁结，聚于局部则为水肿。水肿既成，进一步阻滞局部气机，不通则痛，疼痛进而加重筋脉拘挛，形成恶性循环。

　　痔术后水肿，其成因有实有虚，或虚实夹杂，有因实邪阻滞致玄府开通不利而郁结者，有因正虚推动无力而致玄府郁结者，不论虚实，最终皆在局部形成病理产物累积而致水肿，病理产物累积进一步导致气机阻滞、津液不畅，故见疼痛等症。故开通玄府，畅达气液是痔术后水肿治疗的重要方法，配合缓急止痛法，将中药内服同外用中药熏洗相结合，内外同治，而使局部玄府通畅，气血津液得以自如流通，痔术后水肿得以消散。

七、皮玄府

　　《灵枢·刺节真邪》云："阴阳者，寒暑也，热则……皮肤缓，腠理开，血气减，汗大泄，肉淖泽；寒则……皮肤致，腠理闭，汗不出，血气强，肉坚涩。"《灵枢·本脏》云："卫气者，所以温分肉，充皮肤，肥腠理（皮玄府），司开阖者也。"《素问·痹论》云："病久入深，荣卫之行涩，经络时疏，故不痛，皮肤（皮玄府）不营，故为不仁。"

皮肤是人体最大的器官之一，覆盖全身表面，具有屏障、吸收、感觉、分泌和排泄、体温调节、代谢、免疫七大功能。皮肤上分布着大量汗孔，负责交换物质、调节体温、辅助呼吸等，皮玄府属于一个宏观概念，不仅仅包含汗孔这一个结构，还包括皮肤上一些微观结构，例如毛囊、毛球、毛乳头等。皮玄府功能主要靠卫气来主导，贵在开阖有制，通畅调达，进而保证气机的运行、气液的流通、血气的渗灌和神机转运，维护人体正常的生理功能。

玄府在皮肤有十分丰富的分布。它的分布一方面为皮肤带来了丰富的营养物质；另一方面，又带走代谢废物，对维持皮肤的稳态具有重要作用。皮玄府是皮肤的组成部分，是营卫气化交会的场所。玄府通过营卫的气化开阖，调节皮肤及肌表的温度与水液代谢的平衡，为皮肤温度及肌表水液代谢的重要组织器官。表皮上广布的玄府构成了皮肤的防御系统，形成了皮肤抵御外邪的第一道屏障。外邪侵犯，常客于腠理（皮玄府），影响营卫交会与气化，导致营卫失调。皮玄府开阖有度，则体温平衡、稳定；反之，则出现发热、恶寒等体温失衡的表现。营卫正常，则皮肤致密，肌肉解利，津液布扬，感觉正常；反之，若营卫失常，则百病丛生，在皮肤则出现感觉迟钝、麻木等，如《素问·逆调论》云："荣气虚则不仁，卫气虚则不用，荣卫俱虚则不仁且不用。"中医皮肤"润泽"功能包涵气血津液的输布及对皮肤的濡润和皮肤润泽的生理状态。腠理为汗道，津沿腠理可以润肌肉、养皮肤。如《灵枢·脉度》云："气之不得无行也，如水之流……内溉脏腑，外濡腠理。"《诸病源候论》云："夫人血气充盛，则皮肤润悦，不生疵瘕。"

皮玄府在皮肤病治疗中的应用

皮肤病总论

皮玄府是体内气血、经络、脏腑功能失调并形诸于表的通道，其所谓"有诸内者，必形诸于外"，人体内阴阳、脏腑、气血等功能失调而引起的病理改变必然通过玄府表现于皮肤。《灵枢·岁露论》云："人气血虚，其卫气去，形独居，肌肉减，皮肤纵,腠理开,毛发残,腮理薄。"《素问·玉机真脏论》云:"今风寒客于人,使人毫毛毕直,皮肤闭而为热。"《外科精义》云:"夏热皮肤痒,而以冷水沃之,其痒不去,谓寒能收敛腠理,闭密阳气,郁结不能散越,佛热内作故也。"

　　皮玄府布散于全身体表,是人体气血津液流通于肌肤体表的重要通道。从现代医学角度而言,玄府开阖功能的调节实质上也是皮肤屏障功能的调控与修复。皮玄府郁滞不通,则气血津液运布失调。一方面气血津液不行而生气滞、水停、血瘀,此三者又郁结于肌肤腠理而化热、化火、生湿、致瘀、甚至成毒;另一方面气血津液不布,肌肤失于滋润濡养而化燥、生风、致虚。玄府在疾病初期亦可成为正邪相争的场所,体表卫气通过玄府奋起抵御外邪。当外邪侵袭机表,正邪两气积于玄府斗争,则玄府阻滞不通,滞久而化热生火,火灼肌肤而酿毒,因而在体表皮肤易出现瘙痒、灼热、疼痛等异常感觉。故《素问·调经论》云:"玄府不通,卫气不得泄越,故外热。"玄府郁闭,开阖失常,导致脏腑失和,使全身气机水液流通不畅,形成水疱,疱疹或皮肤干燥,皲裂等多种皮损。正如《外科启玄》载:"凡疮疡,皆由五脏不和,六腑壅滞,则令经脉不通而生焉。"若开宣过度则易导致正气不固,进一步加重正气耗损,同时使外邪从体表皮肤入侵。从现代医学而言,皮肤屏障功能的破坏,防御作用丧失,会导致体内营养物质的流失,使疾病处于恶性循环变化中。

　　"开玄通府"需要把握临床皮肤疾病的发病程度。疾病初期,多为外邪侵袭,正邪交争于表,郁于肌肤,致玄府郁闭不通,表现为疾病来势暴急、发病迅速、皮肤鲜红灼热、皮薄光亮、容易化脓腐烂或有皮下瘀斑,治以"宣""通""清"为主,旨在尽快恢复玄府的宣通开阖通利功能。皮肤病中期病情贻误,邪气入里,脏腑失和,气液宣通不畅而生痰生湿化瘀化燥,表现为皮肤瘀斑瘀点、粗糙、肥厚,因此这一时期要注意"通""托",使五脏通过其内玄府气行津运的作用,构建和维持其正常的生理功能,同时使各脏腑在空间结构上彼此连接,构成一个气液流贯其中的微循环结构,此法适用于表邪未解,邪气入里,及时疏通玄府以使瘀积之邪气和病理产物排出于外,以补益和透脓托毒的药物防止毒邪内陷。若病情反复发展至后期,邪热痰湿瘀血互结,气血不足,易成正虚邪实,气阴不足之候,表现为病势缠绵、反复发作、夜间尤甚等,故应以"补""养"为主,扶助并调动全身正气,使气血充沛,营卫调和,玄府得养,开阖复常。同时佐以少量辛散宣通之品开玄通府,祛邪外出,实则是使邪有出路。

同时，还有其他特色治法在治疗皮肤病中的应用，如外治法、汗法等。①外治法：中医外治法的运用是以皮肤吸收功能为基础，使药物经由皮肤吸收进入全身血液循环并达到有效血药浓度，实现疾病的预防和治疗。在皮肤病的外治中，尤其应注意重建玄府正常的开阖流通功能，恢复气血津液的正常渗灌和神志的正常运转。②汗法：皮肤诸疾与卫气营血关系最为密切，故通过"汗法"可以调动营卫运行，使腠理开泄，恢复气津运行通道。无论是急性荨麻疹、多形红斑、过敏性紫癜，还是慢性顽固性湿疹、银屑病、痒疹等皮肤病，其病位皆在表皮玄府，玄府郁闭是各类皮肤病的共同病机。若皮肤玄府郁滞不通，则气血津液输布失常，造成气滞、水停、血瘀郁结肌腠，化生痰、热、湿、毒等病理产物，积聚体内而发病。《广温疫论》中说"不可纯用寒凉于将发之际，恐闭遏而毒不得发，故必兼疏散为要"，而"汗法"则是用辛散走窜的药物，引领正气向外运行，开通腠理玄府，恢复玄府通利之性，使邪气汗出而解。对于湿邪、水饮蕴结肌肤所致的皮肤病，以利湿发汗为主。对于禀赋不足、阳气亏虚或病邪日久而脾肾阳虚患者，用温阳发汗法温补阳气，使阳气流通，阴气无滞。先天阴血不足或后天因湿热瘀毒等邪气耗伤阴血，致经络不通，肌肤失养者，宜养阴发汗，即通过养阴凉血之品，滋补阴津，使辛温之品无伤阴之虑，以助津液恢复运行。

1. 慢性皮肤病

慢性皮肤病是指病因不明确、发病机制不清楚、病程长、易反复、西医治疗效果差的一类皮肤病，如结节性痒疹、湿疹、银屑病、扁平苔藓、神经性皮炎、掌跖角化病、瘢痕疙瘩等。慢性皮肤病皮损多表现为干燥、少汗、粗糙、角化、肥厚、脱屑、苔藓样变。病理学改变为表皮角化过度，颗粒层、棘层增厚，真皮上部轻度炎细胞浸润，微小血管扩张等。系由气机的运行、气液的流通、血气的渗灌出现不畅所致，故皮玄府瘀闭是其核心病机，不外虚实两端。实者多为外邪侵袭或痰湿热阻，而令皮玄府闭塞；虚者多因气血津精亏损，导致皮玄府衰竭自闭。病机演变过程中呈现虚实夹杂，互为影响的特点。治则当以通玄府、开腠理为纲。使瘀闭的玄府腠理开通，阻滞的气血津液精神通畅，各种病理产物得以清除，皮肤的正常生理功能得以恢复，则疾病可随之而解。

2. 荨麻疹

荨麻疹是由于皮肤、黏膜小血管扩张及渗透性增加而出现的一种局限性水肿反应，通常在 2～24h 内消退，但反复发生新的皮疹，可迁延数日至数月。现代医学认为，本病病因复杂，可由各种内源性或外源性的复杂因子引起。荨麻疹分为急性荨麻疹和慢性荨麻疹，尤其是慢性荨麻疹，病情顽固难愈。荨麻疹即中医之"瘾疹"，荨麻疹的发病，一般是在先天禀赋的基础上，因感风寒、风热、风湿之邪，或饮食不慎，或七情内伤等诱发。论其病因，急性期多为禀赋不耐，卫外不固，饮食不慎，七情内伤，营卫失和等导致。如急性荨麻疹失治误治，反复发作迁延不愈就会发展为慢性荨麻疹。玄府开阖失司是荨麻疹发生发展的重要机转，外邪入侵，正气不足导致玄府开阖失司，表现为闭塞不通和开宣过度，玄府开阖失司又进一步加重正气虚损及邪气入侵。

荨麻疹初起，尤其是青少年，多见发热、恶寒、鼻塞、咽痛、多汗或无汗等上呼吸道感染症状，此为感受外邪所致。外邪束表，正邪交争，致营卫失和，玄府开阖失司，故见发热、鼻塞等表证。本病至慢性阶段，临床症见风团色淡不鲜，晨起或遇风加重，四肢困倦，面色无华，舌淡，边有齿痕，苔薄白，脉细弱。此阶段多属久病体虚或平素体弱，致营血耗伤，营卫失和，腠理失密，玄府开阖失司，致营阴不得内守，卫气外泄，风邪乘虚外袭。荨麻疹反复发作，久病入络，络脉瘀阻，肌腠失养，腠理疏松，玄府开阖失司，营卫运行不畅，外邪更易入侵，致本病缠绵难愈。临床症见皮损色泽暗红或呈紫红，入夜多加重，部位相对固定，好发于受压处，多伴有面色晦暗、头晕、烦闷、口干不欲饮、肢麻、舌暗淡或有瘀点、瘀斑。

（1）急性荨麻疹

急性荨麻疹多为外感六淫，以风邪为主，常兼夹寒热湿燥之邪，荨麻疹病因虽较复杂，终归于风，多夹寒、湿、热诸邪，邪气侵入肌肤之间，与气血相搏，气血运行障碍，风团迭现。此阶段邪气盛而正气未虚，以邪盛为矛盾的主要方面，邪气外束，郁于肌肤，玄府开阖失司，此阶段以玄府闭塞为主，治疗主要是运用辛窜宣通之品，借其辛宣通利作用，使玄府尽快恢复开阖通利功能。常用方剂如麻黄汤、桂枝汤、荆防败毒散、桂麻各半汤等。病情反复发作，外邪由表入里，久病入络，气滞血瘀，瘀血与外邪相合，此时宜分而治之，在行气活血基础上，酌加少量辛温药，一方面开通玄府，另一方面可利用其辛散之性，使病邪分开，则外邪无所依附而成无根之邪，更有利于祛除，临证择药时可选择活血化瘀类方药，如血府逐瘀汤、桃红四物汤等加减。

（2）慢性荨麻疹

慢性荨麻疹以正气不足为矛盾的主要方面，肌表为营卫循行之地，正气虚弱，卫外不固，营卫不和，肌表失养，玄府不固，开阖失司而致外邪入侵。所以，调和营卫，则玄府复司。此阶段以调理脏腑气血为主，可酌加少量辛温走窜之品，但其正气已虚，卫表不固，常与收敛固涩药同用，以使玄府开阖有司。患者素体禀性不耐，外邪久羁于皮肤，致玄府闭塞不通，易致病情反复、缠绵。

慢性荨麻疹可分为风寒、风湿热、气血两虚3型。①风寒型。症见风团色白，遇冷痒甚，舌质淡，苔薄白，脉弦紧，皮肤划痕症阳性。②风湿热型。症见风团色红，遇热增多，瘙痒，口苦，舌质红，苔黄腻或白腻，脉滑，皮肤划痕症阳性。③气血两虚型。症见风团色淡红，瘙痒不甚，神疲，失眠，面色少华，多见于女性，舌质淡，苔薄白，脉细弱。

久病正虚是慢性荨麻疹的一个大体趋势。虚证以气、血虚弱为主。气虚血滞，正虚邪恋，本病多兼瘀、湿等有形实邪，乃典型本虚标实之证。慢性荨麻疹由急性荨麻疹反复迁延而来，久病则气血亏虚。气血亏虚，玄府失去气血的充养又会导致玄府干瘪自闭，正如《灵枢·天年》所述："血气虚，脉不通。"所以气血亏虚最终导致玄府开阖功能失司，具体表现为"开泄不闭"和"闭塞不通"。

玄府"开泄不闭"，一方面正气易从里外泄，进一步加重正虚；另一方面外邪（主要为风邪）易由洞开之玄府而入。因夜间卫气归于营血，体表卫气相对不足，不能很好地固摄玄府，加之慢性荨麻疹患者卫气本虚，故临床慢性荨麻疹多以夜间至凌晨期间发作多见。

玄府"闭塞不通"，气血阻滞不畅，而瘀久气血津液不能布达，则化燥化风，形成血虚风燥之证。同时气虚加重血瘀，形成正愈虚邪愈盛的恶性循环。玄府闭塞正气祛邪无外出之通道，正气相搏结于肌表腠理则发生风团、瘙痒。

慢性荨麻疹总体治则可从"通玄府"与"固玄府"入手，最终以恢复正常开阖功能为目标。其中通玄府治法结合临床辨证可酌情使用补虚、理气、活血、凉血、祛痰、运水、清热解毒、攻下等治法。开玄府还可配合使用辛散药物，固玄府当使用益气固表之药。重视病位层次，开玄通窍，使气液流通恢复正常。

3. 湿疹

湿疹是一种由多种内外因素引起的过敏性、炎症性常见皮肤病，临床主要表现为反复发作的剧烈瘙痒，并伴有多形性、对称性、倾向湿化等皮损表现。据病程及临床特点可分为急性、亚急性及慢性期。急性期以丘疱疹为主，伴渗出倾向；慢性期以苔藓样变为主，易反复发作。临床上湿疹可从任一阶段开始发病，并向其他阶段演变。湿疹可严重影响患者的生活质量，且发病率有逐年增高的趋势。

中医将湿疹归为"浸淫疮""湿毒""湿疮"等疾病的范畴。相关记载始见于《金匮要略》，其云："浸淫疮，从口流向四肢者可治，从四肢流来入口者不可治。"其发于皮部，准确病位在于肌表腠理，病机关键为局部风湿相兼。《诸病源候论》云"肤腠虚，风湿之气，折于血气，结聚所生"，认为湿疹发生的根本原因为肌肤卫外功能虚弱，风、湿等邪侵袭肌表，结聚在肌表。《医宗金鉴》谓其"属风邪袭于腠理而成"。《疡科心得集》认为"脾胃亏损"是湿疹发生的重要原因，而玄府作为气血津液输布代谢的重要门户，故与湿疹在内的诸多皮肤病关系密切。玄府失养可使玄府开阖无力、卫外能力减弱，玄府长久的开阖失常可以发展为玄府郁闭，闭则逆，塞则病。若玄府卫外功能失常、玄府郁闭，导致风邪、湿邪相搏于肌腠，则可导致湿疹的发生。

玄府开阖失调，风、湿之邪相兼是湿疹发生的关键病机。若肌肤腠理虚弱，玄府应阖而不阖，则可引起邪气的外侵。卫气不足，玄府开阖无力，营阴衰少，阴不潜阳，虚阳外浮，亦可导致玄府开泄过度。玄府虚而无以卫外，外邪则可乘虚而侵袭肌表，引起湿疹的发生。风为阳邪，易袭阳位，而皮肤为人体卫外之屏障，故风邪侵袭机体后常伤及肌表腠理，与卫气相搏。风邪侵袭机体后，可导致玄府郁闭。与此同时，风为百病之长，又常兼加他邪，如风邪郁闭玄府，津液运行受阻，汗液排泄不畅，则可引起湿邪内蕴，风邪阻滞阳气运行，阳气被遏，日久则可蕴而化热，热毒可浊蚀肌肤。风邪与多种病邪相兼为患，最终可导致湿疹的发生。湿疹发生过程中湿邪的产生有两条途径：一者为体内津液经肌肤排泄不畅，使得湿邪内生；此外，肌肤虚弱，玄府失常，易感受外来湿邪。就湿疹发病而言，湿邪常与风邪相搏，共同侵袭肌肤腠理。

湿疹急性期"阳热怫郁"，生湿生风。刘完素认为热能生湿，阳热怫郁，玄府闭密，津液输布障碍，"水液不能宣行，即停滞而生水湿"，阳热蒸腾，煎灼血肉，则见肉溃汁出。"溃而腐烂者，水之化也"，此属"火热过极，则反兼于水化"。湿疹急性期可兼湿邪侵袭为害，湿邪久郁又可"化火"，火郁又可生湿，循环往复，内外杂糅，这也是湿疹迁延难愈的原因之一。刘完素云："风本生于热，以热为本，以风为标。"阳热怫郁，火热燔灼，阴血亏损以致风动，郁热蒸腾，营卫不行，瘀而生风。风者善行数变，游弋肌肤，产生痒感。综上，湿疹急性期以热为本，以风、湿为标，形成其典型症状。风、湿内蕴又可怫郁生热，呈恶性循环，交织难解。

湿疹慢性期久病入络，怫郁久留。湿疹向亚急性、慢性转变，符合叶天士"久病入络"的学术思想。玄府闭密，络脉不通，气血津液不能达于"皮下肌外"，加之久病阳热，络脉渐虚，故因热生湿减少。气血不荣，血虚生风犹在。总体而言，风、湿式微，邪气搏击减弱，症状减轻。但慢性期正常皮肤结构丧失、玄府闭密，也失去了邪气经皮外出的通道，风、湿、热缠绵。

运用风药宣畅气机、调节玄府开阖，是治疗湿疹的重要手段。风药的性能可概括为"升、散、透、窜、燥、动"等方面。风邪贯穿湿疹始终，湿疹诊疗过程中添加风药，其作用有三。①祛风通玄：风药性味多辛温。风药能振奋人体阳气，开玄府之郁闭，行散气血津液。湿疹的核心病机在于风邪客于肌表而致玄府郁闭、湿热酿生。借助风药升散透达的特性，可宣通玄府，恢复津液的输布代谢，从而透邪外达，可使湿疹邪气得祛，气血调和，疾病向愈。②胜湿通玄：风邪、湿邪相兼夹共同侵袭肌肤腠理导致玄府郁闭、气血不畅是湿疹发病的关键病机。在运用祛湿药物的同时，可适当的加用风药，风药多辛香之性而善行，助阳气之升发，促进气血津液运化，从而散湿、胜湿。此外，风药能开玄启闭，从而使湿邪从表而解。③引药达玄：湿疹为邪气搏结于肌肤所致。邪在表者，宜因势利导，使邪从表而解。风药宜作引经之用，轻清上扬，可引药气直达肌表腠理，开玄府之郁闭。

附：慢性湿疹

慢性湿疹是临床常见的皮肤病，主要表现为皮肤增厚变硬，表面粗糙，或呈苔藓样变，常伴鳞屑、色素沉着等，伴有瘙痒，病情反复发作为主要特征。历代医家认为慢性湿疹的病因病机多与风、湿、热有关，久则耗伤阴血，生风化燥。风湿之气入侵人体后，可浸淫血脉，郁结于肌腠，与气血相搏，出现湿疹。卫气护卫肌表，抵御邪气侵袭，当肺卫虚弱或正气不足时，机体抵御和驱除邪气能力降低，风湿邪气郁结于皮肤腠理之间，难以排之，久之形成顽痹。

　　慢性湿疹患者的皮损多表现为干燥脱屑、少汗或无汗、浸润肥厚、苔藓样变，是因气机的运行、气液的流通、气血的渗灌郁滞不畅所致。慢性湿疹的病理变化主要为棘层增厚，表皮显著延长，并伴有角化过度及角化不全，在表皮内可能尚有轻度的细胞间水肿。真皮上部显示轻度血管周围炎性浸润，以淋巴细胞居多，此外尚有嗜酸性粒细胞及纤维细胞，毛细血管数目增多，内皮细胞肿胀和增生。这些病理变化也佐证了慢性湿疹患者玄府郁闭的病机特点。慢性湿疹反复发作，多因腠理不密导致邪气内倾，正邪相搏日久，浸淫肌肤，耗血伤阴，由表及里导致肺脏津亏生热，肺主皮毛，肌肤失养而干燥、粗糙、瘙痒。肺失清肃，津液受损，累及脾脏，使脾虚血燥易为湿邪所困，故病情多迁延难愈。治以开通玄府为主，使肺气向外宣发而散邪，使邪气从皮毛而散可开宣肺气，能通畅且不上逆。使营卫调和，肺卫坚固，腠理致密，从而起到抵御外界风湿等邪气的侵入，或有效排泄瘀积日久的邪气的作用。

　　4. 干燥综合征

　　干燥综合征是一种主要侵犯泪腺、唾液腺、皮肤黏膜等外分泌腺，具有高度淋巴细胞浸润为特征的弥漫性结缔组织病。该病最常见的症状是口、眼干燥，且常伴有内脏损害而出现多种临床表现。本病分为原发性干燥综合征和继发性干燥综合征，后者指与一种或多种确定的弥漫性结缔组织病并存，如常继发于类风湿关节炎、系统性红斑狼疮。目前西医对于干燥综合征尚无标准的治疗方案，局部治疗采用人工泪液等替代治疗以改善症状，以及全身应用糖皮质激素、免疫抑制剂等抑制免疫。

　　干燥综合征属于中医"燥痹"范畴。其病机为阴阳两虚或气阴不足、燥热内生、脏腑组织官窍失养所致，主要以阴虚为关键，在此基础上兼见瘀血、气虚、内热、痰浊等病理因素或致病因素。其病机核心为本虚标实，阴津亏虚为本，燥毒瘀阻为标。干燥综合征多见于女性，以 30 ～ 50 岁的育龄妇女为多。老年人的发病率占 20% ～ 48%。首先男女体质各有不同的特点，育龄妇女易暗耗真阴，加之女性多忧思，肝气易郁，日久则易气郁化火，更伤阴耗血。另外，年龄也是造成阴虚体质的重要原因。"年四十，而阴气自半"，肝肾之阴日渐亏损。

　　西医学对干燥综合征病理改变的认识与"玄府不通"也非常吻合，均为内有积聚导致气血津液运行障碍、脏腑组织功能失调而出现种种表现。干燥综合征大多起病隐匿，进展缓慢。实邪初入，郁于玄府，气血津液不得经玄府通行出入，身体肢端因局部气血失养而出现如雷诺现象、手指指腹缺乏弹性、角膜干燥、微咳等表现，然正气尚存，驱邪外出，卫阳来复，则肢端气血尚可流注，脏腑亦可自行调畅气机。若外邪进一步入里，正气受损，不能及时驱邪外达，则致使玄府气机闭塞，日久而化热，火热进一步耗伤气津，其结果是郁热使玄府更加闭塞，气液更加不能宣通，产生典型的干燥综合征症状。此时患者外分泌腺及黏膜受累，则出现眼口鼻干严重，频欲饮水而渴不止，时欲闭目而涩难视；气停则水停，水液停聚而生痰湿，与郁火结于头面，则可出现腮腺肿痛；邪热伤及肺胃，肺司呼吸失职，则胸闷、气短；下汲肾水，肾精干涸，则可出现牙齿因失去唾液冲洗及滋润而片状脱落，仅留下残根的"猖獗齿"。此外，阴液耗伤严重，血络失其常道，关节筋脉难以濡润，瘀血内停，可见周身关节疼痛难忍。病情后期，因郁热久久闭阻玄府，气机不得宣畅，水液代谢不利，血液运行受阻，痰瘀等病邪丛生。如痰瘀热积于上焦肺络，肺叶痿弱残殃，可表现为干燥综合征肺间质病变；久病瘀血停聚络脉，新血不生，则可使血液系统受累；正气亏损严重，生化乏源，五脏六腑、四肢百骸失充，神机失养，甚可出现危及生命的变证。

本病发生发展的重要环节为热气怫郁、玄府闭塞，治疗当以"达郁散热、宣通气液"为主，"养阴生津"为辅，同时重视"身心同调"。治疗本病以益气养阴为主，兼活血化瘀。部分患者多伴阳虚寒胜之症，必须重视辛温通阳，益气活血，化痰祛瘀通络，使全身玄府开阖有度，气血运行通畅。

5. 系统性硬化症

硬皮病是一类临床病理下可见局灶性或弥漫性皮肤增厚和纤维化的较为难治结缔组织病，其病理改变为炎症、自身免疫和血管病变三种病理改变交织在一起，严重者可影响血管和心、肺、肾、消化道等多个内脏靶器官，纤维化是其病理特征表现。系统性硬化症的皮肤病理表现为皮肤汗腺受损或消失，毛囊破坏，皮肤真皮显著增厚，胶原纤维明显增生。一般局限型硬皮病不涉及内脏，预后较好，而系统性硬化症可累及多系统、多脏器。西医主要针对免疫、血管及胶原异常等病理因素和发病机制，以抗炎、免疫抑制和调节、改善血液循环以及抗纤维化为基础制定诊疗方案。系统性硬化症属中医学"痹证"中的"皮痹"范畴，最常累及肺脏，演变为"肺痹""肺痿"等病。痹证的病因病机，即"风寒湿三气杂至合而为痹"。《本草纲目》云："夫寒伤营，营血内涩，不能外通于卫……夫风伤卫，卫气外泄，不能内护于营……然风寒之邪，皆由皮毛而入。"外邪易从皮毛玄府、口鼻孔窍侵入，寒性收引，可通过皮玄府而使经脉收缩挛急，致营血不和，经脉闭阻，发为皮痹。《素问·痹论》云："皮痹不已，复感于邪，内舍于肺。"风寒之邪侵袭人体肌表，玄府闭塞，邪气闭郁，肺气失于宣散，不得疏泄，烦满喘呕，发为肺痹。

①早期系统性硬化症患者感受风、寒、湿三邪，以寒邪为主，皮玄府密闭，气失宣通，阳气郁而不达四肢，皮肤表现为四肢末端怕冷，皮温偏低，皮肤紧张变厚，且干燥、无汗，皱纹消失，屈曲度减弱。根据玄府、腠理郁闭程度和病情进展的不同，皮肤逐渐与皮下组织相互联结，摸之变硬，不易提捏，表面可呈现蜡样光泽。②邪气入里，玄府密闭，营卫运行失常发而为胀，津液运行受阻，停滞之处而生湿。硬皮病患者早期表现为皮肤轻度肿胀，通常水肿呈非凹陷性。肺外合皮毛，主行水，其为华盖，玄府密布。玄府在肺既可行呼吸从而吐故纳新，又可布津液从而通调水道。一旦病情进展，影响肺调节水液代谢的功能，加之原有的肺部气机不畅，可导致肺气痹阻。此期患者自觉症状明显，或咳嗽加重，或呼吸困难，胸部高分辨 CT 往往提示以毛玻璃或网格影或条索影样改变为特征的肺间质纤维化，病理可呈现间质增生、肺泡间隔内炎症细胞浸润。在运化津液过程中，脾之玄府所起的作用非常重要。此期异常易致脾胃功能失常，可见食管或胃运动功能障碍，易呛水，吞咽有梗阻感，胃肠道功能紊乱，食则腹胀，纳运不佳。③寒凝血脉，气机闭阻，更有甚者，玄府涩滞不通而致血行瘀阻，见四肢末端肤色白、皮温低，甚者表现为四肢末端麻木、青紫等血瘀征象。据报道，多数系统性硬化症患者病变初期即出现雷诺现象（或称肢端动脉痉挛症），约95% 患者雷诺现象长期存在，并且早于硬皮病其他症状，主要表现为在寒冷或情绪刺激后四肢远端相继出现白、紫、红三相反应，伴或不伴有疼痛、麻木感，其本质是血管病变。玄府郁闭，津血停滞，化为痰瘀，滞于表皮局部则表现为皮肤色素沉着或色黑，阻于皮下，则肌肤失原本柔润弹滑之质，逐渐变硬，不易提捏，晚期皮肤变薄如羊纸，皮下组织和肌肉萎缩硬化紧贴于骨骼，有木板状坚硬感。瘀阻于肺，患者咳嗽或呼吸困难加剧，伴或不伴有口唇、舌质等其他部位瘀血征象，可伴或不伴肺动脉高压征象。病理提示肺成纤维细胞呈病理性增生、胶原蛋白沉积、肺蜂窝样及网络样改变逐渐向中上肺蔓延，肺功能多提示弥散功能严重下降。病程迁延日久，渐成肺痿，如痰瘀互结，气血津液代谢失常，痰停瘀阻，则加重肺痿，陷入恶性循环，终致神失

所用。④该病晚期，气失宣通、津失布散、血行瘀阻，诸多病理因素交相错杂为患，互为因果，最终导致不可逆的病理改变。此期主要特点为肌萎骨损，同时伴肺、心、肾等多脏器功能衰竭。

虽然玄府致病表现在以上四个方面，但是各个方面并不是截然分开的。气升降出入的过程中推动着津液的流动，津液在各脏腑内玄府布散中伴随气的升降出入，因此肺主行水功能的发挥始终是伴随着气的运动。气失宣降和津液不布存在着内在的联系，两者可互为因果。当气机宣降和津液布散失常，又易停滞，留饮留瘀，血行不畅，前三者密切联系，可互为因果，神失所用则是最终的结果。

目前临床实践显示采用中西医结合治疗系统性硬化症往往可达到更佳的疗效。玄府气液运行正常，则"五脏元真通畅，人即安和"，故从开通玄府角度治疗系统性硬化症其治疗核心在于"唯以血气流通为贵"，宜酌情选用有针对性的风药，并辅以滋阴或适当配伍。对于部分顽症患者，可加用虫类药物搜风剔络，病久迁延，多瘀多虚，可酌情加用活血通络、补气补血之品。内服中药以活血化瘀、温经散寒和补益类药物为主，外治中药以活血化瘀、祛风湿和温经散寒类药物为主，而活血化瘀通玄开腠贯穿于内服和外治法之中。

6. 掌跖角化病

掌跖角化病是以掌跖皮肤弥漫性或局限性干燥、粗糙、角化、肥厚、脱屑、皲裂为皮损特点的慢性皮肤病。西医认为其病因系遗传、内分泌因素、物理因素、真菌感染、变态反应等引起的表皮角化过度。治疗常服用维 A 酸类药物或维生素 A、E 等，外用角质松解剂和皮质类固醇。该病的个别类型属中医"鹅掌风""厚皮疮"等范畴。多因久病入内，气血失和，营卫不畅，终致瘀毒遏伏肌表腠理，使玄府（汗孔）郁滞，腠理瘀实，新血无以充养，瘀毒难以宣泄，药力不达病所，实乃病久致瘀，治宜解毒散结，宣畅玄府之，活通腠理之瘀。

7. 扁平疣

扁平疣是由人类乳头瘤病毒感染引起的常见皮肤病，其组织病理典型改变为表皮角化亢进，颗粒层及棘层轻度肥厚，上皮细胞失于正常生长和分化。故促进上皮细胞生长和分化、抑制过度角化无疑是扁平疣治疗中的重要干预窗口期。中医将扁平疣称之为"扁瘊"或"疣症"，皮玄府渗灌气液，灌溉皮毛，充实腠理。在扁平疣发病过程中，内虚合外邪，使脾之散精和灌溉、肺之宣发和肃降、肾之蒸腾和气化、肝之疏泄条畅力有不逮，不能充分升清降浊，精微物质之生成、输布过程中逐渐累积杂质，污浊排泄不畅，津液在这一循环过程中逐渐重浊，整个气液微环境清阳不升，浊阴不降，阴精垃圾稽留皮玄府，致疣体重生。"阳化气"动力不足，机体脏腑功能无动力支撑，则脾不能升清运化，津液不能正常输布和排泄，导致阴津凝敛成形，生成水饮、痰浊等阴精垃圾，缠滞皮玄府，稽留成疣。玄府之开阖需要阳气，"阳气一处不到就是病"，所谓"善治者治皮毛"，即表既是邪之入路，亦是邪之出路。扁平疣为阴津凝敛成形过度，缠绵稽留肌肤为疣，邪无出路，一旦玄府郁滞，"气液昧之"，则气血津液不能达于"皮下肌外"，正常皮肤结构丧失、玄府闭密失养，邪无出路，阴精垃圾丛生，垢气逆窜，水淫玄府，浊毒蕴肤，发为扁平疣，可见患者的颜面、上肢等部位正常皮色或浅褐色的如针头大小或稍大的扁平丘疹，表面光滑、质硬。其组织病理改变为表皮角化亢进，颗粒层及棘层轻度肥厚等。扁平疣本质是气液不能正常濡润肌肤，故其病理见表皮角化亢进，颗粒层及棘层轻度肥厚，但无乳头瘤样增生，棘细胞上层及颗粒层可见多数空泡化细胞等典型特征。水湿失于输布，蕴结肌肤腠理，阴精垃圾阻塞肌窍，则见颗粒层及棘层轻度肥厚；肌肤腠理失于气液渗灌，不得濡养，故见表皮角化。故扁平疣当以升阳布津，渗灌气液，荣养肌腠为治。因而开玄通府，扶阳托邪是其关键，条达肝气（维持细胞正常分裂）、升阳助气（促进上皮细胞分化）、健脾除湿（调控上皮细胞生长）是扁平疣治疗窗口中的三驾马车，同时可酌情配伍风药。

8. 激素依赖性皮炎

激素依赖性皮炎是目前临床上的常见病、多发病。激素依赖性皮炎一般是由于长期外用含糖皮质激素制剂，一旦停药导致原有皮肤病复发、加重，迫使患者使用糖皮质激素，其皮损表现为：①皮肤变薄、潮红伴毛细血管扩张；②痤疮样皮炎粉刺、丘疹及脓疱；③色素沉着；④皮肤老化，出现皮肤干燥、脱屑、粗糙，甚至萎缩；⑤毳毛增粗变长。自觉症状：自觉有灼热、瘙痒、疼痛及紧绷感。

激素依赖性皮炎的发病主要在体表，与玄府功能关系密切。玄府开阖失常是激素依赖性皮炎发病的主要机制。激素从中医角度而言属火、属阳，为助阳生热之药，久用有生热耗津、亢阳伤阴之弊。玄府闭阖，郁而生热，遂生红肿，化而为疮，可表现为皮肤潮红、灼热、粉刺、丘疹等。发病初期为风热客肤，玄府闭阖，风热之邪蕴阻肌肤，肌肤失于濡养，则发为红斑、丘疹、瘙痒伴轻微灼热等症状。发病中期玄府闭阖，热毒蕴结，化热生火，火毒炽盛，熏蒸肌肤，致使气血凝滞，营气不从，经络阻塞，以致脏腑功能失和。临床上表现为红斑、丘疹、脓疱，伴有皮肤油腻，严重者感灼热、瘙痒剧烈，遇热或刺激加重。发病后期郁热化燥，血虚生风生燥，灼伤津液，气阴两伤，肌肤失养。临床表现为皮肤潮红色暗、干燥，皮肤变薄发亮，烘热紧绷感，伴轻微瘙痒、口干欲饮。

激素依赖性皮炎的治法重在开通玄府，维护或恢复人体气血津液宣通的正常状态。治疗激素依赖性皮炎，不仅可中药内服，亦可尝试中药外用如外敷、熏蒸、面膜等。发病初期为风热客肤，治宜祛风开玄，以风药佐以通络之药使郁热透达，风去则痒微，热去而津存也。玄府之内则是三焦，取甘寒微泄之药，使郁热从内而泄，亦是表里同解之法，三焦通畅则气机流通，郁于玄府之激素毒邪借助风药则更易散去。激素依赖性皮炎中期责之于火毒炽盛，热毒蕴结，化热生火，熏蒸肌肤，发而为病。此期热毒闭郁玄府，治宜清热解毒，开通玄府，使邪去热退。激素依赖性皮炎失治、误治，邪毒久郁，炼血而成瘀，玄府乃气机流通之枢纽，瘀热停滞玄府导致开阖失常，毒邪由气分波及血分，入血尤恐耗血，直须凉血散血，邪伤正气，此期治疗尤为关键。激素为阳药，阳盛则阴病，因此在激素依赖性皮炎治疗后期主要是顾护气阴，这也是恢复玄府功能的关键。

9. 足癣

足癣是一种极为常见的传染性皮肤病，由真菌感染足部而引起，临床表现为足部趾缝间生有水疱，尤以第三趾缝最为多见。水疱清澈、透明，足部有明显的瘙痒感或搔抓溃破而发生糜烂，有灼热样疼痛，或脚部奇臭难耐等。临床将足癣分为水疱型、趾间糜烂型和鳞屑角化型三种类型。临床治疗多用达克宁、10% 硫酸软膏等药物。中医称本病为脚湿气，足常居湿地，受汗液熏蒸日久，湿邪郁遏玄府。湿热之邪郁遏玄府，发为此病。以清邪毒、通玄府为法，以外洗为径，使湿热邪去，玄府洁，升降复。共奏清热、燥湿、祛风杀虫止痒之功，则病可向愈。

10. 黄褐斑

黄褐斑是一种临床常见的慢性皮肤色素代谢障碍性疾病，属于难治性损美性疾病。本病多表现为两颊及前额部位呈蝶形分布的黄褐色斑状色素沉着，多发生于育龄期女性，激素、日晒、遗传、情绪等因素都可以影响其发生发展。西医认为本病与内分泌有关，由促黑色素使黑色素产生增加而形成色素沉着斑。黄褐斑属于中医"黧黑斑""肝斑""蝴蝶斑"等范畴，黄褐斑的发病多责之于肝、脾、肾等脏腑功能失调，而气滞血瘀，气血不足不能上荣于面是其发病的重要病机，尚与痰、瘀、精血、冲任等有关。

"有诸内者必形诸于外"，人体内阴阳、脏腑、气血等功能失调而引起的病理改变必然通过玄府表现于皮肤。若开阖失司，卫外不固，外感风邪、热邪等首先熏蒸肌表，加重玄府功能失调，使气液失宣、津血停滞，久致脉络凝滞、肌肤失养，而生色斑。皮玄府闭塞不通，属于因郁化热，发于头面，则阳热怫郁，充斥脉络，使通行于其中的气血津液流注失于常道，血不循经，溢于肌表，而生黧黑斑。"玄府闭密"致气血津液不能外达肌肤，郁而发热，日久兼见干燥脱屑。

"玄府以通为用"，玄府郁闭、气血不和为疾病的根本，因此治疗时宜"以辛散结"，《内经》曰辛以润之，盖辛能走气，能化液者也"，以辛散开郁之品开通玄府，同时应注重调和脏腑气血阴阳，兼顾内外。①肝郁气滞，气机失畅。症见面部浅褐色斑片，面颊、目周为著，境界清楚，兼烦躁易怒或抑郁，口干胁胀，乳房作胀，月经不调，舌质红，苔薄白，脉弱。治以疏肝解郁、调畅气机，柴胡疏肝散加减；②气血两虚，心脾失养。症见面部淡褐色斑片如尘土，或灰褐色，颧部、前额、口周明显，兼见神疲乏力，失眠多梦，或怔忡健忘心悸，舌淡苔薄，脉细弱。治以益气养血，健脾养心，归脾汤加减；③脾虚气弱，湿浊潴留。症见面部淡褐色斑片，两颧、口周为著，兼神疲体倦，食少纳呆，短气少言，舌质淡，苔白腻，脉沉细。治以健脾益气，化湿泄浊，参苓白术散合三仁汤加减；④肝肾不足，冲任失调。症见褐色斑片对称分布于颜面，兼头晕耳鸣，腰膝酸软，月经不调，舌质红，苔少，脉细。治以滋养肝肾，调和冲任，六味地黄丸加减；⑤脾肾阳虚，水湿上泛。症见面部深褐色斑，畏寒肢冷，性欲淡漠，或夜尿频多，或五更泄泻，舌质暗淡，苔白腻，脉沉细。治以温补脾肾，利水振阳，真武汤加减；⑥痰瘀交阻，络脉不通。症见面部暗褐色斑片散在，口中出气臭秽，形体肥胖，兼见右胁胀满，或有高脂血症、脂肪肝等，舌质或暗或边有瘀点，脉弦滑或涩。治以化痰散结，消瘀通络，自拟化痰活血汤（法半夏12g，青陈皮、柴胡、广郁金、云茯苓、白芥子、赤芍、桃仁、红花、丝瓜络各10g，泽兰、泽泻、生山楂、王不留行、决明子、莱菔子各 30g)。

总之，黄褐斑病机系由外感邪毒直接侵袭，或脏腑气血失调导致玄府郁闭而出现黑斑。黄褐斑具有起病缓慢、病程缠绵、难以速愈的特点，治疗要外治内养共同协调，方能标本兼治，以防复发。以开玄通府，调和气血为治疗原则，临床综合运用中药内调外敷、针刺、放血、艾灸、拔罐等中医特色治疗手段，必要时亦可结合现代诊疗技术如微针、激光等疗法，综合调理治疗，使全身气血流行畅达，郁于肌表之邪祛之有路，黧黑之斑得以消散。

11. 斑秃

斑秃是指突发的、非瘢痕性的片状脱发，可发生于全身任何毛发生长部位，主要表现为头部突发圆形或类圆形脱发斑，大小不一，数目不等，且脱发区的皮肤光滑油亮。当脱发斑的数量大于 3 块，称为多发性斑秃。本病可发生于各年龄段，但以青壮年为多见，且复发率高为其致病特点。一般认为与长期精神紧张、自身免疫功能紊乱、遗传等因素有关，西医对本病的治疗多采用局部或系统糖皮质激素治疗、局部外用米诺地尔等促毛剂及二苯环丙烯酮介导的局部免疫调节等方法。斑秃属于中医学"油风"范畴，中医认为"发为血之余，发为肾之候"，肾藏精主骨生髓，其华在发，肝藏血，发为血之余，且精血互化，精足则血旺，故毛发的生长有赖于气血的濡养、五脏功能的协调有序。在"玄府理论"指导下通过针罐结合治疗，共奏补益气血、行气活血、行气解郁之效，并辅以风药生姜调和针罐的多种治疗作用，发挥诸法协同增效作用，以开通玄府郁闭，恢复玄府流通性功能，从而使气血、津液、荣卫等精微物质输布濡养正常，恢复对发根的濡养，促进脱发斑毛发的生长。

12. 过敏性紫癜

过敏性紫癜是一种以小血管炎为主要病理改变的全身综合征。该病属于中医"血证"范畴，其病因不外乎风、湿、热、虚、瘀等。但由于本病涉及多脏腑组织，其病位核心在玄府，病机为热郁玄闭、津停湿生、水淫玄府、神机失用，甚者可累及三焦、脾、肾等脏。热邪与湿邪的产生及玄府功能异常可能是过敏性紫癜发生发展的始动因素。治疗上强调开通玄府怫郁的重要性，在清热解毒、化湿活血、健脾滋肾等治法上加用风药以开通玄府，宣畅气机，提高临床疗效。

附：小儿过敏性紫癜

小儿过敏性紫癜乃风、湿、热、毒等邪气侵袭机体，主要表现为皮肤紫癜、关节肿痛、腹痛、便血、血尿、蛋白尿等，可分为皮肤型、腹型、关节型、肾型。纯阳之小儿感邪化热，热气怫郁，玄府闭郁，血脉气机升降出入失常，血溢脉外，发为紫癜。

针对小儿而言无积不化热，无热不生火。除体质因素外，饮食失节是蕴生内热的主要原因。现今随着生活条件转佳，儿童过早地接触肥甘厚味之品，出现胃纳过多而脾运不及的现象，积久则化热生火。刘完素曰："肿胀热盛于内，则气郁而为肿也。"故玄府因热气怫郁而肿胀壅闭，使通行于其中的气血津液流注失于常道，血不循经，溢于肌表，发为皮肤紫癜。若玄府怫郁，津血渗灌环流障碍，玄府内津液失去血中之津液的补充而减少，血脉失去玄府内津液之滋养，久则血脉枯涩，瘀血内阻。临床可见部分患儿出现皮肤粗糙甚则肌肤甲错，或为紫癜色暗，或为紫癜消退后仍留有淡褐色瘀斑瘀点等瘀血之症。

由异常免疫反应引起的全身小血管炎是过敏性紫癜的主要病理改变。而热气怫郁、水淫玄府致气血流注失于常道，引发的病变过程如下。①紫癜及皮肤肌肉肿痛。过敏性紫癜患儿素有禀赋不足，邪气入侵或饮食不节，食积化火，玄府功能障碍致气血津液运行及代谢产物郁滞，久郁酿毒，轻者血不循经发为皮肤紫癜，甚者邪毒混杂形成坏死及溃疡。此外，玄府闭塞，气液不得宣通，则津停湿生，水湿泛溢肌肤，故幼儿可见非凹陷性头皮、面部、手背或足背水肿。在急性发病期，若滞重成瘀，不通则痛，部分患儿尚可见肌肉压痛等表现。②关节肿痛。临床中有30%～43%的过敏性紫癜患儿以关节肿痛或腹痛起病，关节受累发生率达82%，亦与玄府功能障碍有关。当水淫玄府积而成浊，引起局部隐性水肿，津血互化失常，则筋骨关节或因失于濡养致不荣则痛，或因滞久成瘀，留着关节致不通则痛。③胃肠道症状。胃肠道症状发生率为50%～75%，包括腹痛和（或）呕吐，或偶有胃肠道出血、肠梗阻及肠穿孔表现。腹部CT及超声可见肠壁水肿、肠腔狭窄、肠系膜水肿、血管充血及受累肠管周围常有少量腹腔积液。若过敏性紫癜患儿脾胃功能不足，胃纳过度而脾运不及，致食积化热，热邪充斥玄府，与胃肠道相通的玄府因热气怫郁而肿胀壅闭，致气机不畅、玄府郁阻而见腹痛，饮聚于胃腑，胃气不降反逆，而见恶心、呕吐等症。④肾脏损害。儿童过敏性紫癜引起的肾脏损伤称为紫癜性肾炎。临床上肾脏受累发生率为

20% ～ 60%，可见水肿、蛋白尿和（或）血尿等肾脏损伤的表现。大部分患儿肾损害出现在起病后 1 ～ 2 个月内。肾为藏精之脏，出现血尿、蛋白尿是肾脏封藏失职、精微外泄之象，而玄府功能失常是造成肾脏损伤的重要原因。

其发病的始动因素乃热郁玄府，致玄府肿胀壅闭，进而促发一系列病理反应，因此治疗时应注重开达玄府郁结。当使用辛味药开发玄府，宣通气液，推陈致新。同时针对相应致病因素如水湿、湿热、瘀血等，可灵活采用清热开玄；或理气开玄；或活血开玄；或凉血开玄；或运水开玄。至紫癜恢复期邪气已去大半，但机能尚未恢复，根据辨证可酌情使用益气开玄或养阴开玄。虽为补虚之法，但对于衰竭自闭的玄府，是为"塞因塞用"，以补助通，故仍属通法范畴。

13. 痤疮

痤疮是一种发生在毛囊皮脂腺的具有损容性的慢性炎症性皮肤病，好发于颜面部、颈项部、前胸、后背等皮脂腺分布较多的部位。皮损具有多样性，常表现为黑白粉刺、丘疹、脓疱、瘢痕、囊肿及结节等，亦有窦道、瘘管、瘢痕疙瘩等，常伴皮脂溢出。本病病因复杂，西医认为遗传、雄激素水平升高、皮脂分泌增加、毛囊皮脂腺开口处过度角化、痤疮丙酸杆菌繁殖、炎症和免疫反应等因素都可能与之相关。本病皮损多出现在面部，多遗留瘢痕，影响美观及患者的生活质量，更甚者产生自卑、抑郁、焦虑等心理障碍。目前痤疮已成为全球八大常见病之一，其好发于青春期，一般无自觉症状或仅有轻度瘙痒，继发感染时疼痛。多呈慢性病程，易反复发作，可持续数年或十余年。虽然该病有自愈倾向，但是痤疮本身以及痤疮治疗不及时引起的疤痕和色素沉着等可以严重影响患者的生活质量，给患者及家庭带来很多身体和经济上的负担。现代医学主要治疗原则为消炎、杀菌、溶解角质和调节性激素水平。治疗手段以口服药物为主，辅以喷雾、面膜、激光、光疗等。

痤疮在中医称作"粉刺""痤""皶"等。痤疮病名首见于《素问·生气通天论》，其云："汗出见湿，乃生痤痱……劳汗当风，寒薄为皶，郁乃痤。"指出本病的发生是由于汗出而玄府开，风、寒、湿等邪气侵袭导致玄府闭塞，郁而成痤。王冰对此句注解："阳气发泄，寒水制之，热怫内余，郁于皮里，甚为痤疖，微作痱疮……时月寒凉，形劳汗发，凄风外薄，肤腠居寒，脂液遂凝，蓄于玄府，依空渗涸，皶刺长于皮中，形如米，或如针，久者上黑长一分余，色白黄而瘦于玄府中，俗曰粉刺，解表已。

玄府，谓汗空也。痤，谓色赤膜愤。内蕴血脓，形小而大如酸枣，或如按豆，此皆阳气内郁所为，待软而攻之，大甚炳出之。"指出本病的病位在于皮玄府（腠理），病机在于阳气内郁，此处的"郁"有虚实之分，形劳汗发，阳气外泄，此言其虚，寒水制之，热怫内余，此言其实。张介宾曰："形劳汗出，坐卧当风，寒气薄之，液凝为皶，即粉刺也，若郁而稍大，乃形小节，是名曰痤。""汗方出则玄府开，若见湿气，必留肌腠，甚者为痤，微者为痱。痤，疖也；痱，疹也。"马莳在《黄帝内经素问注证发微》中指出："凡若此者，皆阳气不固使然也。"此病理过程即如《灵枢·痈疽》中所描述的"寒邪客于经络之中则血泣，血泣则不通，不通则卫气归之，不得复反"。黄元御《素问悬解》云："汗液内凝，则结为粉皶。若郁于皮肉之间，肉腐脓生，乃成痤证。"其均与玄府为邪气闭塞有关，气滞津凝，郁而为痤。古人的论述均指出痤疮发病的基本病机——郁乃痤。阳气受伤，卫气被郁，轻则为皶即粉刺。

痤疮发生总由火毒为患。痤疮发于体表皮肤、肌腠，属于表证，而营卫是体表活性物质和功能的主要维护者，痤疮的产生是由于外因或内因间接或直接地影响了营卫及其运行，进而使营卫主表的功能失常。卫气循行肌肤，温煦皮毛，防止外邪从皮毛、玄府、腠理而入。风邪常兼湿邪侵袭人体，导致运行肌表的营卫之气运行失常而卫气郁滞，不能抗邪外出，蕴于肌腠，发为痤疮。劳作之时，汗孔洞开，如遇风寒则卫阳郁遏，津液凝于皮肤而生痤疮。外邪入侵，营血瘀滞，血行则气行，血滞则气滞，卫气在局部运动受阻，郁积不散而致痤疮。心其华在面，其充在血脉。因头面为诸阳之会，手足阳经交汇于头面，是阳气易郁的主要部位，若遇邪气使玄府闭塞，气机不得宣通，营卫为之阻塞，气血凝滞不通，聚于局部则成痤疮，"气有余便是火"，阳热怫郁，同时"营气不从，逆于肉里，乃生痈肿"，热盛肉腐，肉腐则成脓，故其甚者为丘疹脓疱及结节或瘢痕。肺主皮毛，皮毛赖于肺气宣发肃降，输布津液得以荣润濡养。痤疮发生的病机主要是由于肺经血热、血瘀、湿热、痰结津凝等。若内外因素导致玄府闭郁，气机失调，则全身气血营卫津液精神不能正常升降，易出现血瘀、湿热、痰结津凝等病理产物，这些病理产物会进一步加重玄府的郁结，是造成痤疮及痤疮迁延难愈的主要原因。胃为水谷之海、多气多血之府，荣养周身，胃虚弱，嗜食肥甘，虚火灼津等均可酿湿、生痰，痰湿亦可阻碍玄府影响气机的正常运行。故痤疮发病多与心肺胃相关。

　　痤疮之发生离不开"郁"，此"郁"有表郁玄府与里郁透表之分。①表郁玄府：形劳伤阳，阳虚表不固，易汗出，体表不固，最易受风。皮肤、肌腠属表，邪郁皮肤、腠理，则卫气亦郁闭，卫不司腠理开阖，玄府随之闭塞，郁乃生痤疮。与此同时，若来源于卫表的寒湿浊邪，由卫陷入营分，久则营生郁热，郁热夹毒，内蕴皮肤，腠理开阖失职，而生痤疮，正如《黄帝内经白话解》中云："风寒内郁于营，血滞于肌表之轻证为粉刺，湿热郁于皮肤间为疮。"②里郁透表：气血与营卫存在体用关系，营附于血，卫附于气，气血为营卫之体，营卫为气血之用。《素问·调经论》云："刺此者取之经隧，取血于营，取气于卫。"在里之气血郁阻，则可引起在表之营卫运行受阻。一方面是里气郁结，使卫气郁闭不宣，另一方面在里的寒、湿等邪郁闭气血，亦可波及卫分营分引起营卫的郁闭，营卫交会受阻，使得腠理开阖失司，营卫郁滞，乃生痤疮。《外科正宗》云："粉刺属肺，齇鼻属脾，总皆血热郁滞不散。所谓有诸内，形诸外。"

　　总之，皮玄府郁闭既可由外感六淫或邪毒感染所致，又可因体内病理产物之痰脂膏浊堆积而起，邪毒郁于皮玄府致发热红肿。因劳作后汗出，玄府开而不阖，机体阳气外泄，风寒湿合邪侵袭体表郁滞于肌肤，轻者形成痱，风寒郁滞于肌肤使体表脂液凝聚而成"皶"，重者郁而化热，病及血分时便形成"痤"。若夹湿则有脓疱形成，夹瘀则皮肤色暗，邪毒堆积则发为结节硬块，损伤日久则形成瘢痕。玄府堵塞日久，人体正常之精微物质无法宣发充盈于玄府之内，或体内冲任不调、阴阳气血亏虚，则玄府失于气血濡养而萎缩，无法正常充当内外交换之孔窍，正常的物质交换无法达成，被迫堆积在皮之玄府，痤疮乃成。痤疮的发生多与火热、寒湿、气滞、血瘀等有形之邪熏蒸肌肤相关，痤疮患者在内应有阳气怫郁的致病基础，怫郁极甚或外邪引动致玄府密闭、气液不通而生痤疮。因此，皮玄府郁闭存在于痤疮发生的各个阶段，是痤疮的核心病因病机。

　　痤疮的辨证分型为：①火热型，当以开玄宣肺、清火导热。《万病回春》言"肺风粉刺，上焦火热也"。火毒炽盛，阳热怫郁，玄府闭塞，怫郁之热循血脉外部于表影响局部气机，肌表处于阳热怫郁的病理状态，可令"营气不从，逆于肉理，乃生痈肿"，火热为阳邪，其性炎上，火热邪气进入体内易随着肺之宣发、脾之升清而达人体上部，火毒聚集，迫出于玄府，形成长于皮中，形如米，或如针，久者上黑，长一分的粉刺，痛为人体感觉变化，由心所主，心火怫郁，玄府失畅，神机失用，不通则痛，故觉疼痛。该证型患者表现为颜面黑头或白头粉刺居多，伴红色丘疹，或觉痒痛，鼻息气热，舌红，苔薄，脉数等，故当以开玄宣肺、清火导热为治疗法则，选择大青龙汤合泻白散加减治疗。②湿热型，当以开玄泄热、除湿复通。人之饮食不节，恣食肥甘厚味，日久则湿浊内生，气机阻滞，阳热怫郁于胃，玄府闭塞，气液失运，中焦湿热闭阻者易累及皮肤肌窍而发于外，循经上攻而阳热怫郁于皮肉，肉腐成脓成疱。同时，患者久居潮湿之地，外界湿热之气从外熏蒸肌肤，皮玄府不通畅，气血津液交换受阻，形成痤疮。该证型患者表现为脓疱，囊肿，皮肤油腻，口臭，小便短赤，大便黏腻不爽等，病情缠绵难愈，且发病和季节、生活居地有密切关系。临床当细分湿热之轻重。热重于湿者，皮损较重，多见面部红斑丘疹伴脓疱，皮疹根盘深且脓疱偏大；湿热熏蒸皮部血脉，迫血妄行，则见红斑；其病部在皮肉，位置偏里，故见根盘深束之丘疹，阳热腐肉则见脓疱。湿重于热者，胃中阳热不甚，不足生变，但可使局部长期处于阳热怫郁的病理状态。玄府闭塞，气液失运，转而内生湿热，郁于皮肉，酿久成变，可使局部形成暗红色结节、囊肿等。故当以开玄泄热、除湿复通为治疗法则，可选择甘露消毒丹加减治疗。③血瘀痰凝型，当以开玄祛痰、活血化瘀。血瘀痰凝，多因火热、湿热等邪毒作用于体内，迫血妄行、炼液成痰所生。有形之邪又会进一步成为致病原因导致气血津液失常加重，二者互为因果而导致疾病缠绵难愈。故该型痤疮多表现为结节、囊肿、瘢痕，具有质地较硬，触之多有痛感，持续不消，反复发作，缠绵难愈等特点。治疗上当以开玄祛痰、活血化瘀为法则，选用仙方活命饮加减治疗。④气血亏虚型，当以调冲任、补气血、复玄府。肝血不足而冲任不调，阳气无力升提，气血精微不能发散濡养玄府，失于滋润的玄府日久则枯，枯而不通，不能正常发挥内外交换的功能，则浊邪发为痤疮。此型患者可见月经不调，月经量少，小腹胀痛，少气懒言，疲乏困倦，经期痤疮增多加重，烦躁易怒，脉弦。治当调冲任、补气血、复玄府，选用异功散合逍遥散加减治疗。⑤阴虚火旺型，当以调阴补阳，滋润玄府。肝肾阴虚，虚火上炎，烧灼玄府而收缩郁闭发为痤疮。该型患者表现为粉刺，丘疹，易红易痛易反复，腰膝酸软，眩晕，口渴咽干，失眠多梦，舌红少苔，脉细数。当以调阴补阳，滋润玄府为治疗法则，选用二至丸合杞菊地黄丸加芍药、当归等。处方重在滋补肝肾，令肝肾阴液充盈，阴阳平衡，虚火自灭，玄府通畅则痤疮自消。

　　痤疮的形成是多种病因相互作用、相互影响的结果，除了内服、外用药物以外，更需要强调对患者进行生活指导、饮食调理、面部护理方面的健康宣教。①生活起居应规律。②重视情志因素的影响。现代研究认为，精神紧张会对机体的内分泌产生不良影响，如焦虑可抑制睾酮、雌激素分泌，进而引起内分泌失调，增加痤疮发病的可能。③注意饮食调理。做到饮食有节和节制辛、辣、肥、甘之品。《素问·痹论》云："饮食自倍，肠胃乃伤。"饮食的摄入量若超过机体运化能力，首先影响脾胃，造成脾胃受纳、腐熟功能失调，水谷壅滞，内生湿热，上蒸于面乃发痤疮。《素问·奇病论》云："数食甘美而多肥也，肥者令人内热，甘者令人中满。"《素问·生气通天论》云："高粱之变，足生大丁。"饮食不节，导致机体阳盛阴衰，五脏受损，生湿化热，循经上蒸，熏于颜面，引发痤疮。④加强面部护理。根据面部所出油脂的多少，每日可以用温水洗 2～3 次，手挤捏粉刺时，切记消毒到位，挤后可涂抹红霉素软膏，防止继发感染及瘢痕形成。同时，可将具有活血化瘀、消炎镇痛作用的中药调制成中药面膜涂敷于面部，使药物直接作用于皮损部位，加速有效成分的吸收，不仅能起到消除炎症的作用，还能避免内服药代动力学的损耗，可明显提高药物的生物利用度。⑤重视汗法。《素问·阴阳应象大论》曰："其有邪者，渍形以为汗，其在皮者，汗而发之。"《素问·五常政大论》云："汗之则疮已。"汗法治疗皮肤病是因为汗法不仅可以解表，又具有透疫解毒、宣通腠理玄府、宣布肺气、布散津液、疏经通络、祛风润燥、升阳助脾之功。而痤疮可由阳明郁热，湿热郁久成毒而发，用汗法开通腠理玄府、疏通经络，以疏解阳明之邪，发散郁久之湿热，又可升阳助脾，脾运则水饮之邪自消。汗蒸治疗痤疮的作用原理大致如下：①开玄府：机体感受阳热之气，郁闭之玄府适时开通，泄余热之气，通畅无阻，此乃痤疮向痊愈之关键；②畅汗达邪：大量的汗液载郁滞之邪气外出，邪去安康；③畅情志：汗蒸通过全身心放松能消除疲劳，调节神经，以助痤疮向愈；④整体调控：人是一个有机整体，玄府开阖功能正常，营卫和则气血运行通畅而诸病不生。

14. 银屑病

随着时代环境、生活习惯的变化，银屑病发病率有逐年上升趋势。银屑病在我国临床上是一种比较常见的慢性炎症反应性皮肤病，又称为牛皮癣，病程较长，且其根治难度比较大，有易复发倾向，有的病例几乎终生不愈，需长期服药。银屑病为免疫或炎症介导的多基因遗传病，静止期可表现为浸润肥厚的斑块。特征性损害为红色丘疹或斑块，上覆盖银白色鳞屑，去掉上层鳞屑可见薄膜现象及点状出血现象，并伴有不同程度的瘙痒。全身均可发病，四肢、头面、背部较为多见，一般具有明显的季节性和地域性。近年根据国内资料统计表明，银屑病皮损加重的季节以冬季最多，春季为第二位，秋季位于第三位，夏季为最少。银屑病可分为寻常型银屑病、红皮病型银屑病、关节型银屑病、掌跖脓疱型银屑病4种类型。该病发病以青壮年为主，缠绵难愈，影响学习、工作。银屑病不仅累及患者的皮肤和关节，还常伴发肥胖、糖尿病、心血管疾病、抑郁症等全身性疾患，对患者的健康及情绪造成了较大的负面影响，加重患者经济负担。迄今为止其发病原因不明，现代医学对本病确切的病因尚未有定论，有遗传、感染、代谢障碍、内分泌失调、神经精神因素及免疫紊乱等多种说法。有研究发现银屑病患者外周血和皮损区的 IL-22 水平显著高于正常人，其含量与病情的严重程度显著相关。银屑病的皮损是以明显活化的 $CD4^+T$ 和 $CD8^+T$ 细胞浸润为特征，$CD4^+T$ 细胞主要浸润真皮，而 $CD8^+T$ 细胞浸润表皮。以局部对症治疗及物理治疗为主，通过系统使用抗肿瘤药物、糖皮质激素、维 A 酸类药物、免疫疗法及生物制剂等治疗本病。

银屑病俗名"牛皮癣"，属于中医学的"白疕""松皮癣""蛇虱""干癣"等范畴。关于"疕"之释义，可追溯至《周礼》，其载曰："凡邦之有疾病者，疕疡者造焉，则使医分而治之。"明代《医灯续焰》认为疕乃头疮，疡乃身疮。"白疕"之名首载于《证治准绳》，其云："遍身起如风疹、疥、丹之状，其色白不痛，但瘙痒，抓之起白疕。"《外科证治全书》曰："白疕皮肤燥痒，起如疹疥而色白，搔之屑起，渐至肢体枯燥坼裂，血出痛楚。""松皮癣"作为病名首载于清代《医宗金鉴·外科心法要诀》，其云："癣证情形有六般，风热湿虫是根原，干湿风牛松刀癣，春生桃花面上旋……五曰松皮癣，状如苍松之皮，红白斑点相连，时时作痒。""蛇虱"之病名首见于《证治准绳·疡医》，其云："遍身起如风疹、疥、丹之状，其色白不痛，但搔痒，抓之起白疕，名曰蛇虱。"《外科心法要诀》《外科备要》等皆以"蛇虱"为"白疕"之别名。《医宗金鉴·外科心法要诀》云："此证俗名蛇虱。生于皮肤，形如疹疥，色白而痒，搔起白皮，由风邪客于皮肤，血燥不能荣养所致。""干癣"的含义范围较广，其中包括银屑病，亦包括其他症状相似的皮肤病。《诸病源候论》曰："干癣，但有匡郭，皮枯索，痒，搔之白屑出是也。"《圣济总录》中有记载道："癣之字从鲜，言始发于微鲜，纵而弗治，则浸淫滋蔓，其病得之风湿客于腠理……久则因风湿而变化生虫，故风多于湿，则为干癣。但有周郭，皮枯瘙痒，搔之白屑起者是也。"

目前大多数医家认为其发病主要与风、湿、热、燥、毒等邪有关，本病的发病是在患者"血虚"的基础上，加之外感风邪，生风生燥，肌肤失养而成，多夹风寒、风热、湿热，不能濡养皮肤而发病，日久渐虚渐瘀，乃虚实夹杂之病。本虚标实是本病的特点，外在阴寒之邪侵袭，为本病之标；内在正气亏损，为本病之本。血热、血瘀、血虚、风燥等是其主要致病因素。肾阳亏虚，则气血运行不畅，皮玄府瘀阻，发为银屑病。因饮食不当、久病服药等多种因素造成患者脾失健运或肾精亏虚，可进一步导致阴阳失衡，正气不足无以抗邪，使邪气壅滞人体，病情反复，缠绵难愈。正气不足，肺脾气虚，肝血不足，血虚邪入，并易从邪之性而化热，化燥，血热生痰，血燥生风。中医药行业标准《中医病证诊断疗效标准》将寻常型银屑病临床常见证型分为血热风燥证、血虚风燥证与瘀滞肌肤证三型。

采用激光多普勒血流图像诊断技术检测发现，皮损部位和周围正常皮肤的血流灌注差值与皮损严重程度相关，而高分辨率超声检测银屑病患者皮损厚度也发现，表皮层及真皮层均有明显增厚，这些改变或与玄府闭郁相关。结合玄府理论，"血虚风燥，玄府闭郁"是银屑病的发病核心，在内以血虚、血热、血燥、血瘀多见，在外则多见风、湿、虫、燥、毒等。血热、血燥、血瘀这一主线贯穿疾病始终，期间或是病初与他邪纠缠反复致病，或是素体缺损而易伤难复。①血热：银屑病患者多为素体热盛的青壮年，外又复感风热毒邪，或恣食腥、发、动风之品，或由情志原因而五志化火，内外相合而导致血热生风生燥。银屑病是由于风、寒、湿、热邪客于皮玄府（腠理），郁而化热，毒热闭塞经络，导致肌肤气血运行不畅，故皮损多表现为鳞屑性丘疹或红斑。若病情反复，则营血亏虚，气血凝滞以及经络不通。热邪侵袭脉络，导致红斑、丘疹；热盛生风，肌肤失养，故鳞屑迭起；热盛灼津，故鳞屑干燥易脱。阴虚血亏，化燥生风，肌肤失荣，再加之外感风热内外合邪，进而诱发银屑病的发生和加重。《外科证治全书》认为银屑病的发生除了与外界自然环境相关之外，与患者本身血虚之体质亦关系密切，其云："岁金太过，至秋深燥金用事，乃得此证，多患于血虚体瘦之人。"②血燥：银屑病初期外邪侵袭肌肤，气血运行不畅；或湿热蕴积，不能透达，发于肌表；或风、寒、热邪已化，但气血耗伤，以致血虚风燥、肌肤失养。如《圣济总录》载有："其病得之风湿客于腠理，搏于气血，气血否涩。"指出邪客肌肤、气血搏结乃发病之病因。清代《外科大成》云："由风邪客于皮肤，血燥不能荣养所致。"《外科正宗》云："风癣如云朵，皮肤娇嫩，抓之则起白屑。"《医宗金鉴》中言："由风邪客于皮肤，亦由血燥不能荣外。"血分热毒炽盛，营血亏耗，生风生燥，肌肤失养。银屑病反复发作，外风与燥热相结合，容易导致热壅血络而发为红斑。银屑病血热日久，或风邪燥热久羁，阴血暗耗，夺津灼液则血枯难荣于外，肌肤失养，故皮损干燥，迭起层层白屑。银屑病患者毒热蓄久，伤阴耗血，络瘀热伏，肌肤失养，导致红斑鳞屑。③血瘀：血瘀风燥是银屑病的主要病理变化。患者多由于外感、内伤、情志失调等多种因素导致体内气机郁滞，血液运行受阻，亦或是病情日久反复，血热炽盛，导致血行不畅，热结血瘀，血瘀难荣肌表。临床患病日久，病情反复，可出现皮损色黯，浸润肥厚，舌质紫暗、多有瘀点或瘀斑，脉细缓或弦涩等血瘀证表现。皮损肥厚色暗，日久不消退，同时伴有舌质紫暗或见瘀点、瘀斑，脉涩或细缓。目前，银屑病之血热、血燥、血瘀三大中医证型已成辨证分型的主体。血热证多见于银屑病初期，热盛化毒，郁于肌肤，发为红斑、丘疹。血燥证往往出现在血热证之后，或与之相伴随。血热日久导致营血亏虚生风生燥，肌肤失养，发为迭起鳞屑。而血瘀证多出现于银屑病病程后期，热毒蕴结日久成瘀，导致皮损浸润肥厚，颜色紫暗。

《素问·调经论》云："上焦不通利，则皮肤致密，腠理闭塞，玄府不通，卫气不得泄越，故外热。"银屑病发病初期，风邪郁闭玄府，阳气不能外达，部分患者出现发热、恶寒、鼻塞、咽痛等症状，风邪外袭，玄府开阖失司，郁滞由轻转重，阳气闭郁于内，蕴而化热成毒，燔灼气血，发于腠理，则见焮赤丘疹，刮之出血。玄府是气机运行之道，腔隙虽狭，却贵在通畅，此时玄府郁闭，津液运行障碍，如不及时治疗，必会导致津液瘀滞，津停水阻。一方面津液不行，肌肤失养，故而红色丘疹表面上覆有一层银白色鳞屑；另一方面玄府郁闭，汗孔不利，皮损处干燥无汗。渗灌气血是玄府的另一个重要功能，气血行于经脉，由经入络的最终目的一方面是营养肌肤，另一方面则是排泄代谢产物，若玄府郁闭日久，血行缓慢，终致瘀阻，表现为肥厚性暗红色斑块。玄府作为气血津液运行之道，亦是气血津液贮存之所，玄府的流通渗灌依赖于气血充盛，气盛方可行，津充方可运，若玄府郁滞，气滞津停，血瘀日久必将导致玄府亏虚，而表现为皮肤肥厚干燥，触之如牛皮。若情志抑郁，则气机不畅；若过食酒醴肥甘，则痰湿内蕴，更加重玄府郁滞之象。同时，玄府开阖失调可进一步加重气机失调，从而形成恶性循环。大多银屑病患者发病有明显的季节性，常常冬季复发或加重。《灵枢·五癃津液别》中记载："天暑衣厚则腠理开，故汗出……天寒则腠理闭，气湿不行。"寒冷的冬季，机体为了维持体温恒定，机体产热增加，散热减少，乃冬季寒邪束表，腠理致密，玄府郁闭，无汗肤燥，阴津难以外布，肌肤无以润泽所致，同时也解释了为何老年人在秋冬季节皮肤瘙痒明显加重，而夏季腠理开，玄府通利。所以，银屑病患者病情往往冬重夏轻，到了疾病后期玄府的结构受损明显，致其功能失去通畅性，故季节性较之前不明显。总之，银屑病的基本病机就是玄府郁滞，玄府一旦发生病变，作为气、血、津、液运行的通道作用不能维持，气血运行障碍，最终导致银屑病的发生。

对于玄府为病，刘完素认为，"所谓结者，怫郁而气液不能宣通也""盖辛热之药能开发郁结，使气液宣通，流湿润燥，气和而已"。强调以辛热之药开通玄府、发散郁结。银屑病的治疗应以开通玄府为主，最终契合"疏其壅塞，令上下无碍，血气通调则寒热自和，阴阳调达"及"五脏元真通畅，人即安和"之意。辨证用药的关键在于开通玄府，玄府开通则血热邪毒壅滞自散，肌肤斑疹自消；玄府开通则气血津液自畅，正扶而邪去，肌肤润泽恢复，斑疹自消。其常用治法为：①宣肺化痰，通畅玄府。肺的宣发功能失调，致使津液不能正常输布于皮肤，玄府郁闭则汗出不畅，皮毛不得濡养则干燥皲裂，临床上有许多银屑病患者伴有汗出不畅症状，故加入清肺宣肺之品则可开通玄府而使汗液排出。再通过加减运用清肺化痰之品，逐步恢复肺的正常功能，并能调整机体的免疫机制，从而有效地提高和防御皮损再发的可能。②凉血化瘀，通调肠腑。银屑病初期，血中热毒重而玄府郁闭轻，病性以实为主，治疗以清热凉血解毒为主的同时，配合辛凉之剂，取辛之宣通玄府、凉之清热之意，方用桑菊饮、银翘散等。银屑病中期，血中热毒已轻而玄府郁闭已重，病性仍以实为主，治疗以清热凉血解毒的同时，加重辛味之剂，取辛之宣通玄府，方用麻杏石甘汤等。银屑病常表现为新出鲜红色皮疹，此时皮疹的病因不仅仅为单纯的热象，更是玄府郁闭而导致外寒内热的"寒包火"征象，治疗时应在清热凉血解毒的基础上加强透散伏邪、祛除外寒，防止疾病的进一步发展，既需透郁闭之邪，又要清血热之毒。《血证论》云："以肝属木，木气冲和条达，不致遏郁，则血脉得畅。"本病因瘀而热，因热而燥，因燥而瘀，瘀血常被视作银屑病气血辨证中血热、血燥所形成的病理产物，故在治疗银屑病时多以具有疏肝行气、活血化瘀之效的复元活血汤治疗。临床上，许多银屑病患者常伴有大便秘结不通。嗜食肥甘厚腻之物，排便不畅时皮损可加重，常伴有鳞屑增多，皮损色鲜红，可有严重瘙痒。临证时，通调肠道，从而保证给邪以出路，皮损可逐渐缓解以至痊愈。③顾护阳气，润养肌肤。银屑病后期虚实夹杂，病机关键为玄府郁闭，气血津液不能濡养肌肤，肌肤失养为虚，注重温阳补肾，顾护阳气，滋补气血津液。成体干细胞，是一类存在于已分化组织中的未分化细胞，具有自我更新和多向分化潜能，包括造血干细胞、间充质干细胞、表皮干细胞等。银屑病是以T淋巴细胞、角质形成细胞、血管内皮细胞病变为主体的免疫异常性疾病。上述细胞通过复杂的细胞因子网络相互作用，如果这一网络失衡，则会导致细胞过度增殖，功能异常，出现银屑病损害。而细胞间物质及信息的交流，是通过玄府来实现的。大量研究证实，间充质干细胞能分泌一系列细胞因子，可抑制T细胞的活化、增殖，从而对T细胞具有较强的免疫调节功能。造血干细胞移植可使银屑病皮损出现不同程度消退，从而使银屑病患者间充质干细胞的增殖、凋亡及基因表达存在异常。补肾中药可以激活内源性干细胞并促进其再生，开通玄府，同时注意宣通阳气，常用温散的药物辛温发散、补火助阳，开通玄府以助透散伏留在体内的风寒邪气，使体内阳气外达，取"气血得寒则凝，得温则行"之意，助气血津液的正常运行而疾病向愈。

银屑病的治疗，除了内服汤药外，还有中药熏洗、针灸、拔罐等外治疗法，运用以上方法已取得了一定的临床疗效。①中药浸浴疗法：《理瀹骈文》中言："内治之理即外治之理，内治之法即外治之法。"外治药物直接到达病灶所在，通过皮肤腠理、汗孔等吸收。热水洗浴能够通利汗孔，宣畅气机，疏通脉络，达到开通玄府的作用。采用中药浸浴疗法治疗银屑病，可使药物通利玄府，直达病所，取得较好疗效。②走罐疗法：采用走罐疗法，一方面根据"邪之来路亦是邪之去路"的治疗原则，通过罐的温热刺激，激发经络之气，疏经络，开玄府，通过"汗法"舒经祛邪以治本；另一方面通过罐的来回走动，疏经通络，使气血津液畅通无阻以治标。③运动汗法：运动汗法是汗法的一种，可通过运动开玄府发汗。内可以后天之精补先天不足，外可通过血脉作用于皮肤及全身各处。其依靠人体自身运动调节气的运转，平衡阴阳，阴阳交合，阳气搏动，在腠理则使肌肤阴阳调和，则皮肤改变自然而生。通过适量运动，改变体质，协调皮肤营卫，通畅玄府，即达到治疗包括银屑病在内的皮肤病的目的。④生活调护及日常护理。

附：

1. 寻常型银屑病

银屑病是一种常见的具有特征性皮损的慢性复发性炎症性皮肤病，临床90%以上的患者表现为寻常型。多从调营卫、通玄府论治该病，采取寒温并用、攻补兼施为组方特色的治疗思路。

寻常型银屑病皮疹的基本特点是表面覆有银白色、疏松鳞屑的红色丘疹、斑疹、斑丘疹或斑块，皮屑刮除后有点状出血现象，为血热征象。络脉充盈则皮损色红，热盛迫血妄行则轻刮皮损即有点状出血，热盛生风化燥则层层脱屑。伴心烦，口干，咽红咽痛，小便色黄，大便干燥，舌质红，苔薄白或黄，脉滑数或弦滑。

根据《中医病证诊断疗效标准》该病诊断标准为：①皮损初为针尖至扁豆大的炎性红色丘疹，常呈点滴状分布，迅速增大，表面覆盖银白色多层性鳞屑，状如云母。鳞屑剥离后，可见薄膜现象及筛状出血，基底浸润，可有同形反应。②好发于头皮、四肢伸侧，以肘关节面多见，常泛发全身。③部分患者可见指甲病变，轻者呈点状凹陷，重者甲板增厚，光泽消失。或可见于口腔、阴部黏膜。发于头皮者可见束状毛发。④起病缓慢，易于复发。有明显季节性，一般冬重夏轻。⑤可有家族史。⑥组织病理检查示表皮角化过度、角化不全。角层内有中性多形核白细胞堆积，棘层增厚。表皮突呈规则性向下延伸，真皮乳头水肿呈棒状，乳头内血管扩张，血管周围有炎性细胞浸润。

寻常型银屑病皮疹在肌表，病位在表，以红斑鳞屑为主要表现，除了查体时有"点状出血"，无明显血热症状。红斑是毛细血管充血形成，而非出血。寻常型银屑病在卫表，与营卫不调，玄府不通相关。其治疗大法为发腠理、透皮肤、调营卫、通表里。①此病初期，红斑成点状，皮肤银屑堆积不明显，发热、微恶风寒，或伴有头痛、身疼、咽干、咳嗽、苔白、脉浮等，如感冒、咽炎，或皮肤感染之后诱发加重。采用辛凉之剂，宣通玄府。②银屑病患者秋冬加重、春夏减轻，皮损多表现为红斑、丘疹、银白色厚鳞屑、皮肤干燥。外寒束表，寒闭湿阻，寒湿之邪阻于肌肤，湿性黏滞，阻滞气机，气血精微不能濡养肌肤发病。可酌情使用麻黄汤、桂枝汤、葛根汤、麻黄连翘赤小豆汤、麻杏石甘汤之属。取其辛散、辛温、辛凉并用，开通玄府，发散热毒。如兼热毒明显，可辨证加清热、凉血、解毒之品。③银屑病皮损淡红色，鳞屑不厚不多，皮疹局部灼热明显，伴发热，口渴喜冷饮，汗多，尿赤，大便干，苔黄，脉数有力。辨证属气分热盛，方用竹叶石膏汤、黄连解毒汤。④毒热伤营型在寻常型银屑病中急性期多见，症见新皮疹不断出现，呈点滴状或斑块状，表面覆盖鳞屑，伴口干舌燥，溲赤或便秘，心烦喜凉饮，舌质红，苔薄白或薄黄，脉弦滑或数。治宜清热解毒凉血，可用清营汤、犀角地黄汤。⑤银屑病久病者，皮疹多呈斑块状，表面鳞屑厚，皮肤干燥，有肌肤失养之象，但伴见血虚之候如面色无华、气短乏力、唇舌色淡、爪甲无华的很少，其肌肤失养证候仍和玄府闭郁有关。症状缓解后要重视巩固治疗，成人考虑血热伤阴，阴分不足，可加用养阴之药，如二至丸。小儿卫表不固，可选用玉屏风散加健脾清心之药。

2. 斑块状银屑病

斑块状银屑病属于寻常型银屑病，因其皮损浸润肥厚呈斑块状而得名，一般病程较长，病情复杂缠绵难愈，为临床最难治类型之一。西医学针对本病多选用免疫抑制剂及维 A 酸类制剂内服，卡泊三醇及强效糖皮质激素软膏外擦，必要时结合紫外线光疗。《临床皮肤病学》中关于斑块状银屑病的诊断标准是炎性红色丘疹逐渐扩大或融合成为棕红色斑块，边界清楚，基底浸润明显，表面覆盖多层干燥的银白色鳞屑，可见薄膜现象和点状出血。依据《中华人民共和国中医药行业标准·中医皮肤科病证诊疗效标准》中医辨证标准为：皮损肥厚浸润，颜色暗红，经久不退，舌质紫暗或见瘀斑、瘀点，脉涩或细缓。

该病本虚标实，营卫不足为其根源，后因内外因干扰致使营卫郁闭，化生郁热瘀血等物。而"玄府闭郁，热毒蕴结"可能是斑块状银屑病发病的核心病机。多由于感受风邪而发，风邪闭郁玄府，或者冬季玄府闭阖，气津运行不畅，导致肌肤表面起屑而真皮水肿，且皮损部位干燥无汗；风邪怫郁化热成毒，缠结络脉，导致血管迂曲扩张；热毒壅滞肌腠，而致表皮细胞过度增生；玄府闭郁，阳气内郁不得外达，而致胸中燥热而体表畏寒，以上表现均提示斑块状银屑病存在玄府闭郁现象。

斑块状银屑病的病因及发病机制为外湿袭表，血气相搏。患者多为外感风寒或风热之邪，以致玄府闭塞，邪热入里，伏于血分，或与湿邪相搏，熏蒸肌肤所致，故血热证及湿热证多见。初发之点滴状银屑病未能及时控制，久之皮损逐渐扩大、增厚，继而融合成片；苦燥伤阴，气血运行不畅；湿热胶着日久，炼津为痰；血得热，而煎熬成块，久病入里，多虚多瘀，痰瘀互结而成顽固难治之斑块，久不消散。斑块状银屑病瘙痒疼痛、肌肤甲错，大部分患者皮损及舌色紫暗、Auspitz征阳性、病程绵长，符合血瘀四大症，即痛、肿块、瘀斑、出血表现。在斑块状银屑病漫长的病程中，血热、血燥、气虚、阳虚、气郁日久均可致瘀。本病因瘀而热，因热而燥，因燥而瘀，瘀毒作为其主要病因病机，贯穿病程始终，典型表现为瘙痒疼痛、肌肤甲错、皮损及舌色紫暗。血燥是其迁延不愈的根源，多因湿邪久霸、精气内耗、精亏液燥而生，血燥则肌肤失养，皮损色淡且干燥，渐而生风则鳞屑较厚，瘙痒明显。斑块型银屑病病程迁延，多伴有气血阴阳耗伤，加之久病入里，内外合邪，玄府郁闭。斑块型银屑病可因阳虚体质经脉运行不畅，逢情志饮食等化生郁热，热结不解，或过用寒凉伐伤阳气不能卫表，同时寒邪束表，最终形成阳虚外寒证而发病，此证必伴有畏寒、手足不温、反复外感等虚寒表现，舌淡脉迟亦可为重要佐证。

　　开通玄府、通络解毒，有促进患者气血流通，泄湿降燥等功效。共同使用可以起到有效的清热解毒，活血化瘀的作用，同时也可以佐制温通药物燥烈的特性。①血热证：复发不久，在原有暗褐色的斑块周围或斑块上可见大量新发皮疹，皮损色鲜红，皮损形态多呈点滴状、较小的钱币状，鳞屑多，皮温高，瘙痒剧烈，常有同形反应，新疹不断。伴有便结溺赤，心烦口渴，舌红苔薄黄，脉弦数。治法：清热解毒，凉血化斑。方选犀角地黄汤加减。②湿热证：斑块状银屑病复发可见此型。皮损多发生于皱褶处，皮损基底潮红，较为浸润，鳞屑较少，伴皮损微痒，口干不渴，身体倦怠，舌质红，苔黄腻或白腻，脉滑数。治法：清热解毒，除湿止痒。方选黄连解毒汤加减。③气血不足，痰瘀互结证：本型皮损患者病程较长，经久不愈逐渐扩大增厚演化而来。病情反复发作，皮损肥厚，部分融合成片，呈斑块状，色紫暗，其上覆有银白色的鳞屑，部分不易脱落，皮温不高，轻微瘙痒，口干不欲饮。舌质淡暗，苔薄白腻，脉细涩或弦涩。治宜益气养血，解毒化坚。

八、目玄府

　　眼为人体视觉器官，但眼与脏腑经络是不可分割的整体。《内经》最早阐述了脏腑所化生精气维持眼的视觉功能和肝与眼之间的密切联系。《灵枢·大惑论》云："五脏六腑之精气，皆上注于目而为之精。"《灵枢·口问》云："目者，宗脉之所聚也。"
《灵枢·邪气脏腑病形》云："十二经脉，三百六十五络，其血气皆上于面而走空窍，
其精阳气上走于目而为睛。"眼是由五脏六腑先天之精气升腾结聚而成，其功能有赖于
脏腑后天精气循经络上注于目。眼能辨色视物依赖于脏腑精血的供养。气血津液是维
持人体正常功能的物质基础，亦同样是濡养眼目之必须。

《素问·金匮真言论》云："肝，开窍于目，藏精于肝。"《素问·五脏生成》云：
"肝受血而能视。"然而肝属木，主疏泄，喜条达而恶抑郁，维持气机疏通畅达，推动
血、津液正常运行，眼睛作为人体组织的一部分，亦受气血津液的营养。肝开窍于目，
眼有赖肝气的和畅和肝血的充养而能视万物，审长短、辨黑白主要是靠肝之精气升腾。
《外台秘要》记载："夫眼者，六神之主也……其眼根寻无他物，直是水耳。轻膜裹水，
圆满精微，皎洁明净，状如宝珠，称曰眼珠。"目为至清至灵之窍，赖脏腑之精气濡
养，气血冲和，目窍通利，则目视睛明。且目居于上，通过经络与脏腑相连，蕴涵精、
神、气、血、津、液、魂、魄。《灵枢·五癃津液别》亦云："五脏六腑之津液，尽上
渗于目。"

中医眼科传统理论的支柱——五轮学说、八廓学说、肝窍学说、玄府理论，是指
导中医眼科学的重要理论基础。眼居头面，为九窍之一，其生理功能的正常发挥有赖
于清阳之气的上承，因此，眼科疾病与人体气机升降功能失司密不可分。眼睛之所以
能明视万物，必赖玄府畅达。《中国医学百科全书·中医眼科学》对目玄府明确定义
为："玄府即元府。眼科玄府为精、气、血等升降出入之通路门户，若玄府郁滞，则
目失滋养而减明，若玄府闭塞，目无滋养而三光绝。"玄府作为客观存在的具体结构，
其正常与否是脏腑、经络、气血津液等整体功能在眼部的具体反映。在眼科，视功能
的好坏，即明亮或昏渺是眼内玄府通利或闭塞的具体表现。《医学纲目》云："气血盛
则玄府得利，出入升降而明，虚则玄府无以出入升降而昏。"玄府通利，脏腑精气方
能源源不断上注于目而发挥视物辨色功能。近代眼科名家陈达夫在《中医眼科六经法
要》中说："如果肝经的玄府畅通，肝气即能上升，肝气上升，则目中即有主宰，五脏
之精，各展其用，就能分辨五色。"进一步阐述了目能视物辨五色有赖肝玄府畅达。另
外，目之各部皆有玄府，正如梁凤鸣所言："眼睑有玄府，宣泄郁热，亦为汗窍，推陈
出新；黑睛、晶珠、神膏有玄府，透光视万物，以通神光；黄仁黑睛交界'滤帘'有

玄府，运神水，养目窍；目系有玄府，通神光入脑中，玄府通利则目视精明。"目玄府对上注于目的五脏六腑之精气起着调节作用。目玄府功能正常，则精气能够正常上输、神光得以发越自如。

（一）目玄府的现代研究

现代学者们通过解剖学、生理学等学科探索目玄府的实质，其认为目玄府濡养着眼中精气血津液，影响着视网膜、脉络膜等结构功能的正常。提出了"眼结构的脏腑配属"学说，认为晶状体属于肺，玻璃体属于肾，房水为肺、脾、肾三脏所化，前房角与肝、肺有关。提出了"内五轮假说"，将视神经、视网膜神经上皮层内属于肝，脉络膜及视网膜血管内属于心，黄斑内属于脾，玻璃体内属于肺，视网膜色素上皮层内属于肾。对目玄府的功用也有归纳，眼睑中玄府为汗窍，宣泄郁热；黑睛、晶珠、神膏有玄府，透光视万物，以通神光；黄仁黑睛交界滤帘有玄府，运神水，养目窍；目系有玄府，通神光入脑中，玄府通利则目视精明。或认为因目玄府不和致先天性色觉异常，可能与"生物电荷障碍"关系紧密。有专家学者认为目玄府郁滞闭塞所致疾病，从人体解剖和生理学方面探索，眼部微血管与神经组织及房水循环障碍、免疫功能紊乱可能是目玄府病变的机制。眼病的病变部位多在目玄府。

关于玄府，有学者认为是各组织器官中的细胞间隙和组织间隙，为细胞外液循环通道和物质交换的场所，也有学者认为玄府闭塞与内眼各组织的血液循环、营养代谢障碍及房水循环障碍等所致的内眼病密切相关，这与近年来的有关眼的微循环研究结果在一定程度上较接近，眼之经络玄府不利可能与微循环障碍、物质交换停滞、代谢产物堆积、营养物质运输受阻等导致细胞功能障碍有关。

玄府理论与现代医学领域中的微循环、离子通道、房水循环学说、眼科免疫学说等具有不同程度的相关性。如房水具有营养角膜、晶状体及玻璃体和维持眼内压的功能。若房水出路受阻，会导致眼内压升高，称之为青光眼，若延误治疗或治疗不当会引起失明。《中医眼科六经法要》指出，"热气怫郁，玄府闭塞，热郁于目，目无所见……闭塞玄府，不可不用清法"，庞赞襄在《中医眼科临床实践》中指出"青光眼急性发作，配合点眼药，降低眼压，应用中药可以起到清肝经郁热，启闭玄府，利水疏络，散结通利，防止视功能受损的作用，尤其对术后眼压仍然较高者更为适宜"。眼的正常免疫功能有赖于眼免疫结构的完整和神经、体液、细胞等机体免疫系统功能的正常发挥。庞老认为"郁可致虚,虚可致郁,从眼科临床所见,玄府郁闭非单纯阳热怫郁,病变不只限于六气,河间所论阳热怫郁,只是玄府闭塞的一种原因。在临床上有不少患者如楼英所言,玄府以出入升降,这种病变主要是由于虚而使玄府郁而不利……此时开玄府,散郁结是治疗眼病的一个重要法则"。这里所指的虚和各种原因引起的机体免疫力下降关系极为密切。眼部微血管及房水循环障碍、免疫功能紊乱均与中医眼科理论中"玄府瘀滞""玄府闭塞"所致疾病极其相似,房水引流不畅所引起的高眼压、血液循环障碍、营养代谢障碍等引起的眼科相关萎缩及退行性改变,均与玄府闭塞有关。

(二)目玄府在眼科疾病治疗中的应用

目病总论

玄府理论认为目无所见、目微昏、目昏而花等,都是目玄府病变的结果。且导致目之玄府发生病变的原因,以热邪为主,由于热炎于目,壅遏玄府,玄府开阖通利功能障碍,气液不通,玄府郁闭,引起目的功能减退或丧失。如《素问玄机原病式》云:"故知热郁于目,无所见也。故目微昏者,至近则转难辨物,由目之玄府闭小也,隔缣视物之象也。或视如蝇翼者,玄府有所闭合者也。或目昏而见黑花者,由热气甚,而发之于目,亢则害承乃制,而反出其泣,气液昧之,以其至近,故虽视而亦见如黑花也。及冲风泣而目暗者,由热甚而水化制之也。"针对玄府郁闭的病机,在治疗时应以宣郁之药开通玄府,流通气液,故《素问玄机原病式》云:"因热服之,因热而玄府郁结宣通,而怫热无由再作,病势虽甚,而不得顿愈者,亦获小效,而无加害尔。"

明代王肯堂发展了玄府与眼科疾病的关系,明代傅仁宇在《审视瑶函》中极力推崇刘完素、楼英、王肯堂的玄府理论。目玄府理论成为认识疑难眼病的辨证思维方法。医者对内障眼病由于直观取证难,对引起视觉功能障碍的各种眼病亦感到玄微,常冠之以"神"字。如眼组织及功能名以瞳神、神水、神膏、神光等,在疾病方面亦常以神命名之,如神光自见,神水将枯,神珠将反等。诚如《审视瑶函》所云:"医门十三科,惟眼科最难。"玄府理论对后世中医眼科学的发展影响较大,指导了中医眼科学理论的发展。刘完素建立了疑难眼病病因病机的基础,《素问玄机原病式》中多次分析了如目无所见、目视盲、目昏、视如蝇翅、黑花等疑难眼病,是由"热气怫郁,玄府闭密"致使"玄府闭小""玄府闭合"而使气液、血脉、营卫、精神不能升降出入所致。

楼英首先列举解玄府郁结诸因的药物，楼英并很崇敬地评价"玄府理论"，说"凡此诸剂，皆治气血郁结目昏之法，而河间之言，信不诬矣"。王肯堂首先运用玄府理论分析诸多疑难眼病的病因病机，《证治准绳》中首次总结了诸多内障疑难病如暴盲为伤于阴，伤于阳，伤于神，青盲为玄府郁遏，神光自现为玄府大伤、孤阳飞越，视正反斜为玄府郁滞、气重于半边。傅仁宇首先补充了治疗疑难眼病的方药，改变了以往有病证无方药的局面，使后世有所遵从。特别是选用了薛己《内科摘要》中的加味逍遥散（称为加味逍遥饮），治疗暴盲症有极好的疗效，现今已成为中医眼科界治疗暴盲、小儿青盲（视神经炎、视神经萎缩早期）等病的常用方药。

　　眼病特别是非外伤所致眼病发生之时，除有眼部局部表现外，往往还可于全身整体证候查之，可见于或脏或腑功能受损，或经络阻滞，或气血津液亏乏。《内经》中多处论述了眼病与气血津液的关系，《素问·四时刺逆从论》曰："冬刺经脉，血气皆脱，令人目不明。"《灵枢·决气》曰："气脱者，目不明。"《灵枢·海论》曰："髓海不足，则脑转耳鸣，胫酸眩冒，目无所见。"《灵枢·口问》曰："泣不止则液竭，液竭则精不灌，精不灌则目无所见矣……上气不足，脑为之不满……目为之眩。"五脏精气上注于目而为睛，血忘目不明，阳气脱则目暗，精气竭绝致目不能视。

　　眼病的常见病因病机为：①风。若骤然外感风邪，中于目玄府，若肝风内动夹虚火上扰，阻塞目玄府，神水郁滞。②寒。寒犯目则郁闭玄府，外寒多夹风，易闭于目玄府，神水不行。《中医眼科六经法要》中说："寒邪伤人，闭塞玄府，在表在里均是实证。"③火。火邪炎上，目因火则病，或燔气灼血，或伤津耗液，火性炎上，目易受火邪之害，且其他外感诸邪，常易郁而化火，故目病因火者较多。火热炽盛，玄府闭塞，神水瘀滞，眼科素有"目为火户"之古训。刘完素有"目病属火"之说，《古今医统大全》言："散火为治目之要。"眼病病因复杂，而因火为病者甚为多见，火性升腾炎上，易致目窍。不仅感受温热之邪目见火热之候，尚有外感风、寒、暑、湿、燥或七情内伤等因素，在一定条件下亦可化热生火，还可因机体本身的气血阴阳失调而生火。火循窍而出，犯目为病。因此导致眼病之火来源多端。外邪入侵化火、情志抑郁化火、脏腑气血阴阳失调化火、君相二火妄行于上，皆可上扰于目。火邪上犯于目，使气机紊乱，郁而不宣，气血津液不能运转，使目玄府不通，目络不利，而致目病。如刘完素在《素问玄机原病式》中提出："目昧不明，目赤肿痛，翳膜眦疡，皆为热也……悉由热气怫郁，玄府闭密而致，气液、血脉、营卫、精神，不能升降出入故也。"由于目玄府闭塞，火热之邪不得发越，郁结不散，衍生诸邪，加重或引起眼病。④湿。湿易困阳气，目为清阳之窍，易受其害。且内外湿邪，常相兼而感，缠绵难愈。痰湿犯眼，可以累及眼的各部分组织。顾锡指出："脾湿则多眼癣眼菌，肺湿则多黄膜，心经湿则多胬肉如脂，肝经湿则多星障，黑珠如雾混浊，肾经湿则瞳神呆钝，色暗淡，昏暗无光。"风热、湿热、寒湿或风寒湿邪交叉组合侵目，都可致眼睑、结膜水肿、渗出。水湿停聚是因脏腑失和，阻滞气机，壅遏目窍，眼部不同部位均可发生水肿。湿聚成痰胶结于目而发为眼病。风性善变，与痰交结，蒙蔽清窍，迫于目系，目玄府不利，可致眼病。火性炎上，痰动升扰，迫于目窍，玄府闭阻，眼孔不通，神水阻滞，可暴发眼病。也可因眼内血证，"瘀血化水"，水湿成痰，形成眼底痰湿瘀交叉结合的局面。湿郁眼底，清阳不得上达，浊阴盘踞，气血壅塞。湿郁可热化为湿热郁，或寒化为寒湿郁。由此可见，痰之所生，源于津液失常，而火邪又可灼炼津液为病邪之痰。痰成之后，火热之邪又与之相结。火愈炽，郁愈盛，郁愈盛，火愈炽。《素问玄机原病式》云："如火炼物，热极相合，而不能相离，故热郁则闭塞而不通畅也。"痰与火相搏，即为痰火，《审视瑶函》云："痰火阻隔肝胆脉道，则通光之窍遂蔽，是以二目昏朦，如烟如雾。"⑤气。气机不畅，目玄府郁滞，必然导致精血津液的运行不畅而发生各种眼疾。若气郁化火，可上攻目系，或灼目玄府。脏腑气虚，邪滞玄府而目失所养者，则为因虚致郁。眼内部的气机升降出入不利，最容易引起眼内的水液代谢障碍，使水湿停聚。"气郁而湿滞，湿滞而成热，热郁而成痰，痰滞而血不行，血滞而食不化"，气郁而产生湿郁、热郁、痰郁、血郁、火郁，此六郁均可互结玄府，而致玄府郁闭，目暗不明。气虚郁，以脾气虚为主，脾运失健，清阳不升，统血无力，滞缓郁积。阳虚郁，由气虚郁进一步发展而来，阳虚，机体组织不得温煦而生内寒，目亦不得温养，寒滞清阳，则目病。⑥血。目得血而视。若眼部卒然外伤，或热灼目络，迫血妄行而瘀血内停，或气滞血瘀，目失所养而发内障，是因实而郁；若营血亏虚，脉络枯涩不利而视昏者，则为因虚致郁。另，内障日久，精亏神败，玄府精竭自闭，通光无路。当眼内气机不利，血脉瘀塞或出血，可衍生出顽固的痰、湿、瘀相混的眼疾。《医学纲目》所言："血盛能使玄府通利而目明，血虚使玄府无以出入升降而昏。"玄府以通利为用，要维持其功能发挥，有赖于气的推动和激发，津血的濡养和滋润。

玄府无以出入升降主要是由于虚而使玄府郁而不利，必当用人参、黄芪、熟地黄、当归等药，助气血运行使其通利。血虚郁，心、肝、脾功能失常，化血不足，脉道亏虚，目暗不明，阴虚郁，由血虚郁进一步发展而来，阴虚则生内热，更耗精血，则血行迟滞，目失濡养。《景岳全书》云："血本阴精，不宜动也……盖动者多由于火，火盛则逼血妄行。"阐明了血本属阴类，非阳不运，而阳热过甚，又使血流运行加速，甚至逆经决络，溢出脉外而成瘀，同时，火热之邪不散，深入营血，热气怫郁，血受热而煎熬成块。瘀血一成，夹热而搏，阻塞目窍，目始不明，甚或突然暴盲。⑦营卫。玄府不病，则营卫流行，气血畅通。营卫失和，则气机升降出入失常，目玄府闭郁，目无所养而失用。邪气闭阻玄府，营卫失调，气机不畅，气、血、津液升降出入障碍而导致目窍失用。⑧燥。燥易伤津耗液，燥郁于目，则干涩少津，脉络枯涩，污秽不洁。

玄府气机通畅，血、精、液各行其道，濡养全身，五脏六腑之精气上注于目，方能视物清晰。玄府闭塞是引起诸多眼病的重要病理机制。《素问玄机原病式》云："平白目无所见者，热气郁之甚也。或言目昧为肝肾虚冷者，误也……热郁于目，无所见也。故目微昏者，至近则转难辩物，由目之玄府闭小也，隔缣视物之象也。或视如蝇翼者，玄府有所闭合者也。或目昏而见黑花者，由热气甚，而发之于目，亢则害承乃制，而反出其泣，气液昧之，以其至近，故虽视而亦见如黑花也。及冲风泣而目暗者，由热甚而水化制之也。故《经》言：厥则目无所见。"玄府为病，关键在于郁闭。玄府闭塞必须到一定程度后方可显现出明显的病理状态。《眼科三字经》指出"五风变，与视歧。诸昏暗，痰火郁。升降息，玄府闭"，无论六淫、七情、饮食、劳倦、痰饮、瘀血、脏腑和气血筋精失调所致眼病，坚持"疏其血气，令其调达，而致和平"之法治之。若目玄府郁滞不开，或精亏神败，玄府衰竭自闭，如《眼科阐微》指出："是以开窍为先，盖窍通而补养流行之药始能入也。"

玄府郁闭既是产生诸多眼病的病理基础，同时也是其致病的中介环节。而郁和虚是玄府功能失调的主要病机。病初多郁少虚，久病多虚少郁，郁虚相互夹杂，互为因果。如王肯堂《证治准绳》论述："治目昏花，如羊肝丸，用羊肝引黄连等药入肝，解肝中诸郁。盖肝主目，肝中郁解，则目之玄府通利而明矣。故黄连之类，解郁热也。椒目之类，解湿热也……至于东垣、丹溪治目昏，用参芪补血气，亦能明者，又必有说通之。盖目主气血，盛则玄府得利，出入升降而明，虚则玄府无以出入升降而昏，此则必用参芪四物等剂,助气血运行而明也。"由此段论述可见,肝郁则玄府不通利,肝主目,目中之玄府闭塞,气液不得宣行而见目昏花。同时,它也指出肝郁可包含气、血、湿、热、积、郁等,并提出了相应的解郁开通玄府的药物。另一方面,玄府闭塞也可由于气血不足所致,也就是说,玄府闭塞的病因包含了虚、实两方面,而并非仅仅是燥热怫郁,可谓是对燥热怫郁玄府理论的进一步充实与扩展。《审视瑶函》所说:"真血、真气、真精,皆滋目之液也……血养水,水养膏,膏护瞳神。气为运用,神则维持。"气、血、津液、精神的升降出入皆有赖于玄府的通利,一旦玄府闭塞,水轮元明之功能受阻,目病乃生。刘完素谓:"故知热郁于目,无所见也。故目微昏者,至近则转难辨物,由目之玄府闭小也,隔缣视物之象也。或视如蝇翼者,玄府有所闭合者也。"提出目昧不明的病机乃"目之玄府郁闭"。楼英《医学纲目》曰:"目盲,耳聋,鼻不闻臭,舌不知味,手足不能运用者,皆由其玄府闭塞,而神气出入升降之道路不通利。"《眼科阐微》云:"孔窍闭塞……则诸病生焉,先用开窍之药,将道路通利,使无阻碍。"辛温开通是通利玄府的重要法则,辛温之品宜适量,以防耗伤正气,或针对病因配合不同治法,通过宣通气血津液的运行而间接起到开通玄府的作用。

调气血法:《太平圣惠方》记载"明孔遍通五脏,脏气若乱,目患即生",任何一个或几个脏腑出现阴阳失调的病变,都会出现产生气血失调,皆可能致眼病。《冯氏锦囊秘录》云:"夫玄府者,乃大气升降出入之门户也。眼鼻口舌,皆有神识为用,夫清明者,其神全也。血气者,人之神,神衰则清明减,而火独炎上,火与元气不两立,火既炽则玄府闭塞……攻目则朦。"肝病则气机郁结紊乱,水谷精微不能上荣于目,最终目因郁而病。目病患者,盲而不见,渴望复明,故性情急躁抑郁,情志不舒,肝必郁结,气机阻滞;气机升降失常,肝气郁久生热,又易与湿相结合,湿热蕴结于脾,运化失健,耗伤精气;或肝经郁热,水道不利,脉络受阻,神水瘀滞;或肝郁日久化热,热邪上犯于目,耗伤气血,郁闭玄府;或久郁致虚,或肝肾阴精亏虚,或致阴阳两亏,目失濡养,神光之源而不能外越。《秘传眼科龙木论》指出:"眼虽属五脏,而五脏之中肾最为贵……肾气衰则五脏皆病,攻于眼目之病,其系首重……肾水为母,肝属木为子,子损则母虚。根枯则叶落,肾虚则肝衰,肝衰则眼病。"《中医眼科学》认为,凡能往来出入于眼之经络脉道,具有生养作用之气,特名之谓"真气",有别于体内一般之气,目之所以能视万物,别颜色,精明微巧,真气濡养是重要条件之一，真气濡养必须具备3个条件：一是在脉道中循行，要调达和畅；二是脾胃升清功能要正常；三是真气本身要充盛，才能使二目神光外发。《审视瑶函》所说"视瞻昏渺，视瞻有色"，主要由于精液亏虚所致。《冯氏锦囊秘录》云："一人眼目久患，滋阴清凉，久服不效，诊之两手微弱，乃以八珍加麦冬五味子，一月而全愈。要知饮食不运，肠胃枯涩，发落皮皱，噎膈淋闭，目昏耳聋，悉由气液，血脉有亏，不能升降出入，于是浊火炎上，而乱其神明，百病皆然，岂止耳目。若徒用四物，脾胃转伤化源之机一绝，血气生发无由。如树木根本壮实，而后华叶蕃茂。血者，木之津液也。神光者，木之华叶也。脾胃者，木之根本也。可不重欤。"①清泻肝玄府法。用于治疗肝胆实热，上扰清窍证之目病。症见面赤气粗，急躁易怒，口苦咽干，小便黄，舌红苔厚，脉洪大，眼部可见白睛红赤，黑睛生翳，畏光流泪等。如角膜炎、角膜溃疡、视神经炎和视网膜出血等病证均可采用清泻肝玄府法。肝胆实火型的角膜病、葡萄膜炎和充血性青光眼均可采用泻肝玄府法，常用当归龙荟丸加减。②平肝玄府法。出现头昏头疼，肢体麻木，耳鸣耳聋，盗汗乏力，口干咽燥，舌红苔少。眼部可见视力下降，暴盲，眼球突出，斜视复视。常见于眼肌麻痹，眼睑痉挛，急慢性青光眼，急性视神经炎等。常用镇肝熄风汤、天麻钩藤饮等方剂。③温肝玄府法。气血不足，肝虚不能约束其液，治宜益气养血、温肝止泪。凡风寒犯目所致之黑睛新翳或邪退翳定之宿翳，均宜辛温发散、温肝退翳明目。对于聚星障反复发作或混睛障日久不愈，全身无热象者，也可用本法。④补益肝肾法。出现眼睛干涩、不耐久视、视物昏蒙或雀目、青盲、视物变形、眼生黑花、圆翳内障等，治当滋养肝肾。⑤调理气血法。火邪所致眼病，皆有气机郁滞之征，气机郁滞则目窍闭塞，使火邪不得泄越，常施发越郁火之法，使郁火得发，气血得流，目窍得利。《杂病源流犀烛》指出"气逆冲上，火也，以降气清热为先"，治火之时，尚须降气。《兰室秘藏》中言："脾胃虚弱，心火大盛……邪害空窍。"提出"阴火伤目"之说，故治眼病应注重补脾气，升清阳，散阴火。⑥调理经络法。《灵枢·邪气脏腑病形》载："十二经脉，三百六十五络，其血气皆上于面而走空窍，其精阳气上走于目而为睛。"故针刺经络腧穴，可调整全身经脉之经气，影响全身气机的升降出入，从而达到治疗的目的。因手足三阳经起止于目，或循于眼周，病邪可循经上客于目。足厥阴肝经与目系相连，针刺此经腧穴可调整肝经之经气，足少阳胆经起于目锐眦，其支者络肝属胆，针刺胆经腧穴亦可影响肝经之气血，影响气机之升降，故治目病首取足厥阴肝经和足少阳胆经之腧穴。而针刺足太阳膀胱经的腧穴，可引领清阳之气随本经之经气而上达头面，令清阳之气上归于清窍。针刺足阳明胃经和足太阴脾经的腧穴，可调整脏腑经络气血，影响脏腑生理功能，令清升浊降，升降有序。

解郁开玄法：热气怫郁、肝气郁滞、热邪伤络、痰火阻滞等邪滞不去，则目玄府闭塞不利，郁不开则神光不发而目视不明。①解表开郁明目。外邪侵袭，闭于目玄府致内障，多兼表证。治当发散开郁，俾郁滞之外邪从表而散，目窍得养而内障自愈。如风邪留滞可用柴葛解肌汤，寒邪直中少阴之暴盲可用麻黄附子细辛汤。②祛湿开郁明目。素体湿盛，复感寒湿邪气，内外相召，湿滞目玄府，宜宣肺祛湿，使得湿邪解而郁开，再行补益。③清热开郁明目。风热攻目，热邪郁闭，玄府不利而视物不明者，辛散行滞，俾风热去，玄府开，则目自明。若热毒壅盛，或夹痰火上扰，须速投清热重剂，以息风开窍明目。《古今医统大全》也强调"散热为治目之要……热壅而为目病者，则当于苦寒剂中而加之以辛温之药而发散之，导滞开郁"，辛温之品宜适量，以防耗伤正气。④利水开郁明目。脾虚湿盛，湿邪上犯目窍，滞于目内，见视物昏惑或变形等，以温阳利湿，开郁明目。⑤化痰开郁明目。此多湿滞日久，凝而成痰，滞于眼底之内障，以化痰治疗眼部渗出物。治痰湿有两大途径：一是直接把痰湿清除；二是通过加强或改善肺脾肾调节水液的功能，使痰湿消除。二法可据证交叉使用。因痰湿所生是以气机不利为前提，宜兼顾理气与开通玄府。⑥疏肝解郁明目。肝失疏泄，或外感热病，余邪未清，致肝经郁滞，玄府闭塞，而视物昏蒙甚或暴盲者，当疏肝清热，开窍明目，用逍遥散加减。⑦活血开郁明目。气滞日久，血行艰涩目失所养，或久患目病而郁者，当开郁行滞，以散瘀开窍明目。

补虚通玄法：气血失荣，则玄府枯涩，不能出入升降而精不上承，则目视不明。此多用于因虚而郁者。①益气升阳开窍明目。气虚则清阳不升，浊阴不降，经络郁阻之内障，可用补中益气汤或益气聪明汤加减。②养血和营开窍明目。营血亏虚则脉络失养，久则目玄府不利而为内障者，宜养血和营，使得营血盛，枯闭之玄府自开，目得养而精明。③补益肝肾开窍明目。若肝肾精亏，真元不足，久则神气败，玄府衰竭自闭。此虚极而郁，须填精补髓，佐以通络。目通髓海，统摄真元，隶于肝肾，故从补肾开窍上着手，以填精充髓，开窍明目。肝开窍于目，肝和则目方能视物辨色。情志不畅、肝失条达、气郁络阻、清窍被扰、目玄府失畅，即可引起眼目疾患。内障眼病多有视力障碍，甚至失明，且多病程漫长，患者或抑郁悲观，或急躁易怒，即因病亦可致郁。如《审视瑶函》云："二目昏朦，如烟如雾，欲生郁闷，故久病生郁，久郁生病。"中医眼科名家陈达夫指出"肝经玄府通畅，肝气即能升运，肝气上升、目中即有主宰、五脏之精，各展其用，就能分辨五色"。玄府闭塞，目失濡养则生眼病。肝郁证可出现头痛眼胀、心烦嗳气、肋痛咽干、寐少纳差诸症。眼部常有视物模糊，变形变色，瞳孔散大不收，或见蝇蚊飞舞、幻视现象。治法有疏肝解郁法、清肝解郁法、健脾解郁法、活血解郁法、益阴解郁法。常用逍遥散或柴胡疏肝散加减以条畅肝气、复其疏泄之职。

1. 外障眼病

眼病的病变部位多在目玄府，原则上治疗外障眼病要酌情加辛温解表开窍药，以开腠理，通玄府，引邪从表从外而解。外眼病中热郁、风郁是临床最为常见的。临证应辨清热郁的轻重，风郁的盛衰，以清其热、散郁结、开玄府、疏风邪、通脉络为主要治则。《素问·六元正纪大论》云："火郁发之。"当火热内壅不得张扬时，若投寒凉，热必冰遏难解，此时应以辛温开窍为首务，使郁开气达则火热多能自散。治疗风郁见症，临床常用代表方剂为羌活胜风汤，该方用于外眼病的结膜、角膜、眼肌等病变，是治疗风郁的首选方剂。使药多是临证加减运用，如治疗结膜病加蒲公英、龙胆草；治疗角膜病加生地黄、知母；治疗眼肌病加黄芪、当归。总之，外眼病运用玄府理论治疗比较广泛，一般热郁分实热、虚热，并据郁热程度不同而治。风郁分为风盛，内有郁热、外有风郁之邪，临床治疗应根据不同证型，合理选择方药。

2. 内障眼病

青光眼、视网膜病变、视网膜血管病变、视神经炎、球后视神经炎、视神经萎缩及原发性视网膜色素变性等都属于内障眼病范畴，也是临床常见的疑难眼病，病因复杂，预后不良。内障眼病多为郁虚夹杂，或多郁少虚，或多虚少郁。郁又分为气、血、痰、湿，虚又分为气、血、阴、阳。所以临证时严格辨证是关键，即使采用玄府理论，也要结合八纲辨证、脏腑辨证及气血津液辨证。《证治准绳》指出"玄府有伤，络间精液耗涩，郁滞清纯之气，而为内障之证"，可见玄府郁闭之由，因于外邪、气滞、血瘀、水停等，此为因实而闭。内障眼病多同时存在玄府瘘闭情况，宜用辛温解表通窍兼补肝润肾药。辛温解表能开通玄府外，尚能补肝润肾。以逍遥散治疗内障眼病为例，临床常用此方加减治疗视神经炎、球后视神经炎、视神经萎缩及原发性视网膜色素变性等诸多眼疾。所以治疗内障眼病的要点在于对"郁久而虚，虚而致郁"的准确掌握，气虚者宜补气，阴虚者宜养阴，血虚者宜养血补血治之，在加用补益之品时，宜用风药开玄府，散郁结。

3. 带状疱疹性角膜炎

带状疱疹性角膜炎是带状疱疹病毒侵犯三叉神经眼支的鼻睫神经时在角膜引起的病变，严重时还可引起虹膜睫状体炎、继发性青光眼等。临床表现为眼睑、额部皮肤簇样水疱，角膜知觉减退，伴神经根疼痛、发热、不适等症状。带状疱疹性角膜炎属中医蛇串疮伴发聚星障、瞳神缩小的范畴，本病起于眼睑额部皮肤累及风轮、瞳神、玄府。一般认为多系肝胆湿热内蕴、上攻头目所致，常用龙胆泻肝汤加减治疗。病及肉轮，灼痛起疱，犯至风轮而现聚星障、瞳神缩小、玄府阻滞。其病机为中气不足，营卫虚弱，外来湿热毒邪伏于阴分，时逢外因诱发，由内发于外，与气血相搏于眼睑、额部皮肤形成水疱，湿热毒邪壅积阳明，土反侮木，上攻于目，风轮受袭而出现聚星障、瞳神缩小、玄府阻滞。恢复期残余湿热毒邪，停滞经脉，气血不足，经脉拘急，黑睛云翳，出现角膜遗留云翳伴三叉神经根疼痛。早期以升阳解毒、调畅气血为主，升阴中之阳顺病势，升太阴脾之阳，中气健运，湿热易解，共奏升阳解毒之功，调畅气血，使湿热毒易解。恢复期角膜遗留云翳伴三叉神经根疼痛，属中医余邪未清，气血不足，经脉拘急。助阳活血止痛，加用干扰素类眼液，促进角膜修复，以提高局部免疫力。共同达到协同作用，缩短病程，减少眼部并发症。

4. 放射性视神经病变

放射性视神经病变是由于头颈部肿瘤放射治疗引起的视神经疾病，常见鼻咽癌、鼻旁窦肿瘤及颅底肿瘤的放射治疗，多数患者视功能破坏严重，特别是晚期放射性视神经病变，患者视功能极差，甚至完全失明。常采用高压氧舱、扩血管药物、神经营养药物等治疗方法。中医眼科中晚期放射性视神经病变主要为"青盲"和"视瞻昏渺"范围，证型多为气虚血瘀、玄府闭塞，气血亏虚、脉络瘀滞或气阴两虚、脉络瘀滞等类型，以气虚血瘀、玄府闭塞为主要辨证类型。益气活血通窍法对晚期放射性视神经病变患者能够改善全身状态，达到气旺血行、化瘀通窍、开通玄府，保持和改善视力、提高中心视野光敏度和视觉诱发电位振幅的作用。

5. 甲状腺相关性免疫眼眶病

甲状腺相关性免疫眼眶病临床表现为眼珠逐渐胀硬突出，白睛红赤，凝视不能转动，带有惊愕的表情。相当于中医的"鹘眼凝睛"（双眼珠突出，红赤如鹘鸟之眼，凝视难以转动）。临床常见气郁化火和阴虚阳亢两种证型。多因情志失调，肝气郁结，郁久化火，火热上炎，目络涩滞，或因郁久伤阴，心阴亏耗，肝肾受损，阴虚阳亢所致。可将益气升阳举陷法和开玄府法结合治疗病程较长、病情复杂的慢性疑难眼病，如甲状腺相关眼病等，注重顾护人之阳气，通过补阳、助阳药物温补肾阳，培元固本，使得阳气得以通四肢，达九窍，从而增强、鼓舞和激发机体抗病能力。

6. 睑板腺功能障碍

睑板腺功能障碍是指睑板腺腺体退化、腺体炎症、腺体末端堵塞使其分泌脂质的量与质发生异常改变，是一种慢性、弥漫性、非特异性炎症。诊断标准为：①眼干燥、涩痛、刺痛、红痒、黏腻感、异物感、灼热感、视疲劳及视物轻度模糊等症状。②裂隙灯下可有睑缘充血、不规则肥厚，可有腺体末端口突出或（和）固态分泌物栓塞、周边毛细血管扩张，脂质质量混浊或量少，色黄或淡黄，可呈牙膏状、泡沫状，睑结膜充血，可见囊肿及结石，角膜上皮粗糙或荧光染色阳性。③ Oculus keratograph 眼表综合分析仪检测发现睑板腺腺体迂曲、扩张、萎缩或颗粒样改变，腺口阻塞或（和）突出，泪河高度＜0.2mm，平均泪膜破裂时间＜14s并结合患者症状、体征。治疗方法主要有抗生素、糖皮质激素、人工泪液、乙酰半胱氨酸、ω–3脂肪酸、P2Y$_2$受体激动剂、除螨、热敷清洁、睑板腺按摩疏通、强脉冲光、中医针刺及雷火灸、中药雾化及熏蒸、中药内服等。中医学将睑板腺功能障碍归于白涩病、睑弦赤烂等范畴，病位主要在脾、胃、肝，病性以湿、火、气虚为主，证型上多为胞睑风热外袭，玄府开疏伤津；肺气郁结、卫表不宣、化燥伤津而致肺阴不足；风热侵目，疫邪留停，余热未尽而致邪热留恋。睑板腺功能障碍以脾湿为主，其运化水液功能异常会导致睑脂湿浊。《审视瑶函》记载"不肿不赤，爽快不得，沙涩昏朦，名曰白涩，气分伏隐，脾肺湿热""赤烂者土木之病也，赤者木中火症，烂者土之湿症"，红赤甚或溃烂与脾湿肝热有关。张从正提出"目不因火则不病"，火热怫郁而致玄府郁闭，影响睑板腺功能。《中医眼科学》认为气之于眼，作用甚大，气虚若在脾，则中气不足，津液运化不利可加重湿浊；水谷不化，精少气衰，水谷精微无法化生为睑脂而引起睑板腺功能障碍。《中医眼科六经法要》提到玄府闭塞可致畏光羞明。"轻则畏光流泪，重则盲而不见"，热气怫郁，气血虚弱等因可使目中玄府闭塞。睑板腺可视为玄府的延伸，而畏光流泪是睑板腺功能障碍的常见症状，与玄府气机功能关系密切。总之，治疗原则应以健脾理气疏肝，清热利湿为主。

7. 角膜炎

角膜炎是导致患者致盲的一个重要原因，其发病率和致盲率占角膜病的首位，且本病较难治愈、病程持久、容易反复发作。在急性炎症期，可配滴西药扩瞳剂（1%阿托品液），每天 1～3 次，以防止合并瞳仁干缺症（虹膜睫状体炎）。角膜炎中医称为"聚星障"。本病多因肺阴不足，津液短少，金不克木则肝火上乘，内有郁热，外受风邪，风热毒邪交攻于目，以致此病。或因肝火内结，风邪外郁玄府，热毒不解，导致本病。或因脾胃虚弱，寒居中焦，清阳不升，浊阴不降，湿郁因寒而凝玄府，运化失职，寒邪凝滞，阳气下陷，或脾胃失调，风邪易侵，邪火上乘于目所致。①肺阴不足，外夹风邪型：除基本症状外，兼有口渴欲饮，或口干咽痛，胃纳尚好，大便润，舌质绛，苔薄白，脉细濡数或弦数。宜养阴散风清热。②肝火内炽，风邪外侵型：兼有口苦、咽干，胃纳尚好，大便润，小便黄，舌苔厚腻或薄白，脉弦数。宜清肝泻火，散风消翳。③脾胃虚寒型：兼有口淡，食少，腹胀，吞酸，肠鸣便溏，舌质淡，苔薄，脉弦细或缓细。宜健脾温中、化石消翳。④脾胃失健，外夹风邪型（多见于小儿）：一般消化欠佳，食少，发焦，肌瘦，但无腹泻便溏症状，舌润无苔或苔薄白，脉细数。宜调理脾胃、散风清热。总之，本病的关键是阴虚内热，玄府郁结，故在滋阴清热的基础上，加入辛散通利之品，做到"清中有养，养中有宣""清中有泻，泻中有舒""温中有健，健中有散""养中有消，消中有清"。

附：干燥性角结膜炎

干燥性角结膜炎可由单纯泪腺分泌减少所致，可与鼻、口腔、皮肤干燥同时发生，此为原发性干燥综合征，也可由全身病所继发，如由免疫性疾病红斑狼疮、风湿性关节炎等继发。干燥性角结膜炎属中医"神水将枯"范畴，其病机为郁久化热，伤津耗气，养阴清热法为临床治疗之常法。运用眼科玄府理论论治本病，可采用宣通玄府之法。《素问·水热穴论》云："玄府者，汗空也。"从五轮学说推论，肺主皮毛，白睛属肺，结膜位于白睛表层，则结膜上皮中分泌泪液的杯状细胞、副泪腺和开口于颞上穹隆部结膜的泪腺均属于玄府。故泪腺分泌减少的中医病机为玄府郁滞，津液不输，郁久化热，伤津耗气。从此定义来看，本病可从玄府论治。治疗宜宣通白睛玄府，玄府宣通，则有解郁生津之效。

8. 眼眶骨折术后

复视、水肿和眼球运动障碍是眼眶骨折患者最常见的伴发症。中医认为"郁"和"虚"是导致玄府功能失调的主要病机，故"开玄府、散郁结"是治疗眼伤的重要法则。眼肌康复训练通过肌肉不断收缩，改善血液循环，使从嵌顿状态中解脱的直肌消除水肿，使受压的肌肉恢复功能，利于复视消退和缓解眼球运动障碍，对大脑皮层反射性抑制，增强眼球体质，改善眼球内部组织，促进视细胞和视神经的修复，通过促进气血津液的运行而达到玄府通利，气液通畅，目得濡养的目的。体现以通为顺、以通为治之法，阐明了玄府通微循环、玄府通利则目视精明之说。

9. 葡萄膜炎

葡萄膜炎病因复杂，外因多见于风热外袭、风湿流窜以及湿热毒邪滞留。内因者，多为肝胆火盛，湿热内蕴，久病及肾，肝肾阴虚，乃至脾肾阳虚。对于病程长，病情反复，症见四肢凉，下利清谷，舌质淡胖，脉沉的葡萄膜炎患者，在其稳定期可予方药麻黄附子细辛汤治疗，上开玄府之郁，中调脾胃，下温肾阳，以助阳通经，发散余邪。

10. 缺血性视神经病变

缺血性视神经病变是一支或数支睫状后短动脉阻塞或灌注不足，使视神经乳头及巩膜筛板前后视神经全部或部分失去供血所致。前部缺血性视神经病变好发于中老年人，常双眼先后发病，近年来本病的发病率呈现上升趋势，已经成为影响中老年人视功能的主要疾病之一。本病临床分为动脉炎性和非动脉炎性，但动脉炎性前部缺血性视神经病变在我国少见，非动脉炎性前部缺血性视神经病变临床好发于中老年人，症状表现为突然出现的无痛性视力下降、局限性或弥漫性视盘水肿、伴有视盘充血及视盘周围线状出血、视野缺损为与生理盲点相连的绕过中心注视点的象限性视野缺损。非动脉炎性前部缺血性视神经病变是供应视盘的睫状后短动脉分支发生急性血供障碍而导致视盘缺血、缺氧而引起的一系列临床改变，多表现为突然的无痛性单眼或双眼视力下降，与生理盲点相连的扇形或象限性视野缺损，视盘水肿。高血压病、糖尿病、动脉粥样硬化、血浆内皮素含量升高、局部解剖（小视盘、视杯狭窄）、高血黏度、眼灌注压较低等生理、病理状态都是非动脉炎性前部缺血性视神经病变的危险因素，最终导致睫状后短动脉供血不足，视盘低灌注或梗阻，视神经缺血缺氧导致视神经轴浆运输阻滞，引起视盘水肿，后期出现视神经萎缩，视功能受损。

非动脉炎性前部缺血性视神经病变，此病除少数表现为视力缓慢下降外，临床特征多呈无痛性视力骤降、特征性视野缺损。非动脉炎性前部缺血性视神经病变多归类于中医"暴盲"或"青盲"范畴。视盘的缺血缺氧是非动脉炎性前部缺血性视神经病变发病的病因，而视盘与"玄府"结构具有十分相似的特性。视盘是眼中视神经汇聚穿出眼球的部位，起到了眼部物质传递与信息交流的门户作用，且视盘筛板同样具有微小、拥挤的特性。其拥挤结构特点同样决定了其易发生缺血、缺氧，导致视神经运输功能阻滞，类似于各种原因引起的"玄府闭塞"。"玄府"与视盘同样起到了目中物质传递与信息交流的通路作用。西医认为，非动脉炎性前部缺血性视神经病变是由于供应视神经前端的小血管循环障碍，致使前部视神经局部供血不足，产生梗死所引起局部缺氧，组织水肿，眼底可以出现视神经水肿，至数月后即可发展成视神经萎缩而造成永久性视力丧失。可能与高血压、糖尿病、低灌注压等因素相关，最终都影响到前部视神经的血运及神经轴浆流的输送，造成视神经萎缩，其根本原因是视神经靶细胞的营养因子等能量供应通道或信息供应通道受到阻滞或阻断而引起。这从病因学角度印证了"玄府郁闭"是造成非动脉炎性前部缺血性视神经病变及继发视神经萎缩的重要病机之一。

缺血性视神经病变早期属中医"视瞻昏渺"或"暴盲"范畴，后期属"青盲"。本病类似病证于《证治准绳》中有记载，书中言："平日素无他病，外不伤轮廓，内不损瞳神，倏然盲而不见也。"《素问玄机原病式》言："若目无所见……悉由热气怫郁，玄府闭密而致。"而西医认为本病是由于供应视盘的睫状后短动脉短暂无灌注或低灌注引起的视盘急性缺血，极少数因供应视盘的动脉或小动脉栓塞导致，都是气机失于调畅，升降出入失司，目失精微物质充养而致病。辨证亦分虚与实，实者以通利为主，后期佐以补益之法，此乃《审视瑶函》中"开导之后宜补"的论述。虚者通利与补益共进，只补益不通利则易形成郁滞，只通利不补益则易耗伤气血。年老多病者势必阴液耗损过多，阴虚阳亢，阴阳失调，目系失养，故而导致本病。情志抑郁，肝气郁滞，气机不畅，精血不能上荣于目则目视物模糊，气血郁滞，水湿内停产生水肿，瘀血郁阻肝玄府闭塞，精明失用，以致目失滋养也可致本病。

故依据本病的病因病机提出调气机、复升降、开玄府的治疗思路，需药石之功与针刺之用，以疏利气机，健脾养血，气郁得疏，气机升降有序，则玄府通利，脾健则生化有源、升清如常，血盛则濡养有力，气血充盈，加之玄府通利，目得气血濡养则暴盲得疗。①非动脉炎性前部缺血性视神经病变急性期：以视力骤然下降，甚至失明，伴视野、视觉电生理异，同时伴有典型的眼底改变为主要特征，属眼科急证重证。及时足量应用糖皮质激素，并视病情递减用量。西医学认为本病是由于营养视神经前段的小血管发生循环障碍，睫状后短动脉回归支闭塞；或视神经软脑膜血管受累，视盘供血不足，发生急性缺血缺氧而水肿；或眼压过低或过高，使视盘小血管的灌注压与眼压失去平衡，也可引起视盘水肿。可以认为视神经前段的小血管发生循环障碍，睫状后短动脉回归支闭塞是由于"瘀滞"，其病理损害与中医玄府闭塞，气血失调和瘀滞的病机基本相似。多因外邪侵袭，七情内伤，多以"气滞、血瘀"为主。中医认为，水肿多由水湿聚集而成，脾气不输，不可运化水湿，导致水湿聚集，玄府闭塞，气血津液不布，目失涵养。此期治法以"理气活血化瘀"为主，宣通气血，通达"玄府"。临床上常用方剂有"桃红四物汤""血府逐瘀汤"等。在此基础上针对视盘水肿，应再佐以"芳香开窍，利水渗湿"之品，可选用五苓散加减。芳香开窍，运化水湿，使水肿消退，开通玄府，神光通达。②非动脉炎性前部缺血性视神经病变中后期：水肿消退后，视盘区域性或全部变淡，部分呈白色萎缩性改变，荧光素眼底血管造影示视盘缺血区呈相对弱荧光表现。此时病程日久，多因肝肾亏虚，致目中"玄府"失于濡养，从而衰竭自闭。中老年人脏腑精气衰微，加之久病，气血渐亏，气血虚则血不能行，肾主藏精，阴虚则精亏不可濡养血脉，气血不行，血脉失养，玄府衰竭自闭，不可发挥其输布功能。水肿消退后，此期治法以"补益肝肾，益气养精"为主。方剂首选驻景丸、左归饮。使精气充沛，气运血行，目中衰竭自闭的"玄府"方可恢复其功能，神光通畅，目即能视。而针对病程日久，应注重"通玄补虚"治法。此时应予以辛散之药以通玄，补益气血之药补虚以通玄府。从而恢复玄府之流通功能，精血、津液得以流通，瘀结得以解除，闭塞的玄府得以开阖。

同时需要注重康复治疗及预防和治疗视神经萎缩。除在急性期积极予以治疗外，康复治疗也不可忽视，关键是坚持治疗。若治疗过程中，出现视盘颜色变淡，乃属视神经萎缩，可按视神萎缩病进行辨证治疗。由于视神经纤维无再生能力，其病理过程严重地影响视神经的血液循环和营养，发生视神经的萎缩性改变。前部缺血性视神经病变容易并发视神经萎缩，近年的实验研究认为视神经的损害在一定条件下可以发生逆转。在治疗过程中，考虑到患者原发病，对高血压、糖尿病患者分别给予降血压，降血糖药物治疗。在治疗时补虚通玄，扶正固本，综合全身情况，重在调理肝肾，肝血足肾气盛，则目有所视。既能改善和调节机体的免疫作用，同时也避免了使用激素的副作用。

11. 视盘水肿

视盘水肿是颅内压升高的典型症状之一，正常成人的颅内压维持在80～180mmH$_2$O，若颅内压超过200mmH$_2$O且大于5min即为颅内高压症，其是由多种颅内、外疾病引起的颅腔内容物的体积增加并超出颅内压调节代偿范围的一种常见的临床综合征。头痛、呕吐和视盘水肿为颅内压增高的典型表现。由于眼部血管微循环障碍与视神经的缺血缺氧性损害及房水循环障碍、免疫功能紊乱均与中医眼科理论中"玄府瘀滞""玄府闭塞"所致疾病极其相似。目中玄府不但是精气血津液等升降出入之道路门户，而且对上注于目的五脏六腑之精气起着调节作用，这种作用靠玄府的升降出入功能来完成。目所以能明视万物，必赖玄府畅达。玄府功能的正常与否，对精气能否正常上输和神光能否发越自如有着十分重要的作用，故玄府闭塞是引起多种眼病的重要病理机制。

12. 视网膜脉络膜病变

中心性浆液性视网膜脉络膜病变，是以视网膜色素上皮屏障功能失常，脉络膜毛细血管渗漏，造成黄斑部视网膜神经上皮浆液性脱离为特征的常见眼底病，中医学上属"视瞻昏渺"或"视惑"范畴。本病的病因病机是肝喜条达疏泄而恶郁，肝郁则易于化火生热，而肝木之病易犯脾土，脾主运化，性喜燥而恶湿，今肝郁犯脾，脾失运化之职，势必造成湿邪阻络。同时肾精不足，肝失所养，相火上炎亦是本病成因，故大致可分为以下几个证型：①肝经郁热，湿热蕴脾型：多见于性情急躁之人，因性急之人，肝必抑郁，郁久生热，湿与热合，蕴结于脾，使精气受损而目暗不明，黄斑水肿色黄。多兼有头痛，眼胀，口不干或口干不欲饮，大便润，小便黄。舌润无苔或见薄白苔，脉弦数或弦细。宜清肝解郁，健脾渗湿，佐以益阴之品。②脾胃虚热，运化失调型：病后失调，或饥饱劳役，脾胃受伤，水谷之精微不能上注于目，故目暗不明。面色焦黄，疲倦乏力，胃脘胀满，嗳气吞酸，腹胀便溏。舌淡，苔厚腻或薄白，脉缓细或弦细。宜健脾和胃。③肾阴不足，相火上炎型：多由肾精不足，肝失所养，肝阳上浮，相火上炎而成。除眼部自觉症状外，多兼见头晕，头痛，耳鸣，口干，腰酸，遗精，盗汗，小便频数。舌质红或尖赤，脉细数或弦细。宜滋阴益肾，壮水制火。方药：知柏地黄汤加减。肝气郁结型（黄斑水肿色灰黄，宜舒肝解郁。方药：逍遥散加减）、气血两亏型（黄斑区病变污浊不清，宜益气养血。方药：补中益气汤加减）、膀胱湿热，痹阻脉络型（宜清热利湿。方药：八正散加减）、命门火衰，阳气下陷型（宜温补命门，培土壮火。方药：四神丸合桂附地黄汤加减）、脾胃气虚，湿邪阻滞型（宜益气健脾，渗湿止泻）。总之，治疗应以清肝解郁，健脾渗湿为主。故在治法上以舒肝经之郁，清肝经之热，健脾燥湿，配合风药以开通玄府，发散郁结。本病临床上以肾阴不足，相火上炎型和肝经郁热，湿热蕴脾型较为多见。

13.视野缺损

视野缺损是临床常见的致盲原因之一，各种原因导致中心和/或周边视野缺损。中医学认为各种原因导致的脾虚气弱，玄府不通，气血不得流行，精气不能上乘，目失涵养，均可使视野缺损，视物范围缩小。气虚血瘀，玄府闭塞是视野缺损的基本病机，治疗上以益气活血开窍明目为治法，用益气活血开窍明目中药，通过内服汤剂、静脉滴注、眼部直流电药物离子导入等给药方法，治疗视神经疾病致视野缺损。

14.间接性视神经损伤

间接性视神经损伤是一种严重的外伤眼病之一，最终以视神经萎缩而造成失明。当外因导致视神经损伤时，由于强大的外力作用导致视神经组织肿胀，形成血肿而致内部压力增高，局部组织坏死，轴浆运输受阻，同时随着压力增加，加重局部缺血、缺氧。扩张血管、营养神经、降眼压等药物可降低局部压力，减轻视神经水肿，改善局部缺血缺氧情况，使神经纤维恢复其功能。如这种病变不能及早被缓解，神经纤维将逐渐失去代偿能力，进而形成下行性视神经萎缩，导致视神经节细胞的坏死，造成视功能不可恢复的损害。中医认为目系受损，气血失和"外伤必瘀"血瘀则气滞，气滞更加重血瘀，加之肝开窍于目，情志不畅，肝失条达，气滞血郁，脉道瘀阻，玄府闭塞，神光泯灭，故视力骤降或丧失。治疗应以活血化瘀通络为主，加以疏肝解郁等，以启闭郁之玄府，通瘀滞之脉道，发灵明之神光。从而起到扶正祛邪，恢复和改善视力功能，提高视力之疗效。

15. 视神经萎缩

视神经萎缩是眼科临床常见疾病之一，是由缺血、炎症、压迫、外伤和脱髓鞘疾病等各种病因引起外侧膝状体之前的视神经纤维、神经节细胞及其轴索变性和传导功能障碍，在检眼镜下可发现视盘的颜色比正常视盘浅而苍白。临床根据眼底表现分为原发性和继发性视神经萎缩两大类。主要的眼底改变为：视盘边界清晰，筛板可见，视盘颜色苍白或者颞侧苍白。视神经萎缩，视力损害严重，视野也遭到严重破坏，视野表现为中心暗点、向心性窄缩或视野成管状。严重者甚至完全失明，是视神经病损的最终结果，严重影响患者的身体健康与生活质量。视神经纤维有 100 万～ 120 万根，完全萎缩的神经纤维是不可逆的病理结果，但正在病理损害中或仍未被侵害的神经纤维是有机会恢复或改善其功能的。视神经萎缩可分为：①外伤性视神经萎缩；②炎症继发性视神经萎缩；③退变性视神经萎缩。

在中医学中，根据视神经萎缩的临床表现可归属于"青盲"范畴。"青盲"病名首见于《神农本草经》。《诸病源候论》云："青盲者，谓眼本无异，瞳子黑白分明，直不见物耳。"对此病有较为详细的描述。《审视瑶函》认为青盲眼外观与常人并无别样，只是看不见才为此证，并明确地提出青盲发病与玄府郁闭的关系，其云："（青盲）目内外并无障翳气色等病，只自不见者，是乃玄府幽深之源郁遏，不得发此灵明耳。其因有二，一曰神失，二曰胆涩。"主要责之于先天禀赋不足，肝肾阴亏，或因精血亏虚，目络不利，发为胆涩；或七情内伤，扰及于神，失神是也，或目中玄府郁闭，精血不濡于目，致目窍萎闭，神光泯灭。主因先天禀赋不足、失神及胆涩，以通络开窍、疏通瘀阻之目络，开启郁闭之玄府，使神光得以发越。青盲既可以由视瞻昏渺、高风内障、青风内障、瞳神紧小等瞳神疾病演变而来，也可以因头眼部外伤、肿瘤压迫或其他全身疾病引起。医家多从虚论治，如《银海精微》云："此症肝血衰，肝、肾二经虚也。"《审视瑶函》云："最怕老年神气弱，又嫌疲病血精亏。"青盲的病因病机根据虚实致病的不同可简要归纳为：①肝肾两亏或禀赋不足。目为肝窍，肝肾同源，若肝肾两亏则目窍不荣，如《圣济总录》曰："由肝肾气虚精血衰弱，不能上荣，故目盲而无所见也。"②心脾两虚。五脏六腑之精依赖脾气的运化升举和心气的推动运行而上注于目，心脾两虚，气血不足则目失所养而萎闭。③肝气郁结。肝气不畅，气机失调，玄府闭阻，神光无以发越，则目视不明。④脾肾阳虚。《审视瑶函》中所言："夫神光原于命门，通于胆，发于心，皆火之用事。"神光乃阳气升腾而产生，因脾肾阳虚导致目失温养，则玄府渐闭，神光遂没。⑤头眼部外伤或肿瘤压迫。局部气血不畅则脉道瘀阻，引起玄府闭塞而神光泯灭。姚和清在《眼科证治经验》中指出"高热、热甚伤阴……以致玄府郁闭，脏腑精气不能上升"是引起青盲的主要原因，《证治准绳》中对青盲症有如下论述："目内外并无障翳气色等病，只自不见者是。乃玄府幽邃之源郁遏，不得发此灵明耳。"并指出："玄府有伤，络间精液耗涩，郁滞清纯之气，而为内障之证。"刘耀先所编《眼科金镜》把小儿青盲的病因病机归结为"热留经络，壅闭玄府"。总之，青盲的病因不外乎虚（肝肾亏损、心脾两虚、脾肾阳虚）、实（肝气郁结）、虚实夹杂（外伤、肿瘤），其总病机不离玄府病变，其治疗亦多从玄府理论立足，结合临床以辨证论治。因肝气郁结所致者，则以疏肝解郁明目法治之，代表方为逍遥散；因外伤或肿瘤所致者，可用活血化瘀明目法治之，代表方如《审视瑶函》的坠血明目饮；若因气血不畅，玄府闭塞而致水湿停滞者，可利水渗湿以间接开通玄府，玄府通畅则目中津液流通无阻，滋养目系。

体质与视神经萎缩的发生、发展、转归密切相关，所谓"邪气因人而化"，即视神经萎缩的证候形成受体质影响而存在倾向性。①痰湿体质者体内易多湿多滞，致气血津液运行失常，主要表现为痰多、体态肥胖、胸闷、口中黏腻、多汗、身重不适等，眼部症状多见黏滞不爽、视物幻影、视力逐渐下降、酸痛不适、缠绵难愈等。治宜健脾利湿、化痰泄浊，使痰湿清利，气机畅通，改善眼部血运。②气郁体质者气机升降失常，易使气血运行失常，主要表现为平素忧郁貌、善太息、食欲减退、咽部异物感、胸胁胀满、呃逆、嗳气等，眼部症状多见视物昏蒙、眼胀、白睛红痛等。治宜疏肝理气，可加通玄府的药物，使目玄府中的气郁得解。③气虚体质者易形成气虚证、血瘀证，主要表现为自汗、肌肉松软不实、气短懒言、精神不振、平素语低、易疲乏等，眼部症状多见视物昏蒙、视盘色淡、水平或弓形视野缺损。治宜健脾益气。④血瘀体质者易形成气滞、血瘀证，主要表现为口唇黯淡、易出现瘀斑、色素沉着、舌质紫黯、肤色晦暗等，眼部症状多见视物昏蒙、视盘色淡、水平或弓形视野缺损。治宜活血化瘀。

视神经萎缩病位在目，病本为虚，为目系失去气血津液的滋养。以肝肾亏虚、气血两虚、玄府闭塞居多，肝肾亏于下，气虚血少，无法荣目，血瘀、痰浊、肝郁气滞等导致经络不通，玄府郁闭，目系得不到精、气、血的滋养，均导致目系郁遏不畅，神光遂灭。玄府闭塞，经络不通导致神光不得发越，而虚、瘀、郁又能引起玄府闭塞，加重神光郁遏。①玄府郁阻型：视盘苍淡，边界不清兼舌红或暗红苔薄，脉沉。此乃邪尽目络瘀阻，玄府郁滞，精不上荣。治以开郁导滞，通络明目。②肝肾阴虚型：视盘苍白或蜡黄，边界模糊或清晰兼目干涩，耳鸣，腰膝酸软，舌红少苔，脉沉细。此乃肝肾阴亏，或邪尽阴伤，致目系失濡。治以补肝肾，滋阴通络明目。③气血亏虚型：视盘苍白边界清晰兼神疲面白，少气懒言，舌淡苔白，脉沉细缓。此乃气血虚弱，目系失于荣养。治以益气养血明目。④脾肾阳虚型：视盘苍白边界清晰兼形寒肢冷，纳差，便溏，小便清长，舌淡苔白，脉沉无力。此乃脾肾阳虚，目系失于温养。治以温补脾肾，明目。

肝肾阴血本虚，或因用目、操劳过度，或为热病耗伤，肝肾亏于下，双目失养，终成斯病。治当虚则补之；气血并不虚损，肝肾亦不亏虚，但因道路不通，或因情志不疏，肝郁气滞，或因血瘀、痰浊阻络，玄府闭郁，气血津液不能上呈于目，目神失养，神机化灭，定目无所视，治当实则泄之（即疏利玄府，开通为先）。视神经萎缩早、中期，或者未发病时，若能及时认识到玄府不利，给予疏通玄府，玄府得通，目则能视，收效快，造成的视力损害亦轻。总之，治当滋补肝肾、补益气血、开通玄府，通补结合使用，同时配合针刺治疗（选穴以眼周穴结合胆经、肝经、肾经相关穴位）效果更佳。另外，头面部外伤及脑部肿瘤压迫、脑血管疾病也是青盲的常见病因。治疗上，药物治疗可采用先通后补法，如四物汤、补阳还五汤、逍遥散等加减治疗。针刺治疗视神经萎缩的治病特色之一，治疗取百会、太阳、风池、完骨、天柱、攒竹、上睛明、球后、足三里、三阴交、内关、太冲等穴。比如颅脑外伤是视神经萎缩的常见病因之一，颅脑外伤可以通过蝶骨弹性变形直接传向视神经管，造成间接性视神经损伤。而针刺能有效改善颈内动脉和眼动脉及大脑血流情况，促进脑组织的能量代谢、神经营养因子的合成和分泌，纠正视神经的缺氧状态以及视神经视网膜的血流灌注。

附：小儿视神经萎缩

小儿急性热病后视神经萎缩，病因包括遗传、炎症、肿瘤、缺血、中毒、外伤、营养障碍及脱髓鞘疾病等。可分为早、中、晚三期，分为肝经风热、血虚肝郁、脾虚气弱、肝肾阴虚四型。①肝经风热型：小儿易感受风热病邪，热邪羁留肝经，或热邪壅闭玄府，脉道被阻滞而不通，脏腑之气血津液等精华物质不能长注于目为精明所用，致使视物不清。治以清营泄热，镇惊息风。②血虚肝郁、热闭玄府型：高热已退，仍双目失明，主因热邪煎熬阴血，不能养肝，或者余热未尽，热闭玄府。治疗应疏肝解郁，清热养血。③脾气虚弱、中气不足型：表现为一眼或者双眼逐渐失明，经久不愈，眼睑乏力喜垂闭，面色萎黄无华，食少便溏，脉细或濡，舌淡、胖、有齿痕。治以补气升阳，调补脾胃。常用补中益气汤加减。④肝肾阴血、精血不足型：表现为一眼或者双眼不辨明暗，双目干涩不适，睡眠差，手足心发热，脉细数，舌红少苔。治以补益肝肾，养血敛精。常用杞菊地黄丸加减。临床应重视脏腑辨证，视神经萎缩的病位在肝，解郁是治疗的关键。《审视瑶函》曰："目一昏花，愈生郁闷，故云久病生郁，久郁生病，今之治者不达此理，俱执一偏之论，唯言肝肾之虚，只以补肝补肾之剂投之，其肝胆脉道之邪气，一得其补，愈胜愈蔽，至目日昏，药之无效，良由通光脉道之瘀塞耳。"诊疗过程中"病机重肝，治疗先肝"，肝气条达，气血冲和，眼才能明视万物。可依据不同病期确定治则，而通利玄府应贯彻始终。疾病早期以肝经风热为主，治宜清肝热、平肝风，标本并治，邪在少阳者用小柴胡汤清透少阳，和解表里。疾病中期转为血虚肝郁型，治宜攻补兼施，以解肝郁，通玄府，清余热，补气血。病程迁延至晚期则邪退重补，脾肾当先。脾虚气弱，中气不足者以补中益气汤益气升阳，补益脾胃。因热病伤津或久病失治而肝肾阴虚者，可选杞菊地黄汤或四物五子汤。

16.Leber 遗传性视神经病变

Leber 遗传性视神经病变是一种遗传性线粒体 DNA 位点突变疾病，属母系遗传，在发病后代中男性约占到 80%～90%。常表现为无痛、双侧眼球相继（或同时）发生的急性或亚急性中央视野丢失，预后较差。该病属于中医"青盲"范畴。其诊断主要基于临床表现、线粒体基因检测结果、家族史、视敏度和视野等检查。治疗以线粒体神经保护（口服艾地苯醌、辅酶 Q10）、线粒体生物生成、基因治疗、线粒体替代治疗等。Leber 遗传性视神经病变患者经过针灸后有视力改善甚至恢复的现象。

17. 糖尿病视网膜病变

我国糖尿病患者日渐增多，糖尿病致盲率较非糖尿病高25倍之多。糖尿病视网膜病变是糖尿病并发症中最为严重的微血管病变之一，在糖尿病患者中的发生率约为23.2%～48.3%，也是重要的致盲眼病之一。严格控制血糖可以在一定程度上延缓糖尿病视网膜病变的发生发展，糖尿病视网膜病变发病率呈现出逐年增高趋势，其高发病率、高致盲率严重影响患者的生存质量。视网膜作为眼结构功能的一部分，视网膜中含有丰富的血管和神经纤维，如视网膜中央动脉、视网膜中央静脉、视网膜毛细血管网及视网膜神经纤维层等，主要功能是保证视网膜的血液供给，产生视觉以维持正常的生理功能。其病变病变部位在视网膜，微循环障碍可严重影响视网膜的功能，引发视网膜病变。以高血糖为始动因子，在许多生物化学因素的共同参与下，一方面视网膜血管扩张、渗漏、通透性增加；另一方面，视网膜血管管腔阻塞、血流减少，发生缺血，最终导致糖尿病视网膜病变由非增殖期到增殖期的进展，严重危害人类视力健康。早期可无自觉症状，病变发展到黄斑或引起糖尿病黄斑水肿后开始出现不同程度的视力减退。基本的病理过程是：一方面微血管细胞损害，微血管扩张、微动脉瘤、屏障功能破坏发生渗漏；另一方面微血管闭塞，无灌注区形成，视网膜缺血缺氧，发展为增殖性病变。可见"屏障损害"和"血管闭塞"贯穿于糖尿病眼底病的始末。临床上以闪光感、视力减退最常见，眼底可出现出血斑、视网膜血管病变、微血管瘤、硬性渗出、视神经病变及黄斑病变等临床表现。最早出现周细胞选择性丢失，后来微血管瘤形成、毛细血管基底膜增厚，进而产生毛细血管闭塞、动静脉改变，乃至纤维增殖、新生血管形成，终致视网膜脱离而致失明。现代医学对糖尿病视网膜病变主要采用药物及手术治疗，手术治疗在糖尿病视网膜病变增殖前期、增殖期是有效的治疗方法。

糖尿病视网膜病变可属中医学"消渴目病"等范畴，是消渴病后期的病理产物。根据临床表现及视功能损害程度有"暴盲""血灌瞳神""萤星满月""视瞻昏渺""云雾移晴"等不同表现。消渴患者阴阳、气血、津液、气机升降均失调，日久影响眼的生理功能，出现视物不清等症状，刘完素指出："消渴一证，故可变为雀目或内障。"消渴患者阴虚燥热、气阴两虚、脾失升清，可因虚而致玄府闭塞，亦可因瘀血、痰浊致玄府闭塞，易出现糖尿病眼底病变，眼睛视物不清，因此治疗应注重健脾升阳益气、活血化瘀，以开通玄府。《三消论》提出"夫消渴者，多变聋盲……皆肠胃燥热怫郁，水液不能浸润于周身故也"，消渴乃肠胃之外燥热，痞闭其渗泄之道路，则津液、血脉、营卫、清气不能升降出入，导致水谷精微不能濡养目玄府，目窍失养，目无所见而致消渴目病。《金匮钩玄》云："水液既不能渗泄浸润于外，则阴燥竭而无以自养，故久而多变为聋盲。"目之能视，不仅玄府气机升降出入要通利，而且应当保证阴血充盛。《证治准绳》云："三消久之，精血既亏，或目无见……用治下消中诸补药，滋生精血自愈。"房劳过度，或久服石药，燥热内生，而见消渴病，久则耗伤肾精，乙癸同源，精血互化，故出现目昏或目无所见。《杂病广要》论述"肾之液泄……则气体怯弱，神情倦怠，眼目昏花，精既脱矣"，肾精不足，无以化生血液，目玄府不得滋养，则眼目昏花。《银海指南》云："民病善怒……喘渴烦心，消瘅肥气……目为肝窍，尤易受伤。初但昏如雾露中行，渐渐空中有黑花，久则神光不收……睹物成歧。"可见，怒所致的疾病包括消渴病和目病。长期多怒刺激，肝失疏泄，致气机郁结，郁久化热，化火伤阴，燥热内生而致消渴。同时，病消渴而多怒之人，若大怒则气逆，可夹痰、动血、夹火而上行于目窍，玄府阻塞，目之功能受影响，出现目昏花或暴盲；火盛迫血妄行溢于脉外，可见眼底出血，久之可致瘀血内生。本病多属玄府郁闭、精血不足、怒之所伤，临床可用开通玄府、滋养精血、疏肝解郁及"戒喜怒"等方法治疗。

　　糖尿病视网膜病变的发生多认为因消渴日久，肝肾亏虚，精血不能上承于目所致。玄府闭阻则是糖尿病视网膜病变病机的关键，治疗上当以通玄为要务，同时兼顾整体辨证。眼底血管系统非常丰富，从视网膜中央动静脉到各级分支血管及毛细血管网，构成眼底的血液循环系统，里面运行的既有有形之血、液，又有无形之精、气。另外视网膜有两种屏障，一是视网膜毛细血管内皮细胞间的闭合小带和壁内周细胞形成的视网膜内屏障，可阻止血管内的物质渗漏到血管外；二是视网膜色素上皮层和其间的闭合小带构成了视网膜外屏障，阻止脉络膜循环的物质渗漏到视网膜内。视网膜的血液循环系统和内、外屏障与玄府极其相似，因为各级血管本身就是通道，里面运行的是血液，承载各种精微物质的转运和输送，是一种玄府，此玄府宜通不宜阻，血管通畅，玄府充盈，血流无处不到，视网膜营养丰富，就能目视精明；反之血管不通，玄府闭塞，血流中断，就可引起缺血性改变，无灌注区形成，则目昏、视歧或有色。两种屏障亦是极微的孔隙，是关闭的通道，可阻止血管内的物质渗漏到血管外，或阻止脉络膜循环的物质渗漏到视网膜内，是另外一种玄府，此玄府宜阖不宜开，阖则血液等物质各行其道，互不影响；开则各种物质外渗，可引起水肿、渗出、出血、视网膜神经上皮的病变，影响视力。玄府闭塞引起缺血和玄府破损引起渗漏贯穿于糖尿病眼底病的始末。在糖尿病眼底病中因玄府破损引起的病变很多，各种出血、渗出、水肿等都是由于屏障功能破坏引起的，遣方用药时不仅"开通玄府"，还要"固密和修复玄府"。

糖尿病视网膜病变发于五脏，以肾脏为本，然深层病变在于玄府。玄府郁闭的主要病理因素是虚和郁，以虚为本，虚则玄府无以出入升降而致目昏，瘀血、痰湿等郁为标、为实，郁则导致玄府闭塞而目暗不明。郁、虚交互兼见，二者相互转化，互为因果。郁则以血瘀为主，瘀血内结阻碍气机，则视物昏朦。瘀血既为病理产物，又可成为损伤目玄府的致病因素，瘀血阻滞，精微不能敷布，目窍失养。瘀血郁而化热，又可伤津耗气，更伤气阴，阴虚日久，虚火渐生，灼伤目玄府，血不循经，妄行而为离经之血。瘀阻目玄府，血不循经而渗漏于目玄府外，留着视衣，而为视网膜出血；眼内瘀滞日久不消，则眼底津液失却蒸腾气化，可致痰湿邪为患；抑或脾肾阳虚，痰浊内生，致痰瘀互结，则可形成视网膜玻璃体增殖性病变，最终导致失明。瘀血、痰湿均可致玄府郁结，气机升降失常，视功能下降，此为因虚而致郁；反之，瘀血阻滞，湿邪为患，亦可使玄府郁闭更甚，无以出入升降，从而加重气阴两虚，此为因郁致虚。郁、虚相互作用，互为因果，共同构成糖尿病视网膜病变的复杂病理基础。

消渴阴虚为本，燥热为标，瘀血为患，累及玄府，早期玄府不利，阴液不足，精微不能上注于目，燥热内扰，热灼血络，眼底可见少量点状出血，多位于视网膜深层位置。玄府开阖不利，气机失调，瘀血内阻，可见视网膜微血管瘤，此期视网膜多为单纯型病变。进而邪热耗气伤阴，气阴两虚，气为津血运行的动力，气不行津，痰湿内生，气不行血，瘀血内停，痰湿瘀血又反过来影响玄府气机，造成玄府郁滞。该阶段患者视网膜多由单纯型向增殖型病变过度，痰浊内生，则眼底出现黄白色蜡样硬性渗出，同时气虚又加重了瘀血内阻的程度，视网膜微血管瘤增多，血不循经，眼底出血量增多，可呈片状或火焰状，出血位置于视网膜浅层。气阴两虚加重，还可出现痰瘀互结，表现为微血管瘤和硬性渗出的病情进展加快。后期阴损及阳，阴阳两虚，痰瘀互结，玄府闭塞，神机失用，"出入废则神机化灭，升降息则气立孤危"。阳气亏虚，眼底可见灰白色棉絮斑，标志着视网膜病变严重，患者视网膜可能已经转变为增殖型病变，该阶段瘀血闭阻程度也最重，视网膜出现大量玻璃体积血，新生血管和纤维血管增生，闭塞玄府，视力严重障碍，甚至完全失明。糖尿病视网膜病变是一个逐渐发展的病变过程，阴虚是病本，玄府闭塞是其病机的关键，瘀血内阻贯穿始终。早期阴虚燥热，玄府不利，进而气阴两虚，气血津液失调，清浊相干，痰湿瘀血内生，玄府郁滞，晚期痰瘀互结，玄府闭塞，升降出入停息，神机化灭。

总之，在玄府理论指导下认为糖尿病视网膜病变发于五脏，以肾为本，病变在于眼之玄府。玄府为气机升降出入、气血津液交换的通路，玄府闭塞甚微决定着病情轻重缓急和预后转归，玄府郁闭贯穿糖尿病视网膜病变病程始终。对于糖尿病视网膜病变患者来讲，导致玄府郁闭的主要病理因素是"虚"和"郁"，但因其并非糖尿病初发期，至少均有4～5年的糖尿病病史，临床多表现为以"虚"为本，以"郁"为标。"虚"主要是指肝肾阴虚、脾气虚，以及日久肾阴阳俱虚，虚则使玄府无以出入升降而致目昏。"郁"主要是指血瘀、痰湿、郁热、气滞等，郁则导致玄府闭塞而目暗不明。"郁""虚"交互兼见，二者相互转化，互为因果。

目前，现代医学将糖尿病视网膜病变分为单纯型（Ⅰ、Ⅱ、Ⅲ期）和增殖型（Ⅳ、Ⅴ、Ⅵ期）6期。糖尿病视网膜病变可分为阴虚血热型、气阴两虚型及肝郁脾虚型3型。①阴虚血热型：此型临证可见视物模糊，口干欲饮，手足心热，头晕目眩，舌质红少苔，脉细数。视网膜可见散在出血斑及微血管瘤，该型多见于糖尿病视网膜病变Ⅰ、Ⅱ期。因虚致郁，郁阻玄府，气机升降失常，而致目暗不明。②气阴两虚型：此型多为久病不愈，临证可见体倦乏力，腰膝酸软，大便溏，舌质淡紫，脉细涩。视网膜可伴有陈旧出血，硬性渗出，微动脉瘤，或有新生血管。该型多见于糖尿病视网膜病变Ⅱ、Ⅲ期及增殖型。肾阴亏虚为其根本，但脾气虚亦是其中重要的一个方面。因此，治疗气阴两虚型糖尿病视网膜病变除滋阴清热外，健脾补气实为关键。③肝郁脾虚型：除视物模糊外临床常伴有头痛、眼胀、失眠、体倦乏力等症状，检查视网膜可见水肿及渗出等表现。肝郁脾虚型目前已成为糖尿病视网膜病变常见证型。

玄府闭塞是糖尿病视网膜病变的关键病机，当以通为要务，所谓"通"即恢复玄府之升降出入，治疗上可采用升清降浊法。玄府作为一种微观结构，是反映人体整体情况的局部窗口，是病理结果，而不是本质，所以在宣通玄府的同时也要兼顾全身辨证。玄府闭塞在病理上多表现为气滞、津停、痰湿、血瘀等多种病理因素和代谢产物相互夹杂的"标实"之证，故降浊法可针对玄府闭塞的不同表现灵活应用，瘀闭者活血化瘀为通，痰结者化痰理气为通，湿聚者化湿燥湿为通，气滞者行气为通，热郁者清热散郁为通。

该病早期阴虚燥热，玄府不利，郁闭不甚，以通利玄府，滋阴清热为主，常用方药白虎加人参汤加减。中期气阴两虚，玄府郁滞，水湿痰瘀内生，正虚不甚，宣通玄府，养阴益气为主，常用方药生脉散合六味地黄丸加减。晚期阴阳两虚，玄府闭塞，邪毒深伏，通玄的同时应补益正气，阴阳双补，可重用辛散走窜的虫类药搜剔逐邪，化痰散结，破血逐瘀，常用方药右归饮加减。对于眼底有出血症状者，活动期者加滋阴凉血、化瘀止血药；出血静止期及眼底见毛细血管瘤者加活血化瘀药；若见新生血管、纤维增殖可加破血逐瘀药及软坚散结药；眼底有硬性渗出及棉絮斑可加化痰祛湿药。

玄府郁闭贯穿糖尿病视网膜病变病程始终，闭塞甚微决定着病情的轻重缓急和预后转归。开通玄府，畅达气血运行应为治疗大法，但也不离郁、虚两端，治宜补虚解郁，开通玄府。解郁治宜泻火、化瘀、逐痰。对于视网膜早期大量出血，急则治其标，多加凉血止血，化瘀止血药物。

开通玄府则是以风药为主，取其能散、能通、能动的特性，开闭启郁，并可引诸药上达目中玄府，直达病所。对于糖尿病视网膜病变多因郁、虚所致，故临床多采用辛温、辛凉之品，以开玄府。

基于糖尿病视网膜病变玄府为病的基本病机是"闭塞"和"破损"，闭塞者开通怫郁结滞、畅达气血津液；破损者修补漏道缺损、恢复气液行径。重视风药在糖尿病视网膜病变治疗当中的应用特色。风药具有发散祛风之效，故具有"升、散、行、透、窜、动"的特质作为开玄府的一类药物，用以开闭启郁，引诸药上达目中玄府，直达病所。

同时，需要加强对糖尿病视网膜病变的预防。①应将中医"治未病"思想应用糖尿病视网膜病变的防治当中。临床观察单纯型糖尿病视网膜病变患者的疗效比增殖型患者好，只要病变进入增殖期，治疗效果明显下降，故将中医"治未病"思想，未病先防、既病防变运用到糖尿病视网膜病变的防治显得尤为重要，定期的眼科检查及非增殖期积极的治疗是预防糖尿病视网膜病变造成失明的重要措施。②不要忽视情志因素对糖尿病视网膜病变发生发展的影响。目前的生存状态使很多人的精神长期都处于紧张压抑之中，不能放松，从而易导致肝郁气滞，脏腑功能失调，气、血、精、津液等营养物质转化失司，代谢失常，则易引发糖尿病发生发展。经过我科多年临床观察肝郁脾虚型患者比以往明显增多，说明情志因素对糖尿病的发生发展已成为一个不可忽视的方面，在治疗患者疾病的同时，也要关注对其心理的调节。

18. 青光眼

青光眼是一组常见的威胁视神经及视觉功能的眼病，其具有发病迅速、危害性大、随时可导致失明等特点，表现为以眼内压间断或持续性升高的水平超过眼球所能耐受的程度而给眼球各部分组织和视功能带来损害，导致视神经萎缩、视野缩小、视力减退，在急性发作期 24～48h 即可完全失明，已成为全球第一位的不可逆性致盲眼病。青光眼导致视功能损伤的病理基础是视网膜神经节细胞的进行性死亡和视神经纤维的丢失，且视网膜神经节细胞的死亡常导致视功能发生不可逆的损害。临床上，青光眼主要分为原发性青光眼、继发性青光眼和先天性青光眼。其中，原发性青光眼根据眼压升高时前房角的状态是关闭或开发，可分为原发性闭角型青光眼和原发性开角型青光眼。眼压升高是青光眼的发生和发展的重要危险因素，降眼压治疗是迄今为止最成功的治疗青光眼的手段。机械学说认为眼压升高使视神经细胞轴浆流阻滞于筛板区，线粒体产生的 ATP 不能为轴突膜所利用，可使轴突蛋白生成和移动减少，从而导致细胞正常代谢受损而死亡。眼压升高与房水生成和排出之间的动态平衡失调有关，若房水出路受阻，会导致眼内压升高。缺血学说认为青光眼视神经损害的发病机制部分原因是视神经和视盘的血流异常所致。低血流灌注压导致缺血、缺氧等，使视神经纤维浆流中断，进一步导致靶源性神经营养因子的供给中断，同时产生较多的兴奋性毒素，并激活了某些诱导凋亡的基因，作用于细胞表面的受体如 NMDA 受体，出现大量钙离子内流、钙离子超载，通过胞内信号转导，激发一系列级联式反应，最终导致 DNA 断裂，细胞发生变性凋亡，从而引起青光眼视神经损害。这些假说的病理改变共同的作用是导致视网膜神经节细胞凋亡，进而引发患者视觉的进行性不可逆的损害。

中医眼科把青光眼归属于"五风内障"的范畴。《龙树菩萨眼论》云："若眼初觉患者，头微旋，额角偏痛，连眼眶骨及鼻额时时痛，眼涩，兼有花，睛时痛……初患皆从一眼前恶，恶后必相牵俱损。其状妇人患多于男子……初觉即急疗之……若瞳仁开张，兼有青色，绝见三光者，拱手无方可救。"历代医家对五风内障的病因认识可概括为风、热、火、痰、湿、虚、郁，内肝管缺，眼孔不通，玄府郁闭，神光不得发越为本病的病理基础。肝失疏泄、玄府闭塞、神水瘀滞是青光眼发病的关键，正如《外台秘要》云："内肝管缺，眼孔不通。"《证治准绳》云："痰湿所致，火郁、忧思、忿怒之过。"精明之枢得不到精、气、血、津液的充分濡养，神光不能发越而终成本病。治疗时要疏肝解郁，调畅情志，开通玄府，流畅气血，行气利水，恢复神水正常的循行，同时应加强"治未病"思想在青光眼防治中的作用。在我国原发性青光眼的发病率为0.52%，50岁以上的人群则高达2.07%，由于其发病隐匿，且引起的视功能损害是不可逆的，因此早发现、早治疗已成为青光眼防治工作的一个重点。青光眼的防治中应该遵循"治未病"的思想，才能有效阻止青光眼对患者视功能的损害，有效保护患者的视力。故运用宣通发散之品，舒其血气，调其营卫，恢复目中玄府通利之性，使目中神水畅达不滞，升降出入之门户有序，以达保护视神经的目的。玄府通利，气血津液畅达，目中窍道通利，神水畅通，视神经得以保护，器官乃用，则神光精明。

糖尿病视网膜病变的辨证分型可分为以下三种。①肝失疏泄、气郁玄府：肝失疏泄，气机不畅，目中玄府流通气液、渗灌气血失司，玄府闭塞，神水运行通道关闭，神水运行失常，瘀滞于眼内，气血津液失于调畅，致目珠胀硬，晶珠、视衣、视系受损，神光发越失司。临床表现：目珠胀痛，或时有轻度眼胀，或眼珠胀痛欲脱，头疼如劈，视力急降，或视物昏朦，或视灯火有虹视，胞睑浮肿，白睛混赤，或抱轮红赤，黑睛雾状水肿，前房浅，瞳神散大，展缩不灵；全身可见默默欲呕，或恶心呕吐，口苦，胸胁胀满，或胁肋胀痛，情志抑郁，或性情烦躁，舌淡，苔薄白，脉弦，或舌淡红苔薄黄，脉弦。治法：疏肝理气，行气解郁。方药：逍遥散加减。②气滞血郁、血郁玄府：气滞则血瘀，肝失疏泄，气机不畅，形成气郁，气郁不解，日久及血，血行不畅而致血郁，目中玄府渗灌气血之功失司，玄府闭塞，则神水运行失常，瘀滞眼内，气血津液失于调畅，致目珠胀硬，晶珠、视衣、视系受损。临床表现：目珠胀痛，或隐隐发胀，头闷痛，视物昏朦，视灯火有虹视，抱轮红赤，色暗红，黑睛雾状水肿，前房浅，瞳神散大，展缩不灵；全身可见默默欲呕，口干苦，胁肋胀痛或刺痛，性情烦躁，舌淡或舌质紫暗，苔薄白，脉弦涩。治法：行气活血，开通玄府。方药：越鞠丸合桃红四物汤加减。③脾失健运、痰郁玄府：肝失疏泄不解，木病及土，日久致脾失健运，水湿运化不及，聚而生痰，形成痰郁，一有郁结，玄府闭塞。神水运行通道关闭，神水运行失常，瘀滞于眼内，气血津液失于调畅，致目珠胀硬，晶珠、视衣、视系受损，神光发越失司。临床表现：目珠胀痛，或隐隐发胀，头痛，视物昏朦，虹视，抱轮红赤，黑睛浑浊，前房浅，瞳神散大，展缩不灵；全身可见呕恶，口吐痰涎，脘腹胀满，纳呆，舌淡胖或有齿印，苔白腻或黄腻，脉弦滑。治法：行气化痰，开通玄府。方药：将军定痛丸加减。

（1）原发性青光眼

a. 正常眼压性青光眼

现代医学的正常眼压性青光眼与中医学的"青风内障"相似，由于本病发病隐匿，进展缓慢，一般早期无明显症状，晚期就诊，视功能损害明显。治疗以降眼压为主。《太平圣惠方》中即有记载："青风内障，瞳人虽在，昏暗渐不见物，状如青盲。"《圣济总录》也指出："治眼渐昏及睹浮花，恐变成青风内障。"《秘传眼科龙木论》云："青风内障：此眼初患之时，微有痛涩，头旋脑痛，或眼先见有花无花，瞳人不开不大，渐渐昏暗。或因劳倦，渐加昏重。"指出其早期临床症状不明显，主要为视力下降、眼微胀痛、头晕头痛。《世医得效方》认为："此眼不痛不痒，瞳人俨然如不患者，但微有头旋，及见生花，或劳则转加昏蒙。"《明目至宝》认为："内障者，胆上有膜，胆汁热枯，用药调理，唤作青风内障……此是肾虚劳也，此疾难治也。"《证治准绳》曰："视瞳神内有气色昏蒙，如晴山笼淡烟也。然自视尚见，但比平时光华则昏朦日进，急宜治之，免变绿色。变绿色则病甚而光没矣。阴虚血少之人，及竭劳心思、忧郁忿患，用意太过者，每有此患。然无头风痰气夹攻者，则无此患。病至此亦危矣，不知其危而不急救者，盲在旦夕耳。"其病因、病机不外乎虚实二证，由于情志过伤、痰气郁结、肝肾不足、阴虚血少所致。治疗上除辨证论治运用药物内服外，还可结合针灸治疗。初期以实证为主，多为肝郁气滞和肝郁化火，症见情志不舒，眼胀不适，兼胸胁胀满，食少神疲，口苦咽干，舌红苔黄，脉弦，可选丹栀逍遥散；继而肝木横逆犯脾，脾失健运，聚湿生痰，痰郁化火，症见眼胀时作，头目眩晕，兼食少痰多，胸闷恶心，舌红苔黄腻，脉弦滑，常选黄连温胆汤；后期多为虚证，伤阴耗气，肝肾两亏或阴虚风动，症见眼珠胀硬，视界明显缩窄，目系色泽苍白，凹陷扩大，头晕耳鸣，腰膝无力，色淡苔白，脉沉细或劳倦后眼胀加重兼五心烦热，口燥咽干，舌红少苔，脉细数，常选杞菊地黄丸、阿胶鸡子黄汤。肝失疏泄、脾虚不运、肾失气化均可致水液不能外排，滞于目内。玄府闭阻，神水瘀滞，也体现了对开通玄府、利水疏络治法的重视。本病的基本病机为气血失和，玄府不利，神水瘀积。可运用针灸通经活络，以疏脉道，可选用风池、攒竹、睛明、阳白。根据不同证型再配用其他穴位，若为肝郁化火，加太冲、太阳、内关；若为肝肾亏虚，加肝俞、肾俞、太溪。

b. 慢性闭角型青光眼

慢性闭角型青光眼主要致病原因是脾湿生痰、阴阳阻滞、经脉不畅、气血失和导致的玄府闭塞，进而导致患者房水无法排出，久而久之形成慢性闭角型青光眼。如肝郁气滞者，法以理气活血；肝肾阴虚型，法以滋阴清热；脾气虚热者，则法以健脾益气。

（2）继发性青光眼

a. 新生血管性青光眼

新生血管性青光眼，常因糖尿病性视网膜病变、视网膜中央静脉阻塞、颈动脉阻塞性疾病、视网膜静脉周围炎等多种疾病所致，由于缺血缺氧产生血管内皮生长因子，刺激虹膜新生血管的形成，纤维血管膜阻塞房角进而导致房水流出障碍而发病。其病程较长，初期易被忽视，待出现眼胀头痛时才被发现，此时病变已至后期，表现为顽固性高眼压，眼部剧烈胀痛难忍，球结膜明显充血，角膜水肿，虹膜新生血管，瞳孔领色素上皮层外翻，视功能严重受损。诊断标准为：虹膜和 / 或房角可见新生血管，可伴有前房积血或 / 和眼压升高，多伴有原发病变。新生血管性青光眼分为三个时期：Ⅰ期：虹膜或前房角红变，但不危及滤过功能，眼压正常；Ⅱ期：前房角无关闭，但房角新生血管形成并伸进小梁网，房水外流受阻，眼压升高；Ⅲ期：房角新生血管收缩，前房角粘连、关闭，眼压急剧升高。新生血管性青光眼为眼科难治性眼病之一，危害严重，常致失明。如仅为虹膜红变，眼压不高，可改善由视网膜血管系统供血的内层视网膜的缺氧程度，使新生血管消退，采用全视网膜光凝或冷凝治疗；如眼压升高，眼胀明显，当配合降眼压药物和滤过性手术、前房引流管或调节阀植入术；如眼胀头痛难忍，视力仅为手动、光感或无光感，应施行睫状体冷冻或光凝术，控制病情的进一步发展，避免眼球摘除。

新生血管性青光眼可归属于中医学"乌风内障"范畴，《外台秘要》记载："若见黑烟赤光，瞳子黑大者，为乌风。"《秘传眼科龙木论》首次提到乌风内障之名，其云："此眼初患之时，不疼不痒，渐渐昏沉，如不患眼人相似，先从一眼起，复乃相牵俱损，瞳子端然不开，不大微小，不睹三光，此是脏气不和，光明倒退，眼带障闭，经三五年内昏气结，成翳如青白色，不辨人物，以后相牵俱损，瞳人微小，针之无效，惟宜服药补治五脏，令夺病势，宜服决明丸、补肝汤。"本病的病因病机，实证为肝有实热，虚证为"风痰人，嗜欲太多，败血伤精，肾络损而胆汁亏，真气耗而神光坠矣"（《证治准绳》），傅仁宇对本病进行了进一步阐述，其云："乌风内障浊如烟，气散膏伤胆肾间，真一既飘精已耗，青囊妙药也徒然。"《医宗金鉴》对本病的描述与现代医学之"新生血管性青光眼"较为接近，其云："乌风者，初病亦与绿风之证不异，但头痛而不旋晕，眼前常见乌花，日久瞳变乌带浑红之色。"指出该病临床具有头痛、眼胀、虹膜红变的特点，并将此病分为有余、不足二证，有余证用乌风决明丸治疗，不足证用乌风补肝散治疗。总之，乌风内障多为脏腑经络气血功能失调所致。若症状较轻，眼胀痛不显，仅见黄仁上赤脉，瞳内气色乌昏或带浑红之色，伴有口干舌燥，舌红少苔，脉细数，多属久病及肾，肝肾阴虚，应滋阴补肾，可选用知柏地黄丸；若眼胀头痛，黄仁上赤脉丛生，眼内出血久不消散，舌质紫暗或舌边有瘀点，脉弦或涩，多为血瘀气滞水停，宜活血行气利水，常用血府逐瘀汤；病至后期，病急重同绿风内障，头眼胀痛，眼珠坚硬，抱轮红赤，泪热羞明，伴口苦咽干，溺赤便结，舌红苔黄，脉弦数，多为肝胆实热，治以清泻肝胆实热。乌风内障病机为玄府闭塞，神水瘀滞而导致眼珠坚硬，头目胀痛，如《眼科三字经》云："五风变，与视歧。诸昏暗，痰火郁。升降息，玄府闭。"故应在辨证论治的基础上加以运用启闭玄府，利水疏络，散结通利的治法。

早期（约发病一月内），症状较轻，眼胀痛不显，仅见黄仁上赤脉，瞳内气色乌昏或带浑红之色，多以气滞血瘀，血瘀玄府为主，运用行气化瘀开玄法对本病进行治疗。晚期（约一月后）多伴有口干舌燥，舌红少苔，脉细数，多属久病及肝肾，肝肾虚，久病入络。病证多以虚瘀玄府为主，本虚标实，运用补虚利水通络开玄法治疗。在该病早期未出现高眼压、青光眼时，予以中医早期干预性治疗，减少了继发性青光眼的发生，阻断了病情的发展。运用玄府理论中西医结合防治新生血管性青光眼可以减少青光眼的发生，控制眼压，缩短病程。

b. 眼外伤性青光眼

眼球钝挫伤是一种常见的眼外伤，发病率高，受伤后往往眼压升高，其属于继发青光眼。房角挫伤所致的眼外伤性青光眼是一种治疗比较棘手的难治性青光眼，眼球钝挫伤后小梁网水肿，增加了房水流出的阻力，导致眼压升高，久之小梁网发生变性、纤维化，房水排出进一步受阻。西医以降眼压药物、常规的滤过性手术进行治疗，而长时间高眼压对视神经的损害是不可逆的。该病诊断标准为：有明确眼球钝挫伤病史，未出现眼球破裂，结膜混合充血或伴结膜下出血，角膜混浊，前房可见炎症细胞，有的伴瞳孔散大、前房积血，房角检查多伴有不同程度的房角后退、有的出现虹膜根部离断、晶体脱位及晶体损伤。该病应以药物治疗为主而不应过早考虑手术治疗。本病属中医学"撞击伤目"范畴，外伤撞击，内伤血络，脉络瘀阻，目中玄府闭塞，神水瘀滞，运化失常，神水内停导致眼压升高，目赤胀痛，黑睛混浊，神光发越受限，视物模糊。病机在于目络受损，玄府闭塞，神水内停。中医诊断标准为：有撞击伤目的病史，目赤胀痛，白睛充血，黑睛混浊，伴头晕头痛，头重脚轻，急躁易怒，目触之疼痛，摸之坚硬如额，舌红或紫暗，脉弦或弦滑等。

早期（伤后一周内）以血瘀玄府为主，运用开通、活血开玄法对本病进行干预可减少青光眼的发生；中期（1周后至1个月内）以水淫玄府为主，运用开通、利水开玄法联合西药治疗，后期（1个月后）以虚瘀玄府为主，运用开通、补虚化瘀开玄法治疗。

19. 急性视神经炎

急性视神经炎多发生于青壮年及儿童。发病原因较为复杂，与全身疾病、邻近组织病灶感染、药物中毒、营养代谢疾病及眼局部炎症蔓延有关。中医学属于"暴盲"范畴。肝开窍于目，而且病多责于肝。由于情志失调，肝失疏泄，郁而化火而暴怒伤肝，肝火上炎，循经上扰目系，使窍道闭阻，遂致失明。加之外感热邪，内传脏腑，闭塞目中玄府而致视物不明。故针对病因病机采用当归龙荟汤加减，清肝泻火、祛瘀开窍，本方使肝经实火得清，瘀热得消，外邪得散，经络通，窍道开，目得血而能视。

20. 年龄相关性黄斑变性

年龄相关性黄斑变性又称老年性黄斑变性，是一种可严重影响中心视力的常见视网膜变性类疾病，其发病率与年龄增长有着密切的联系。在我国，随着年龄的增长年龄相关性黄斑变性发病率亦呈不断上升的趋势。视网膜不同部位衰老性改变对年龄相关性黄斑变性的形成有着不同程度的影响，氧化应激反应对视网膜色素上皮细胞的病理性损伤与衰老的关系更是不容忽视。根据其临床表现的不同分为萎缩型和渗出型两型，可能与遗传、环境、光损伤、营养失调、代谢障碍等有关联。中医称之为"视瞻昏渺"，《证治准绳·杂病》认为本病"有神老、有血少、有元气弱、有元精亏而昏渺者"，气血失和是导致黄斑渗出和出血的重要原因。脾气虚弱、脾失健运是年龄相关性黄斑变性的主要发病基础，水湿内生、痰瘀互结郁阻玄府为其主要病理改变。黄斑属足太阴脾经，黄斑变性与脾的运化功能失调关系最为密切。黄斑部病理改变主要是水肿、渗出、出血，而其病理过程的产生，源于脾气虚弱，脾胃的运化功能失常所致。脾胃健运失司，水谷精微无以运化传输，而致清阳不升，浊阴不降。清阳不升则目中玄府无气血津液的出入升降，则可出现视物不清；浊阴不降，则眼内组织水湿停聚而成痰饮，痰饮郁阻目中玄府，则致视网膜色素上皮脱离、神经上皮脱离，同样亦致视物不清。同时此病患者多为50岁以上的老年患者，肝肾亏虚，目失所养，亦是疾病发生的主要病理机制。随着病程的进展，发生脉络膜新生血管及出血，其病机更是复杂多变，常从虚证转变为虚实夹杂或本虚标实。

根据玄府理论结合脏腑辨证，可把该病概括分为中虚湿阻、肝郁脾虚、肾虚肝郁三型进行治疗。①中虚湿阻型：此型临证可见视物模糊，变形，眼底黄斑部及其周围可见有较多的玻璃膜疣，中心凹反射消失，可伴有神疲乏力，面黄消瘦，便溏，舌淡苔薄或白腻，脉细或弱等症。患者脾气虚弱，脾失健运，升清降浊之职失司，湿浊潴留，酿而成痰，痰湿积聚，上泛而蒙蔽清窍，郁阻玄府则出现视物模糊或视物变形等症。治疗此型患者常用黄芪建中汤加减。②肝郁脾虚型：此型患者临证除视物模糊外，常伴有头痛，眼胀，失眠，体倦乏力，舌质淡红，少苔，脉弦数或细数等症状。检查眼底可见黄斑区水肿、渗出及出血等表现。肝气郁结不能疏泄，则血行不畅，内生瘀滞。郁久必横逆犯脾，脾失健运，三焦气化失常，导致气郁水阻，湿痰内生。瘀血、痰湿均可导致玄府郁结，气机升降失常，视功能下降。③肾虚肝郁型：此型多见于高度近视患者，目前由于人们生活方式的改变，长时间接触视频终端，如电脑、手机等已成一种生活常态，高度近视的人群逐渐增多，因其导致发黄斑变性的发病率也逐年增高，其发病年龄也日趋年轻化。该型眼底可见干性或湿性黄斑变性之改变，临证除见视物模糊、变形外还伴头晕目眩、腰膝酸软，双目干涩视物不能持久，舌红苔薄，脉细数等症。肝主血，肾主精，肝肾不足，则目失所养，肾气衰而致精液不得敷布，日久酿成痰湿，郁阻玄府，因而视物模糊。肝郁日久化热，郁热上炎灼伤目络而致黄斑区出血。

21. 糖尿病性黄斑水肿

陈达夫认为"黄斑属足太阴脾经"，肝脾功能失常，气机出入升降失衡，气、血、津液代谢失常，形成气滞、血瘀、水停，目玄府郁闭是水肿之根源，血液的代谢与输布障碍，又会进一步造成水液运行、输布障碍，水停聚局部而发为糖尿病性黄斑水肿。进一步造成糖尿病视网膜病变，血—视网膜屏障破坏，引起视细胞凋亡和视网膜纤维化、毛细血管扩张或毛细血管周细胞损伤，主要表现为黄斑区硬性渗出或视网膜增厚，严重者还可造成患者视力永久性丧失。中医提倡辨证与辨病论治相结合，以逍遥散合五苓散为基础方，根据黄斑水肿气滞、血瘀、水停的偏重加减用药。在用药上，宜用辛散、开府之药，且善用虫类开府等。糖尿病视网膜病变与肝郁和脾虚关系最为密切，开通玄府以益气、活血利水法为基本原则，根据气滞、血瘀、水停的侧重进行加减治疗后，玄府通利，气、血、津液代谢输布正常，则目得濡养，神光发越，精充目明，水肿得消。目前西医治疗主要采用视网膜激光光凝术、玻璃体腔注射药物（如皮质类固醇、抗血管内皮生长因子和抗肿瘤坏死因子拮抗剂）及玻璃体切割术等方法，针对常规治疗后仍反复发作或者行抗血管内皮生长因子多次治疗无效的患者，加用性味走窜、活血利水通窍、推陈生新特点的虫类药物往往有较好的效果。

九、骨玄府

骨玄府将骨、脉、筋三者融为一体进行描述。骨玄府具有运行气血、滋养骨骼、沟通内外、支撑运动的生理功能，骨玄府开阖通畅是骨正筋柔、气血以流的重要前提。有学者认为骨骼中的孔、窍、道等空腔结构以及形态各异的血管、淋巴管是骨玄府的结构基础。骨玄府广泛存在于骨膜、骨质、骨髓中，三者通过骨玄府相沟通，共同调节骨的生长发育。生理状态下骨膜中的骨玄府可以宣散气血津液，濡养骨骼。骨玄府正因其存在四通八达的管道系统而具有流通气血津液、通达畅利的功能。

骨膜、骨质、骨髓中都存在骨玄府。骨膜中的毛细血管网络，骨密质中骨板间的骨腔隙、哈弗斯管、伏克曼管、滋养动脉通道、基质微孔、骨小梁间隙、骨小梁中骨板的间隙、骨髓中的血窦，均构成骨玄府的微观结构。骨玄府不仅是一种结构单位，同样也是参与生理病理过程的基本功能单位。

骨髓中的骨玄府即血窦。由于邪气久羁，气血失养，导致骨髓中骨玄府开阖不利，最终出现络脉不利的表现。骨髓腔中不仅储存有精华之髓，同样也存在一些流通的微细管道，骨髓中骨玄府的提出在某种程度上也解释了"髓为奇恒之腑"的经典论断。骨膜的毛细血管网、骨密质的滋养动脉及分支、骨髓的血窦共同传输营养物质，有助于骨原细胞的形成分化。正如《黄帝内经太素》所言："五谷津液入此骨空，资脑髓也。"强调其运行气血、滋养骨髓从而滋养骨骼的作用。骨玄府具有沟通联系内外的功能，骨玄府既是骨中物质交换的场所，也是运动力学的关键因素。

骨玄府在病理上具有易于郁滞、易于折损、易于疏松、难于恢复的特点。由于玄府结构精密细小且多为网状管道结构，易受外界因素影响转为低流速、低灌注，伴随缺氧导致的应激损伤形成"瘀血""津停""火毒"的郁滞状态。由于骨玄府起支撑运动作用，外力因素可直接或间接破坏骨玄府结构的连续性和完整性，存在缺损的同时也伴随玄府郁闭，最终引起气血津液的停滞。损耗精气，玄府失于濡养则由致密转为疏松，不能发挥其运行气血、支撑运动的作用，临床表现为反复发作的骨痛、运动功能减退、跌扑后骨折。《医宗金鉴·正骨心法要旨》曰："今之正骨科，即古跌打损伤之证也，专从血论。"跌扑损伤是由于外力因素直接或间接损及骨质中的玄府，导致玄府闭阖，气化失司，气血津液停聚而成肿胀。骨玄府的微观特性使药物难以达到和维持有效浓度，加之其复杂的管道腔隙结构，因此恢复较为缓慢。

骨玄府在骨病治疗中的应用如下：

骨髓抑制：骨髓抑制是化疗后最常见的不良反应，患者往往会出现发热、头晕、乏力、出血、心悸等反应，同时合并胃肠道反应，出现恶心、呕吐、食欲欠佳等症状。中医学将其纳入"血虚""虚劳""内伤发热"等范畴。研究发现骨髓每天产生约5000亿个血细胞，通过髓腔内的血窦（骨玄府）输送到全身。化疗后骨髓粒细胞减少可能与血窦（骨玄府）闭塞有关，由于化疗药物增加了骨髓粒细胞与髓血屏障内皮细胞的黏附，从而阻止骨髓粒细胞释放入血而引起骨髓抑制。玄府郁闭是导致化疗后粒细胞减少的根本原因。因此，治疗的原则主要是开通郁闭之玄府，使补益之气血能随周身之玄府功能的通畅而透达。芳香之药多为辛散之品，能行能散，因而能起到开通玄府的作用，使滋养之气血能透达五脏六腑及全身玄府。研究表明在益气养血基础上，加入芳香开窍药物，能辅助治疗化疗后粒细胞减少，并且能改善患者的免疫功能，共奏益气养血、芳香开通之效，适用于癌症化疗后气虚血弱等。一方面益气养血升发气血之源；另一方面芳香开通，促进骨髓粒细胞入外周血，共达升高化疗后粒细胞之效。

十、耳玄府

现代研究认为玄府与离子通道有许多共性内涵，内耳必须维持其内环境的相对稳定才能保持正常的生理功能，正常的微循环和血迷路屏障是维持并调节耳蜗内环境稳定的基础。耳蜗毛细胞中调控细胞功能的重要离子通道存在缺陷必将导致耳聋。另外，导致内耳离子通道调节机制障碍的其他各种因素，也可间接引起耳科疾病。耳蜗微循环在听觉生理中起着十分重要的作用，内耳局部微循环由于血管纹毛细血管的管径相对较大，血流速度较慢，血管内的血容量相对较多，当受到各种病理因素的影响时易发生微循环障碍而出现缺血性损伤，与临床上突发性耳聋、噪声性耳聋、老年性耳聋等发病机制关系密切。

《灵枢·邪气脏腑病形》云："十二经脉，三百六十五络，其血气皆上于面而走空窍……其别气走于耳而为听。"表明耳的形态功用皆依赖于气血之上行充养。通过耳玄府的转输，使气血通行于耳窍，耳窍得以濡养，进而产生听觉。

耳科疾病，尤其是耳鸣、耳聋等病证，玄府郁闭，气机不通，神机失运为主要病机，辨证首当先辨虚实，补虚泻实，开畅耳玄府，使耳窍通明。耳玄府郁闭是耳科疾病的一个重要病机。若玄府郁闭，血气不通于上，不达于耳，可出现耳聋、耳鸣等耳科疾患。刘完素云："所谓聋者，由水衰火实，热郁于上，而使听户玄府壅塞，神气不得通泄也，其所验者，《仙经》言双手闭耳如鼓音，是谓'鸣天鼓'也。由脉气流行，而闭之于耳，气不得泄，冲鼓耳中，故闻之也。或有壅滞，则天鼓微闻。天鼓无闻，则听户玄府闭绝，而耳聋无所闻也。"由此可知本病虚实夹杂，肾水亏虚，浮热于上，闭阻耳中玄府，也是耳聋等耳科疾病的常见病机。据玄府闭塞的程度不同，气血流行的多少不等，其严重程度和症状表现的轻重亦有别，本病临床见证虽有虚实之分，治疗方法亦有补泻之别，但均需一个"通"字，即开通耳玄府，以畅通精气，耳窍得濡，则耳聋、耳鸣自止矣。不限于内治法，就外治而言，不论针灸、推拿、按摩、熏洗、熨烙等疗法，无不立足于疏通经络玄府，流畅气血津液而达到治愈各种疾病的目的。

《景岳全书》强调指出："耳聋证，总因气闭不通耳。"认为"耳鸣当辨虚实"，即使虚闭证，亦强调开发郁滞，宣行气血。《明医杂著》云："耳鸣之症或鸣甚如蝉，或左或右。时时闭塞，世人多从肾虚论治，殊不知此痰火上升，郁于耳中而为鸣，郁甚则闭矣。"实证者，如《灵枢·脉度》云："肾气通于耳，肾和则耳能闻五音矣。五脏不和则七窍不通。"多因湿热、寒湿、瘀血等实邪阻滞耳玄府。虚证者，如《灵枢·口问》云："黄帝曰：人之耳中鸣者，何气使然？岐伯曰：耳者，宗脉之所聚也，故胃中空则宗脉虚，虚则下溜，脉有所竭者，故耳鸣。"多因气血亏损或肾气不足，经脉不充，玄府失养，因虚而闭阻不畅，进而耳闭不闻，或耳中虚鸣。由此可见，湿热、寒湿、瘀血等病因可导致耳中玄府郁闭，气机不通，神机失运是耳科疾病的一个重要病机，辨证当首辨虚实。依玄府郁闭，气机不通，神机失运的病机。治疗上，补虚泻实，开畅耳玄府，使耳窍通明为基本治则。

临床用药上可借用风药升散"通"之性，发挥开通耳窍玄府作用，奏行气活血通窍之功，以开通玄府气血通道，使气血津液运行通畅，耳窍自然通明。因耳居于人之高处，一般药物难以达到，进而常配合风药治疗。风药升浮，轻清，能通达孔窍，带诸药上行。《素问玄机原病式》有"干蝎、生姜、附子、醇酒之类辛热之物……以开发玄府，而令耳中郁滞通泄也"的论述，指出耳聋、耳鸣以耳玄府闭塞为主，均须开通玄府，以畅通精气，耳窍得濡。《素问·六元正纪大论》云："木郁之发……甚则耳鸣旋转。"以疏肝通窍、息风化痰之法治疗耳鸣，实则是间接疏理肝胆，使气血通达，玄府得开，耳窍得清。可通过改善内耳微循环，增加内耳血流量，改善内耳营养物质的供应，进一步增加氧的供给，以起到改善内耳生理、生化和促进内耳损伤组织修复的重要作用。同时，通过改善微循环，达到低血压、高灌注的功效。

十一、鼻玄府

鼻居面中，为肺之外窍，是呼吸之要道，以通畅为要。《三因极一病证方论》曰："肺为五脏华盖，百脉取气于肺，鼻为肺之闾阖，吸引五臭，卫养五脏，升降阴阳，故鼻为清气道。"鼻玄府是鼻腔组织内环境以及鼻腔内外环境物质信息交流的通道，鼻玄府开阖正常，气血津液运行流畅，是鼻窍功能正常发挥的基础。鼻窍为孔道器官，为清气出入之道，司嗅觉，多气多血，符合玄府的概念。①鼻为气液代谢的通道。鼻的通气作用，依赖于肺主气与肺主宣发肃降的功能。肺气和顺，宣肃正常，鼻窍通畅，呼吸之气出入畅利，如《医学入门》曰："鼻窍乃清气出入之道。"《严氏济生方·鼻门》曰："夫鼻者，肺之所主，职司清化。调适得宜，则肺脏宣畅，清道自利。"《素问玄机原病式》曰："玄府者……乃气出入升降之道路门户也……人之眼、耳、鼻、舌、身、意、神识，能为用者，皆由升降出入之通利也。有所闭塞者，不能为用也。"玄府为人体气液生成、输布、排泄的通道。鼻窍通畅，荣卫、气血、津液运行无阻，肺气化液，五官皆得濡润，排泄浊物，从而维持清窍的正常生理功能。②鼻为神机通利出入之所。《灵枢·脉度》曰："肺气通于鼻，肺和则鼻能知臭香矣。"刘完素认为玄府气液畅通与神机出入密切相关，"气血宣行，则其中神自清利，而应机能为用矣"，鼻得血而能嗅，反之玄府郁结则"气血不能宣通，神无所用而不遂其机"，会出现"鼻郁则不能闻香臭"等病理现象。③鼻为联系五脏、外界的信息通道。鼻为多气多血之窍，阳明胃脉起于鼻侧，行至鼻根，有"经脉所至专属阳明"之称。而阳明经多气多血，血脉多聚鼻处，脾胃互为表里，为气血生化之源，脾胃气血多充养于鼻，从而使气机调达，气血通畅，嗅觉敏感。"玄府者，无物不有"，五脏通过内在玄府的气液运行，构建和维持其正常的生理功能，鼻窍是维系和沟通内在脏腑、气血津液、联系外界环境的信息通道。总之，鼻玄府性贵开通，肺的宣肃正常，脾职司运化，胆腑藏精通利是鼻玄府正常开阖的重要保障。

（一）鼻玄府的现代研究

鼻玄府相当于鼻腔黏膜细胞间隙、各类离子通道以及鼻腔组织中的微循环，鼻玄府是鼻腔组织内环境及鼻腔内外环境物质信息交流的"气液循环"通道，鼻玄府的正常开阖维系着鼻腔的正常生理功能。鼻功能的正常发挥有赖于鼻腔鼻窦及其被覆的黏膜结构和功能的正常。鼻腔鼻窦黏膜主要由上皮层和固有层构成，黏膜细胞之间既有连接又有缝隙，通过黏膜细胞本身的胞饮、分泌以及黏膜细胞间隙进行黏膜的物质代谢。固有层存在丰富的微循环以及淋巴管，尚有微神经系统，通过微循环、微淋巴管系统完成黏膜局部的体液等各种物质交换，而微神经系统则通过神经免疫系统、各类神经递质等调节着鼻腔鼻窦黏膜的代谢。鼻腔、鼻窦及其被覆上皮的功能与玄府的关系密切，鼻玄府存在的普遍性形态的微观性以及进行物质交换、信息交流等特征均与现代医学细胞膜的分子组成和结构、各类离子通道以及微循环具有共同内涵，是鼻腔组织活体细胞与外部环境之间独特的物质信息交流途径。

（二）鼻玄府在鼻病治疗中的应用

鼻病总论

目前，随着我国大气污染的加重，鼻病常常呈现出反复发作、季节性加重、迁延难愈的临床特点。鼻病的病因病机归纳起来不外乎正邪两端，其中六淫外袭、邪盛正衰为发病的病理关键。鼻中玄府作为遍布鼻腔、鼻窦的一种微观结构，维持着鼻部气液的流通、神机的运转，对于保证鼻的功能至关重要。不论外邪的侵袭，七情的失调，饮食劳倦所伤，气血津液失养，均可影响其正常的畅通而致闭密，成为鼻部诸多疾病所共有的基本病理变化。正如《素问玄机原病式》云："有所闭塞者，不能为用也。若目无所见、耳无所闻、鼻不知臭……玄府闭密而致，气液、血脉、荣卫、精神，不能升降出入故也，各随郁结微甚，而察病之轻重也。"若各种致病因素侵犯鼻部，导致鼻中玄府闭塞不通或开阖失常，清气不升，浊气不降，使气血津液流通之道闭锁，形成气滞血瘀，水停痰凝，相互胶结，壅滞于鼻窍，窦窍受阻，又致气血不能畅达鼻窍发而为病。一般来说，外邪侵袭，首先犯肺，肺失宣降，常常导致内外邪气交结于鼻窍，导致气血郁滞，玄府失畅，出现鼻塞、鼻痒、流涕、喷嚏频作等症。另一方面，脏腑虚弱，累及肺脏，导致肺气不足，不能主气，宣发与肃降功能失调，导致外邪侵袭、邪气易留，临床以各种虚性、慢性、反复发作的鼻病最为常见。在鼻病论治上，应当注重人体气血和畅，临证中以调和气血、调畅五脏为基础辨证论治，治法以调气和血、通畅玄府最为重要。鼻病无论是表邪入里或内伤导致鼻窍受病，均具有病程长、迁延难愈、反复发作的特点。外邪六淫由表入里，由浅入深，多伤及鼻窍气血，导致玄府郁滞，气血壅滞，痹阻窍道；内伤劳倦、痰饮瘀血等又会导致脏腑官窍功能异常，气滞血停，久则伤及鼻窍。故治疗鼻病应注重鼻窍的气血流通，玄府通畅。李东垣提出："若因饥饱劳役损伤脾胃，生发之气既弱，其营运之气不能上升，邪塞孔窍，故鼻不利而不闻香臭也。"对于肺脾两脏气虚，迁延难愈的鼻病，常辨证为虚实夹杂之证，临证应健脾益气、化湿降浊、温阳化气。

1. 变应性鼻炎

变应性鼻炎，又称变态反应性鼻炎，是机体接触变应原后主要由 IgE 介导的鼻黏膜非感染性慢性炎性疾病。以阵发性鼻痒、喷嚏、鼻分泌亢进、鼻黏膜肿胀等为主要症状，可伴有嗅觉减退、眼痒及其他头面部不适，若病情控制不当易伴发哮喘、慢性鼻窦炎、鼻息肉等呼吸道疾病，为耳鼻喉科常见病之一。随着工业的发展、环境的变化和生活压力的增加，变应性鼻炎发病率逐年增高，已逐渐成为临床高发病。目前治疗方式主要有药物治疗、脱敏疗法及外科治疗等，但到目前为止仍缺乏根治的方法。

变应性鼻炎属于中医"鼻鼽"范畴。该病名首见于《内经》，《素问·脉解》云："所谓客孙脉则头痛鼻鼽腹肿者，阳明并于上，上者则其孙络太阴也，故头痛鼻鼽腹肿也。"《素问玄机原病式》云："鼽者，鼻出清涕也。""嚏，鼻中因痒而气喷作于声也。"鼻鼽的主要表现包括流清涕、鼻痒、打喷嚏。本病的病因分为内因和外因两个方面，与感受外邪及脏腑虚损相关。鼻玄府郁闭是鼻鼽发病的基本病机。风为百病之长，存在于四季，且与寒邪相协为患最为常见，而寒性收引，若风寒之邪外袭，则极易引起鼻玄府郁闭，若玄府闭塞不通，气血津液运行不畅，津液停聚，壅滞鼻窍，鼻腔黏膜肿胀，清涕不止，则发为鼻鼽。①肺气亏虚，卫外不固，上犯鼻窍：《素问·太阴阳明论》云："伤于风者，上先受之。"风邪伤人，肺首当其冲。若风邪袭肺，肺失宣降，则出现鼻塞流涕，或伴有嗅觉减退。《灵枢·本神》所说"肺气虚则鼻塞不利，少气"，乃肺气不足，卫表不固所致。风邪客于肌肤是引起皮肤及黏膜瘙痒的重要原因，故风邪所致鼻鼽易出现鼻痒症状，还可伴眼痒。②脾虚失运，清阳不升，水湿内蕴：《脾胃论》认为"肺金受邪，由脾胃虚弱，不能生肺，乃所生受病也"。③肾不纳气，阳气耗散，风邪内侵：《素问·宣明五气》云："肾为欠为嚏。"《灵枢·营卫生会》云："卫出于下焦。"肺主卫气，肾中之阳气为一身阳气之根本。肾阳虚则肺易失其宣布功能。《医理真传》指出"忽鼻流清涕不止，喷嚏不休……乃先天真阳之气不足于上，而不能统摄在上之津液故也"，风邪伤人易从皮肤腠理、黏膜入内，风邪致病发病急，因此接触过敏原后即立刻发作，出现阵发性鼻痒和喷嚏。鼻流清涕由真阳不足所致。肺肾虚则玄府郁闭。机体本身有一种自行调节机能，可以喷嚏之势而宣布郁闭之肺气，故喷嚏不止，自我喷嚏不能开启郁闭之气则鼻塞。故鼻鼽之为病与肺、脾、肾密切相关。肺、脾、肾三脏虚损，再加上风邪外袭，内外合邪，发而为病。本病的发生以机体的内因为主，外因为标。

《素问玄机原病式》指出："诸病喘，呕……衄……皆属于热。"刘完素认为"或言衄为肺寒者，误也。彼但见衄、嚏、鼻窒，冒寒则甚，遂以为然，岂知寒伤皮毛则腠理闭密，热极怫郁，而病愈甚也。"可见鼻衄是由于玄府郁结，气液代谢失常，郁而化热所致。如阵发性鼻痒，继则喷嚏连作，是因为"痒为火化，心火邪热，干于阳明，发于鼻而痒，则嚏也"，喷嚏后玄府"壅滞开通而愈也"。

病变急性期多为玄府开阖失度，病变慢性期多为玄府郁闭。

鼻玄府开阖不利，且以闭塞为主，气液升降失常，肺脾之行气行津液功能不利，致使痰浊壅滞，或伴郁而化热，当着眼于"令郁得开而气液皆复得宣通"，结合鼻喜清润、恶燥浊的生理特点，须治以开通玄府法，疏通宣畅鼻玄府，主要采用辛窜宣通之品，或佐以清热法，使鼻腔鼻窦通畅滑利，维持正常的生理功能。运用气液玄府理论论治鼻衄。①固表祛瘀：素体肺气亏虚，卫表不固，腠理疏松，风寒之邪常常乘虚而入，邪滞于鼻窍，致玄府郁闭，气机升降及运行不畅，"气为血之帅，气行则血行"，气血运行不畅则易形成瘀血，可见鼻黏膜充血水肿。风药质清味薄，具有调和畅达血脉流通的作用，活血行血可起到祛瘀的作用。②开玄祛湿：脾失健运，则中焦自身的升清降浊和五脏的升降功能失司，津停为湿，湿聚成痰，壅滞鼻窍，闭塞玄府，则见鼻塞较甚，查见鼻腔黏膜水肿明显，可伴纳呆便溏等脾虚之症，舌胖淡红有齿痕，苔白腻，脉濡弱。"善治痰者，不治痰而治气，气顺则一身之津液亦随气而顺矣"，故治疗鼻衄当运脾渗湿，恢复中焦气化功能，湿祛则脾运有权，脾运则湿无所生。③清解郁热：刘完素首倡"六气皆从火化"，认为湿病多不自生，而源于火热怫郁，气液不能宣通，郁滞而生水湿，以致玄府密闭。火热为病能相兼各气，各气为病又能同化转归为火，同时火热又能衍生各气。治疗鼻衄当以清解郁热、疏通鼻窍为主，开发郁结，保持鼻窍之气液宣通。

在治疗上，以内治法为主，辨证使用中药汤剂，辅助加用外治法，如中药制剂喷鼻、针灸、三伏贴、拔罐等。

2.鼻窦炎

鼻窦炎是一种临床常见的多发的耳鼻喉科疾病，以鼻流浊涕，鼻塞，鼻部胀痛为主要临床表现，常伴有头痛、嗅觉减退等症状。体征方面多见鼻黏膜充血肿胀，尤以中鼻甲及中鼻道为甚，或淡红，中鼻甲肥大或呈息肉样变，中鼻道、嗅沟、下鼻道或后鼻孔可见脓涕。鼻窦 X 线或 CT 检查常显示窦腔模糊、密度增高或浑浊，或可见液平面。鼻窦炎发病是在鼻腔鼻窦引流不畅基础上合并感染而来的炎性反应，与慢性咳嗽、支气管哮喘、气管炎等疾病密切相关。窦口鼻道复合体阻塞是鼻窦炎的始动因素，窦口引流通道阻塞后，窦腔缺氧，导致黏膜正常代谢改变，甚至窦腔因空气吸收出现负压，组织液渗出，黏膜正常保护性结构破坏，细菌等感染产生的细菌毒素、诱导产生的各种炎性因子，导致鼻窦黏膜化脓性炎症。鼻窦炎可分为急性鼻窦炎和慢性鼻窦炎。急性鼻窦炎为急性鼻腔炎症累及鼻窦的感染引起的，慢性鼻窦炎为多种原因包括先天结构异常、后天的反复感染、急性感染迁延、变态反应等，由此导致鼻窦黏膜病变的发生，窦口鼻道复合体受阻，纤毛上皮功能受损或丢失，鼻窦引流不畅，形成慢性炎症反应。该病急性发病时症状明显，慢性迁延时症状反复缠绵，临床上不乏难治者，使得患者十分痛苦，严重影响了广大患者的工作及生活，同时也存在着诸多的并发症，重者危及生命。总之，本病的病因与感染、纤毛功能不良、变态反应等多种因素有关，但其主要致病因素在于窦口鼻道复合体的阻塞。因此，鼻道疏通是预防、治疗鼻窦炎的重要环节和手段，用药物（抗生素、抗过敏剂、黏液溶解促排剂等）抗炎、抗感染，鼻窦手术（鼻中隔偏曲矫正术、鼻窦开放术、鼻息肉摘除术等）解除窦口阻塞，恢复鼻窍正常形态和功能。

鼻渊之病名，首见于《内经》，《素问·气厥论》云："胆移热于脑，则辛頞鼻渊。"其症状描述为"鼻渊者，浊涕下不止也"，《素问·至真要大论》云："赤气后化，流水不冰，热气大行，介虫不复……甚则入肺，咳而鼻渊。"《医学摘粹·杂证要法》中云："如中气不运，肺金壅满……而浊涕时下者……总由土湿胃逆。"《圣经总录》指出："夫脑为髓海，藏于至阴，故藏而不泻，今胆移邪热上入于脑，则阴气不固，而藏者泻矣，故脑液下渗于鼻，其证浊涕出不已，若水之有渊源也。"刘完素谓："鼻热者，出浊涕。凡痰涎涕唾稠浊者，火热极甚，销烁致之然也。"可见鼻渊的发生，实证多因风、火、热外邪侵袭，致肺经风热，胆经郁热，脾胃湿热，邪毒循经上犯鼻窍而发病；虚证多因久病失养或饮食不节，导致肺、脾脏气虚损，邪气久羁，滞留鼻窍，以致病情缠绵难愈。

根据玄府与鼻的相关性，认为玄府闭郁是鼻渊的基本病机。不论外邪的侵袭，七情的失调，饮食劳倦所伤，气血津液失养，均可影响玄府正常的畅通而致闭密，气、血、津、液沟通内外之通道闭锁，壅滞于鼻窍，血瘀水停，黏膜肿胀，窦窍受阻，郁而化热，且滋生内毒，形成鼻窦炎一系列症状。

正如刘完素所言："有所闭塞者，不能为用也。若目无所见、耳无所闻、鼻不闻臭、舌不知味。"各种邪气侵袭，导致鼻中玄府闭塞不通或开阖失常，气机升降出入失调，使气血津液流通之道闭锁，形成气滞血瘀，水停痰凝，相互胶结，壅滞于鼻窍，黏膜肿胀，窦窍受阻，又致气血津液不能畅达、神机不能运转，鼻窍发而为病。诸多邪气郁久而化热，熏灼黏膜，煎熬津液，化腐为脓，则形成脓涕浊液流滞鼻窍，满而外溢，临床表现为鼻流浊涕，鼻塞，鼻部胀痛，头痛，嗅觉减退等症状。①急性鼻窦炎：急鼻渊病机主要为肺经风热、胆腑郁热，鼻玄府以开阖失常、过度开放为主。邪气入侵，正邪交争，正气受损，不能固护黏膜，玄府失于开阖，气、血、津、液沟通内外之通道闭锁，壅滞于鼻窍，导致急性炎症，诱导内毒产生（炎症介质），损伤黏膜，表现为充血、水肿、炎性渗出以致化脓。鼻玄府开放通利过度，血中津液外渗瘀滞，形成水淫玄府，水积渐多，积而成浊，导致鼻黏膜分泌物增多，充斥鼻窍窦窍。郁而化热，且滋生内毒，熏灼黏膜，煎熬津液，化腐为脓，集聚日久，或正气托毒，或满而外溢，故脓液量多或不多，质稠，色多为黄，偶可见色白者。《医林绳墨》中云："鼻者肺之窍，喜清而恶浊也，盖浊气出于下，清气升于上。然而清浊之不分，则窍隙有闭塞者焉，为痈为痔，为衄为涕，诸症之所由也。"故临床上急性鼻窦炎多见鼻塞、脓涕等表现。②慢性鼻窦炎：慢性鼻窦炎病机主要为肝胆、脾胃湿热及肺脾虚弱，鼻玄府则以闭塞为主。肺脾气虚，外邪内袭，损及卫气，鼻窍及窦窍受邪，发生窦窍阻塞，若治疗不及时或治疗不彻底，可进一步造成玄府闭塞，黏膜失养，无力抗邪，虚邪留滞。病程迁延，且卫气虚弱，失于固摄，分泌旺盛，水液积聚，则鼻玄府闭塞，导致气液不能透过鼻玄府达鼻腔鼻窦黏膜之表，不能辨知香臭，加之肝胆、脾胃湿热诱生内毒（化学炎症介质等），结于鼻腔鼻窦黏膜，进而腐蚀鼻窍，化腐成脓，导致慢性鼻窦炎。故慢性鼻窦炎临床多以流色白质清晰脓涕、鼻塞、嗅觉减退或消失为主要表现。

针对本病的基本病机，治疗时应当以开通玄府、疏和脏腑为其基本治疗原则，治疗鼻渊时应以宣散壅塞，清热利窍，疏和脏腑为主。尚包含多种兼夹次要病机，如湿热内蕴、风寒束表、风热袭肺、肺胃不和、肝胆火热等，兼以清热利湿，或发汗解表，或疏风清热，或宣肺和胃，或清利肝胆。同时调和阴阳，善理病后之体，使正气充沛，五脏相和，鼻窍恢复通畅、自净之功，鼻玄府恢复开通畅达，气液交流动态平衡，鼻窍黏膜恢复柔润光泽，窦窍无受阻，痰涕无积聚，机体恢复平和之象。

十二、脑玄府

脑为元神之府，精气上注，为精明之所。五脏六腑皆有玄府，脑也不例外。由于脑的功能，赋予了脑玄府特别的生理特性，即运化气血，同时转运神机。玄府者，神机出入之所。脑为人神之所居，人身之大主，十二经脉三百六十五络之气血皆汇集于头，故脑中玄府丰富。脑主宰人体的神机，神机的运达有赖于脑内玄府通利。玄府通，升降出入畅，则神有主。神乃无形，无形出于有形，气机运行顺畅，血液、津液、精微等渗灌充足，则脑之神机不断地升降出入，上下纵横，多维传递，激发意识思维感情，传达感觉动作指令，形神合一。脑中玄府病变的基本病机亦是脑内精亏血少、髓海空虚、脑失所养、气液流通受阻、血液渗灌减弱、神机运转失常，致使玄府阻滞，玄府一旦发生阻滞，作为气、血、津、液运行的通道作用不能维持，便会出现玄府开阖通利失常。

（一）脑玄府的现代研究

1. 脑玄府与血脑屏障

血脑屏障作为人体三大屏障之一，由内皮细胞组成的毛细血管壁、星形胶质细胞末端和嵌入在毛细血管基底膜的周细胞构成，其允许水、部分气体和脂溶性小分子通过被动扩散或选择性转运葡萄糖和氨基酸等对神经系统功能维持至关重要的分子进入脑内，是血液系统与中枢神经系统间联系的桥梁，在维持脑内血流供应的同时，选择性地进行物质交换，在中枢神经系统内发挥着维持环境稳态的作用。一方面保障了大脑与血液循环之间的物质交换，为大脑提供营养和能量并排出脑内有害物质；另一方面则通过限制血液中的有毒有害物质进入大脑，从而保护大脑。血脑屏障的完整与否直接影响了整个中枢神经系统功能的发挥。血脑屏障数以亿计，广泛存在于脑组织中，参与调节中枢神经系统的物质及信息交换，广泛参与实现大脑功能。

周细胞与内皮细胞之间被一层完整的基膜分隔，二者可通过基膜上的孔隙相互接触，可通过缝隙连接、紧密连接以及依从性连接三种连接方式进行信号的相互沟通，以协调双方作用，共同维护脑微环境稳态。同时，周细胞内含有收缩蛋白，可通过自身的收缩与舒张调控脑微血管的血流量，具有促进血管新生维持血管稳定、神经干细胞多向分化等作用。

血脑屏障的通透性变化与玄府的开阖之性是相通的，也是血脑屏障发挥功能的体现。血脑屏障本身具有通透性，一些脂溶性强、分子量小的分子可通过物质扩散的方式进入血脑屏障，血脑屏障上的外排转运蛋白可将脑中代谢产物、有毒物质或者药物转运出去，血脑屏障上有多种特定转运子、载体蛋白、离子通道等，可以转运特定物质，将大脑需要的物质转运进去，内皮细胞内含有许多吞饮小泡，可将物质转运进大脑。其"阖"的一面表现在：①内皮细胞间的紧密连接可有效阻止有害物质、代谢废物等进入脑组织，而基底膜、星型胶质细胞等共同发挥屏障作用；②血脑屏障上大量分布的外排转运蛋白可减少药物的渗入；③血脑屏障上特定的转运蛋白、转运子、载体蛋白选择性转运特定物质时则相对地阻止了其他物质的渗入。周细胞为血脑屏障上的特殊结构，其包绕于微血管周围，通过其自身的收缩和舒张，调控微血管血流，影响着血脑屏障的通透性，具有双向调控作用。周细胞作为玄府之"司使"，相当于玄府关窍的控制器，调节玄府开阖，对于维持脑内环境稳态和调节血脑屏障功能有重要意义。血脑屏障依靠其转运蛋白、离子通道、紧密连接、周细胞等结构，控制着血液与脑组织之间物质的出与入，传输着信息、血液、能量、药物等。保持其开阖之机通顺，则气液流通、血气渗透通畅，脑之神机不断升降出入，大脑功能正常发挥。

以脑缺血为例，血脑屏障结构破坏与功能障碍是脑缺血的基本病理过程，血脑屏障结构破坏，内皮细胞间紧密连接松懈，基底膜完整性改变。其中大脑缺血缺氧会刺激周细胞收缩，致使脑玄府闭塞，致气行不畅，气机阻滞，久则气血亏虚，气滞血瘀，诸病由生。在此过程中，周细胞作为枢转之机，其枢机功能可为通过与内皮细胞之间的相互作用，促进或形成紧密连接，合成Ⅳ型胶原、黏多糖等物质促进基底膜完整，使开阖有序，从而维持脑玄府的结构与功能稳定。一旦发生脑卒中则"脑玄府—血脑屏障"完整性破坏，通透性改变，可导致周细胞的迁移和流失，枢离开阖，开阖无度，痰湿、瘀毒、水饮内停，可进一步加重病情。

总之，玄府与血脑屏障在形态结构、生理特性及病理表现等方面有一定相关性，两者具有共同的内涵，"玄府—血脑屏障"参与脑病的发生发展过程。

2. 脑玄府与微循环

脑是人体血流量最大的器官之一，其血液分布占全身血供的20%，除大血管保障脑的血流供应外，脑内微循环对脑细胞的物质和能量供应至关重要，气血通利也是"神机"产生的物质基础。而各种原因导致的脑小血管病引起的微循环障碍，近年来被认为是认知障碍疾病谱中的重要组成部分，提示脑玄府可能与微循环具有共通之处。

3. 脑玄府与细胞间隙

中枢神经系统中，神经递质是神经元间信息交流的重要途径，神经冲动经突触前以递质释放的形式由突触间隙释放在突触后产生突触后反应的生理过程，与脑玄府通过运化气血的过程产生神机高度相似。

突触是神经元之间信息交流的基本单元，玄府与突触二者均在脑内广泛分布、结构微小，且介导信息传递。突触活动消耗的能量得益于正常充足的脑灌注，从而介导信息交流。神机交互得益于气血通利，而玄府除运化气血外，其自身的功能亦需气血渗溉。气血不通或气血亏虚，玄府功能失调，神机运转失司，与血管性痴呆、脑梗死或阿尔茨海默病中各种原因导致的突触丢失或功能失调引起的认知障碍、神经功能缺损等症状相似。

（二）脑玄府在脑血管病治疗中的应用

脑血管疾病总论

脑血管疾病是由缺血或出血引起的短暂或持久的局部脑组织损害，以一支或多支脑部血管病变为基础的，引起脑组织损伤及神经功能缺失为主要表现的疾病。近年来其发病率高、病死率高、致残率高，严重影响着人们的身体健康和生活质量。脑血管疾病的发生往往伴随着血脑屏障通透性或结构的改变，其病理因素主要有炎症因子、氧自由基、神经递质等。脑与血液之间的关窍发生改变，自然会影响到气、血、津、液、神机的传输，导致一系列脑组织功能损伤及病理改变，阻滞渐生，玄府闭郁。急性期时脑血管发生病变破坏或损伤了血脑屏障，通透性改变，开阖失度，过多的血液、水液或有害物质进入脑内，损伤大脑，发生脑组织病变、脑水肿、脑炎等。而后损伤的血脑屏障通透性降低，脑与血液循环之间失去正常流通，脑内有害物质排出困难，新鲜血液、营养、能量等物质供应困难，加之许多西药难以透过血脑屏障，病灶得不到改善，病情不能缓解，并发症、后遗症随之而来。玄府失用，气液流通不畅，营血渗灌异常，水津停积，血停成瘀，水聚成浊，浊瘀蕴而成毒，最终浊毒损害玄府，玄府瘀滞闭密，引起复杂且凶险的病证。

脑内玄府颇丰，气液流通旺盛，多维传递，构成了丰富多彩的"神机化"。神机的产生和活动依赖于气血津液的正常灌溉，一旦外邪侵袭，或七情失调，或饮食劳倦所伤，或气血津液失养，致使玄府郁闭，郁而枯竭，有所闭塞者，气、血、津、液、精、神的升降出入障碍，神机失用，导致玄府密闭，是脑病发生的关键所在。"玄府密闭"是百病之根。在脑血管病病情演变过程中，风、火、痰、瘀、虚、滞是最常见的病理因素，皆可导致玄府开通障碍、玄府郁滞而引发疾病。内外之毒，毒损脑络、脑膜、玄府，伤及脑髓，毒邪壅滞，损伤津、血、精、髓等，脑髓失养，由脑府神机受损致全身脏腑功能失调，神机失用，出现短暂性脑缺血、脑梗死、脑出血等脑血管病。多表现为气机逆乱、玄府郁闭、水淫玄府、浊毒损脑、开阖失司、玄府瘀滞、开阖不利、神机不用等。

开通玄府的关键是开发郁结，而郁结会使最微细结构闭阻不通，各大系统之间沟通、交换的物质受限，气机升降出入失司、气血流通受阻，所形成的气虚、血瘀、湿浊为主要的病理产物。开通玄府法具体治疗上是以开阖为主，用补气、活血、祛湿三大治法，开发郁结闭塞的玄府。同时，针对不同的部位和症状，可辨证施治选方用药，辅助玄府的开阖，加以施治。

依据玄府理论可采用开通玄府法以恢复受损玄府的开阖之机，使升降出入顺畅，则神机自来。开通玄府法有多种，如开玄理气、解毒开玄、利水开玄、通腑开玄、开玄醒脑、通玄补虚等，其关键不外乎一个"通"字，细察病情，辨证通玄。

1. 脑小血管病变

脑小血管具有的重要功能为：①血液运输管道作用；②脑血流调节功能；③血脑屏障功能；④由血管内皮细胞、血管周围细胞、神经元及神经胶质细胞构成的神经血管单元，在结构上和功能上维持大脑微环境的稳定。脑小血管病是临床常见的一类与年龄相关的脑血管疾病，指由各种因素影响脑内小动脉、微动脉、毛细血管、微静脉和小静脉等脑组织血供的基本单位所导致的疾病，其临床表现多种多样，包括突发性脑卒中症状、易被忽略的神经系统症状与体征、进行性认知功能减退及痴呆、情感行为及人格障碍、步态不稳及不自主震颤等运动障碍和总体功能下降。根据脑小血管病的临床特点及神经影像特点，中医将该病归属于中风先兆、脑萎、眩晕、郁病、颤病、痴呆等范畴。脑小血管病多隐匿起病、缓慢发展，部分可急性发作，主要表现为小动脉硬化、微动脉瘤、脑深部白质出血、微血管迂曲、毛细血管密度减少、血管炎症等血管的病理改变，以及腔隙性梗死、腔隙、脑白质病变、血管周围间隙扩大及脑微出血等脑组织的病理改变，可损伤脑结构与脑功能网络的完整性。脑小血管病的中医病机为虚气流滞，玄府气化障碍，玄府病变，息以成积。中医病机以玄府荣气虚滞为主。其病位隐曲，内邪杂合，病性复杂，症状广泛，复合证候，病程慢性进展，或有突变加重。在芳香行气、虫蚁搜络、藤类通络等基础上，可选择使用多汁药物养阴、破血化瘀通络、开窍药物疏通玄府。

2. 头痛

头痛是指头部周期性发作的血管—神经功能障碍的疾病。自古医家对于头痛的描述散见于"头痛""头风"等的相关记载中。《诸病源候论》云："头面风者，是体虚，诸阳经脉为风所乘也……又，新沐头未干，不可以卧，使头重身热，反得风则烦闷。"这里指出了头痛的两个病因，一为体虚风邪乘虚而入，一为头发未干而睡觉，湿邪入内。既然有风邪、湿邪等侵入人体，则必然存在其进入的通道，而玄府正是遍布全身五官九窍、脏腑内外的一种微观孔窍或微小通道，头面作为人体的组成部分，其上又有五官，孔窍甚多，极有可能成为引起头痛病邪的进入通道。《丹溪心法》记载"属痰者，多有热，有风，有血虚""头痛多主于痰，痛甚者火多"，头痛的发生与痰、风、热、火、血虚有关，其中最主要的原因是痰湿阻于脑部。而痰湿之邪阻滞于脑部，与脑玄府具有密切的关系，脑玄府不仅运转无形之气，有形之津液也由此出入，若玄府开阖失司，调控之门不利，湿邪侵入，津液聚而为痰则发为头痛。外感风邪，风邪上犯使玄府闭塞，或玄府开阖不利、阳气闭结于内发展为肝阳型头痛；脑玄府功能失常，津液不能正常疏泄，化生痰浊发展为痰浊头痛；或脑玄府闭塞，血液运行不畅而致血虚、血瘀，形成血虚、血瘀头痛；或精微物质不能通过玄府上养脑髓，形成肾虚头痛。总之脑玄府功能不利是各证型形成的共同基础，素体不足、风邪上犯、闭塞玄府为头痛的基本机制，在临床的治疗中具有极为重要的意义。

头痛患者有"素体不足，风邪上袭，玄府闭塞"的基本病理机制，头痛的发生是各种原因所致的气血虚弱在先，风邪侵入在后。因此，开通玄府在头痛的治疗中具有普遍意义，也成为临床治疗头痛的基本原则。《兰室秘藏》云："凡头痛皆以风药治之者，总其大体而言之也。高巅之上，惟风可到，故味之薄者，阴中之阳，乃自地升天者也。"又如《丹溪心法》记载："头痛须用川芎，如不愈，各加引经药。"风药治疗头痛的机制有以下几点：①开玄府：风药禀轻灵之性，得风气之先，上行下达，彻内达外，走而不守。其辛散、开发、走窜、宣通之性，不仅能开泄肤表的毛孔，而且能开通体内脏腑组织的玄府。脑玄府闭塞，气液代谢障碍是头痛发生的基本机制，用风药开通玄府，可改善脑中微循环，恢复脑玄府的功能。②祛风：风邪上袭头部发为头风，风邪善行数变使头痛部位常常变动，头面各部位交替发作，用风药才能祛风，使外感之风邪得以驱散，玄府得以开通。③行血：风药本身能行血，李东垣曰："和脏腑，通经络，便是治风。"风药可以推动血液运行，气机得畅，血脉得通则头痛自除，肝血得以上承，则目系症状得减。④胜湿：一些风药能够胜湿止痛，湿遇风则易散，痰湿头痛使用风药可使湿浊得以驱散，头痛得愈。⑤发散郁火：丹溪言火热之邪可导致剧烈头痛，风热合邪也是临床中常见的致病原因，风药可使火热之邪发散，火热散则头痛减。⑥引经：风药作引经药治疗头痛的应用十分广泛，可以引药直达病所，风药的引药上行作用也是风药治头痛的机制之一。临床常见太阳头痛选用羌活、蔓荆子、川芎；阳明头痛选用葛根、白芷、知母；少阳头痛选用柴胡、黄芩、川芎；厥阴头痛选用吴茱萸、藁本等。

　　附：偏头痛

　　偏头痛是神经系统的临床多发病，是最常见的原发性头痛类型之一，严重影响患者的生活质量。且本病还可增加脑梗死和脑出血的发病风险，与癫痫发病关系密切。炎症反应和脑膜血管扩张是偏头痛发病机制中的关键环节，治疗仍以缓解症状为主，包括非甾体抗炎药、麦角胺制剂、钙通道阻滞剂及5-HT受体激动剂等。偏头痛由外邪直接阻碍清阳、气血凝滞、经络不通等引起，若头痛病程日久、反复发作则会缠绵难愈、瘀血阻滞加重。偏头痛"忽犯忽止，作止无常"的特点与风邪"善行而数变，易夹湿邪，缠绵难愈"等特性密切相关，能针对偏头痛的风湿夹瘀病机，达到开通脑之玄府，清利头部窍道，舒经通络止痛的作用。

　　偏头痛的病因，《圣济总录》曰："偏头痛之状，由风邪客于阳经，其经偏虚者，邪气凑于一边，痛连额角。"《普济方》曰："夫偏头痛者，由人气血俱虚，客风入于诸阳之经，偏伤于脑中故也。又有因新沐之后，露卧当风，或读书用心，目劳细视，经络虚损，风邪入于肝，而引目系急，故令头偏痛也。"以上均指出头痛的发病由两个条件相互作用而得之，一是前提条件，即患者体虚，尤其是阳经的气血俱虚；二是致病条件，即感受风邪，风邪乘虚而入导致头痛的发生。这与现代医学中三叉神经血管系统及内源性镇痛系统功能不正常，遇到刺激因素而发病的特点极为相似。《张氏医通》云："偏头风者，其人平素先有湿痰，加以邪风袭之，久而郁热为火，总属少阳厥阴二经。有左痛忽移于右，右痛忽移于左者，风火击动其痰湿之气，所以互换也。"人体素有痰湿，风火攻其左右而发为交替出现的头痛，是脑玄府部分功能失司，津液输布失常，风热之邪趁机侵入，使玄府当开不能开、当闭不能闭的病机阐释。

3. 痴呆

随着社会的老龄化，痴呆的发病率持续攀升。痴呆是一种与年龄增长密切相关的神经元退行性神志异常疾患，临床上患者在意识清醒的情况下可出现认知功能障碍，抽象思维或判断能力损害，记忆力衰退和反应迟钝，严重者生活不能自理，可伴有精神和行为异常等症状。目前对于该病的治疗，西医以盐酸多奈哌齐片等药物对症治疗为主。痴呆的发病是一个多因素、复杂性、内伤性的致病过程。痴呆是老年人的常见疾病，多因年老脏腑虚弱，精气亏损，或情志失调，或中毒外伤等，使脑内玄府郁闭，气液流通受阻，内生痰、瘀、热、滞等毒，败坏脑髓，髓减脑消，神机运转不利引起的神志异常疾患。或可因内生之浊毒，使玄府愈塞，加剧病情进展。神机运转主要依赖于脑内玄府正常开阖。玄府郁闭，神机失用，不遂其机，是神机运转失常的关键病机。玄府郁闭，开阖失司，神机运转偏离平和之态，可出现两极化的病理特征。玄府开阖通利不足，气液运行滞涩，不得宣通，神机郁滞，入而不出，表现为神情呆钝、行为笨拙、健忘困倦、怠惰乏力之象；若玄府开阖通利太过，气液运行激进，逆而上冲，神机亢进，出而不入，表现为性情烦乱、言语颠倒、忽哭忽笑、变化无常等症。痴呆是肾脏虚弱，内生浊毒，败坏脑髓所致。痴呆为病一般是神先病而形后病，治之应先察其神、治其神，或形神同治，且痴呆的治疗目标不仅是恢复组织器官的功能，更要恢复神机的升降出入运转，平治于权衡，达到形与神俱。脑内玄府郁闭是痴呆发病的关键，玄府郁闭可出现在痴呆疾患的各个阶段，开通脑内玄府，恢复气液代谢，畅达脑部气血是痴呆的治疗法则。治疗上除常规补肾填精、化痰开窍外，可配用开通玄府、畅达脑部气血运行药物。一是去其壅滞。痴呆是由于心肝脾肾等脏腑功能失调，气液流通受阻，血气渗灌不足，内生痰、瘀、热、滞等毒邪，壅塞玄府，清窍被蒙，出现呆傻愚笨之症。可见，脏腑功能失调是造成气液流通受阻的关键因素，调养五脏六腑，祛除内生的痰、瘀、热、滞等毒邪，恢复气液宣通，从而间接开通玄府，不失为治疗痴呆的有效方法。二是开通玄府。玄府郁闭，开阖失司，气、血、津液运行布散失常，内生浊毒败坏脑髓，神机失聪引发本病，是痴呆的重要发病机制，故直接开通脑内玄府、恢复其开阖通利之性，采用辛热或辛温药物，可开郁散结而使玄府开通。

老年痴呆包括现代医学的老年性痴呆、血管性痴呆及混合性痴呆等。老年痴呆总的病机为本虚标实，本虚在于五脏尤其是脾肾亏虚，多从肾精亏虚、肝失疏泄、脾失健运、心肾不交等五脏虚损方面阐释；其标实在于痰浊蒙蔽脑窍，闭阻脑玄府，火热蕴结脑府，脑窍昏蒙。虚实之证互为因果，形成恶性循环，以致病程缠绵，见症多端。

（1）老年性痴呆

老年性痴呆是当前世界疑难病之一，老年性痴呆的发病率呈上升趋势，严重影响着老年人的晚年生活，给家庭和社会带来沉重负担。老年性痴呆亦称阿尔茨海默病，它是一种常见于老年期的以记忆力减退、认知功能障碍为特征的渐行性脑退行性疾病或综合征，病情呈进行性加重，在几年内丧失独立生活能力。临床症状以记忆、感觉、运动、语言功能减退，人格和行为异常为特征，主要病理特征是大脑皮质广泛性萎缩并产生大量细胞内神经原纤维缠结和细胞外老年斑。此病病因尚未阐明，有研究表明其发病可能与遗传和环境因素有关，起病过程一般在老年前期和老年期，早期不易被发现，病程呈慢性进行性。有研究发现老年性痴呆与淀粉样前体蛋白、早老素、载脂蛋白E、Fas以及Klotho等基因均有关系，是老年人群中一种多发性疾病，在65岁以上人群中患病率约为5%，85岁以上人群中约为20%，严重影响老年人的身心健康。参照美国精神病学会《精神病的诊断和统计手册》第3版（ASM-Ⅲ）和国际疾病分类标准（ICD-10）其诊断标准为：①年龄在50岁以上。②记忆力呈进行性衰退，近期记忆力尤差。③长谷川智力测定分数在10分以下。④有人格、方位、生活能力、理解、判断等精神、行为异常表现。⑤计算机断层扫描（CT）检查有脑萎缩改变。

老年性痴呆属于中医学"呆病""健忘""善忘"等范畴，一般认为，其病位在脑，发病与心肝肾脾等脏腑关系密切，属本虚标实，本虚表现在脏腑功能失调，气血不足，肾精亏虚，脑髓不充；标实表现在痰阻血瘀。病机主要责之于肝肾心脾等脏腑功能失调，肾精失充，脑髓失养，痰瘀互结，蒙蔽清窍所致。病理上，玄府郁滞，气液昧之，气机郁结，津停为痰，血滞为瘀，众邪蕴结，蕴久积浊成毒，浊毒阻脑，神机运转受阻，构成了痴呆发病的基本病机。

若脑神功能失常，无主思维记忆感觉之能，则会出现智能障碍或精神异常等诸多病证。《景岳全书》总结了痴呆形神并伤以神损为主的病证特点，其云："言辞颠倒，举动不经，或多汗，或多愁，其证则千奇万怪，无所不至。"《医学心悟》更是明确指出"肾主智，肾虚则智不足"。《医林改错》亦云："高年无记性者，脑髓渐空。"可见肾精亏虚，髓海不足是形成痴呆的根本原因。一旦肾精亏虚，不能充养脑窍，造成脑海空虚、脑失所养，进而影响脑中玄府郁闭阻滞，气液流通受阻，血液渗灌减弱，神机运转失常，从而产生健忘、听力减退、头晕耳鸣、神智异常、懈怠思卧、齿枯发焦、腰膝酸软、舌淡、脉沉细无力等一系列病证。《医方集解》中提到："肾精不足，则志气衰，不能上通于心，故迷惑善忘也。"《医灯续焰》云："道过之言，行过之事，久不记忆曰忘。若当下即不能记，索之胸臆，了不可得者，健忘也。乃心虚肾惫，水火不交，精血之府空，荣卫之道涩，致令机关不利，灵巧不开。高年衰朽者，多得之。"《灵素节注类编》云："善忘者，后世名健忘，以心肺清阳气虚，故神不精明而善忘。清阳上虚，则浊阴不降，故肠胃实，腑不转动，而营卫之气因之不得旋运，留滞于下而不升，心主营，肺主卫，其气不以时上，故心肺虚而善忘也。"以上说明肺阳虚可以导致痴呆健忘的症状发生，中医认为肺阳虚是由肺气虚弱进一步发展而来的，亦或久病之后，素体虚弱，耗损阳气致使肺阳虚衰。

老年性痴呆发病的毒邪主要是内毒，由于脏腑功能失调，气血津液运行紊乱，阴阳失衡，产生热、痰、瘀等病理产物，这些病理产物在体内不能及时排除，蕴积日久，成为毒邪。其最大特点是败坏形体、耗伤脏腑经络。脏腑虚衰，则水津输布、气血运行失常，生痰生瘀，痰瘀相互胶固，痰阻血难行，血瘀痰难化，痰瘀交阻化毒为害，败坏形体而导致痴呆的产生。玄府开阖通利太过，神机出而不入，则出现神亢的一派征象，表现为精神兴奋，烦躁易怒，失眠，甚则出现惊、狂、乱等表现；若玄府开阖通利不足，神志入而不出，则出现少神、失神的征象，表现为精神状态疲惫，表情淡漠，抑郁不舒，少言寡笑，对外界事物漠不关心，反应迟钝，甚者出现癫呆等。因此，玄府郁闭是神机运转失常的关键病机，脑神失用是痴呆形成的终极病机。

总之，老年性痴呆无非脏腑虚损和病理产物性病因（痰瘀热毒），玄府郁滞、气血不通、神机不遂是老年性痴呆的基本病机。早期老年人年老体虚难以抗邪，易引起机体功能的变化，而产生痰浊瘀血等病理性产物。此后其又将成为新的病因，其中痰浊易阻塞脑玄府，故开阖失利、道路失常、气血津液流灌失运、升降出入障碍致神机运转不及、神亡机止。

（2）血管性痴呆

血管性痴呆是一种由缺血、出血或急慢性脑缺氧等脑血管因素所致脑组织损害无法纠正，从而致使智力脑区受损，以认知功能缺损为核心症状的获得性临床综合征，主要表现为记忆障碍、认知缺损、人格改变、情感障碍、定向力丧失以及行为异常、日常社交及生活能力低下等。血管性痴呆是一种慢性的进行性疾病，是我国中老年人群中的常见病、多发病，是老年期痴呆的常见病因之一，是继老年性痴呆后的第二大痴呆疾病。随着我国人口的老龄化，脑血管疾病发病率的增高，血管性痴呆发病率迅速增加。血管性痴呆不仅给患者带来长期痛苦，严重影响其生活质量，威胁着中老年人的身心健康，而且给家庭、社会和国家造成沉重负担。但同时，血管性痴呆是迄今为止唯一可防治的痴呆性疾病，如早期给予适当的治疗，病情会具有可逆性，可以减轻社会和家庭的负担。

海马是学习记忆的重要结构，是缺血缺氧极为敏感的脑区之一，血管性痴呆患者记忆力及认知能力的减退与海马区缺血缺氧造成的损伤密切相关。同时，血管性痴呆的发生、发展与脑卒中有密切关系，其与脑卒中的其他危险因素也相关。血管性痴呆的发病机制包括氧化应激损伤、兴奋性氨基酸毒性、胆碱能受损、炎症反应、程序性细胞凋亡等，血管性痴呆的发生与神经递质的含量变化有着极为密切的相关性，而心理、环境、饮食3大因素是血管性痴呆的主要致病原因。精神心理因素是重要的致病因素之一，也是导致血管性痴呆的重要原因，其中精神紧张、抑郁是其最常见的原因。血管性痴呆的发病率与多种因素相关，其中内向固执型性格与血管性痴呆的发病有显著相关性。环境因素致病主要是污染，污染物进入体内，日久沉积蚀脑，遂发血管性痴呆。不良生活习惯主要是指不健康的生活行为，如食入盐过量主要损伤心脑血管，引发高血压、脑出血。盐本身可损伤血管内皮，促使血小板聚集，动脉粥样硬化，升高血压，而这三者是造成脑出血的原因，从而增加了血管性痴呆的发生率；长期吸烟和饮酒可促发动脉粥样硬化而引发心脑血管疾病，最终诱使血管性痴呆的发生。

血管性痴呆的防治多为危险因素的干预，治疗原发性脑血管病当出现认知功能障碍时，常给予药物改善。常用的有胆碱酯酶抑制剂、改善脑循环的药物、促进脑细胞代谢的药物、神经生长因子、自由基清除剂、高压氧治疗等。

血管性痴呆属中医学"呆证""痴呆""健忘"等范畴，病性为本虚标实，以肾气虚为主，标实有风、火、痰、瘀、毒之分。脑腑失去轻清之阳气的推动，痰瘀互结而痹阻脑内玄府，导致脑玄府失养，反复日久则致髓海渐空，元神失养，神机失用，日久发为呆证。玄府气虚血瘀为痴呆的发病之本。中医学对血管性痴呆早有认识，从《左传》开始对其有相关记载。《论衡·论死》亦云："五脏不伤，则人智慧；五脏有病，则人荒忽，荒忽则愚痴矣。"《景岳全书》云："平素无痰，而或以郁结，或以不遂，或以思虑，或以疑惑，或以惊恐，而渐致痴呆……此其逆气在心或肝胆二经，气有不清而然。"《辨证录》有"呆病之成，必有其因，大约其始也，起于肝气之郁；其终也，由于胃气之衰。肝郁则木克土，而痰不能化，胃衰则土制水，而痰不能消，于是痰积于胸中，盘踞于心外，使神明不清，而成呆病矣"的论述。《血证论》云："健忘者……病主心脾二经，盖心之官则思，脾之官亦主思。此由思虑过多，心血耗散，而神不守舍；脾气衰惫，而意不强……凡失血家猝得健忘者，每有瘀血。"西医学认为，血管性痴呆的病灶分布有一定规律，多发于额叶、颞叶、丘脑与脑室旁白质，从功能定位看，这些部位的损伤可引起智能障碍。血管性痴呆应归结为玄府病变，脑内玄府郁闭、神机失用为其基本病机。具体表现为：①痴呆是由髓减脑消，神机失用所致，神机是指生命活动的表现和机转。神机是建立在气血宣通基础上，即《素问玄机原病式》所说"气血宣行，则其中神自清利，而应机能为用矣"。玄府不仅为气血津液输布流通之道路，亦为神机出入之所，所以神机的功能正常与否取决于玄府的开通与闭塞。②痴呆是以呆傻愚笨等为特征的神志疾病，玄府是气血津液输布和代谢的通道，神志功能的正常离不开玄府的畅通。③血管性痴呆以多发梗塞性痴呆为主，影像学多表现为脑室周围白质病灶、皮层或皮层下的多发性梗死、脑室扩大、脑皮质萎缩等形态学改变，相当于脑内玄府受损，气血闭阻，脑缺血缺氧所致。

《医学衷中参西录》云："人之脑髓空者……甚或突然昏厥，知觉运动俱废。"清代王清任指出："高年无记性者，脑髓渐空。"血管性痴呆以肾精亏虚、髓海不足证为基础，痰浊、热毒为主要病理因素。《石室秘录》云："治呆无奇法，治痰即治呆也。"《素问·调经论》云："血并于下，气并于上，乱而喜忘。"王清任曰："瘀血也令人善忘。"《血证论》云："须知痰水之壅，由瘀血使然。"由此说明痰、湿、瘀互为因果，呆不离痰，痴者多瘀，痰瘀互结、痰瘀搏结是血管性痴呆的病机关键。"痰""瘀"的形成是血管性痴呆病理演变的必然。孙思邈提出："下焦虚寒损，腹中瘀血，令人善忘。"在血管性痴呆中，标实占有重要地位。但"实"主要是在本虚的基础上产生，是脏腑亏虚，功能失调导致的病理产物，故在总体上，血管性痴呆的病理特点是本虚标实，虚实夹杂。初期或年轻患者多以标实为主，中后期或年老患者多为本虚标实。尽管血管性痴呆的病因病机十分复杂，但概括其病理因素仍不离虚、痰、瘀、火、风五端。其中肾虚、血瘀、痰浊三者相互影响，互为因果。血管性痴呆发病以肾虚为核心，或出现阴精亏损，或以阳气不足为主，但总以精气亏损为发病基础，痰浊与血瘀既是病情演变过程中的病理产物，又互生互化，痰瘀互结，最终缠绵难愈。患者临床常见神情呆滞、善忘失算、懒动少言、腰膝酸软、肢体笨拙、反应迟钝等症状。火热证亦是常见证候，多由七情不舒，肝郁化火，心火暴亢，风火相煽，或痰湿郁久化热而成，临床以烦躁易怒，口干口苦，尿赤便干为主要症状，易导致病情波动。风、火、痰、瘀诸邪蓄积不解，酿生浊毒，导致病情多在平台、波动、下滑三期不规律交替更迭中，呈阶段样进展加重。平台期以虚实夹杂为特征，正虚、邪实力量相对平衡，病情相对平稳；波动期正虚仍在，邪实壅盛，表现为痰瘀内阻，痰热内扰，风痰内扰等证候，若诸邪相合，壅滞不解，蕴化成毒，可导致病情下滑形成下滑期，此期以浊毒壅盛为特征，出现痰浊、火热壅盛，玄府闭塞，内风扰动的病机变化。

　　血管性痴呆病因病机特点主要归纳为：病位在脑，与五脏相关，本虚标实，证候复杂，但总体不离虚、瘀、风、火、痰、郁。根据临床研究发现，血管性痴呆表现复杂，症见多端，具有阶梯样变化的特征，临床常将其分为平台期、波动期、下滑期。平台期：神情呆滞、反应迟钝、善忘失算、懒动少言、肢体笨拙、舌质暗、脉沉弦为主要表现，或兼有腰膝酸软、尿频、急迫或尿失禁、头晕昏沉、视物模糊、半身不遂、言语不利以及四肢不温、气短乏力等症。临床此期基本以肝肾精亏、痰瘀阻络，脾肾不足、痰瘀阻络，肝脾肾虚、痰瘀阻络为常见证候。波动期：患者表现为呆滞明显、头昏沉、嗜睡懒动加重、痰涎增多、口中黏腻、流涎、口臭、心烦不寐，或便干便难，苔白腻、黄腻或厚腻，脉滑等痰浊瘀阻蒙窍证，痰热内扰以实邪渐盛为主要特征的证候，或见头晕头痛、心烦急躁易怒、舌强肢麻、口中流涎、痰黏、言语不利加重、苔腻、脉滑等以风痰瘀阻扰动为主要特征的证候。此期常见肝肾阴亏、风痰瘀阻，脾肾不足、痰浊瘀阻及痰火扰心、心肾不交等证候。下滑期：患者以呆滞加重、双目无神、不识事物、面色晦暗、秽浊如蒙污垢或兼面红微赤，口气臭秽、口中黏涎秽浊、溲赤便干或二便失禁、肢麻、颤动、舌强语謇、烦躁不安甚则狂躁、言辞颠倒、苔厚腻、脉浮弦大，或弦实有力，或脉细数等为主的临床表现。

　　脑内玄府郁闭，神机失用是血管性痴呆的主要病机。玄府郁闭贯穿血管性痴呆病程始终，闭塞甚微决定着病情轻重缓急和预后转归，根据《素问·至真要大论》"疏其血气，令其调达，而致和平"的原则，采用开通玄府，畅达脑部气血的方法治疗血管性痴呆，然疏通之法，应灵活把握。根据该病本虚标实的特点，治疗应有所侧重，脑玄府不通乃为血管性痴呆发病根本。调和气血、息风化痰、通腑泄浊、化瘀通络、温阳散寒、开窍醒脑、解郁活血，皆谓之通。补气健脾、补肾填精、益气养血、滋养安神，对于衰竭自闭的玄府，是为"补中寓通"，以补助通。开通玄府旨在恢复脏腑阴阳平衡、气血和调、神机正常运转、"水精四布、五经并行"，而达到精充、气足、血旺、神清的目的。血管性痴呆病机复杂，证候多变，但不离虚实两端。实者为风火痰瘀、浊毒蕴结、损伤脑络脑髓、阻闭玄府，治宜解毒化浊、化痰活血、宣通玄府；虚者为脏腑亏虚、气血不足、玄府失养、神机失用，治宜补肾益髓、益气养血、滋养玄府。开通玄府、行气调血、解毒排浊治法可改善轻中度血管性痴呆患者的认知障碍及行为能力。祛风通窍、开通玄府、活血化瘀治疗血管性痴呆，可适当配伍血肉有情的虫类药以开通玄府，以使脑络气血流通，恢复神机，增强他药的疗效。重用"益气药""风药""虫类药"，利用风药清轻善走、宣散之性，上达颠顶脑窍，起到开通玄府、益气活血、化瘀通络、补虚固本、恢复神机之功。偏肾虚者宜补虚通玄府为主，偏瘀血者宜活血通玄府为主，偏痰浊者宜化痰通玄府为主。血管性痴呆病位在脑玄府，脑玄府正常是维系脑髓神机正常状态的基本条件，病机关键为脑玄府受损，神机失养。

　　4. 中风

　　随着人口老龄化的发展及生活节奏的加快，中风病的发病率不断增加，严重危害人类的生命与健康。中风作为中医"风、痨、臌、膈"四大难病之首，是以猝然昏倒，不省人事，伴口舌㖞斜，半身不遂，语言不利为主症的一种独立性疾病，病轻者可无昏仆而仅见半身不遂及口眼歪斜等症状。中风病是威胁人类健康的三大疾病之一，可归属于现代医学的脑血管疾病，具有发病率高、患病率高、致残率高、复发率高、治愈率低的特点，在造成患者生存质量下降的同时，给家庭、社会也带来了巨大的压力，已成为当今社会严重危害中老年人生命与健康的主要公共卫生问题。

对于中风的病机，唐宋以前，医家多从"外风"立论。直到金元时期，医家对中风的病机突破了外风立论，呈现出百家争鸣的局面。刘元素主张水不制火，肝风内动；李东垣主张"本气自病""气衰"乃本病的主要病因；朱丹溪亦主张"内风"立论，提出本病的病机为痰湿生热，热极生风。叶天士继承前贤"内风"立论的认识，结合自身临床经验，认为中风的核心病机为"身中阳气之变动"，而阳气的变动与厥阴肝木有关，肝为风木之脏，赖以肾水的滋养，精血的滋润，由于各种原因导致阴精和血液的暗耗，肝木得不到肾水的滋养，水不涵木，风阳内动。

中医学对其病因病机的论述甚丰，有肝肾阴虚、风阳上扰、正衰积损、痰瘀互阻、瘀血阻络等学说，唯刘完素从玄府角度入手，认为玄府闭塞是造成中风病虚、火、风、痰、瘀、滞等各种病理因素的关键。风代表发病经过，痰、火、瘀、滞反映临床表现，虚为发病基础。中风病存在玄府闭塞、气血不通、神机不遂的病机。刘完素谓："由于将息失宜，而心火暴甚，肾水虚衰，不能制之，则阴虚阳实，而热气怫郁，心神昏冒，筋骨不用，而卒倒无所知也。"轻者可自行恢复，其谓："若微则但僵仆，气血流通，筋脉不挛，缓者发过如故。"而重者可致死，其谓："热气太甚，郁结壅滞，气血不能宣通，阴气暴绝，则阳气后竭而死，俗谓中，不过尔。"偏瘫的机制为玄府郁闭，气血不通，"或不死而偏枯者，由于经络左右双行，而热甚郁结，气血不得宣通，郁极乃发，若一侧得通，一侧痹者而为瘫痪也"。据玄府闭塞的程度不同，气血流行的多少不等，中风病的严重程度和症状表现的轻重亦有别，"其人已有怫热郁滞，而气血偏行，微甚不等"，此描述与现代医学脑血管病的发病极为相符，有很高的指导意义和科学性。

因此中风病存在多方面的发病基础，即无论是气血所致，还是痰瘀引起，其病机关键均可以一言以蔽之，玄府闭塞而已。若因虚所致者，或虚气留滞而造成气运不及，或津亏行迟，环流渗灌减弱，或阴血不足，少而行迟留瘀，均可引起玄府气液流通失常，渗灌不能，影响气血的运行，而最终导致脑脉痹阻或血溢脑脉之外，发生中风病。若因火、风、痰、瘀等邪所致者，可直接阻遏脑之玄府，导致玄府流通气液受阻，渗灌不能，序贯引起脉络干涩，血液不通，脑脉痹阻或风火窜扰，血运失序，溢出脉外，引起中风病。就临床来讲，中风急性期因火热之邪引起者，较为多见。

中风患者的表现因体内正气的强弱、邪气侵入的深浅不同而表现各异。所谓"中络""中经""中腑""中脏"既代表病情的轻重，也代表患者正气的强弱及邪气所入深浅。正气一时不虚则不病，一时稍弱则风邪入中经络，一时不足则风邪直入脏腑，可以理解为"中经络""中脏腑"是由正气强弱不同的人感受风寒邪气所呈现出的不同的病势。正气稍弱，抗邪较强，邪气入浅，表现为"中经络"；正气太弱，抗邪不及，邪气入深，表现为"中脏腑"。然总的病机仍是"正虚邪中"。"中脏腑"者多出现神机不灵、神志失常，如"舌难言""不识人"等表现。"神"自产生后，须时刻依赖后天水谷精气的充养。精、气、血、津液既是神机运转的物质基础，同时又是"神"的表现形式。"神"的升降出入必然伴随着气、血、津液的流通渗灌，在气（津）液流通过程中，"神"借气液以行，借气液以养，对神机的运转作用至为重要。而玄府作为气液运行的通道，贵在流通，若玄府闭塞，必将导致气液流通和血气渗灌障碍，必然影响神机运转，出现相应病证。中风的病机为"正虚邪入"，治当因势利导，扶正祛邪。

未病先防主要是从对中风先兆的认识，高危因素的积极控制，诱发因素的有效去除几个方面着手。中风病虽然来势急骤，发病突然，但在其突发之前，常有预兆出现，如能及早认识发现，积极治疗，可以避免或延迟中风的发生，即使发生，亦可因防治及时而改善预后。中风的先兆症状常有突然出现的一过性言语不利，肢体麻木或有蚁行感，视物昏花，头重脚轻，走路不稳，甚则晕厥或突发吞咽困难或口眼歪斜，不自觉口角流涎或面肌抽搐等，具有发病突然，历时短暂，可自行缓解，但易于复发的特点。体质差别与中风发病的关系。肥瘦人的病理生理差异，是由气血虚实所决定的，发病亦责之气血不能宣通，且肥人中风发病率高亦与此相关，《医学启源》言："肥人腠理致密，而多郁滞，气血难以通利，若阳热又甚而郁结，甚则故卒中也。瘦人反中风者，由暴然阳热太甚，而郁结不通故也。"风、火、痰、瘀等因素均会导致玄府气液运行不畅，发为中风，以急性期多见。现代医学对脑卒中的前瞻性研究已确定出许多中风的高危因素，如高血压、糖尿病、冠心病、心脏疾病、血脂异常、脑供血动脉狭窄、肥胖、血液流变学异常、高同型半胱氨酸血症等，早期发现，积极控制这些因素，对中风的预防有重要意义。中风病往往因精神紧张、情绪激动、过度劳累、暴饮暴食、严重失眠等诱发，故避免这些诱发因素对中风病的防治是不可忽视的。

既病防变是指当疾病发生以后，应积极治疗以防止疾病的发展、传变。如发现中风先兆及高危因素存在时，积极治疗，往往可以避免其发展成中风。当发生中风时，积极的治疗可以减少其并发症的发生，改善愈后。

中医学认为人体是以五脏为中心的有机整体，中风病在不同时期有不同的病理表现，在急性期主要表现为内脏功能失调而致肝风内动，故治疗上宜从调节整体平衡、调节五脏平衡角度来进行对中风病的防治。《素问病机气宜保命集》谓中风病"有中脏中腑之说。中腑者，宜汗之。中脏者，宜下之。此虽合汗下，亦不可过也……若风中腑者，先以加减续命汤，随证发其表。若忽中脏者，则大便多秘涩，宜以三化汤通其滞。表里证已定，别无他变，故以大药和治之。大抵中腑者，多着四肢；中脏者，多滞九窍。虽中腑者多兼中脏之证"。刘完素明确指出中风病从中焦论治的思想，强调"泻其脾胃土之本"的治则，其谓："寒、暑、燥、湿、风、火之六气，应于十二经络脏腑也，以其本化，则能补之，相反之者，则能泄之……土湿之气衰也，宜以寒温之药，补阴泄阳、除湿润燥，而土气得其平，是谓补其脾土之本也。故仲景言伤寒里热太甚，而胃中干涸烦渴者。急下之，救其胃气。"治法当以辛苦寒药下之。"或热甚郁结不能开通者，法当辛苦寒药下之，热退结散而无郁结也"，指出通腑攻下有开通玄府的作用，且较辛温发散之开通玄府力量为强，由于目的在于开通玄府，认为"所谓结者，怫郁而气液不能宣通也"，故用药当以辛散结，令郁结开通，气液宣行，其谓："盖辛热之药，能开发肠胃郁结，使气液宣通，流湿润燥，气和而已。"但中风病开通玄府有其特殊性，在中风病中应用宜以寒药佐之，"或云中风既为热甚，治法或用乌附之类热药，何也？答曰：欲令药气开通经络，使气血宣行，而无壅滞也！然亦以消风热、开结滞之类寒药佐之，可以制其药之热也，若服峻热药而热证转加者，不可服也。郁结不通，而强以攻之，则阴气暴绝而死矣。故诸方之中，至宝，灵宝丹最为妙药。今详本草言至宝丹之药味，合而为一，乃寒药尔；灵宝丹虽用温热之味，而复用寒药制之，参而为一，亦平药也。况皆能散风壅、开结滞，而使气血宣通，怫热除而愈矣。

此方虽有治风之热药，当临时消息，适其所宜，扶其不足，损其有余。慎不可但以峻热攻痹，而反绝其已衰之阴气也"。因为玄府与通道蛋白及血脑屏障等在结构和功能等方面存在着许多共性内涵，因此我们认为中药对通道蛋白和血脑屏障通透性的影响，与宣通玄府、调节玄府功能有关。中药能调节与改善中风模型通道蛋白和血脑屏障通透性的异常，降低脑血管的通透性，维护血脑屏障结构的完整性，改善血脑屏障的功能，减少血浆成分渗出等，从而减轻脑血肿所致的脑水肿及脑损伤。在中风恢复期运用和研究较多的是益气活血法，主要以补阳还五汤加减配合针刺治疗。

附：缺血性中风

缺血性脑血管病是威胁人类健康与生存的主要疾病之一，是神经科常见病，多发病，致残率极高。临床上常采用药物治疗和机械介入两类方法来治疗缺血性脑血管病，常用的药物包括重组组织型纤溶酶原激活物（r-tPA）静脉溶栓以及阿司匹林、氯吡格雷等血小板抗凝剂，腺苷、胞磷胆碱等抗氧化剂。

缺血性中风是指因脑部血液循环障碍，引起脑组织缺血、缺氧而发生缺血坏死、液化和软化，并出现对应的神经功能缺失的症状和体征。多在安静的状态下发病，临床表现因脑部梗死大小范围及部位而不同。主要病因是动脉粥样硬化、血管的痉挛和栓塞。当闭塞严重时会造成血管内皮细胞缺血和缺氧，进而动静脉的血管内皮以及血管壁光滑度和通透性减低，这就使得脑组织对于缺血、缺氧的敏感度增加，导致脑组织的缺血坏死、液化以及软化。同时由于梗阻后神经元和神经胶质细胞、内皮细胞坏死，脑部瘀血阻滞使脑部血流变发生改变，并且血流变缓，血黏度值增高，血流阻力增高，微循环血流灌注则减少。缺血性中风的病机有肝肾亏虚、痰瘀互阻、瘀血阻络、风阳上扰等，刘完素提出"脑玄府"之说，认为玄府闭塞是中风病风、火、痰、瘀、气、虚等多种病理因素的源头。玄府与血脑屏障在结构和功能方面存在着许多共性内涵。中医学认为，缺血性中风以气血亏虚为本，痰瘀阻络为标，痰瘀之邪可直接导致气机失和，津液渗于脉外，导致玄府内外水液失衡，开阖失司，气血逆乱，气不行津，津停为水，水积成浊，水浊充斥脑之玄府，玄府郁闭，发为水肿，从而影响神机运转，引发中风。另一方面，中风发生后神机失乱，阻遏脑部气血运行，水瘀为肿，反过来加重了玄府郁闭程度，形成恶性循环。气血不能上荣脑窍，滋养精髓，瘀血停留，神机困阻，则玄府闭塞。轻者恢复良好，对于危重的患者则可能导致死亡，气血不能宣通导致阴气暴脱，继而阳气竭而亡之。

中风病发病急骤，病情危笃。临床实践中，急性中风病玄府辨证治疗的关键在辨"实"与"虚"，"实"主要体现在气机郁滞，糟粕内停，腑气不通，而出现腹满腹胀、大便数日不行，甚则呕吐，呃逆，口气臭秽，或浊气上壅清窍，而头痛、眩晕、烦乱昏迷等；"虚"主要体现在脾肾之阳虚，阳虚则营气不能守脉内而卫气不能守脉外，是以诸风邪气皆从腠理而致，停于脉中则血伤，停于脑玄府，则发为中风。1995年国家中医药管理局《中风病诊断疗效评定标准（试行）》中关于中风病的诊断，结合临床和本研究特点，中医辨证分为2型：①正气不虚，痰热腑实：中风偏枯，半身不遂，言语不利，便干便秘，头痛目眩，咯痰或痰多，舌暗红，苔黄腻，脉弦滑。②正气已虚，风邪外袭：中风偏枯，半身不遂，言语不利，舌体强硬或短缩，舌颤，脉浮迟或浮缓。

玄府理论认为中风病存在玄府闭塞、气血不通、神机不遂的病机，脑之玄府闭塞是缺血性中风的关键发病因素，治疗以宣通玄府为要。临床可运用补阳还五汤补气活血、祛瘀散结的开通玄府法来开通脑部玄府之机，使郁结散除，气血周流，增加脑部血流灌注，缺血缺氧状态减少，脑瘀排除，神机得以滋养。同时，芳香开窍药不仅能通过跨膜扩散等途径自由通过血脑屏障发挥药效，而且可以改变血脑屏障的结构以促进血脑屏障的开放。"辛香走窜"表现为易挥发，吸收分布快而广泛，消除迅速，易透过血脑屏障。"开窍醒神"表现为其有效成分主要为分子量极小、脂溶性强的挥发性成分，在脑内分布浓度高且半衰期长，具有易透过血脑屏障和双向调节中枢神经系统兴奋性的作用，从而起到镇静安神与醒脑护脑的作用。

5. 脑缺血再灌注损伤

现代医学认为，脑缺血再灌注损伤是缺血性中风后常见并发症，其核心发病机制是与血脑屏障通透性改变有关的脑内微循环灌注障碍。在脑缺血再灌注损伤发生的早期，细胞因子和黏附分子的表达增高，激发炎症级联反应，导致白细胞黏附、聚集和迁移，损伤血脑屏障的通透性。白细胞浸润并产生大量的蛋白水解物酶，引发生物膜发生脂质过氧化反应，破坏了脑毛细血管内皮细胞和基底膜的完整性，进一步加剧了血脑屏障结构破坏，诱发血管源性水肿和脑出血。在缺血性脑血管病的治疗中重建血流或增强缺血区的血流供应是缺血脑组织修复损伤的必需条件，但同时带来的再灌注损伤也是目前最受关注的问题。脑缺血再灌注损伤病理生理机制与血脑屏障通透性破坏、炎症反应、Ca^{2+}超载、兴奋性氨基酸对神经细胞的毒性作用、自由基的大量释放、神经细胞的凋亡等密切相关。其核心发病机制是脑内微循环灌注障碍，因此早期、完全、持续的建立有效的再灌注，减轻微循环和功能的损伤是防治脑缺血再灌注损伤的根本措施。

中医认为由于气虚血运无力或气虚血行不畅，导致气血津液输布障碍，津凝为痰，血滞为瘀，痰瘀阻于脑玄府，引起血运受阻。实质是气血无法渗灌脑玄府，其关键在于玄府闭塞，神机不遂。玄府闭塞是脑缺血再灌注损伤的基本病机，玄府以通为顺，以闭为逆，"玄府闭密"是百病之根。脑缺血再灌注损伤时，血脑屏障的结构和功能也会发生相应的变化，影响血脑屏障的通透性，导致脑内微循环障碍，所以应尽快恢复血脑屏障的通透性，改善脑内微循环。因此开通玄府是防治脑缺血再灌注损伤的关键。"通"能泄浊升清，泻热降火，益脑醒神；"通"能调理气机，斡旋阴阳，恢复六腑的生理功能，顺应玄府之"复其开阖，贵于通利"之性，重建正常的开阖流通功能，恢复气血津液的正常流通渗灌和神志的正常运转。热毒、瘀血之邪蒙蔽脑窍等因素是脑缺血再灌注损伤玄府闭塞的主要原因，故而应采取开通玄府之法。热毒与形成动脉粥样硬化的炎性机制高度相关，热毒促进了动脉粥样硬化及炎症病变的形成，进而促进了动脉粥样硬化斑块的形成及斑块的破裂，导致冠心病、脑卒中的发生。炎症会使血脑屏障的完整性破坏，通透性增加，脑水肿形成，梗死加重。临床研究证明，清热解毒活血法能抑制炎症因子，明显改善血液循环，加速神经功能的恢复，改善病残程度，提高患者的生活质量。瘀血阻滞玄府，导致渗灌气血障碍，是导致脑缺血性疾病包括脑缺血再灌注损伤的重要原因。缺血性中风以血流变化而言具有血流动力学障碍、血液黏稠度和凝固性增高、血流缓慢等特点。治疗原则以降低血液黏稠度、抑制血小板聚集、扩张血管、改善其供血、抗氧化及免疫抑制和保护神经元为主。应用活血化瘀药有助于开通玄府，临床研究表明，活血化瘀药能够消除瘀滞，畅通血脉，改善脑循环和微循环，提供脑保护作用。脑为"清窍之府"，贵在清灵通利，一旦因多种致病因素影响了脑府津渗血灌，就必然导致玄府不通，进而引起津停液聚，为水为浊，这种认识与现代医学中的缺血性脑水肿形成机理有一定的吻合之处。血脑屏障的破坏是缺血性脑水肿的重要病理机制，脑水肿是脑缺血再灌注损伤重要的病理过程。因此，缺血性脑水肿是脑窍闭阻的主要病理因素，故醒脑开窍法是治疗玄府气液流通障碍、水浊为患的关键手段。现代药理研究证明，芳香开窍药麝香、冰片能很快透过血脑屏障，减轻脑缺血缺氧及脑水肿，改善神经功能等。

总之，脑缺血再灌注后，在血运重建的过程中，可能发生血管炎症因子的大量释放，血脑屏障通透性破坏，离子通道的功能障碍，都可能引起脑府津停液聚，为水为浊，为毒为瘀，导致脑玄府闭塞。其关键在于脑内玄府不利，实质在于气血无法濡养脑府，故脑内玄府闭塞是脑缺血再灌注损伤的根本病机，以开通玄府为主论治脑缺血再灌注损伤，再配以开窍药醒脑开窍、恢复神机，且兼顾化痰、活血、息风止痉、清热解毒等，具有一定临床意义。

6.卒中后认知功能障碍

卒中后认知功能障碍是泛指一种主要发生在卒中后 6 个月内的识别、记忆、语言等主要认知功能受到损害的临床综合征。陈士铎认为"痰气独盛，呆气最深"，提出"治呆无奇法，治痰即治呆"，主张"开郁逐痰，健胃通气"治法；王清任讲"高年无记性者，脑髓渐空"，认为此病是肾精渐亏，脑髓失养所致。本病病位在脑，病性虚实夹杂，病机不外乎髓海渐空，元神失养或痰、瘀、毒内阻，清窍受扰，神机失用。基于玄府理论，风、痰、瘀等病理因素可致脑玄府郁闭，清窍不开，久而气血津液不达，脑髓失养而不荣，故而出现近事遗忘、反应迟钝、寡言少语等健忘或痴呆症状，当以开玄、化痰、逐瘀、通络、益气扶正之法，以顺应"玄府以通为顺，以闭为逆"治则，统筹正邪虚实，标本兼治，体现了中医整体观念和治病求本原则。

7.脑卒中失眠

近些年我国脑卒中的发病率不断增加，发病趋势呈现出年轻化。卒中后失眠可能是因为人脑中的第三脑室侧壁或下丘脑受损，致使睡眠及觉醒系统的损害，而机体神经递质的释放及代谢失常，亦为发生失眠的重要原因。脑卒中失眠病人中，缺血性卒中病变部位涉及皮质、中脑、脑桥、丘脑、下丘脑时，病人睡眠－觉醒节律失常，出现昼夜的兴奋性颠倒，故脑缺血引起的睡眠障碍较出血或出血合并梗塞的比例高。缺血性脑卒中患者急性期睡眠障碍的发生率达 68%，一年半后降为 18.1%，可见缺血性脑卒中在急性期时，患者睡眠障碍发生率高，到恢复期的时候发病率会降低。另外，卒中患者长期失眠或心理精神压力大，则会激活下丘脑－垂体－肾上腺轴（HPA 轴）及杏仁核，身体无法调控体内的 ACTH、CRH 及皮质醇含量，体内的皮质醇浓度过高，睡眠质量下降，或交感神经兴奋性增加，机体内的松果体素无法有序的分泌，使睡眠有效率下降。目前，在临床上治疗脑卒中后失眠的药物主要为镇静助睡眠及抗焦虑抑郁药物。

本病以脑卒中为因为本，卒中后失眠为果为标，临床表现上有中风的症状，也有入睡时间长，浅睡眠，中途易醒，醒后不可再入睡，甚则彻夜不寐，精力不旺盛，情绪低落，烦躁易怒，反应迟钝，纳呆食少，幻视或幻听，甚则有自杀倾向等临床表现。《景岳全书·不寐》云："真阴精血之不足，阴阳不交，而神有不安其室耳。"《医林改错》云："夜寐多梦是血瘀，平素平和，有病急躁是血瘀。"脑卒中后，风、火、虚、瘀、痰等因素扰乱机体阴阳的平衡状态，经络阻滞不通，阴虚不敛阳，阴阳失调，气血运行受阻，则会产生痰瘀等病理性物质，随着人体的气机升降出入，向上则阻滞脑玄府，故出现不寐。《难经》云："老人血气衰，肌肉不滑，营卫之道涩，故昼日不能精，夜不得寐也。"患者病久或年老体虚，则会气血虚衰、营卫不调，神明失养，则不寐。玄府理论认为玄府不通，则神机不明，构成了脑卒中后失眠的基本病机。

脑卒中后机体阴阳气血失衡，神机失于养护，则会出现不寐的情况。玄府贵在开阖通利，通则气机调畅、升清泄浊、阴平阳秘，故治疗脑卒中后失眠需注重玄府的通利性。尽管脑卒中的病因复杂，有虚、风、火、痰、瘀、气六端，这些因素亦是导致脑卒中后失眠的重要病因，加之脑卒中后患者心理精神上的变化，气滞郁结亦是脑卒中后失眠的重要因素，玄府理论认为，这些病因均与玄府郁闭相关。刘完素提出治疗玄府闭塞不通以"以辛散结""开郁散结，宣行气液"为法，例如刘完素认为邪热胜，玄府郁闭，阳气郁滞不通，采用泻火之法，用辛温宣散之物宣散热结；玄府郁闭致使气血津液运行受阻形成痰瘀等病理物质，则采用辛散温通之品，使津行血活，若津血凝滞化风化燥，则予辛散之品以生津润燥；若玄府虚衰，纯补不利玄府宣通，故补中加用少许辛散温通之品，使补而不滞。玄府调控着机体的营卫气血津液精神，维持着机体的阴阳平衡，而阴阳和则机体生命活动正常，故玄府郁闭，阴阳失衡，可导致神机运转失常，而治疗疾病亦从开通玄府着手，神机如常，则能起到耳聪目明、益智开暗等作用。基于玄府闭塞不通、气血津液不畅、神机不明的理念，畅通玄府、通达气液、调畅神机为治疗脑卒中后失眠的关键。

8.缺血性脑白质病

缺血性脑白质病的影像学表现为脑室周围或皮质下区（半卵圆中心）弥漫性斑点状或斑片状白质损害，该病为皮质下小血管病变的一种。缺血性脑白质病早期多无明显症状，随着病变的加重，可出现认知功能损害、精神情感异常、运动及平衡功能障碍和尿失禁等症状。神经血管单元是神经系统结构和功能的基本单元，主要由神经元、血脑屏障、小胶质细胞以及细胞外基质等组成。神经血管单元失稳态的病理基础是血脑屏障的破坏和神经血管失偶联，可能是缺血性脑白质病发病的病理机制之一。血脑屏障的调控功能和玄府的特性有着高度的相似性。玄府开阖通利功能正常，则神经血管偶联功能正常，神经血管单元可维持正常的形态结构和功能，血脑屏障的通透性正常，可发挥正常的屏障作用。缺血性脑白质病的病位在脑，主要与心脾肾有关，病性多为本虚标实。玄府亏虚又有气血阴阳虚衰的不同，而且可进一步致气血津液运化失常，产生痰湿、血瘀、火热和毒邪等实邪，导致玄府郁滞。而玄府郁滞又影响气血津液的正常生化和神机的正常运转，进而加重玄府亏虚。缺血性脑白质病玄府开阖通利障碍的主要病机为：①玄府开阖通利太过：玄府开阖通利功能过度，会导致精、气、血和津液的运行，以及神机的运转亢奋或有余等，脑神受到扰动，神机运转亢奋，血脑屏障的通透性增加，使屏障作用减弱，有害物质进入脑内，成为导致脑白质损害的因素之一。②玄府开阖通利不及：玄府开阖通利功能降低，引起精、气、血、津液的运行，神机运转功能低下或无力，从而出现气、血、津液流通、渗灌减弱，留滞于局部，脑失于气血津液的充养，神机运转迟滞。玄府开阖通利不及可导致气、血、津液等留滞，而且这些有形实邪留滞，会进一步耗伤正气，出现虚实夹杂的病机。③郁、痰、水、瘀、毒等与玄病的关系：玄府开阖通利不足，气机运行不利，停滞为郁；气机郁滞，津液输布失司，津停为水，水聚而为痰饮；气机郁滞，不能推动血行，血液停滞于脉道，瘀血内停；郁、痰、水、瘀等壅滞日久，郁而化热，使浊毒内生。郁、痰、水、瘀、毒等壅滞，可导致神经血管单元的功能障碍，影响神经血管偶联功能，导致细胞损伤或者凋亡。

缺血性脑白质病初期病情较轻，患者仅有轻微的临床症状，例如健忘、头晕、头痛、倦怠、乏力等表现。这是由相对较轻微的玄府开阖通利不及或者开阖通利太过，而导致的玄府亏虚或者玄府阻滞。随着缺血性脑白质病病变程度的加重，患者出现记忆力减退、反应迟钝、言语善误、步态不稳、平衡性差、易跌倒、情绪低落、兴趣减退等症状。这可能是由于随着玄府亏虚程度加重，气血津液生成不足，运行推动无力，进而出现了有形实邪，阻滞于玄府。气虚推动无力，虚气留滞，阻滞气机，出现玄府亏虚、玄府气滞并见，患者表现为记忆力减退、注意力不集中、胸满胁痛、急躁、神疲乏力等。气虚无力推动津液运行，津聚为痰，痰蒙神窍，形成玄府亏虚兼玄府瘀滞，患者出现记忆力减退、反应迟钝、情绪低落、头昏沉、身重如裹、乏力懒言、舌淡胖、苔白腻、脉滑等症状。缺血性脑白质病进一步发展，玄府亏虚之象益甚，开阖通利不及，气血俱虚，脑髓失养，髓海空虚，脑之玄府失养，神机失用，气血津液运行不利，停滞为痰为瘀，甚至化火酿毒，脑玄府受损，出现呆傻愚笨、悲伤欲哭、倦怠嗜卧、少气懒言、遗尿等症状。

因此，本病以玄府亏虚为本，玄府郁滞为标，在疾病初期玄府亏虚的程度较轻，随着疾病程度的逐渐加重，玄府亏虚、开阖通利不及日益凸显，进而导致了痰湿、血瘀、火热和毒邪等的产生，并且与玄府亏虚相互作用，使本病的病机复杂多变。痰湿、血瘀、火热和毒邪等有形实邪经常相兼出现，阻滞玄府，引起玄府开阖通利失常，形成复杂的病机，产生复杂多变的症状。在治疗上，应该抓住玄府之气血阴阳亏虚，以及玄府之气滞、痰湿、血瘀、火热或者毒邪留滞的不同特点，有针对性地灵活使用补益玄府之亏虚和宣通玄府郁滞等不同治法。

9. 脑出血及脑水肿

脑出血是神经科常见疾病之一，其起病急、进展快、病死率高。血肿、水肿和炎症等是脑出血后继发性损伤的主要原因。脑水肿是脑内水分增加、脑容积增大的病理现象，是脑出血发病过程中，各种病因病理现象的综合反应。脑水肿的形成是脑出血病情的进一步发展，研究证实脑出血后脑水肿是导致脑组织结构和功能损伤、病情进一步加重的重要原因。局部或全颅脑水肿可压迫颅内脑组织，导致颅内压升高，严重者出现脑疝，导致患者死亡，故早期有效地控制脑水肿的发生发展，可以减轻颅内神经功能的损伤，降低死亡率，提高治愈率，从而改善疾病的预后。

脑出血后周围组织水肿的发生机制与诸多因素有关，脑出血后的炎症免疫反应在促进脑水肿、神经元损害方面起着十分重要的作用，而血脑屏障破坏被认为是主要因素之一，其结构损坏及双向调节功能障碍是影响脑出血后脑水肿的重要原因。中枢神经系统炎症反应的基本标志是小胶质细胞的激活和白细胞的浸润。而这些炎症细胞产生的各种酶及炎症细胞因子，通过加重血脑屏障的破坏和细胞膜的损伤，产生和加重血管源性及细胞毒性脑水肿。在出血、缺血、外伤等病理状态下，血脑屏障出现功能紊乱和结构损坏，通透性增加，水分在渗透压压力梯度的作用下穿过受损的血脑屏障进入脑内出现脑水肿，可引起大量有害物质进入脑内而加重病情。水通道蛋白是一组构成水通道与水通透有关的细胞膜转运蛋白，该通道是由一系列具有同源性的内在膜蛋白家庭成员所形成，广泛存在于动物、植物及微生物界，介导着不同类型细胞膜的跨膜水转运。有研究发现水通道蛋白-4与脑水肿的形成密切相关。水通道蛋白-4主要分布在脑室系统的室管膜、蛛网膜下腔及血管周围的星形胶质细胞以及渗透压感受区，尤其在与毛细血管直接接触的星形胶质细胞足突上有丰富的特异性表达。其对脑组织水分子的转运起主导作用，由此可以推断水通道蛋白-4涉及到水、钠吸收和水、钾平衡，并兼有细胞外渗透压感受器和水平衡调节器的功能。脑出血6h后，脑含水量和血肿周围水通道蛋白-4蛋白表达增加，出血72h后达到高峰，出血1周后仍高于正常，且水通道蛋白-4蛋白的表达和脑含水量呈正相关，提示水通道蛋白-4参与脑出血后脑水肿的损伤过程。

早期正确的控制脑水肿的发生与发展，可以降低疾病的致残率和致死率，改善疾病的预后。临床上，西医治疗脑水肿的原则是解除病因及综合性治疗，常通过手术治疗来减轻脑组织的刺激和压迫症状，辅以脱水治疗等以降低颅内高压症状，脑水肿的治疗目前主要使用的药物有脱水剂、激素、白蛋白等。

叶天士认为，本病由"精血衰耗，水不涵木……肝阳偏亢，内风时起"所致。《景岳全书·非风》中指出"凡病此者，多以素不能慎，或七情内伤，或酒色过度，先伤五脏之真阴……阴亏于前而阳伤于后，阴陷于下而阳乏于上，以致阴阳相失，精气不交，所以忽尔昏愦"。由此可知，肝肾阴虚，肝阳上亢，阳化风动，导致气血上逆，冲荡激越，损伤脑玄府，蒙蔽清窍；脑玄府破损后，血液溢于脉外，阻滞于脑窍，导致津液运行失常，停聚于脑内，因瘀致水，化为水浊；瘀久化热，瘀热灼津而成痰；瘀水痰积于脑府，津液代谢失常，瘀水互结，或结于脑部，形成颅脑水瘀；或结于体内，进一步加重脑部瘀积症状，形成恶性循环；或瘀阻脑窍，脑之玄府失去正常功能，水液代谢失常，产生水浊、痰毒、浊毒；甚至瘀痰水浊相互作用形成毒邪闭阻脑窍发生神智障碍，加重病情进展。瘀血不去，新血不生，脑水肿是在脑血肿的基础上产生的。

根据中医玄府理论，脑部的玄府与现代医学的血脑屏障具有明显的相关性。基于玄府理论分析，脑中气机逆乱，升降失常，气载血溢脉外，继而脑之玄府失司，气血津液瘀滞于脑，水瘀内停，玄府郁闭，而致神机不遂。其中气机逆乱是引发中风病的始动因素，玄府失司、开阖失常是中风病的基本病机，水瘀内停、玄府郁闭是导致后期病情加重的重要因素。如《素问·调经论》曰："孙络水溢，则经有留血。"明代王肯堂明确指出："瘀则成水。"从病机上阐明了脑出血后脑水肿的发生过程。出血性中风后，离经之血瘀于脑府，瘀则生水，瘀则生热，瘀热灼津成痰，痰水互积于脑府，发为脑水肿。《血证论·瘀血》亦云："瘀血既久，化为痰水……血病不离水，水病不离血。"血溢脉外，瘀于脑府，津液运行不畅，停聚于脑，因瘀致水，化为水浊，瘀久化热，瘀热灼津而成痰，瘀、水、痰积于脑府，同样可以解释脑出血后脑水肿的病机。

根据"玄府以通为用""以通为顺，以闭为逆"等治疗原则，治以风药开通玄府，则可改善血脑屏障功能，减轻脑水肿。可通过改善血脑屏障双向调节功能，使出血侧血脑屏障通透性降低，从而抑制脑水肿的进一步加重。因而在治疗上必须适当配伍开通玄府之品，方能重建玄府的气液流通，解除"气液昧之"，达到尽快消除脑水肿的目的。《血证论·瘀血》明确提出"此血在身，不能加于好血，而反阻新血之化机，故凡血证总以去瘀为要……既是离经之血，虽清血、鲜血，亦是瘀血"。中医的活血化瘀药有促进血液循环、改善局部供血、促进血肿吸收的作用。大量的动物实验和临床疗效观察已证明，中医药治疗可以降低脑细胞内 Na^+、Ca^{2+} 的含量，减轻脑水肿，具有西药脱水剂、利尿剂及激素类等药物相同的药理作用。一是以其辛甘发散作用，直接作用于玄府，使玄府瘀滞之水得以开散通利，解除"脑水肿"之压迫症状；二是通过其通阳作用，可尽快舒畅郁结之阳气，重建脑之气化，恢复脑的气液流通和神机运转。由于此药辛热助火，用量宜偏小，全方具有开通玄府、利水解毒的功效。

10. 椎 – 基底动脉供血不足性眩晕

椎动脉型颈椎病是颈椎病中的一种特殊类型，临床常表现为眩晕、耳鸣、视物模糊、手部麻木等一系列症状，又被称为椎动脉压迫综合征、颈源性眩晕、椎动脉缺血综合征、椎 – 基底动脉供血不足等。根据椎动脉型颈椎病的临床症状及体征，中医学可将其归属为眩晕、项痹、头痛等范畴，目前临床常见证型主要以气血亏虚、肝肾阴虚、肝阳上亢、痰浊阻滞和痰瘀互结为主。椎动脉型颈椎病的发病机理乃肾精不足、肝脾失养为本，肝郁脾虚、痰浊阻窍为标。肝脾失养则玄府萎闭，痰浊阻窍则玄府不通。玄府当以通为用，"贵开忌阖"，一旦玄府失养不通，气血津液的运行则会受到阻碍，无法上输于清窍，则会导致眩晕发生。椎 - 基底动脉供血不足是中老年人常见的一种缺血性脑血管疾病，多由于脑动脉粥样硬化、颈椎病等原因引起基底系统供血障碍所致。西医认为主要与血脂增高，胆固醇沉淀附着于血管壁，使血管壁失去弹性，不能扩张有关。临床主要症状表现为头晕目眩，可伴有恶心、呕吐、耳鸣及听力减退等。本病属于中医学的"眩晕"范畴，《灵枢·海论》曰："髓海不足，则脑转耳鸣，胫酸眩冒。"

椎 - 基底动脉供血不足性眩晕病位在脑，病根在于脑玄府郁闭。发病机制为精气亏虚，玄府萎闭，痰瘀内生，络阻风动。中老年人精气亏虚，清阳不升，脑玄府失养而发生萎闭，以致津血渗灌不利，郁滞于玄府而形成痰瘀等病理产物堆积，这是导致血管硬化的机制。由于脉道不畅，气血运行受阻，可引起脑玄府挛急，致猝发风动，出现头晕目眩等症。因此，除了益气升阳、化痰活血外，着力解除脑络玄府的闭塞对于本病治疗具有重要意义，风药、虫类药等开通玄府药物必不可少。

（三）脑玄府在神志病变治疗中的应用

神志病，是指在情志等多种因素病因作用下，人体脏腑阴阳失调、气血逆乱，引起脑神经功能失常，从而导致认知、情感、行为和意志等神志活动障碍的一类疾病。玄府闭郁是神机运转不利的基本病机，开通玄府、畅达气液为神机运转通利的关键。如果外感六淫、内伤七情、饮食劳倦、跌仆创伤、增龄致衰等多种因素引起玄府闭郁，流通异常，则不仅影响气血津液的流行灌注，使气失宣通，津液不布，血行瘀阻，也影响神机的运转出入，使神机不达，无所为用，产生多种神志病，故玄府郁闭、气液不通，是神机运转不利的基本病机。临床表现出机能减弱、兴奋不足的一派征象，如精神倦怠、表情呆滞、淡漠、嗜睡、昏迷、意识模糊或感觉丧失、减弱等，严重者可以出现神志疾病如癫证、郁证、痴呆等。基于玄府郁闭、气液不通是神机运转不利的基本病机，所以相应的治疗原则即应当是开通玄府，以顺应玄府之"复其开阖，贵于通利"之性，重新建立其正常的开阖流通功能，恢复气血津液的正常流通渗灌和神志的正常运转。

癫痫

癫痫是一种发作性神经功能异常的慢性脑部疾病，属于中医学"痫证"范畴。本病多由七情失调，先天因素，脑部外伤，饮食不节，劳累过度，或患他病造成脏腑功能失调，痰浊阻滞，气机逆乱，风阳内动所致，而尤以痰邪作祟最为重要。《简明医彀》曰："此病（癫痫）皆由惊动其神，使脏气不平，郁而生涎，闭塞诸经，痰涎壅积，变热生风。""脏气不平"导致痰涎、瘀血等内生病理产物偏胜，痰涎、瘀血等内生病理产物亦可加重病变脏腑气机升降功能紊乱，一经触发，则可出现全身气机逆乱，风阳内动，发为癫痫。脑内微循环系统、血脑屏障和离子通道都可能是玄府内涵的一种表现形式。气机升降出入异常（气郁）是导致癫痫发病的关键，是由于玄府开阖通利障碍，导致升降出入失常而引起的。

第二节　治疗玄府病变的治则治法

中医典籍中很早就提出了"上医治未病，中医治欲病，下医治已病"的思想。中医学确立的防治原则，就是通过整体观念和辨证论治思想指导下制定的预防疾病发生和治疗疾病以阻断其发展并使之好转或痊愈所遵循的基本原则，是反映中医预防学和治疗学规律的理论知识。玄府理论临床应用广泛，是指导运用开通玄府法以治疗玄府病变，以达到玄府上下开阖顺畅。

一、玄府防病，通调气机

2016 年 10 月 25 日，国务院印发《"健康中国 2030"规划纲要》，提出"健康生活"的概念，将"治未病"上升为国家战略，明确提出，把"以治病为中心"转变为"以健康为中心"，倡导现代的健康生活方式，引导人们从透支健康、治疗为主，转向人人健身、预防为主的健康生活方式。预防，即对于玄府病变的发生与发展采取一定的措施进行防治。《素问·四气调神大论》云："圣人不治已病治未病，不治已乱治未乱……夫病已成而后药之，乱已成而后治之，譬犹渴而穿井，斗而铸锥，不亦晚乎。"治未病"突出体现了中医学的预防思想，包括未病先防、欲病早治、既病防变及愈后防复等方面内容。

（一）未病先防

未病先防，即采取各种有效措施在玄府病变未发生之前，用以防止玄府病变的发生。玄府病变的发生，是由正邪两个方面所决定的。正气不足是玄府病变发生的内在原因，邪气入侵是玄府病变发生的重要条件。

（1）固护正气，玄府盈满，调达防病

阻止玄府病变的发生，须从养生健体以提高正气抗邪能力和防止病邪侵害两方面入手。其主要方法有顺应自然，起居有常，使各种生理活动与自然界的节律相应而协调有序，增强正气，避免邪气的侵害，保持健康。形神统一是生命存在的主要保证。保精护肾，调养脾胃，肾是元气、阴精的生发之源，精气充足，则体健神旺。劳逸适度，积精全神，有助于疏通气血，保养精、气、神，激发脏腑功能活动，增强体质，减少玄府病变的发生。锻炼身体，增强体质，可以促进气血流畅，使人体肌肉筋骨强健，脏腑功能旺盛，从而使身体健康。同时也可以采取饮食有节、针灸保健等措施。

（2）抵御病邪，玄府防护，不为所扰

邪气是导致玄府病变发生的重要条件，故《素问·上古天真论》云："虚邪贼风，避之有时。"服用某些药物，提高人体抗邪能力，预防玄府病变的发生，尤其在预防疫病流行方面有重要意义。

（二）欲病早治

任何玄府病变都是由浅至深、由轻至重地发展，因此，在玄府病变初发、病位尚浅时，抓紧时机积极治疗，以免病情深入，贻误病情。《素问·八正神明论》云："上工救其萌牙。"玄府病变虽未发生，但已出现某些先兆，或处于萌芽状态时，即孙思邈所谓"欲病"，应采取措施，防微杜渐，从而防止玄府病变的发生。在强调病虽未发生、但将要发生之时，采取措施治其先兆，就可阻止玄府病变的发作。因此，防微杜渐，欲病而治也是治未病的一个重要原则。

（三）既病防变

既病防变，是指在玄府病变发生的初期阶段，力求做到早期诊断、早期治疗，防止玄府病变的发展及传变。防止传变是在掌握玄府病变的发生发展及其传变规律的基础上，采取截断病传途径和先安未受邪之地的方法，防止玄府病变的发展或恶化。根据玄府病变的传变规律，及时采取适当的防治措施，截断其传变途径，是阻止病情发展的有效方法。

（四）愈后防复

愈后防复是指玄府病变初愈时，采取适当的调养方法及善后治疗，防止因过度劳累或用药不当等因素而复发。

二、玄府治病，补虚祛邪

邪正的盛衰变化决定玄府病变发生、发展和变化的全过程。补虚与祛邪两大治则，正是针对玄府病变过程中邪正双方力量对比而设。邪正的盛衰变化对玄府病变发生、发展过程有着重要影响。邪正之间的胜负，决定着玄府病变进退；邪正之间的盛衰，决定着玄府病变虚实变化。

治则，是指治疗的基本原则。中医治则是在整体观念和辨证论治指导下确立的，是临床立法、遣方、用药的依据，对玄府病变治疗具有普遍指导意义。

玄府虚则补之：气血津精是人体生命活动的物质基础，气血津精充足则各个器官组织才能发挥其正常的生理功能。《医学纲目》曰："（气血）盛则玄府得利，出入升降而明，虚则玄府无以出入升降……必用参芪四物等剂，助气血运行而明也。"使用补虚的治则来治疗玄府空虚为主的疾病，目的在于填充玄府内的气血津精，振奋脏腑经络功能活动，使得正气充盛则抗病能力提高，能抵御病邪、祛邪外出，做到"正盛邪自却""扶正以祛邪"。如气虚、阳虚引起的玄府病变，用补气、补阳方法治疗；血虚、阴虚引起的玄府病变，用养血、滋阴方法治疗。而某些玄府病变的后期或恢复期、某些慢性病，体内虽有病邪，但病邪不盛，玄府已虚，此时，也可用扶正的方法治疗。补虚根据玄府空虚的类型不同，可分为益气、养血、滋阴、补阳等方法，以达"扶正祛邪"之目的。

病邪实则泻之：刘完素谓"（疾病）悉由热气怫郁，玄府闭密而致，气液、血脉、营卫，精神，不能升降出入故也。各随郁结微甚，而察病之轻重也"，热郁玄府是玄府病变的重要诱因。瘀血既是病因，又是病理产物，其阻塞窍道，可致玄府闭塞，滞留玄府，进而导致玄府破损。治疗瘀血内停，常用血府逐瘀汤或通窍活血汤，对于瘀滞时间较短，常于方中加羌活、防风、木贼、蝉蜕，对于瘀滞日久者，常于方中加全蝎、僵蚕、乌梢蛇、地龙等。与瘀血相类似，痰湿既是发病原因，又是病理产物，痰之渐为湿，湿之聚为痰。脾为生痰之源，对于痰湿作祟，治疗多从调理脾胃入手。常用方剂为参苓白术散和二陈汤。常于方中加僵蚕、蝉蜕等。使用祛邪的治则来针对"邪气盛则实"，目的在于清除玄府内的病邪，中止病邪对机体的损害，以保护正气，促使正气恢复，做到"邪去正自安"和"祛邪以存正"。实证宜祛邪。实证的病机特点为邪气亢盛，故治宜祛邪。适用于以邪气亢盛为主的各种玄府病变，或虽有正气损伤，但损伤不甚，而邪气盛的玄府病变。祛邪根据病邪种类、特性及邪侵部位之不同，可分为发汗、涌吐、攻下、消食、祛瘀、利湿、逐水等方法。如外邪袭体表之玄府，表邪盛实，当治以汗法，通过发汗解表，使邪从体表玄府而解。痰涎壅盛于上者，当治以吐法，通过涌吐痰涎，使邪从上越。里热燥屎结聚于内，当治以下法，通过攻下里实，使邪从下泻。

　　补虚与祛邪治则的运用，目的在于改变玄府病变过程中邪正双方力量的对比，恢复玄府中的正气，祛除病邪，使玄府病变向痊愈方向发展。补虚与祛邪二者虽截然不同，但在治疗中又相互为用、相辅相成。根据邪正盛衰及其在玄府病变过程中矛盾斗争的地位，决定其运用方式的先后与主次。在玄府病变发展过程中，玄府空虚与病邪侵扰玄府常同时存在。在使用补虚祛邪治则时，应仔细分析邪盛与正衰的轻重缓急，以决定补虚与祛邪的主次和先后，注意补虚不留（助）邪，祛邪勿伤正。补虚药物有留（助）邪之弊，祛邪药物在攻邪的同时易损伤正气，故在治疗时应做到"中病即止""勿使过剂"。补虚与祛邪的合并使用，体现为攻补兼施，适用于虚实夹杂证。在具体运用时，应区分正虚与邪实的主次，分别采用补虚为主或祛邪为主的方法。补虚、祛邪的先后使用，也主要用于虚实夹杂证。一般适用于两种情况：①邪气亢盛，虽有正虚，但耐受攻伐。②邪气较盛，若兼顾补虚有留（助）邪之患。先补虚后祛邪，即先补后攻。适用于正气虚衰较甚，不耐攻伐。此时虽有邪气，但不可贸然攻邪，以免更伤正气。

　　针对玄府病变，进行补虚祛邪的目的有三：①调整阴阳。玄府病变的发生，离不开阴阳失调的病机变化。利用药物或食物的气味性能、情志的属性、针灸补泻的作用等，以纠正人体阴阳的偏盛偏衰，损其有余而补其不足，使之恢复相对平衡。可采用损其偏盛及补其偏衰的方法。②调理气血津精。气血津精是人体的基本物质，对维持生命活动至关重要，它们的运行皆与玄府有关。补虚祛邪的治则正是针对玄府病变的气血津精各自失调及其互用关系失调而设。③调理脏腑。脏腑是人体生命活动的中心，而玄府是脏腑功能正常运转的基本单位和微观通路。脏腑的生理活动建立在玄府气血阴阳平衡的基础上，故玄府发生病变，可能波及各脏腑阴阳气血不足和失调。要结合玄府和相应脏腑的生理特性及病理特点，给予针对性治疗。常采用补虚泻实、调理玄府的阴阳气血、顺应脏腑的生理特性、协调脏腑关系等方法。

三、立足玄府，明确治法

治法，是指治疗的具体方法。治法，是在辨清证候，审明病因、病机之后，有针对性地采取的治疗法则。历代论述治法内容非常丰富，早在《内经》中已有许多治法理论的记载，以阴阳为总纲提出"阳病治阴""阴病治阳"；针对病位提出"其在皮者，汗而发之""其高者，因而越之；其下者，引而竭之；中满者，泻之于内"；针对病性提出"寒者热之，热者寒之""实者泻之，虚者补之""结者散之""坚者削之""形不足者，温之以气，精不足者，补之以味"等。这些治法已寓汗、吐、下、温、清、消、补之意。另外"燥者濡之""急则缓之""惊者平之""逸者行之""散者收之"又成为现代润燥、缓急、安神、行气、收敛诸法之依据。中医治法种类很多，凡发汗、利水、行气、活血、消积、化痰、攻下等皆属治法的范畴。程钟龄在《医学心悟》中说："论病之原，以内伤外感四字括之。论病之情，则以寒、热、虚、实、表、里、阴、阳八字统之。而论治病之方，则又以汗、和、下、消、吐、清、温、补八法尽之。"总之，治则为治疗指明了方向，治法是治则的具体化。治则与治法相比更具有普遍性，适用于各种病证和玄府病变治疗的指导，治法则较为具体，某一治法往往对应于某类特定的情况。

关于玄府病变治法总则，简要介绍如下。

（一）宣通之法

宣通玄府法是金元四大家之首刘完素提出的一种独特的治疗方法。多种病证都与玄府气液不通有关。宣通玄府法，就是针对不同病证，选用辛苦之药，或寒或热，辛开苦降，发散开郁的治法。郁结开通，气液得行，邪积自除。

刘完素云："留而不行为滞，必通剂而行之。"张从正则进一步阐述其义，指出："所谓通剂者，流通之谓也。前后不得溲便，宜木通、海金沙、大黄、琥珀、八正散之属。里急后重，数至圊而不便，宜通因通用。虽通与泻相类，大率通为轻而泻为重也。凡麻痹郁满，经隧不流，非通剂莫能愈也。"李时珍指出："滞，留滞也，湿热之邪留于气分……宜淡味之药上助肺气下降，通其小便，而泄气中之滞，木通、猪苓之类是也。湿热之邪留于血分……宜苦寒之药下引，通其前后，而泄血中之滞，防己之类是也……故淡味之药，谓之通剂。"可见这里的通法主要是指祛除湿热滞留，通利二便的一种治法。刘完素用宣通之法，一是行气，即用辛味药行气开郁；二是行血，以达行气之目的；三是通泄，以达清热目的。辛热之药能开发火热郁结，使气液宣通，流湿润燥，可以适当地运用于火热病证。刘完素认为"依近世方论，而用辛热之药，病之微者，虽或误中，能令郁结开通，气液宣行，流湿润燥，热散气和而愈；其或势甚，而郁结不能开通者，旧病转加，热证新起……若以辛苦寒药，按法治之，使微者甚者皆得郁结开通，湿去燥除，热散气和而愈"，刘完素此时主张用辛温药解郁散结，轻清宣泄。如用辛温的细辛、防风除热，因其开郁力弱，易助热，故使用时剂量应小。用辛凉的桑叶、薄荷、石膏、淡豆豉以解表，因其开郁力弱，性凉，故使用时剂量可大可小，可用辛凉、辛寒之行气药治在里之郁结，如枳壳、青皮、川楝子、郁金、青木香。

实际上，凡能祛除病邪，消除气血津液运行阻滞，协调脏腑功能的方法都属宣通之法范畴。盖人体是有机的整体，气血津液只有正常流通，如环无端，才能内溉脏腑，外濡肌腠，以供生生不息之机，保持"阴阳匀平，九候若一"的健康之态。凡外邪侵袭，情志失调，饮食失节等犯扰人体，必致气血凝滞，阴阳失调，脏腑功能紊乱，而诸疾蜂起。正如朱丹溪所说："气血冲和，百病不生，一有怫郁，诸病生焉。"魏念庭亦云："脏腑有实邪积聚，则血脉所有之隧道，气行血走之营卫，津注液输之支系，皆凝滞格阻而为患矣。"为此，在治疗上，早在《内经》就有"谨守病机，各司其属……必先五胜，疏其血气，令其调达，而致和平"之论，后张仲景提出了"五脏元真通畅，人即安和"的观点。叶天士认为百病之生，皆因郁滞痞塞、凝结不通而成，提出了"凡病宜通"的治疗思想。

吐法是通过涌吐的方法，使停留在咽喉、胸膈、胃脘的痰涎、宿食或毒物从口中吐出的治法。《素问·阴阳应象大论》中"其高者，因而越之"是吐法最早的立法理论依据。吐法，具有宣壅、引导、促使呕吐之作用，而适用于有形之病邪停滞，发病部位较高，邪气有上越趋势可通过呕吐排出的病证。本法之特点是，病位偏上，病性偏实，因势利导，作用迅速。吐法虽有祛邪迅速之特点，但由于其易伤胃气，禁忌较多，且呕吐过程本身多有不适反应，故体虚气弱、妇人新产、孕妇等均应慎用，且患者常难以接受，现临床应用较少，若必须用之，亦严格其适应证，以防意外之变。据病情需要和邪气特点，吐法可分为药物引吐和以物探吐。由于吐法通过有形之邪的迅速祛除，而具有畅气机、通阳气、宣壅塞、开郁滞之作用。

下法，是通过泻下荡涤攻逐等作用，使积聚于体内的宿食、燥屎、冷积、瘀血、水饮、虫积等有形的实邪排出体外，以祛邪除病的一类治法。《素问·阴阳应象大论》中"其下者，引而竭之""中满者，泻之于内"是下法最早的立法理论依据。下法具有攻下积滞、泻下通便之作用，故为里实证而设立的。临床之中由于病邪有积滞、瘀血、水饮、虫积之别，病性有寒、热之异，体质有强、弱之分，病情有缓、急之不同，故而下法有寒下、温下、润下、逐水、攻补兼施之区别。其适应证多为邪在胃肠而致的大便不通、燥屎内结，或热结旁流，以及停痰留饮、瘀血积水等形证俱实者。现代还可用于各种毒物停留于肠道或体内，及时使用下法使其排出体外，如尿毒症常配合下法以使毒物从肠道排泄等，其应用范围亦逐步拓宽。

消法是通过消食导滞、行气活血、消坚散结、化痰祛湿、驱虫的方法，使气、血、痰、食、火、虫等，渐聚久积而成的有形之邪渐消缓散的一种治法。《素问·至真要大论》中"坚者消之""结者散之""逸者行之"是消法最早的立法理论依据。消法具有消导、消散、消磨、消除之义，以渐消缓散为特点，而适用于病变逐渐形成，各种邪气相互结聚，留居体内的痞结癥块，如饮食停滞、气滞血瘀、癥瘕积聚、水湿内停、痰饮不化、疳积虫积以及疮疡痈肿等病证。由于其成因有食积、气滞、血瘀、痰阻、湿聚、虫积、毒聚成痈之不同，故消法又消食化积、行气活血、化痰祛湿、消疮杀虫等类别。消法是针对各种有形之邪留滞体内所形成的各种病证而设，故临床既要选用不同的消法来治疗，又要几法相配合。另外，消法与下法均用于有形实邪之治疗，但二法并不相同。下法作用峻猛，病势急迫，急需治疗，病变是胃肠的实积或借下窍攻下而出的病证。而消法则是病邪在脏腑、经络、肢体、肌肉之间形成的积滞，病势较缓，需渐消缓散。

（二）补养之法

补养之法是通过补益玄府中的气血阴阳不足，增强脏腑功能，以治疗因气血阴阳不足或脏腑功能衰弱引起的各种虚证的一种治法。《内经》中"虚则补之""损者益之""劳者温之"以及"形不足者，温之以气；精不足者，补之以味"是补养之法最早的立法理论依据。补养之法分为补气、补血、补阴、补阳、气血双补、阴阳并补六类，适应于气虚、血虚、阳虚、阴虚、脏腑虚弱等。补法在临证之中应用较广，除治疗虚损之病证外，还具有增强体质、防病抗病之作用，但亦不可滥用。尚有虚中夹实之证，补法应当和其他治法结合应用，以达到补虚以祛邪、祛邪而不伤正的目的。还应注意虚实的真假，勿犯"虚虚实实"之误。

温法是通过温里、散寒、回阳、通脉等作用，以治疗里寒证的一种治法。《素问·至真要大论》中"寒者热之""治寒以热"是温法最早的立法理论依据。温法具有温散寒邪、扶助阳气之功效而适用于里寒证的治疗。而里寒证之成因，不外内而阳气之虚，寒从内生；外而寒邪直中由外及内。由于寒邪损伤的部位不同，病情又有轻重缓急之异，故而分为温中祛寒、回阳救逆、温经散寒三种治疗方法。适应于里寒证，或寒邪直中于里，或阳气受损，或素体阳气虚弱，以致寒从中生。里寒证的病机特点是阳虚和寒邪互为因果。因此，临证之中温法常与补法中的温阳益气结合应用，祛寒与温补相配，相得益彰，相辅相成。

总之，刘完素治病常因时因地因人制宜，坚持辨证论治原则，如对于虚寒病证，常用温补之剂。曾有统计发现，刘完素的《宣明论方》中列348方，其中药味平和，寒热并用者占66%，偏于温热的占21%，偏于寒凉的占13%。

（三）调和之法

调和之法是通过和解与调和的方法，使半表半里之邪，或脏腑、表里、阴阳失和之证得以解除，而达到祛除病邪、调整脏腑功能的一种治法。该法作用缓和、全面兼顾、应用广泛，药物配伍以寒热错杂、攻补同施为特点，因此适应于比较复杂之病情。正如《广瘟疫论》中言："寒热并用之谓和，补泻合剂之谓和，表里双解之谓和，平其亢厉之谓和。"《蒲辅周医疗经验》中言："和解之法，具有缓和疏解之意。使表里寒热虚实的复杂证候，脏腑阴阳气血的偏盛偏衰，归于平复。"和解一法，源于《伤寒杂病论》中主治少阳病证的和解少阳之法。正如《伤寒明理论》中言："伤寒邪气在表者，必渍形以为汗。邪气在里者，必荡涤以为利。其于不外不内，半表半里，既非发汗之所宜，又非吐下之所对，是当和解则可矣。"在脏腑之中，肝胆主疏泄，为气机之枢，位居半表半里，脾胃为后天之本，为升降之枢，而且肝胆脾胃相克相侮，在发病中关系密切，病证病机复杂，其证多为寒热错杂、升降失常、虚实互见、气血失和。故调和胆胃、调和肝脾、调和胃肠、和解少阳、透达玄府、分消上下诸法，可使和解一法逐步完善。和法虽言"和"，但仍以祛邪为主，兼顾正气，而且多种治法寓于其中。寒热补泻集于一法，升降浮沉融于一体。

汗法是通过出汗，使腠理开、营卫和、肺气宣，达到祛除邪气的目的。因此，汗法又具有透邪、祛湿、消肿之功效。《素问·阴阳应象大论》中"其在皮者，汗而发之"是汗法最早的立法理论依据。汗法的主要作用是解表，所以适用于各种表证。《素问·阴阳别论》云："阳加于阴谓之汗。"汗法发挥作用应具备三个基本条件：一是阳气充盛，鼓动有力；二是津、液、血等阴精之属有余作汗；三是胃无凝滞。从而使得玄府畅通，玄府开则"有汗出"，玄府闭则"无汗出"，汗解时玄府以开通为顺，闭阖为逆。气血津液等物质在体内的输布及代谢运动有赖玄府畅通，只有玄府畅通才能保证人体正常生理活动。汗法开通玄府是其治疗目的之一，汗法可使分布于机体表里上下各个层次的"玄府"充分开通流畅，使津液、营血流行通达，气机出入升降有序，达到启毛窍、流气血、和营卫、调升降、开壅闭、畅经络、行六腑等治疗效应。《素问·脏气法时论》谓："辛以润之，开腠理，致津液，通气也。"以汗法药物为例，其药物味辛，具有向上向外行散、宣通作用，可开泄腠理。张景岳谓："能开腠理致津液者，以辛能通气。"辛能开宣腠理，通畅气机，促进气化，使玄府畅通，有利汗出。综上，阴阳充盛，且津液输布通畅，方能蒸腾阳气，敷布阴液而为汗。阳气阴精皆根于先天，资生于后天。汗解之正汗出依赖肾水之气化上升，脾之运化升清，肺之宣发，肝之疏泄，三焦之通畅等脏腑功能之正常升降出入，方可阳加于阴，正汗乃出。正汗是玄府病变"阴阳自和"自愈的途径之一。《神农本草经》中记载了麻黄、桂枝、藁本、辛夷、防风、细辛、白芷、荆芥、葱白、蔓荆子、浮萍、菊花、桑叶、升麻、柴胡、葛根等多种发汗药物，药性味辛，皆有通畅玄府之功。

清法是通过清热、泻火、解毒、凉血等作用，以清除体内温热火毒之邪，治疗里热证的一种方法。《素问·至真要大论》中"热者寒之""温者清之""治热以寒"是清法最早的立法理论依据。由于里热证中有气分、营分、血分的不同阶段，病位亦累及不同的脏腑，病情又有热甚成毒，伤阴耗津的不同，且涉及温热病、湿热病、暑热病、火毒证、虚热证等多种病证，所以，针对本类病证发病阶段、病位、病性的不同，又分为清气分热、清营凉血、清热解毒、清脏腑热、清热祛暑、清虚热等多种治疗方法。清热法应用范围较广，尤其温热疫毒之病更为常用。具体应用之时，当结合患者体质及病情程度灵活施治。如火热郁滞，还需"火郁发之"，清散并举。但在使用清法时又有清散、清降、清泄、清利的区别。①清散：对于外感热病初起，阳热郁遏于表，虽亦见恶寒战栗诸症，实为阳热郁极而产生的假象，不能用辛热解表以助其热，而应辛凉解表以开发其郁结，但必须从脉证上细心分辨。如热在上者，用柴胡、升麻等辛凉走上之品上达病所，以开郁散结；热在表者，用薄荷、桑叶、银花、连翘之辛凉发表之属，解表透热，使热去病安。②清降：代表方剂如黄连解毒汤，主治伤寒杂病，烦躁热毒，烦闷干呕，口燥舌干，喘满，阳厥极深，蓄热内甚及汗、下、吐后，寒凉诸药不能退热势，两感证。方中黄连、黄柏、黄芩、栀子均为苦寒之品，直折三焦火毒，以达清热解毒之功。③清泄：代表方为三一承气汤。本方是在仲景承气汤的基础上发展而来的，主治实热、湿热、风热、阳极似阴等证，用以攻除肠胃的热结壅滞。方中大黄、芒硝、厚朴、枳实各半两，甘草一两，清解泄热，使热邪从下焦肠胃中荡涤而除。④清利：以三花神佑丸为代表。主治湿热瘀阻，痰饮内聚所致的气血壅滞，不得宣通之证。方中诸药均为峻下逐水之剂，全方配伍，使热邪从小便而除。同时，凉膈散一方中，亦可见刘完素运用清法之意。方中薄荷、连翘辛凉透表以清散，黄芩、栀子苦寒降火以清降，大黄、芒硝清热泻火以清泄。

关于玄府病变的具体治法应用，简要介绍如下。

（一）益气充玄

玄府正常的流通渗灌，有赖于气血充盛，阴阳和平。倘若正气虚弱，无力气化，则必造成玄府因虚而滞、因虚而闭。此时，当酌情施补。同样，应适当配伍辛温开通之品，以助开通之力。如劳役过度、房劳过度、饮食失节等，就会导致气虚，气血同源，气虚无力气化则血弱，且不能推动血液和津液的运行。血为气之母，血弱生气乏源则玄府空虚，遂因虚致闭而发病。可见面色苍白、呼吸短促、语声低微、神疲乏力、头晕、动则汗出、自汗，舌淡胖，脉细弱等。治疗方法为补益正气、开通玄府，常用人参、黄芪、山药、白术、炙甘草等益气健脾之品。如果伴有阳气亏虚见畏寒、身凉、冷汗多者，在补益的基础上，伍以辛温之品，可选加炮附子、肉桂、干姜、补骨脂、五味子等温补阳气、开通玄府；如果伴有脾气亏虚见腹胀、纳呆、便溏者，可选加生山药、白术、鸡内金等。气虚发热主要是因气虚推动乏力，气机失调，郁而化热。《古今医统大全》载："上焦不行者，清阳不升也。下脘不通者，浊阴不降也……今胃不能纳，而谷气衰少，则清无升，浊无降矣，故内热。"治疗上，可用灸法以热补气，使脾胃气盛，鼓动周身之阳气，温通以开玄，补气以充盈玄府，推动闭塞之阳气，阳气得补，玄府得以充养，开阖功能有序，运化正常，虚热自除，此乃"甘温除热"也。外感病后期，正气已虚，余邪未尽，肺胃津伤，宜甘寒清养，轻泄透邪。邪伏阴分，脉络瘀滞，夜热早凉、无汗，宜育阴佐芳香通络，以宣通玄府，搜剔经脉之邪，透邪外出。外感寒邪，直中于里，郁遏阳气，宜开达玄府、宣发卫气、温阳散寒。上焦寒实宜辛温宣通；中焦寒实宜辛开温散，分消走泄，畅达玄府。里阳虚弱，寒从内生，宜甘温补阳实卫，佐以开腠理、畅玄府、宣卫气、行元气。上焦虚寒宜甘温益气、宣通胸阳、活血化痰。中焦虚寒宜温中益气，佐以辛开健脾升清，苦降和胃降浊。下焦虚寒宜温肾壮阳，佐以辛开升发阳气、苦降渗泄浊阴。厥阴虚寒宜甘温益气、开达玄府、疏通气机。湿温后期，阳气已伤，邪伏阴分，宜温阳透邪。以辛热甘温之品，补阳实卫，发散邪气；以辛苦甘淡之品，利泄中下二焦而渗邪于下；补肾兼以入络而散结、疏通气血。

总之，《素问·痹论》云："卫者，水谷之悍气也，其气慓疾滑利，不能入于脉也，故循皮肤之中，分肉之间，熏于肓膜，散于胸腹。逆其气则病，从其气则愈。"《灵枢·本脏》云："卫气者，所以温分肉，充皮肤，肥腠理，司开阖者也。"卫属阳，主温煦机体，故无论外感内伤，里寒证均应开达膜府、宣布卫气，以温煦脏腑。脏腑失调，气血津液生化不足，或久病耗伤气血津液，则玄府输布渗灌失常，内外上下阴阳失调而生内热。气虚而郁，郁久化火生热，宜补虚助运，在补气基础上，佐柴胡、升麻、郁金之类，以开达玄府、畅气机、散郁热，方如补中益气汤、参苓白术散等。

（二）养血荣玄

血液是人体生命活动的重要物质基础，对全身各脏腑组织起着营养作用。如果饮食不调、劳倦过度、思虑过度、失血过多、久病不愈或素体虚弱、瘀血阻滞等，则可导致血液亏虚。血液亏虚，不能充盈血脉，导致气机阻滞、玄府闭塞。血液亏虚可见面色淡白或萎黄，唇舌爪甲色淡，头晕眼花，心悸多梦，手足发麻，筋脉拘挛，皮肤干燥，头发枯焦，大便燥结，小便不利，妇女月经量少色淡后期或经闭，脉细等。对于一些阴血亏虚所造成的玄府通利障碍，在重用甘补滋润的基础之上，可伍一些辛温走烈之品。在大队补益药中配伍少量通玄药，开通道路，引领补益之品运行布散，更好地发挥其充养营卫气血之功，从而能起到明显的增效作用。治疗方法是养血润燥、开通玄府。可用四物汤、归脾汤等方剂化裁治疗，药物有生地黄、当归、白芍、龙眼肉、何首乌、枸杞子、黄精、玉竹、阿胶、鹿角胶和大枣等。如果因心血亏虚见心悸失眠者，可选加酸枣仁、柏子仁、五味子、首乌藤、生龙骨及生牡蛎等养血安神、开通玄府；如果因脾胃虚弱见纳少便溏者，可选加白术、山药、鸡内金、陈皮等补益脾胃、开通玄府；如果伴有肾阴亏虚、阴虚火旺见腰膝酸软、手脚心热者，可选加麦门冬、麻子仁、龟板、生鳖甲、青蒿、白薇、知母、地骨皮及牡丹皮等养阴清虚热、开通玄府；如果伴有心火亢盛见心烦失眠多梦者，可选加淡豆豉、生栀子、黄连、竹叶、莲子心等清透火热、开通玄府；如果伴有瘀血见舌淡暗、口唇色暗者，可选加桃仁、红花、川芎、鸡血藤、三棱、莪术和五灵脂等活血化瘀、开通玄府。

（三）养津盈玄

津液具有滋润濡养作用，津液入脉，成为血液的重要组成部分，故有"津血同源"之说。津液不足则玄府无以输布渗灌，机体失润，虚热内生，宜生津增液，佐开达玄府以行气布津。《三消论》云："消渴小便多者……盖燥热太甚，而三焦肠胃之腠理，怫郁结滞，致密壅塞，而水液不能渗泄浸润于外，荣养百骸。故肠胃之外燥热太甚，虽复多饮于中，终不能浸润于外，故渴不止。"《素问玄机原病式》云："寒月甚、而暑月衰者，由寒能收敛，腠理闭密，无汗而燥，故病甚也。热则皮肤纵缓，腠理疏通而汗润，故病衰也。"燥热之邪、情志化火、脾胃虚弱、过食辛辣、高热多汗、吐泻多尿、失血等原因，均可导致津液亏损。如果津液不足，失去滋润与充养作用，则皮毛、肌肉、孔窍、关节、血液、经络、脏腑、骨髓、脊髓及脑髓等失却充养、玄府闭塞。津液亏虚可见咽干唇焦、口渴、皮肤干燥、毛发枯槁、汗少或无汗、小便短少及大便秘结，甚则转筋挛急、目陷、螺瘪、舌干红、脉细。故治当在滋阴的基础上，佐以辛凉开泄之品，以滋养津液、开畅玄府，达到润燥目的，方如丹栀逍遥散、《宣明论方》紫菀散、增液汤、生脉饮、麦门冬汤、桑杏汤等方剂，药物有生地黄、玄参、麦冬、天冬、石斛、葛根、知母、天花粉、玉竹、芦根、五味子、乌梅、白芍、藕汁、梨汁、荸荠汁和甘蔗汁等。如果伴有元气亏虚见气短懒言者，可选加沙参、西洋参、人参、党参等补养元气、开通玄府；如果伴有肾阴亏虚见腰膝酸软者，可选加杜仲、桑寄生、续断、怀牛膝等；如果伴有血虚者，可选加何首乌、黄精、枸杞子、大枣、阿胶等滋养血液、开通玄府；如果伴有瘀血见舌红绛者，可选加桃仁、红花、丹参、郁金、川芎、鸡血藤、三棱、莪术、五灵脂、益母草及泽兰等活血化瘀、开通玄府。

（四）清热开玄

清热开玄法适用于火热郁结所致疾病。《素问·调经论》云："上焦不通利……玄府不通，卫气不得泄越，故外热。"《素问·阴阳应象大论》云："阳胜则身热，腠理闭，喘粗为之俯仰，汗不出而热，齿干以烦冤，腹满死。"刘完素认为玄府病变"悉由热气怫郁，玄府闭密而致，气液、血脉、营卫、精神，不能升降出入故也。各随郁结微甚，而有病之轻重也，热甚则腠理闭密而郁结也"，可见火热郁结是导致玄府闭塞的重要原因。刘完素强调五志过极化火，其中特别强调五志化火生热最易影响到心，导致心火亢盛。反之，心火亢盛又能伤及五脏，导致五志化火，最终形成了以心火亢盛为核心的五脏情志病证。《血证论》云："火结则为结胸，为痞，为火痛。火不宣发则为胸痹。"《诸病源候论·心悬急懊痛候》云："邪迫于阳气，不得宣畅，壅瘀生热。"壅瘀亦可生热，郁热壅结致病，多表现为心中烦热、焦躁失眠、口舌糜烂疼痛、口渴、咯血、衄血、舌红脉数有力等。在治疗上，《素问·六元正纪大论》提出"火郁发之"，实为治疗火郁证之根本法则。治疗的方法是清透火热尤其是清透心火、开通玄府。常用栀子豉汤、犀角地黄汤、清宫汤、六一散等方剂化裁治疗。若是入里化热更甚，当以里热发散，开腠泄热。里实气分热宜辛开清泄。《外感温热篇》章虚谷注云："清气热不可寒滞，反使邪不外达而内闭。"热在上焦，尚未里结，当轻清透达为主，所谓"治上焦如羽"，方如栀子豉汤等。暑伤上焦气分，宜辛凉清透、清热涤暑。湿热郁阻三焦，方如薏苡仁竹叶散、三仁汤、栀子豉汤加减。气分热盛，里热蒸迫，当辛凉开泄与辛寒清泄并举，透热达外，方如麻杏石甘汤。气分热盛，津液耗伤，腑失津润，结成里实，大便秘结，当通泄中下二焦，以辛畅玄府气机、行气津，以苦寒涌泄通腑而导热下泄，方如承气汤类、凉膈散等。三阳合病，邪热壅盛，当辛凉开腠理以透热，辛苦辛寒泄气除热，方如柴葛解肌汤。热入营血佐开膜透热。热入营血应在清营凉血散血的基础上，注意开达玄府、宣畅气机，使热有外达透出之路。《温热论》云："从风热陷入者，用犀角、竹叶之属；如从湿热陷入者，用犀角、花露之品……入营血，犹可透热转气……若舌白如粉而滑，四边色紫绛者，温疫病初入募原，未归胃腑，急急透解……黑而隐隐，四旁赤色者，乃火郁内伏，大用清凉透发。"《温病条辨》云："太阴温病，血从上溢者，犀角地黄汤合银翘散主之。""疹系红点高起，麻、瘖、痧皆一类，系血络中病，故主以芳香透络，辛凉解肌，甘寒清血也。"方如清营汤、清宫汤。温热逆传包络或痰热蒙蔽机窍，方如菖蒲郁金汤。高热、神志昏迷，方如安宫牛黄丸、紫雪丹、至宝丹。瘀热阻闭机窍，当凉血散血，方如犀珀至宝丹、犀地三汁饮。《温热论》云："初传，绛色中兼黄白色，此气分之邪未尽也，泄卫透营，两和可也；纯绛鲜泽者，包络受邪也，宜犀角、鲜生地、连翘、郁金、石菖蒲等清泄之。延之数日，或平素心虚有痰，外热一陷，里络即闭，非菖蒲、郁金等所能开，须用牛黄丸、至宝丹之类，以开其闭。"《温病条辨》云安宫牛黄丸"合四香以为用，使闭锢之邪热，温毒深在厥阴之分者，一齐从内透出，而邪秽自消，神明可复也"。三焦热盛宜开腠理以宣通上焦，畅中焦以散郁滞，泄下焦而通腑气以导热从下出，方如升降散、防风通圣散。

（五）散寒开玄

风寒邪侵是人体发病的重要因素。风为百病之长，风邪易引领寒邪侵袭机体，寒为阴邪，其性凝滞。《素问·举痛论》云："寒气客于脉外则脉寒，脉寒则缩踡，缩踡则脉绌急，绌急则外引小络，故卒然而痛。"风寒侵袭机体最终导致的就是刘完素所说的玄府闭塞不通。风性疏泄，寒性滞闭，均可导致表之玄府开阖过度。卫阳失于固护，营阴失于守敛，营卫失和必然致使玄府开阖失司。从而表现为恶寒发热、无汗、头痛、肢节疼痛、打喷嚏、鼻塞流清涕、咽痒咳嗽、咳痰清稀色白、舌淡红苔薄白而润、脉紧有力。治疗的方法为解表散寒、开通玄府。常用麻黄汤、桂枝汤、荆防败毒散等方剂化裁治疗。若素体阳虚，阴寒内盛，寒性凝滞，可致气血流通不利，玄府闭塞，痹阻体内而发病。寒性收引可致筋脉拘挛，血流失畅，阳气不振，症见形寒肢冷，面白冷汗，苔白，脉沉紧，治宜温阳散寒、开通玄府，常用附子、干姜、细辛、桂枝等温振阳气之品。枳实薤白桂枝汤通阳理气，当归四逆汤温经散寒，是温阳开玄之首选方剂。若阴寒盛极之重症，症见身寒肢厥，气短脉微，以苏合香丸温开闭窍常有疗效。

（六）理气开玄

玄府枢转气机，孔隙虽狭贵在通畅。情志不遂，肝失疏泄，气机郁滞玄府，气血不和，痹阻而致病。故理气开玄法是专门针对玄府气郁而进行干预的一种治疗方法。从中医学病机演变的角度来讲，百病生于气，先有气郁，随之会造成其他诸郁。然而，总以气郁为主，"气行则血行"，治宜理气开郁、开通玄府，常用药物有柴胡、香附、枳壳、厚朴、陈皮、川芎等。《医方集解》云："肝郁解则目之玄府通利而明矣。黄连之类解热郁也，椒目之类解湿郁也，芜蔚之类解气郁也，芎归之类解血郁也，木贼之类解积郁也，羌活之类解经郁也，磁石之类解头目郁、坠邪气使下降也，蔓菁下气通中，理亦同也。"

（七）利水化痰

津液是人体的重要营养物质，广泛地存在于人体脏腑、官窍之内。津液主要环流于玄府之内，机体任何部位皆有玄府。玄府作为流通气液的孔隙，一有病变必然导致"气液昧之"而发生津停为水，生痰，留饮。水淫玄府，水多生肿，即阻遏气机的运行，也压迫脉络的血液运行，阻遏神机的出入，使相应脏腑及其所表里连属的功能受损。张景岳云："故凡治肿者必先治水，治水者必先治气，若气不能化，则水必不利。"在治疗时，重在利水开玄，运水泄浊，减轻水浊泛溢，恢复玄府开通。气液流通作为玄府最重要的功能之一，其治疗意义就在于畅其支渗，使血气津液渗灌不止。临床常用防己黄芪汤、五苓散、实脾饮、萆薢胜湿汤等方利水开玄。

津液停滞则成痰饮。故痰饮为患宜在辨证施治的基础上，佐以开达玄府，开腠理，以透水湿从肌腠而出，畅中焦以行水湿，利下焦以导水湿从尿而出。痰饮壅滞上焦宜辛开宣肺、开腠理以透水湿出肌腠，佐辛苦以肃降水湿从下而出。痰湿壅滞中焦宜健脾和胃、辛开苦降。以辛开行津液而化湿，以苦泄降水湿而下渗兼以燥湿。饮留下焦宜辛开苦泄。以辛行津液而化湿，以苦渗泄下焦而导水湿从下而出。肺主肃降，肺脏将水谷精微、津液等向下输送，滋养五脏六腑。如果肺失宣肃，肺中津液停聚凝结为痰，则导致痰邪阻肺、玄府闭塞。痰热阻肺证多因外邪犯肺，郁而化热，热伤肺津，炼液成痰，或素有宿痰，内蕴日久化热，痰与热结，壅阻于肺所致。可见咳嗽、咯痰黄稠而量多、气喘息粗甚则鼻翼煽动、喉中痰鸣、咳吐脓血腥臭痰、小便短赤、大便秘结、舌红苔黄腻、脉滑数。治疗方法是清热化痰、开通玄府。常用清气化痰丸、止嗽散、桑菊饮、千金苇茎汤等方剂化裁治疗。脾胃为气机升降之枢纽，玄府通利可影响脾胃中枢作用的正常发挥，亦赖于中州之气的推动。过食肥甘厚腻，湿重困脾，脾运失健，痰浊盘踞，痹阻气机，阻滞络脉，瘀闭玄府。脾气亏虚，营血不足，玄府无力开阖，随之闭塞。玄府闭塞同时又加重了中焦的积滞，酿生痰湿，症见气短痰多，肢体沉重，伴倦怠乏力、咳吐痰涎、纳呆便溏、齿痕舌、苔腻、脉滑，治宜豁痰宣痹、开通玄府。瓜蒌薤白半夏汤通阳行气，涤痰汤豁痰开窍，为化痰开玄之配伍首选。若痰阻郁而化热，以黄连温胆汤清化热痰。现代社会湿热致病较为多见，湿热胶着难去，日久就会流注于其他脏腑经络，导致其他脏腑玄府闭塞，诸病由生。湿热蕴结、玄府闭塞多表现为热势缠绵不退、午后热甚、身体沉重、头重如裹、头脑昏蒙、头目眩晕、口干苦、胸脘痞满、胃纳不香、身发黄疸、大便黏腻不爽、小便不利或黄赤或浑浊、舌红苔黄厚腻、脉濡数等。治疗的方法是清利湿热、开通玄府。可用黄连解毒汤、龙胆泻肝汤、甘露消毒丹、三仁汤、八正散及六一散等方剂化裁治疗。

（八）祛瘀通腑

玄府郁闭可因气血失和、血脉失调、瘀血阻络，致使玄府阻滞不通。若因种种原因造成玄府渗灌不足或渗灌太过，必然发生种种病变。渗灌不足者，则可引起血行缓慢甚至瘀阻；渗灌太过者，短时间内出现血流加快，而出现局部充血征象，局部过度充血而造成局部受压而出现血液运行受阻，引起血液瘀滞。《医林改错》云："治病之要诀，在明白气血，无论外感、内伤……所伤者无非气血……气通血活，何患疾病不除。"《血证论》曰："瘀血不行，则新血断无生理……盖瘀血去则新血已生，新血生而瘀血自去。"《温病条辨》云："善治血者，不求之有形之血，而求之无形之气。"瘀血致病广泛，瘀血的临床表现为刺痛、面色黧黑、皮肤粗糙不润或肌肤甲错及手足干燥皲裂、口唇爪甲青紫发绀、下肢脉络怒张、舌暗青紫、脉弦、涩或结。治疗此类玄府郁闭证重在活血化瘀、通畅玄府之道，恢复玄府正常的流通渗灌功能。可用血府逐瘀汤、通窍活血汤及桂枝茯苓丸等方剂化裁治疗。瘀在头面，配伍芳香通窍之品。瘀在上焦，配开宣肺气、化痰之品。瘀在腹部，配伍疏肝理气、健脾理气、降浊之品。瘀在下焦少腹，配伍沉降下气香窜之品。瘀在四肢，配伍辛开走窜、祛风通络之品。

《素问·五脏别论》曰："六腑者，传化物而不藏，故实而不能满也。"《临证指南医案》曰："脏宜藏，腑宜通，脏腑之体用各殊也。"六腑以通为用，不可闭塞。如果有形的糟粕闭阻胃肠，则导致阳明腑实证，表现为日晡潮热、但头汗出、手足汗出、脘腹胀痛、大便秘结、腹中转矢气、不得眠、谵语、狂乱、舌苔多黄厚干燥边尖起芒刺甚至焦黑燥裂、脉滑数或沉迟有力。治疗的方法是泻下通腑、开通玄府，常用承气汤类等方剂化裁治疗。食积停滞、脾胃升降失常，表现为厌食恶食、脘腹胀满、嗳腐吞酸、不欲饮食、大便酸臭或便秘、苔厚腻、脉弦滑有力。治疗方法是消食导滞、开通玄府，常用越鞠保和丸、枳实导滞丸等方剂化裁治疗。

（九）外治法

根据"外治之理，即内治之理。外治之药，亦内治之药"理论，吴师机云："须知外治者，气血流通即是补，不药补亦可。"张从正曰："圣人之刺热五十九刺，为无药而设也。皆所以开玄府而逐邪气，与汗同……亦有熏渍而为汗者，亦有导引而为汗者。"唐笠山谓："古人用针通其外，由外及内，以和气血。用药通其里，由内及外，以和气血，其理一而已矣。"不论针灸、推拿、按摩，或是熏洗、熨烙、搐鼻等，大多数经玄府转输，玄府系统畅达则效至脏腑和病所，发挥畅气机、行气血、和营卫、调阴阳、祛邪气的作用。无不立足于疏通气血而达到治愈各种玄府病变的目的。

1.中药面膜：如薄荷、石菖蒲、冰片均具有增加皮肤活性表皮流动性的作用，从而利于药物的透皮吸收。白芷、白蔹、白术、白附子、白茯苓、白及、细辛等中药提取物对黑素细胞增殖、黑素合成及酪氨酸酶活性均有抑制作用。可选择中药面膜外用直接作用于玄府。以辛香药为主，开宣毛窍，促进药物吸收，加强药效作用。

2.中药渍渍法：中药渍渍法是一种传统的中医外治疗法，是渍法和渍法的结合，或称浸渍法。它是用药物煎汤淋洗浸渍局部的方法，使创口洁净、祛除病邪等，从而达到治疗目的。广泛运用于内科、外科、骨伤科、五官科等诸多疾病。《外科精义》云："渍渍疮肿之法，宣通行表，发散邪气，使疮内消也。"《理瀹骈文》认为渍渍疗法是因"熏蒸渫洗之能汗，凡病之宜发表者，皆可以此法……可以升降变化，分清浊而理阴阳，营卫气，通五脏，肠胃既和，而九窍皆顺，并达于腠理，行于四肢也"。药液的清洗、浸泡、湿敷可通过渗透压作用，使局部毛细血管收缩，减少局部组织的渗出、充血及炎症。药物湿敷通过温热刺激及辐射传导作用，可使药物扩散到角质层，渗透到病变深处，起到改善局部循环、调节局部血管和淋巴管的通透性、抑制神经末梢的冲动传导、调节免疫的作用。药物直接作用于病变部位或药液的温煦作用通过经络系统的调节而起到调整脏腑、阴阳、气血的盛衰，补虚泻实，扶正祛邪等作用，其治疗作用的发挥与玄府气液通路是否宣通有着密切的联系。

3. 放血疗法：放血疗法又称刺血疗法，大约起源于新石器时代，指用锋利的器械，刺破或划破人体特定穴位或一定部位，放出少量血液，以治疗疾病的一种方法。《内经》记载了刺血疗法，《素问·血气形志》云："凡治病必先去其血。"《灵枢·热病》云："心疝暴痛，取足太阴、厥阴，尽刺去其血络。"放血疗法在临床中被广泛运用于内、外、妇、儿、五官、皮肤等各科疾病的治疗中。张从正提出"出血之与发汗，名虽异而实同"，认为刺络放血疗法泻血除热，攻邪最捷。放血疗法通过局部血液的排出，可改善皮损处组织微循环障碍，缓解血管痉挛，促进血液循环，加速血流，清除病损处的代谢障碍，增加局部组织血氧含量，减少血管渗出，促进损伤组织的修复，刺激血管壁神经，调节血管内皮细胞分泌，强化血管的调节作用而间接改善微循环，继而改善机体脏腑组织器官的功能。同时，可以通过降低炎症因子水平，调节免疫功能，抑制炎症反应。总之，放血疗法具有开通玄府，透邪外出，疏通经络，活血化瘀，调整气血阴阳平衡等作用。

4. 针刺治疗：针刺类疗法以传统毫针法最为常用，其他有电针法、梅花针法、眼针法、耳针法、鬃针法等，临症取穴进行针刺，使脏腑调和，塞滞自通。《灵枢·邪气脏腑病形》言："（经脉）血气皆上于面而走空窍……其气之津液皆上熏于面。"针刺经络、体表病位，能够通过玄府通道流通气液，不仅直接调畅局部经络、组织气血运行，对远端气血郁滞之病所也起到调节作用。

5. 灸法：艾灸可通过温热效应，开通玄府，舒经活络，活血化瘀，从而改善微循环，促进代谢。《素问·骨空论》云："灸寒热之法，先灸项大椎，以年为壮数。"表热证多因感受风寒温热之邪而引起，外邪侵袭肌表，玄府闭塞，营、卫、气、血运行不畅，郁而成热，按治之法，艾叶辛温，加以火力，艾灸熏于肌表，开通玄府，玄府开通，肌表之邪热外出，表热得解。《备急千金要方》云："五脏热及身体热，脉弦急者，灸第十四椎与脐相当五十壮。"《千金翼方》云："胃中热，灸三里三十壮。"内伤热证多由于脏腑功能失常，病多因情志、饮食因素。病机仍然是玄府不通，邪热无以宣泄，灸法以其温热之性，作用于体表经穴，温通宣散，通透诸经，开通闭塞之玄府，泄热外出，则气机得以调畅，进而调整脏腑功能，则内热自消。《外科全生集》言："腠理一开，寒凝一解，气血乃行，毒亦随之消矣。"温阳抑阴，促阳化气，促使玄府恢复开阖通利功能。《丹溪心法》云："大病虚脱，本是阴虚，用艾灸丹田者，所以补阳，阳生阴长故也。"

6. 走罐疗法：罐法是从砭法演变而来的一种中医外治法，古称"角法"，最早见于《五十二病方》。《本草纲目拾遗》描述拔罐，其云："罐得火气合于肉，即牢不可脱……向上起红晕，罐中有气水出，风寒尽出。"经过多年发展和演变，衍生出了独特的走罐疗法。常选用罐口平滑且口径较大的火罐，先于拔罐部位或罐口涂抹拔罐油或凡士林等润滑剂，将火罐拔住，然后用一手握住罐体，稍用力将火罐沿一定方向反复推拉，直至相应部位皮肤潮红、充血甚或瘀血时将罐取下。此法常用于肌肉丰厚、面积较大的部位，如大腿、腰背部等。此疗法集拔罐、温灸、按摩、刮痧等诸多功效于一身，广泛应用于临床各种玄府病变的治疗。走罐疗法重在开通玄府，解表祛邪，借助"汗法"，给邪以出路，拔除体内邪气，祛邪外出，使病邪由外而解，开通玄府，透邪外出。火罐对局部皮肤有温热刺激作用，温热刺激本身能够活血化瘀，疏通经络。走罐疗法在皮损处快速推拉罐体，推动营血在脉中运行，可起到行气通脉、活血化瘀、引邪外出的作用。走罐疗法可以通过对经络、腧穴的刺激，引导体表的营卫之气重新输布，鼓动经脉，疏通凝滞的气血，调动体内元气，使空虚的经脉气血充盈，从而改善血液循环，畅通经络气血，濡养组织皮毛。走罐可使机体产生温热作用和良性刺激作用，扩张毛细血管，使局部组织充血，改善局部皮肤血液循环，加快新陈代谢。走罐疗法可以增加局部皮肤的血氧供给及营养供应，增强皮肤细胞活力。走罐时局部毛细血管破裂，产生自身溶血现象，通过神经系统对人体的组织器官产生双向调节作用，增强免疫功能，通过改善循环，使白细胞总数增多，吞噬作用加强，局部炎症和水肿得以吸收、消退。走罐疗法对人体皮肤产生的机械物理刺激作用，可增宽皮肤表皮层裂隙，在走罐的同时经皮给药，可提高外用药物的透皮吸收率，提高临床疗效。

第三节　治疗玄府病变的常用方药

一、常用的单味药

（一）黄芪

黄芪，甘，微温。归肺、脾经。始载于《神农本草经》，列为上品，"主痈疽，久败疮，排脓止痛，大风癞疾，五痔，鼠瘘，补虚，小儿百病"。历代本草均有收载，原作黄耆，李时珍释其名曰："耆长也，黄耆色黄，为补药之长，故名黄耆。"为豆科多年生草本植物蒙古黄芪或膜荚黄芪的干燥根，具有补气升阳，固表止汗，利水消肿，生津养血，行滞通痹，托毒排脓，敛疮生肌的功效。用量常为 9 ～ 30g。《药品化义》云："蜜炒又能温中，主健脾。"故补气升阳宜蜜炙用，其他方面多生用。凡表实邪盛，内有积滞，阴虚阳亢，疮疡阳证实证等，均不宜用。

药论：

《古今名医方论》云："凡脾胃一虚，肺气先绝，故用黄芪护皮毛而闭腠理，不令自汗。"

《珍珠囊》云："黄芪甘温纯阳，其用有五。补虚不足，一也；益元气，二也；壮脾胃，三也；去肌热，四也；排脓止痛，活血生血，内托阴疽，为疮家圣药，五也。"

《本经逢原》云黄芪"性虽温补，而能通调血脉，流行经络，可无碍于壅滞也"。

《本草备要》云："生用固表，无汗能发，有汗能止，温分肉，实腠理，泻阴火，解肌热；炙用补中，益元气，温三焦，壮脾胃。生血生肌，排脓内托。"

应用：

1. 脾气虚弱，中焦失运。黄芪味甘微温，善入脾经，乃补脾益气之良药，用治脾虚失运，纳呆食少，食后脘胀，倦怠乏力，面色萎黄者，单用即有效。

2. 中气下陷，脏器脱垂。黄芪甘温升补，既能补中益气，又可升阳举陷，用治气虚下陷引起的脱肛、子宫脱垂、胃下垂等脏器脱垂诸症最为相宜。

3. 肺气虚弱，喘咳短气。肺气虚弱，呼吸失司，清肃失职，故而喘咳短气，声低乏力，痰多稀白。黄芪甘温入肺，补益肺气以司呼吸。

4. 表虚自汗，阴虚盗汗。《本草备要》云黄芪"生用固表，无汗能发，有汗能止，温分肉，实腠理"。黄芪味甘性温，归脾、肺二经，补脾则筋肉健，益肺而腠理固，实为固表止汗之良药。

5. 气虚水停，尿少浮肿。本品甘温补气，健脾益肺，利水消肿，肺气宣则通调水道，脾运健则水津四布，故常用于治疗脾气虚弱，"土不制水"引起的尿少浮肿，疲乏无力，纳呆便溏等症。

6. 气血亏虚，脓成不溃，疮疡不敛。《神农本草经》云："主痈疽，久败疮，排脓止痛。"黄芪甘温益气，托疮生肌，乃内托阴证疮疡之圣药。

7. 气血双亏，心悸乏力。气血双亏，脏腑失于濡养以致心悸乏力，头晕目眩，少气懒言，面色萎黄，"有形之血不能自生，生于无形之气也"，黄芪甘温，大补脾肺之气以资生血之源，实乃益气生血之良药。

8. 气不摄血，吐衄崩漏。气为血之帅，气虚失于摄纳，血不循经而外溢，常见吐血、便血、紫癜、崩漏等诸种血证。黄芪甘温，补气兼能提摄，常与人参、当归、白术等药同用，使气充血固。

9. 气虚血痹，肌肤麻木。气为血之帅，气虚则血行无力，气血闭阻，肌肤失养，而成肌肤麻木不仁之血痹，黄芪益气以助血行。

10. 气虚血瘀，中风偏瘫，胸痹心痛。《本草逢原》云："黄芪，性虽温补，而能通调血脉。"故黄芪为治疗气虚血滞引起的中风偏瘫、口眼㖞斜、胸痹心痛的要药。

11. 气虚津亏，内热消渴。消渴之证，阴虚为本，燥热为标，最易伤津耗气。生黄芪补气生津，故治消渴亦常选用。

12. 气血虚弱，胎动不安，缺乳少乳。气血虚弱，胎元失养，胞宫不固，以致胎动不安甚或滑胎，黄芪常配人参、川续断、黄芩等药益气养血安胎。

13. 脾胃亏虚，痿废不用。脾胃虚弱，气血化源不足，筋肉失养，以致肢体痿软乏力，痿废不用。经云："治痿独取阳明。"黄芪甘温健脾益气以振奋后天本源，直中病机。

14. 气虚失摄，遗尿癃闭。黄芪甘温补气，升提固摄，可用治年老体衰，膀胱固摄乏力出现的遗尿、小便余沥不尽等症。

15.肠运失济、气虚便秘。六腑以通为用，气虚肠道传导无力，大便秘结难去，脘腹胀满疼痛，黄芪甘温益气治其本虚，以复传导之职。

根据现代药理学研究发现，黄芪具有调节机体免疫功能、促进造血、改善物质代谢、抗应激、抗氧化等药理作用。

按语：《医学衷中参西录》云："肝属木而应春令，其气温而性喜条达，黄芪性温而升，以之补肝，原有同气相求之妙用。"如气虚则玄府失养，气虚无力推动血行形成血瘀，是一种虚实夹杂的病机，此时重用黄芪亦为关键。可见黄芪可补益肺脾之气，也可升阳气，条达气机，为治疗玄府闭塞兼有脏腑气虚的常用药。

（二）当归

当归，甘辛，温。归肝、心、脾经。始载于《神农本草经》，列为中品，历代本草均有收载。当归可使气血各有所归，故名当归。为伞形科多年生草本植物当归的根。具有补血活血，调经止痛，润肠通便的功效。煎服，用量常为6～12g。一般生用，为加强活血则酒炒用。通常补血用当归身，活血用当归尾，和血（补血活血）用全当归。本品味甘滑肠，《本草经疏》云："肠胃薄弱，泄泻溏薄，及一切脾胃病，恶食，不思食，不消食，并禁用。"故湿盛中满、大便泄泻者不宜服。当归辛甘性温，功能补血活血，然当归头偏于上行而止血，当归身补血而中守，当归尾破血而趋下，补血活血宜用全当归。

药论：

《本草纲目》引李杲语："（当归）头，止血而上行；身，养血而中守；梢，破血而下流；全，活血而不走。"

《汤液本草》云："当归，入手少阴，以其心主血也；入足太阴，以其脾裹血也；入足厥阴，以其肝藏血也。头能破血，身能养血，尾能行血，用者不分，不如不使。"

《景岳全书·本草正》云："当归，其味甘而重，故专能补血，其气轻而辛，故又能行血，补中有动，行中有补，诚血中之气药，亦血中之圣药也。大约佐之以补则补，故能养营养血，补气生精……佐之以攻则通，故能祛痛通便，利筋骨……惟其气辛而动，故欲其静者当避之，性滑善行，大便不固者当避之。凡阴中火盛者，当归能动血，亦非所宜，阴中阳虚者，当归能养血，乃不可少。若血滞而为痢者，正所当用，其要在动、滑两字；若妇人经期血滞，临产催生，及产后儿枕作痛，具当以此为君。"

应用：

1. 心肝血虚。本品甘温质重，入心肝二经，功专补血养血，乃补血之圣药。用治心肝血虚引起的面色唇白，唇爪无华，头昏目眩，心悸怔忡等症，常与熟地黄、白芍、川芎等补血活血之品配伍，使补血之力更强，即《太平惠民和剂局方》四物汤；若气血两虚者，又常与黄芪同用，共奏益气补血之效，如《兰室秘藏》当归补血汤；若治思虑过度，劳伤心脾，气血两亏引起的心悸疲倦、健忘少寐等症，又可与人参、白术、酸枣仁等药同用，益气健脾，补血养心，如《校注妇人良方》归脾汤。

2. 月经不调，痛经闭经。本品味甘性温，气轻而辛，既能甘温补血养血，又能辛散活血，调经止痛，为补血活血，调经止痛之良药。

3. 胎产诸疾。本品辛甘性温，补中有动，行中有补，乃血中之气药，不但为调经之要药亦为治妇女妊娠期产后诸疾之良药，且尤宜血虚血瘀有寒者。

4. 跌仆损伤。本品味辛气轻，能行能散，活血化瘀，瘀血消散，则肿去痛止，故常用于跌打损伤、瘀血肿痛及筋伤骨折等症，并常与其他活血化瘀、续筋接骨之品同用。

5. 风寒痹痛。本品甘辛性温，甘能补血，辛能活血，温以散寒，血盈畅流，筋脉得养，寒邪得除，则痹阻疼痛可除，故当归又常治疗痹痛麻木之症，无论血虚血寒，风寒痹阻，或痹痛日久，气血亏虚，均可随证配伍应用。

6. 痈疽疮疡。本品补血活血，有托毒消肿之效，亦常用于治疗痈疽疮疡。因其性温又偏于养血扶正，故以血虚气弱之痈疽不溃或溃后不敛用之为宜。内服多与黄芪同用，以增强药力。

7. 肠燥便秘。津血同源，本品甘温，能补血益津以润肠通便，故血虚津亏之肠燥便秘可选用本品治疗。

8. 咳喘短气。《神农本草经》云："（当归）主咳逆上气。"故本品亦可用治咳喘短气，常与祛痰止咳平喘药同用。

9. 痢疾。《药性论》云："（当归）补诸不足，止痢腹痛。"当归和血行血，痢疾腹痛、下利脓血之症可选用本品治疗，有"行血则便脓自愈"之效。

10. 目睛诸疾。本品辛甘性温，行血养血，亦常用治目睛气血郁滞，赤肿痒痛诸疾。

11. 阴虚盗汗。阴血亏虚，虚阳独亢，迫津外出，则潮热盗汗。当归养血培本固源，故亦可用本品治疗阴虚盗汗诸症。

根据现代药理学研究发现，当归有促进机体造血、抗血栓、抗心肌缺血、抗心律失常、调节子宫平滑肌等药理作用。

（三）党参

党参，甘，平。归脾、肺经。始载于《本草从新》，其后《本草纲目拾遗》《植物名实图考》等都有记载，但清代以前此物只供药用，名紫园参。由于五加科的上党人参资源日趋减少，至明清已绝迹，太行山产的桔梗科党参乃被利用起来，到《本草从新》始加区分，因以山西上党者最有名，故名党参。为桔梗科多年生草本植物党参、素花党参或川党参的干燥根。具有健脾益肺，养血生津的功效。常用量为 10～30g。气滞、肝火盛者禁用，邪盛而正不虚者不宜使用。

药论：

《本草从新》云："主补中益气，和脾胃，除烦渴。中气微弱，用以调补，甚为平妥。"

《本草正义》云："党参力能补脾养胃，润肺生津，健运中气，本与人参不甚相远。其尤可贵者，则健脾运而不燥；滋胃阴而不湿，润肺而不犯寒凉，养血而不偏滋腻，鼓舞清阳，振动中气而无刚燥之弊。"

《得配本草》云："上党参，得黄芪实卫，配石莲止痢，君当归活血，佐枣仁补心。补肺蜜拌蒸熟；补脾恐其气滞，加桑皮数分，或加广皮亦可。"

应用：

1. 脾胃虚弱。本品甘平，补脾养胃，健运中气，鼓舞清阳，为常用补中益气之品。

2. 肺虚喘咳。本品甘平入肺而不燥，善补益肺气，用治肺气不足，声低气怯，动辄喘促，有补肺益气、止咳平喘之效。

3. 津伤口渴。本品甘平，补中州，升清阳，益肺气，布津液，有补气生津之功。用于外感热病，热伤气津，心烦口渴等症。

4. 血虚体弱。本品甘平，益脾胃，化精微，生阴血，有补气生血之效，用治气血双亏之面色萎黄、头晕心悸、体弱乏力等症。

5.气虚邪盛之感冒、便秘。因党参补气养血生津，药性平和，故临证遇有邪实正虚之证，常以与之相应祛邪药同用，有扶正祛邪之效。

根据现代药理学研究发现，党参具有调节胃肠运动、增强免疫功能、增强造血功能等药理作用。

（四）羌活

羌活，辛、苦，温。归膀胱、肾经。始载于《神农本草经》，列为上品。历代本草均有记载，以其生于羌中，功似独后，故名羌活。为伞形科植物羌活、宽叶羌活的干燥茎和根。具有解表散寒，祛风除湿，止痛的功效。用量常为 3 ～ 10g，血虚痹痛者忌服。

药论：

《医学启源》云羌活"治肢节疼痛，手足太阳经风药也"。

《主治秘诀》云："其用有五：手足太阳引经，一也；风湿相兼，二也；去肢节痛，三也；除痈疽败血，四也；治风湿头痛，五也。"

《雷公炮制药性解》云："羌活气清属阳，善行气分，舒而不敛，升而能沉，雄而善散，可发表邪，故入手太阳小肠、足太阳膀胱，以理游风。其功用与独活虽若不同，实互相表里，用者审之。"

《本草汇言》云："羌活功能条达肢体，通畅血脉，攻彻邪气，发散风寒风湿。故疡证以之能排脓托毒，发溃生肌；目疾以之治羞明隐涩，肿痛难开；风证以之治痿，痉、癫痫、麻痹厥逆。盖其体轻而不重，气清而不浊，味辛而能散，性行而不止，故上行于头，下行于足，遍达肢体，以清气分之邪也。"

应用：

1.风寒夹湿，四时感冒。羌活辛温发散风寒，苦温而解除湿，合以祛风散寒除湿，善治风寒夹湿或风湿合邪感冒。

2.风寒湿痹，跌打损伤。本品辛苦性温，功可祛风散寒，胜湿止痛，除治疗风寒夹湿感冒外，还用于风寒湿邪侵入体内，客于肌肤、筋脉、关节引起的以关节疼痛、肩背酸痛为主要症状的风湿痹证。

3.水肿脚气，水湿吐泻。羌活苦温燥湿，可用于水湿停聚之水肿证。

4.筋脉不舒，拘挛抽搐。本品气清而扬，舒而不敛，可条达肢体，治疗筋脉抽搐拘挛之症。

5.外感头痛，偏正头痛。羌活辛以散风，轻清上扬，直达头面，可祛风邪，止头痛。

6.目赤翳障，鼻塞牙疳。本品上行头面，宣散外邪，能治五官诸疾。

7.阳毒内炽，痈肿疔疮。本品善升能散，可发越阳毒，用于阳毒内炽，壮热便秘，或热毒壅盛，疮疡肿痛之症。

根据现代药理学研究发现，羌活具有抗菌、抗病毒、解热镇痛、抗炎、抗过敏、改善心肌缺血等药理作用。

（五）防风

防风，辛、甘，微温。归膀胱、肝、脾经。始载于《神农本草经》，列为上品，历代本草均有记载，其功以疗风最著，故名防风。为伞形科植物防风的根，具有祛风解表，胜湿止痛，止痉的功效。内服：煎汤，用量常为 5～10g，或入丸、散剂。外用：研末调敷。血虚发痉及阴虚火旺者忌服。

药论：

《本草经疏》云："防风治风通用，升发而能散，故主大风头眩痛，恶风风邪，周身骨节疼痛，胁痛、胁风头面去来，四肢挛急，下乳，金疮因伤于风内痉。其云主目无所见者，因中风邪，故不见也。烦满者，因风邪客于胸中，故烦满也。风、寒、湿三者合而成痹，祛风燥湿，故主痹也。发散之药，焉可久服，其曰轻身，亦湿去耳。"

《本草汇言》云："防风，散风寒湿痹之药也，故主诸风周身不遂，骨节酸痛，四肢挛急，痿躄痫痉等证。又伤寒初病太阳经，头痛发热，身痛无汗，或伤风咳嗽，鼻塞咽干，或痘将出，根点未透，用防风辛温轻散，润泽不燥，能发邪从毛窍出，故外科痈疮肿毒、疮痍风癞诸证，亦必需也。为卒伍之职，随引而效，如无引经之药，亦不能独奏其功。故与芎、芷上行，治头目之风；与羌、独下行，治腰膝之风；与当归治血风；与白术治脾风；与苏、麻治寒风；与芥、连治热风；与荆、柏治肠风；与乳、桂治痛风，及大人中风、小儿惊风，防风尽能去之。若入大风厉风药中，须加杀虫活血药乃可。"

《本草正》云："防风，用此者用其气平散风，虽膀胱脾胃经药，然随诸经之药，各经皆至。气味俱轻，故散风邪，治一身之痛，疗风眼，止冷泪。风能胜湿，故亦去湿，除遍体湿疮。若随实表补气诸药，亦能收汗，升举阳气，止肠风下血崩漏。然此风药中之润剂，亦能走散上焦元气，误服久服，反能伤人。"

应用：

1. 外感表证。防风升发能散，为治风通用之药，由风邪引起的表证，无论夹寒夹热或夹湿，均可用防风，以祛散外邪，解除表证。

2. 疹出不畅，皮肤瘙痒。本品辛温透发，祛风止痒，可用于透疹和治疗皮肤瘙痒症。

3. 痈肿疮疡，丹毒发颐。本品辛散温通，可消疮止痛，透邪外出，适用于新旧疮疡。

4. 风湿痹证，跌打损伤。防风辛温，祛风散寒，胜湿止痛，消肿散结，常用于风湿痹证，跌打损伤，肢节肿痛诸症。

5. 肝风内动，眩晕抽搐。本品为肝经要药，辛以条达气机，既祛外风，又息内风，为止痉剂。

6. 肝郁胁痛，腹痛泄泻。本品疏肝和脾，善治肝郁疼痛及肝脾不和之腹痛泄泻。

7. 头痛目赤，咽肿口疮。防风性善上行，可散邪发郁，常用治头面五官诸疾。

8. 心悸健忘，二便不利。防风禀升发之气，升举清阳，以降浊阴，善治清阳不升，神失所养，惊悸恍惚，虚烦多寐，健忘神疲之症。

9. 自汗盗汗，吐衄崩漏。本品既疏散风邪，实卫固表，又升发清阳，引血归经，故可用于多汗及出血症状。

根据现代药理学研究发现，防风具有解热、抗炎、镇痛、抗氧化、抗变态反应、抑制平滑肌收缩等药理作用。

（六）栀子

栀子，苦，寒。归心、肺、三焦经。始载于《神农本草经》，列为中品。为茜草科常绿灌木植物栀子的干燥成熟果实。内服具有泻火除烦，清热利湿，凉血解毒的功效，外用有消肿止痛的功效。水煎服，用量常为 6 ～ 10g。生用，走气分而泻火；炒黑，入血分而止血。本品苦寒伤胃，脾虚便溏者不宜用。

药论：

《神农本草经》云："主五内邪气，胃中热气，面赤，酒疱齄鼻，白癞，赤癞，疮疡。"

《本草衍义》云："栀子虽寒无毒，治胃中热气，既亡血、亡津液，脏腑无润养，内生虚热，非此物不可去。又治心经留热，小便赤涩，用去皮山栀子、火煨大黄、连翘、甘草（炙），等份，末之，水煎三钱服，无不利也。"

《汤液本草》云："或用栀子利小便，实非利小便，清肺也，肺气清而化，膀胱为津液之府，小便得此气化而出也。"

《本草正》云："栀子，若用佐使，治有不同：加茵陈除湿热黄疸，加豆豉除心火烦躁，加厚朴、枳实可除烦满，加生姜、陈皮可除呕哕，同元胡破热滞瘀血腹痛。"

《本草求真》云："治上宜生，治下宜炒黑，虽其上下皆入，而究则由自肺达下，故能旁及而皆治者也此惟实邪实热则宜，若使并非实热，概为通用，恐不免有损食泄泻之虞矣。"

《本草思辨录》云栀子"其治在心肝胃者多，在肺者少。苦寒涤热，而所涤为瘀郁之热，非浮散之热，亦非坚结之热。能解郁不能攻坚，亦不能平逆，故阳明之腹满有燥屎，肺病之表热咳逆，皆非其所司。独取其秉肃降之气以敷条达之用，善治心烦与黄疸耳。"

应用：

1. 热病烦闷。本品苦寒清降，清泻三焦火邪，有清心除烦之效。

2. 肺热咳嗽，胃火呕吐，肝火目赤。本品苦寒清降，又入肺、胃、肝经，而清泻三经邪热，故用于肺热咳嗽、胃火呕吐、肝火目赤诸症。

3. 黄疸，热淋。本品既能清肝胆湿热而退黄疸，又能利膀胱湿热而通小便。

4. 血热吐衄。本品有清热凉血止血之效。

5. 热毒疮疡。本品不仅能凉血解毒，而又具消肿止痛之效。

根据现代药理学研究发现，栀子具有解热、抗炎、镇痛、镇静、抗病原微生物等药理作用。

（七）连翘

连翘，苦，微寒。归肺、心、小肠经。始载于《神农本草经》，列为下品。因其果实似莲作房，翘出众草，故名连翘。为木樨科植物连翘的干燥果实。具有清热解毒，消肿散结，疏散风热的功效。煎服，用量常为 6 ～ 15g。脾胃虚寒及气虚疮疡脓清者不宜用连翘。临床有青翘、老翘及连翘心之分。青翘，又名青连翘，为初熟的果实，色尚青绿，其清热解毒之力较强；老翘，又名黄连翘、连翘壳，为熟透的果实，质轻透散，长于透热达表，而疏散风热；连翘心，为连翘的种子，长于清心、泻火，可治邪入心包的高热烦躁、神昏谵语等症。

药论：

《神农本草经》云："主寒热，鼠瘘，瘰疬，痈肿，恶疮，瘿瘤，结热，蛊毒。"

《珍珠囊》云："连翘之用有三：泻心经客热，一也；去上焦诸热，二也；为疮家圣药，三也。"

《药品化义》云："连翘，总治三焦诸经之火，心肺居上，脾居中州，肝胆居下，一切血结气聚，无不调达而通畅也。但连翘治血分功多，柴胡治气分功多。同牛蒡子善疗疮疡，解痘毒尤不可缺。"

《医学衷中参西录》云："连翘，具升浮宣散之力，流通气血，治十二经血凝气聚，为疮家要药。能透肌解表，清热逐风，又为治风热要药。且性能托毒外出，又为发表疹瘾要药。为其性凉而升浮，故又善治头目之疾，凡头疼、目疼、齿疼、鼻渊或流浊涕成脑漏证，皆能主之。""连翘诸家皆未言其发汗，而以治外感风热，用至一两必能出汗，且其发汗之力甚柔和，又甚绵长。曾治一少年风温初得，俾单用连翘一两煎汤服，彻夜微汗，翌晨病若失。"

应用：

1. 痈肿疮毒，瘰疬痰核。本品苦寒，主入心经，"诸痛痒疮，皆属于心"，本品既能清心火、解疮毒，又能消散痈肿结聚，故有"疮家圣药"之称。

2. 外感风热，温病初起。本品苦能泻火，寒能清热，入心、肺二经，长于清心火，散上焦风热。

3. 热淋尿闭，肢体湿肿。本品苦寒通降，《日华子本草》谓连翘能"通小肠"，《药性本草》称："主通利五淋。"故又有利湿通淋消肿之功。

根据现代药理学研究发现，连翘具有解热、抗炎、抗病原微生物等药理作用。

（八）麻黄

麻黄，辛、微苦，温。归肺、膀胱经。始载于《神农本草经》，列为中品，历代本草均有记载，因其味麻、色黄而得名。为麻黄科植物草麻黄、中麻黄或木贼麻黄的干燥草质茎。具有发汗散寒，宣肺平喘，利水消肿的功效。煎服，用量常为 2 ～ 10g。发汗解表宜生用，止咳平喘多炙用。本品发散力强，为峻汗药，表虚自汗、阴虚盗汗及肺肾虚喘者均当慎用。

药论：

《神农本草经》云："主中风，伤寒头痛，温疟。发表出汗，去邪热气，止咳逆上气，除寒热，破癥坚积聚。"

《药品化义》云："麻黄……为发表散邪之主药。但元气虚弱及劳力感寒，或表虚者，断不可用。但误用之，自汗不止，筋惕肉瞤，为亡阳症，难以救治。至若春分前后，玄府易开，如患足太阳经证，彼时寒变为温病，量为减用，入六神通解散，通解表里之邪，则荣卫和畅。若夏至前后，阳气浮于外，肤腠开泄，人皆气虚，如患足太阳经证，寒又变热病，不可太发汗，使其气先泄，故少用四五分，入双解散，微解肌表，大清其里。此二者，乃刘河间玄机之法，卓越千古。若四时感暴风寒，闭塞肺气，咳嗽声哑，或鼻塞胸满，或喘急痰多，用入三拗汤，以发散肺邪，奏功甚捷。若小儿疹子，当解散热邪，以此同杏仁发表清肺，大有功效。"

《本草正义》云："麻黄轻清上浮，专疏肺郁，宣泄气机，是为治感第一要药，虽曰解表，实为开肺，虽曰散寒，实为泄邪，风寒固得之而外散，即温热亦无不赖之以宣通。观于《本草经》主中风伤寒，去邪热气，除寒热之说，及后人并治风热斑疹，热痹不仁，温疟岚瘴，其旨可见。且仲景麻黄汤之专主太阳病寒伤营者，以麻黄与桂枝并行，乃为散寒之用，若不与桂枝同行，即不专主散寒发汗矣。抑麻黄之泄肺，亦不独疏散外来之邪也，苟为肺气郁室，治节无权，即当借其轻扬，以开痹着，如仲景甘草麻黄汤之治里水黄肿，《千金》麻黄醇酒汤之治表热黄疸，后人以麻黄治水肿气喘，小便不利诸法，虽曰皆取解表，然以开在内之闭塞，非以逐在外之感邪也。又凡寒邪郁肺，而鼻塞音哑；热邪窒肺，而为浊涕鼻渊；水饮渍肺，而为面浮喘促；火气灼肺，而为气热息粗，以及燥火内燔，新凉外束，干咳嗌燥等症，无不恃以为疏达肺金，保全清肃之要务，较之杏、贝苦降，桑皮、杷叶等之遏抑闭塞者，功罪大是不侔。"

应用：

1.风寒感冒。本品辛能发散，温可散寒，主入肺与膀胱经，善于宣肺气、开腠理、透毛窍而发汗解表，发汗力强，为发汗解表之要药，常用治风寒感冒。

2. 咳嗽气喘。本品主入肺经，可宣发肺气而止咳平喘。

3. 水肿脚气。本品上宣肺气，下利膀胱，可通调水道，利尿消肿，宣肺解表，发汗除湿，治疗水肿尿少之证。

4. 风湿痹证。本品辛散温通，常用于治疗风寒湿痹。

5. 腰腹冷痛。本品性味辛温，可散寒通滞，治疗寒滞诸痛。

6. 疟疾寒热。本品辛以发散解表，宣通郁结，可用治疟疾。

7. 疹出不畅。本品开腠理，透毛窍，解肌表之邪，可治疗风寒束表，疹出不畅之证。

8. 黄疸尿少。本品利尿除湿，可治黄疸、淋证、尿闭等病证。

9. 阴疽痰核。本品辛温，散寒破结，活血消痈，用治阳虚寒结，气血凝滞于皮肤之阴疽或痰核诸证，可配伍鹿角胶、肉桂、白芥子、熟地黄等药。

根据现代药理学研究发现，麻黄具有发汗、解热、抗病原微生物、抗炎、镇痛、镇咳、平喘、祛痰、利尿等药理作用。

按语： 麻黄，轻扬上达，气味最清，发在表之郁，开在表之玄府，能透出皮肤毛孔之外，直达病灶。《吴佩衡医药简述》认为麻黄"味苦辛，气温无毒，其苗叶丛生，形似毛管，体质轻扬，入手太阴肺及足太阳膀胱经，入肺家而行气分，开毛孔而达皮部，善泄卫郁，专发寒邪，治伤寒之头痛，除风湿之身痛，疗寒湿之脚肿，风水可驱，溢饮能散，消咳逆肺胀，解惊悸心忡"。《神农本草经百种录》认为麻黄能"深入积痰凝血中，凡药力不到之处，此能无微不至，较之气雄力浓者，其力更大"。且《本经疏证》亦认为麻黄"气味轻清，能彻上彻下，彻内彻外，故在里则使精血津液流通，在表则使骨节肌肉毛窍不闭，在上则咳逆头痛皆除，在下则癥坚积聚悉破也"。《日华子本草》谓麻黄可"通九窍，调血脉"。结合玄府在全身内外分布的广泛性与麻黄在体内无处不到的特点，麻黄透达之力上可达头目孔窍，内可达五脏六腑之表，开透玄府，其血脉也随之扩张而松弛，以致气血通畅，内邪可散。现代药理也证明其含有的麻黄碱可使冠脉肌肉血管扩张，血流量增加，作用于平滑肌则可以使之松弛，减少气道阻力。"破癥坚积聚"实为麻黄宣透玄府、开散郁结的结果，故麻黄是治疗玄府病变的要药。用麻黄以宣透玄府、辛温通窍、散发郁结。

（九）桂枝

桂枝，辛、甘，温。归心、肺、膀胱经。首载于《名医别录》，为樟科植物肉桂的干燥嫩枝。具有发汗解肌，温通经脉，助阳化气，平冲降逆的功效。煎服，用量常为 3 ～ 10g。孕妇慎用。

药论：

《本草衍义补遗》云："仲景治表用桂枝，非表有虚以桂补之；卫有风邪，故病自汗，以桂枝发其邪，卫和则表密汗自止，非桂枝能收汗而治之。"

《本草纲目》云："麻黄遍彻皮毛，故专于发汗而寒邪散，肺主皮毛，辛走肺也。桂枝透达营卫，故能解肌而风邪去，脾主营，肺主卫，甘走脾，辛走肺也。"

《长沙药解》云："桂枝，入肝家而行血分，定经络而达荣郁。善解风邪，最调木气。升清阳之脱陷，降浊阴之冲逆，舒筋脉之急挛，利关节之壅阻。入肝胆而散遏抑，极止痛楚，通经络而开痹涩，甚去湿寒。能止奔豚，更安惊悸。"

《本经疏证》云："盖其用之之道有六，曰和营，曰通阳，曰利水，曰下气，曰行瘀，曰补中。"

应用：

1. 风寒感冒。本品辛甘温煦，辛能发散解肌，温可通阳扶卫，其开腠发汗之力较麻黄温和，而善于宣阳气于卫分，畅营血于肌表，故有助卫实表，发汗解肌，外散风寒之功。对于外感风寒，不论表实无汗、表虚有汗及阳虚受寒者，均宜使用。

2. 心悸胸痹，脘腹冷痛。本品辛温，可助阳通脉，治疗阳虚阴盛，经脉不通的多种疼痛。

3. 经闭癥瘕，风湿痹痛。本品辛助血行，温通经脉，可治疗瘀血疼痛及痹证疼痛。

4. 寒痰停饮，咳喘水肿。桂枝辛温，助阳化气，可治疗水湿不化，聚为痰饮，表现为咳喘、水肿之证。

5. 心悸恶呕，奔豚气逆。本品温通阳气，平冲降逆，善治气机上逆的心悸欲冒、恶心呕吐，以及奔豚气冲之证。

6. 肝郁肝风，疟疾寒热。本品入肝胆，调肝气，散郁遏，善治肝胆郁滞、肝风内动、疟疾寒热等病在肝胆二经之证。

7. 多汗遗精，血热出血。血汗同源，精血同源，血、汗、精均为阴液的组成部分和变化形式，属营阴范畴，多汗、遗精、出血是营阴外泄的表现，亦即营卫不和所致。《本经疏证》谓桂枝功用之一为"和营"，故本品尚可治多汗、遗精、出血之病证。

根据现代药理学研究发现，桂枝具有扩张血管、促进发汗、抗炎、镇痛、抗过敏、抗病原微生物和改善心血管功能等药理作用。如治疗风寒表实证与桂枝扩张血管、促进发汗、解热、镇痛、抗炎、抗过敏、抗病原微生物等药理作用密切相关；治疗心悸心阳不振证与桂枝改善心血管系统功能密切相关。

（十）细辛

细辛，辛，温。归心、肺、肾经。始载于《神农本草经》，列为上品，历代本草均有收载，因其根细而味极辛，故名细辛。为马兜铃科植物北细辛、汉城细辛或华细辛的干燥根和根茎。具有解表散寒，祛风止痛，通窍，温肺化饮的功效。煎服，用量常为 1～3g，散剂每次服 0.5～1g。外用适量。若治疗危重病症，需大剂量使用入煎剂时，当先煎 45 分钟，再入他药合剂，方可保证用药安全。本品辛香温散，故阴虚阳亢头痛、肺燥伤阴干咳以及痰火扰心致窍闭神昏者忌用。不宜与藜芦同用。

药论：

《本草纲目》云："细辛，辛能温散，故诸风寒风湿头痛、痰饮、胸中滞气、惊痫者，宜用之。口疮、喉痹、䘌齿诸病用之者，取其能散浮热，亦火郁发之之义也。辛能泄肺，故风寒咳嗽上气者宜用之。辛能补肝，故胆气不足，惊痫、眼目诸病宜用之。辛能润燥，故通少阴及耳窍，便涩者宜用之。"

《本草别说》云："细辛，若单用末，不可过半钱匕，多则气闷塞，不通者死。"

《本草汇言》云："细辛，佐姜、桂能驱脏腑之寒，佐附子能散诸疾之冷，佐独活能除少阴头痛，佐荆、防能散诸经之风，佐芩、连、菊、薄，又能治风火齿痛而散解诸郁热最验也。"

《本草正义》云："细辛，芳香最烈，故善开结气，宣泄郁滞，而能上达巅顶，通利耳目，旁达百骸，无微不至，内之宣络脉而疏通百节，外之行孔窍而直透肌肤。"

应用：

1. 风寒感冒、阳虚外感。本品辛温发散，芳香透达，散寒力胜，达表入里，入肺经，可散在表之风寒，主治发热恶寒，头身疼痛，无汗脉浮的一般风寒感冒，常与羌活、防风、白芷等同用。

2.头痛、牙痛、鼻渊、鼻衄、鼻塞、流涕、目痛、耳聋、喉痹、口疮。本品辛温走窜，芳香最烈，宣泄郁滞，上达颠顶，通利九窍，善治头面诸疾，为通窍止痛的要药。

3.痰饮喘咳。本品辛散温通，既可外散表寒，又能下气破痰，温肺化饮，故常可用治风寒客表，水饮内停，表寒引动内饮所致恶寒发热，无汗，喘咳，痰多清稀，甚则不得平卧者，常与麻黄、桂枝、干姜等同用。细辛为散邪消痰涤饮之佳品。

4.风寒湿痹、腰膝冷痛。《神农本草经》云细辛主"百节拘挛，风湿痹痛、死肌"，故本品为通痹散结的要药。细辛既散少阴肾经在里之寒邪以通阳散结，又搜筋骨之间的风湿而蠲痹止痛，故善治气血亏虚，肝肾不足，腰膝冷痛，屈伸不利，畏寒喜温，久痹不愈者。

5.手足厥寒、蛔厥腹痛。本品辛温走窜，散表里寒邪以温经，活血通脉以止痛，用治阳虚血弱，寒伤经络，气血凝滞，手足厥寒，腰、股、腿、足疼痛者，常配当归、桂枝、芍药等同用。

6.乳结胀痛、经闭痛经。本品辛香走窜，上行乳脉，散结止痛，常与柴胡、青皮、夏枯草及穿山甲、王不留行等同用。

7.胸痹心痛。本品辛温行散，宣通心脉，散寒止痛，故可用治阴寒极盛而乘阳位，气机痹阻，血行不畅，寒凝气滞血瘀所致心痛彻背、背痛彻心，甚则口唇青紫，四肢厥冷，脉象沉迟之真心痛，常与檀香、高良姜、荜茇等同用。

8.痰厥、中恶、癫痫昏厥。本品辛香走窜，下气消痰，芳香化浊，有通关开窍，苏醒神志的作用，故可用于痰厥、中风所致神志昏迷，可单用研末，吹鼻取嚏；或配猪牙皂、麝香、薄荷同用，为末，取少许吹鼻取嚏。本品还可用于风痰上壅、癫痫昏厥者，可单用研末，吹鼻取嚏，亦可配天南星、半夏、猪牙皂及天麻、全蝎、蜈蚣等同用。

根据现代药理学研究发现，细辛具有解热、镇痛、抗炎、镇静、免疫抑制、松弛气管平滑肌、改善心功能等药理作用。

按语:《神农本草经》云:"明目，利九窍。"眼科专著《秘传眼科龙木论》云:"细辛辛温，主头痛脑动，益肝胆，通精气，久服明目。"该书七十二症选方共计152首，其中用细辛者则达 83 首之多。现代药理实验显示，细辛醇浸液对金黄葡萄球菌等有抑制作，还能降低脑血管阻力，扩张脑血管，并有抗炎、抗组胺及抗变态反应作用，其机理是使炎症渗出和组织内组胺含量减少，并使毛细血管的通透性增加。细辛以其辛温走窜，芳香最烈，上达颠顶，宣泄郁滞，开通玄府，可通窍、消肿、宣热、止痛、止痒。

（十一）附子

附子，辛、甘，大热；有毒。归心、肾、脾经。始载于《神农本草经》，列为下品，历代本草均有收载，因其系乌头子根，如子附母，故名附子。为毛茛科多年生草本植物乌头的子根加工品。具有回阳救逆，补火助阳，散寒止痛的功效。煎服，用量常为 3 ~ 15g，宜先煎 0.5 ~ 1 小时，至口尝无麻辣感为度。本品辛热燥烈，凡阴虚阳亢及孕妇忌用。不宜与半夏、瓜蒌、贝母、白蔹、白及同用。因有毒，内服须经炮制。若内服过量，或炮制、煎煮方法不当，可引起中毒。

药论：

《汤液本草》云："附子，入手少阳三焦、命门之剂，浮中沉，无所不至，味辛太热，为阳中之阳，故行而不止，非若干姜止而不行也。非身表凉而四肢厥者不可僭用，如用之者以其治逆也。"

《本草汇言》云："附子，回阳气，散阴寒，逐冷痰，通关节之猛药也。诸病真阳不足，虚火上升，咽喉不利，饮食不入，服寒药愈甚者，附子乃命门主药，能入其窟穴而招之，引火归原，则浮游之火自息矣。凡属阳虚阴极之候，肺肾无热证者，服之有起死之殊功。"

《本草经读》云："附子，味辛气温，火性迅发，无所不到，故为回阳救逆第一品药。"

应用：

1. 亡阳证。本品辛甘热，为纯阳燥烈之品，效力强大。能上助心阳以通脉，中温脾阳而散寒，下补肾阳以益火，能复散失之元阳，能回阳于顷刻之间，为"回阳救逆第一品药"。

2. 阳痿宫冷、不孕不育。本品辛甘温煦，有峻补元阳、益火消阴之效，故可治肾阳不足、命门火衰所致阳痿宫冷、不孕不育、腰膝冷痛、夜尿频多，常与肉桂、山茱萸、熟地黄等同用，以温补肾阳，填精补血。

3. 阳虚久泻久痢。本品味辛甘性大热，能峻补元阳、益火消阴，逐退在内之阴寒，急回外越之阳气，消除格拒之势，故可用治少阴病，阴盛于下，格阳于上，症见下利，四肢厥逆，面赤，脉微，每与葱白、干姜同用，以驱逐阴寒，温通阳气。

4. 阳虚水肿。本品温脾、肾之阳，助气化而行水湿，故可用治脾肾阳虚、阴寒内盛、水气不化之水肿，常与茯苓、白术、干姜等同用，以温阳利水。

5. 阴黄证。本品辛甘温煦，能温脾散寒，故可治脾阳不足、寒湿内阻的阴黄证，可与茵陈、白术、干姜等同用，以温中健脾化湿。

6. 阳虚外感风寒。本品味辛性温热，能补火助阳，温经散寒，故可治肾阳不足，兼感风寒，发热脉沉，应配麻黄、细辛同用，以助阳解表，温经散寒。

7. 寒痹证。本品辛散温通，能通行十二经脉，并逐风寒湿邪，故有较强的散寒止痛作用。凡风寒湿痹周身骨节疼痛者，每多用之，尤善治寒痹痛剧者，常与桂枝、白术、甘草同用。

8. 虚寒头痛证。本品味辛甘性热，补火助阳，温经散寒止痛力强，治风寒流注，偏正头痛，经久不愈，可与生姜、高良姜等同用。

9. 胸痹证。本品辛散温通，能温阳化气，助心行血，故可治阳不化气，湿痹胸阳所致胸痹，心前区阵发性绞痛，舌体淡胖者，每与薏苡仁同用，以温阳助气化，除湿以宣痹阻。

10. 虚寒腹痛。本品味辛甘性热，能补肾火而助肾阳，又能温脾阳，故可治脾肾阳虚，少腹冷痛，大便溏泄，常与党参、白术、干姜等同用，以温阳祛寒，益气健脾。

11. 虚寒腹痛便秘。本品大辛大热，能温散寒邪，振奋心阳，故可治阴寒积聚，腹痛便秘，胁下偏痛，发热，脉沉弦而紧，常配大黄、细辛等，以温经散寒，通便止痛。

12. 虚寒痛经。本品味辛甘性温热，既能补肾火而助肾阳，又能温经散寒止痛，故可用治经候不调，血脏冷痛，可与当归等分为末服，以温经补虚，活血行瘀。

根据现代药理学研究发现，附子具有强心、升压、扩张血管、增加血流量、抗休克、抗心律失常、抗心肌缺血、提高耐缺氧能力、抗寒冷等药理作用。如治疗亡阳证与附子强心、升压、扩张血管、增加血流量、抗休克、抗心律失常、抗心肌缺血等药理作用密切相关；治疗风寒湿痹与附子抗炎、镇痛、抗寒冷等药理作用密切相关。

（十二）肉桂

肉桂，辛、甘，大热。归肾、脾、心、肝经。始载于《神农本草经》，列为上品，历代本草均有收载。李时珍谓："凡木叶心皆一纵理，独桂有两道如圭形，故字从圭。"其色如肉，故名肉桂。为樟科植物肉桂的干燥树皮或枝皮。具有补火助阳，引火归原，散寒止痛，温通经脉的功效。煎服，用量常为 1～5g，宜后下或焗服；研末冲服，每次 1～2g。阴虚火旺，里有实热，血热妄行，有出血倾向及孕妇忌用。畏赤石脂。

药论：

《汤液本草》云："补命门不足，益火消阴。"

《本草汇言》云："肉桂，治沉寒痼冷之药也。凡元虚不足而亡阳厥逆，或心腹腰痛而吐呕泄泻，或心肾久虚而痼冷怯寒，或奔豚寒疝而攻冲欲死，或胃寒蛔出而心膈满胀，或气血冷凝而经脉阻遏，假此味厚甘辛大热，下行走里之物，壮命门之阳，植心肾之气，宣导百药，无所畏避，使阳长则阴自消，而前诸证自退矣。"

应用：

1. 肾阳衰弱的阳痿宫冷、虚喘心悸。本品辛甘大热，温补肝肾，补火助阳，并能引火归原，益阳消阴，作用温和持久，为治命门火衰之要药。

2. 亡阳证。本品味辛甘性热，能补火助阳，外散寒邪，内温阳气，故可治阳气素虚，寒邪直中三阴，四肢逆冷，吐泻腹痛，身寒战栗，或指甲口唇青紫，或吐涎沫，不渴，舌淡，脉沉迟，甚或无脉等，每与附子、干姜、人参等同用，以回阳救急。

3. 小儿遗尿。本品为甘热纯阳之品，能补火助阳，故可治下元虚寒，气化失常所致小儿遗尿。

4. 泻痢日久。本品味辛甘性热，能补肾火助肾阳，又能温中散寒，故可治脾肾虚寒，泻痢日久，滑脱不禁，甚至脱肛等，每与人参、白术、诃子等同用，以补虚温中，涩肠固脱。

5. 心腹冷痛、寒疝作痛。本品甘热助阳以补虚，辛热散寒以止痛，善祛痼冷沉寒。治寒邪内侵或脾胃虚寒所致脘腹冷痛者，可单用研末，酒煎服；或与干姜、高良姜、荜茇等同用。

6. 寒痹腰痛。本品辛散温通，能通行气血经脉、散寒止痛，可用治肝肾两虚，风寒湿痹，腰膝肿痛，腿足无力，畏寒喜热，苔白脉迟者，多与独活、桑寄生、杜仲等同用，以祛风湿，止痹痛，益肝肾，补气血。

7.胸痹。本品辛甘温煦，能温通胸中阳气，行气血，散阴寒，可治胸阳不振，寒邪内侵所致胸满闷痛，甚则痛引彻背，喘息，不得平卧等，可与附子、干姜、川椒等同用。

8.阴疽、流注。本品甘热助阳以补虚，辛热散寒以通脉，故可治阳虚寒凝，血滞痰阻所致的阴疽、流注等，可与鹿角胶、炮姜、麻黄等同用。

9.闭经、痛经。本品辛行温通力强，偏走血分，温经通脉功胜，故可治冲任虚寒、寒凝血滞的闭经、痛经等证，可与当归、川芎、小茴香等同用。

10.产后瘀阻腹痛。本品辛甘温煦，能温通经脉，散寒止痛，故《肘后备急方》单用肉桂末，温酒送服，治产后瘀阻腹痛。

11.癥瘕、积聚。本品辛散温通，能温通气血、经脉，可治久积癥瘕、妇人血瘕等，与莪术、当归、枳壳等同用。

12.久病体虚、气血不足。本品少量加入补气益血方中，有温运阳气、鼓舞气血生长的作用，常用于久病体虚，气血不足者。

13.奔豚。本品有温阳通脉之功，亦可用治阴寒内盛，引动下焦冲气，上凌心胸所致奔豚者。

根据现代药理学研究发现，肉桂具有强心、扩张血管、促进肾上腺皮质系统功能、调节胃肠运动、抗溃疡、抗炎、镇痛、抗血小板聚集和抗凝血等药理作用。如治疗肾阳不足，命门火衰与肉桂强心、扩张血管、促进肾上腺皮质系统功能等药理作用密切相关；治疗脘腹冷痛、寒湿痹痛、血寒经闭、阴疽等与肉桂调节胃肠运动、抗溃疡、抗炎、镇痛、抗血小板聚集和抗凝血等药理作用密切相关。

（十三）大黄

大黄，苦，寒。归脾、胃、大肠、肝、心包经。始载于《神农本草经》，列为下品，历代本草均有收载。因其色黄，故名大黄。为蓼科多年生草本植物掌叶大黄、唐古特大黄或药用大黄的根及根茎。具有泻下攻积，清热泻火，凉血解毒，逐瘀通经，利湿退黄的功效。煎服，用量常为 3～15g。外用适量，研末调敷。生大黄泻下力较强，欲攻下者宜，入汤剂应后下，或用温开水泡服，久煎则泻下力减弱。酒制大黄泻下力较弱，活血作用较好，宜于瘀血证。大黄炭则多用于出血证。本品苦寒，易伤胃气，脾胃虚弱者慎用；其性沉降，且善活血祛瘀，故孕妇及月经期、哺乳期应忌用。

药论：

《汤液本草》云："大黄，阴中之阴药，泄满，推陈致新，去陈垢而安五脏，谓如戡定祸乱以致太平无异，所以有将军之名。"

《本草切要》云："凡蕴热之症，脏腑坚涩，直肠火燥而大便秘；痈肿初发，热毒炽盛而大便秘结；肥甘过度，胃火盛而大便结；纵饮太盛，脾火盛而大便结，必用苦寒，以大黄可也。至若跌扑损伤，血有所瘀，闭而不行，用桃仁、红花之剂，必加酒炒大黄；又有阳明胃火，痰涎壅盛，喉闭乳蛾，腮颊肿痛连及口齿，用清痰降火之剂，必加姜制大黄。若光明科以之治目，在时眼初发时，以之泻火可也；疮肿科以之散热拔毒，在红肿时解毒可也。如产后去血过多，血虚闭而便不行，当用养血润肠之剂，必禁大黄为要。又若老人气虚血闭，当用麻仁丸，肥人痰闭，当用半硫丸，大黄亦所必戒。"

《本草纲目》云："大黄乃足太阴、手足阳明、手足厥阴五经血分之药。凡病在五经血分者，宜用之。"

《本草正》云："大黄，欲速者生用，泡汤便吞；欲缓者熟用，和药煎服。气虚同以人参，名黄龙汤；血虚同以当归，名玉烛散。佐以甘草、桔梗，可缓其行，佐以芒硝、厚朴，益助其锐。"

《本草述》云："大黄，《本经》首曰下瘀血，血闭，固谓厥功专于血分矣。阳邪伏于阴中，留而不去，是即血分之结热，唯兹可以逐之。《本草》所谓肠间结热，心腹胀满，亦指热之结于血中者而言。如仲景治痞满及结胸证，胥用大黄，乃时珍能晰其微，谓用之以泻脾邪，初不干于气分也，是非其一端可以类推者乎。"

《医学衷中参西录》云："（大黄）味苦，气香，性凉。能入血分，破一切瘀血。为其气香，故兼入气分，少用之亦能调气，治气郁作疼。其力沉而不浮，以攻决为用，下一切癥瘕积聚。能开心下热痰以愈疯狂，降肠胃热实以通燥结，其香窜透窍之力又兼利小便。性虽趋下而又善清在上之热，故目疼齿疼，用之皆为要药。又善解疮疡热毒，以治疔毒尤为特效之药（疔毒甚剧，他药不效者，当重用大黄以通其大便自愈）。其性能降胃热，并能引胃气下行，故善止吐衄，仲景治吐血、衄血有泻心汤，大黄与黄连、黄芩并用。《神农本草经》谓其能'推陈致新'，因有黄良之名。仲景治血痹虚劳，有大黄䗪虫丸，有百劳丸，方中皆用大黄，是真能深悟'推陈致新'之旨者也。凡气味俱厚之药，皆忌久煎，而大黄尤甚，且其质经水泡即软，煎一两沸药力皆出，与他药同煎宜后入，若单用之开水浸服即可，若轧作散服之，一钱之力可抵煎汤者四钱。大黄之力虽猛，然有病则病当之，恒有多用不妨者。是以治癫狂其脉实者，可用至二两，治疗毒之毒热甚盛者，亦可用至两许。盖用药以胜病为准，不如此则不能胜病，不得不放胆多用也。"

应用：

1. 大便秘结。本品有较强的泻下通便作用，常用于大便秘结者，由于本品性寒，尤用于热结便秘之证，单用有效。

2. 胃肠积滞，湿热泻痢。大黄苦寒降泄，能泻下荡涤肠胃积滞。

3. 血热出血证。大黄苦寒降泄，善能泻火止血，同时，取制大黄又具化瘀收敛止血之功。

4. 目赤，咽喉肿痛，牙龈肿痛。本品苦降，能使上炎之火下泄，可用于火邪上炎所致的目赤肿痛，咽喉肿痛，牙龈肿痛等症，亦常与黄连、黄芩配伍同用。

5. 痈肿疔疮，水火烫伤。本品可内服外用。内服能清热泻火解毒，并借其泻下通便作用，使热毒下泄清解。治热毒痈肿疔疮，常与金银花、连翘、蒲公英等同用。

6. 瘀血诸证。《神农本草经》谓其能"下血，血闭寒热，破癥瘕积聚"。又曰可"推陈致新"。《日华子本草》谓其能"通宣一切气，调血脉"。本品其性通泄，入血分，调血脉，具有较好的活血祛瘀作用，其酒制者尤佳，为治疗瘀血证的常用药物。

7. 湿热黄疸、淋证。本品苦寒降泄，泻热通便以导湿热外出，治湿热黄疸，尿赤便秘者，常与茵陈、栀子同用。

根据现代药理学研究发现，大黄具有泻下、利胆、保肝、抗胃和十二指肠溃疡、止血、抗病原微生物、抗炎、解热、利尿、抗肿瘤、降血脂等作用，其功效主治的发挥与其药理作用密切相关。

（十四）黄芩

黄芩，苦，寒。归肺、胆、脾、小肠、大肠经。始载于《神农本草经》，列为中品。古文"芩"作"荃"，谓其色黄，故名黄芩。为唇形科多年生草本植物黄芩的干燥根。具有清热燥湿，泻火解毒，止血，安胎的功效。煎服，用量常为 3～10g。清热多生用，安胎多炒用，清上焦热多酒炙用，止血多炒用。本品苦寒伤胃，脾胃虚寒者不宜使用。

药论：

《神农本草经》云："主诸热，黄疸，肠澼泄痢，逐水，下血闭，恶疮疽蚀，火疡。"

《医学启源》云："（黄芩）治肺中湿热，疗上热目中肿赤，瘀血壅盛，必用之药。泄肺中火邪，上逆于膈上，补膀胱之寒水不足，乃滋其化源也。"

《主治秘诀》云："其用有九：泻肺经热，一也；夏月须用，二也；上焦及皮肤风热，三也；去诸热，四也；妇人产后，养阴退阳，五也；利胸中气，六也；消膈上痰，七也；除上焦热及脾湿，八也；安胎，九也。单制、二制、不制，分上、中、下也。酒炒上行，主上部积血，非此不能除，肺苦气上逆，急食苦以泄之，正谓此也。"

《本草汇言》云："清肌退热，柴胡最佳，然无黄芩不能凉肌达表。上焦之火，山栀可降，然舍黄芩不能上清头目……所以方脉科以之清肌退热，疮疡科以之解毒生肌，光明科以之散热明目，妇女科以之安胎理经，此盖诸科半表半里之首剂也。"

《本经逢原》云："昔人以柴胡去热不及黄芩，盖柴胡专主少阳往来寒热，少阳为枢，非柴胡不能宣通中外。黄芩专主阳明蒸热，阳明居中，非黄芩不能开泄蕴隆。一主风木客邪，一主湿土蕴著，讵可混论。芩虽苦寒，毕竟治标之药，惟躯壳热者宜之。若阴虚伏热，虚阳发露可轻试乎？其条实者，兼行冲脉，治血热妄行。古方有一味子芩丸，治女人血热，经水暴下不止者，最效。"

《本经疏证》云："仲景用黄芩有三耦焉，气分热结者，与柴胡为耦（小柴胡汤、大柴胡汤、柴胡桂枝干姜汤、柴胡桂枝汤）。血分热结者，与芍药为耦（桂枝柴胡汤、黄芩汤、大柴胡汤、黄连阿胶汤、鳖甲煎丸、大黄䗪虫丸、奔豚汤、王不留行散、当归散）。湿热阻中者，与黄连为耦（半夏泻心汤、甘草泻心汤、生姜泻心汤、葛根黄芩黄连汤、干姜黄芩黄连人参汤）。以柴胡能开气分之结，不能泄气分之热。芍药能开血分之结，不能清迫血之热。黄连能治湿生之热，不能治热生之湿。譬之解斗，但去其斗者，未平其致斗之怒，斗终未已也。故黄芩协柴胡，能清气分之热。协芍药，能泄迫血之热。协黄连，能解热生之湿也。"

应用：

1. 湿热痞闷，泻痢。本品苦寒，清热燥湿，能清肺、胃、胆及大肠经之湿热，尤善清中、上二焦湿热。

2. 肺热咳嗽，热病烦渴。本品善清肺火及上焦之实热。若肺热壅遏，肺失清宣，咳嗽痰稠，单用即有效。

3. 少阳寒热。本品又入足少阳胆经，而清泄少阳半表半里之郁热。用于少阳病，往来寒热，胸胁苦满，心烦喜呕，常与柴胡、半夏、人参等同用，以和解少阳。

4. 痈肿疮毒。本品有较强的泻火解毒之力，用于火毒炽盛的疮痈肿毒，咽喉肿痛，常与连翘、牛蒡子、板蓝根等同用。

5. 血热吐衄。本品能清热凉血而止血，用于热毒炽盛，迫血妄行所致的吐血衄血、崩漏下血等症，可单用。

6. 胎动不安。本品有清热安胎之效。用于怀胎蕴热、胎动不安之症，常与白术配伍。

根据现代药理学研究发现，黄芩具有抗病原微生物、抗炎、解热、镇痛、抗变态反应、保肝利胆、降血脂、抗氧化、保胎、抗凝血、抗血栓等作用，其功效主治的发挥与其药理作用密切相关。

（十五）黄连

黄连，苦，寒。归心、肝、脾、胆、胃、大肠经。始载于《神农本草经》，列为上品。其根连珠而色黄，故名黄连。为毛茛科多年生草本植物黄连、三角叶黄连或云连的干燥根茎。具有清热燥湿，泻火解毒的功效。煎服，用量常为2～5g；研末吞服，1～1.5g，日3次。外用适量。本品大苦大寒，过服久服易伤脾胃，脾胃虚寒者忌用；又苦燥伤津，阴虚津伤者亦应慎用。本品现代炮制主要有生用、酒炙、姜汁炙及吴茱萸炙。生黄连，善清心火及大肠湿热，用于心火炽盛，心烦不寐，泻痢腹痛，痈肿疔毒；酒黄连，善清上焦火热，用于目赤肿痛，口舌生疮；姜黄连，善清中焦火热，并能健胃止呕，用于寒热互结，湿热中阻，痞满呕吐；萸黄连，善于疏肝和胃止呕，用于肝胃不和，呕吐吞酸。

药论：

《神农本草经》云："主热气目痛，眦伤泪出，明目，肠澼腹痛下痢，妇人阴中肿痛。"

《珍珠囊》云："其用有六：泻心火，一也；去中焦湿热，二也；诸疮必用，三也；去风湿，四也；治赤眼暴发，五也；止中部见血，六也。"

《本草新编》云："黄连……入心与胞络。最泻火，亦能入肝。大约同引经之药，俱能入之，而入心，尤专经也……宜少用，而不宜多用，可治实热，而不可治虚热也。盖虚火宜补，而实火宜泻。以黄连泻火者，正治也；以肉桂治火者，从治也。故黄连、肉桂，寒热实相反，似乎不可并用，而实有并用而成功者。盖黄连入心，肉桂入肾也。凡人日夜之间，必心肾两交，而后水火始得既济，水火两分，而心肾不交矣。心不交于肾，则日不能寐；肾不交于心，则夜不能寐矣。黄连与肉桂同用，则心肾交于顷刻，又何梦之不安乎。"

《神农本草经百种录》云："凡药能去湿者，必增热，能除热者，必不能去湿。惟黄连能以苦燥湿，以寒除热，一举两得，莫神于此。心属火，寒胜火，则黄连宜为泻心之药，而反能补心何也？盖苦为火之正味，乃以味补之也。若心家有邪火，则此亦能泻之，而真火反得宁，是泻之即所以补之也。"

《本草思辨录》云："黄连之用，见于仲圣方者，黄连阿胶汤、泻心汤，治心也。五泻心汤、黄连汤、干姜黄连黄芩人参汤，治胃也。黄连粉，治脾也。乌梅丸，治肝也。白头翁汤、葛根黄芩黄连汤，治肠也。其制剂之道，或配以大黄芍药之泄，或配以半夏栝蒌实之宣，或配以干姜附子之温，或配以阿胶鸡子黄之濡，或配以人参甘草之补。因证制宜，所以能收苦燥之益而无苦燥之弊也。"

《本草正义》云："黄连，大苦大寒，苦燥湿，寒胜热，能泄降一切有余之湿火，而心、脾、肝、肾之热，胆、胃、大小肠之火，无不治之。上以清风火之目病，中以平肝胃之呕吐，下以通腹痛之滞下，皆燥湿清热之效也。又苦先入心，清涤血热，故血家诸病，如吐衄溲血，便血淋浊，痔漏崩带等证，及痈疡斑疹丹毒，并皆仰给于此。但目疾须合泄风行血，滞下须兼行气导浊，呕吐须兼镇坠化痰，方有捷效，仅恃苦寒，亦不能操必胜之券。且连之苦寒，尤以苦胜，故燥湿之功独显，凡诸证之必需于连者，类皆湿热郁蒸，恃以为苦燥泄降之资，不仅以清热见长，凡非舌厚苔黄、腻浊满布者，亦不任此大苦大燥之品。即疮疡一科，世人几视为阳证通用之药，实则唯疗毒一证发于实火，需连最多，余唯湿热交结，亦所值用。此外血热血毒之不夹湿邪者，自有清血解毒之剂，亦非专恃黄连可以通治也。"

应用：

1.湿热痞满，呕吐吞酸。本品大苦大寒，清热燥湿之力胜于黄芩，尤长于清中焦湿热郁结。用于寒热阻滞中焦，气机不畅，心下痞满，恶心呕吐，常与黄芩、干姜、半夏等同用。

2.湿热泻痢。本品苦寒，善除脾胃大肠湿热，为治痢要药。用于湿热泻痢，轻者单用即有效。

3.热盛烦躁，暑湿身热。本品苦寒，善泻实火，并解暑湿。用于三焦热盛，高热烦躁，常与黄芩、黄柏、栀子同用。

4.心火亢盛，心烦不寐。本品苦以降火，寒以胜热，尤善泻心经实火。

5.胃火牙痛，痈肿疔毒。本品苦寒清降，既善于清胃火，又长于解热毒。

根据现代药理学研究发现，黄连具有抗病原微生物、抗毒素、抗炎、解热、降血糖、抗肿瘤等药理作用。

（十六）黄柏

黄柏，苦，寒。归肾、膀胱经。始载于《神农本草经》，列为中品。为芸香科植物黄皮树的干燥树皮。具有清热燥湿，泻火除蒸，解毒疗疮的功效。煎服，用量常为3～12g。外用适量。本品苦寒，易损伤胃气，故脾胃虚寒者忌用。

药论：

《神农本草经》云："主五脏肠胃中结热，黄疸，肠痔，止泻痢，女子漏下赤白，阴伤蚀疮。"

《本草经疏》云："黄檗，禀至阴之气而得清寒之性者也，其味苦，其气寒，其性无毒，故应主五脏肠胃中结热。盖阴不足则热始结于肠胃。黄疸虽由湿热，然必发于真阴不足之人；肠澼痔漏，亦皆湿热伤血所致。泄痢者，滞下也，亦湿热干犯肠胃之病。女子漏下赤白，阴伤蚀疮，皆湿热乘阴虚流客下部而成。肤热赤起，目热赤痛，口疮，皆阴虚血热所生病也。以至阴之气，补至阴之不足。虚则补之，以类相从，故阴回热解湿燥而诸证自除矣。乃足少阴肾经之要药，专治阴虚生内热诸证，功烈甚伟，非常药可比也。"

《药品化义》云："黄柏……味苦入骨，是以降火。能自顶至踵沦肤彻髓，无不周到，专泻肾与膀胱之火。盖肾属寒水，水多则渐消，涸竭则变热。若气从脐下起者，阴火也。《内经》曰：肾欲坚，以苦坚之。坚即为补，丹溪以此一味，名大补丸。用盐水制，使盐以入肾，主降阴火，以救肾水。用蜜汤拌炒，取其恋膈，而不骤下，治五心烦热，目痛口疮诸症。单炒褐色，治肠红痔漏，遗精白浊，湿热黄疸及膀胱热，脐腹内痛。凡属相火，用此抑之，肾自坚固，而无狂荡之患。因味苦能走骨，能沉下，用酒拌炒，四物汤调服，领入血分，治四肢骨节走痛，足膝酸疼无力，遍身恶疮及脚气攻冲，呕逆恶心，阴虚血热，火起于足者。盖此一味，名潜行散，能泻阴中之火。亦能安蛔虫，以苦降之之义也。”

《得配本草》云：“川柏补水，以其能清自下泛上之阴火，火清则水得坚凝，不补而补也。盖阴中邪火，本非命门之真火，不妨用苦寒者除之。若肾中之真水不足，水中之真火虚浮于上，宜用二地以滋水，水足火自归脏也。如误投知、柏，水愈燥而火愈炎，反成孤阳飞越，莫可救矣……命门之火安其位，为生生之少火，出其位即为烁阴食气之壮火，是畏火也。非急除之不可，川柏、丹皮，在所必需。然少火出位，失水之源，用川柏之苦燥，不若丹皮之辛润，为无伤于真阴也。”

应用：

1. 湿热带下，淋浊。本品苦寒沉降，清热燥湿，长于清泻下焦湿热。用于湿热下注，带下黄浊秽臭，常与山药、芡实、车前子等同用。

2. 湿热泻痢，黄疸。本品苦寒清热燥湿，又善清大肠湿热，泻湿热蕴结而退黄疸。用于湿热泻痢，下利脓血，常与白头翁、黄连、秦皮同用。

3. 湿痹痿躄。湿热浸淫筋脉而足膝肿痛或软弱无力。本品苦寒沉降，善清下焦湿热而消肿止痛。用于湿热下注，脚气，足膝肿痛，多与苍术、牛膝配用。

4. 疮疡肿毒，水火烫伤。本品既能清热燥湿，又能泻火解毒。用于痈肿疔毒，常与黄连、黄芩、栀子同用。

5. 阴虚发热，盗汗遗精。本品长于清相火，退骨蒸。用于阴虚火旺，潮热盗汗，腰酸梦遗，常与生地黄、知母等同用。

根据现代药理学研究发现，黄柏具有抗菌、抗炎、镇痛、抑制免疫反应、镇咳、祛痰等药理作用。

（十七）柴胡

柴胡，辛、苦，微寒。归肝、胆、肺经。始载于《神农本草经》，列为中品，原名茈胡。历代本草均有收载。本品嫩者入菜，老者采而为柴，故名柴胡。为伞形科植物柴胡或狭叶柴胡的干燥根。具有疏散退热，疏肝解郁，升举阳气的功效。煎服，用量常为3～10g。醋炒减低散性；酒炒增其升提之力；鳖血炒可退虚热。本品药性升发，凡气逆不降，阴虚火旺，肝阳上升者，均当慎用。

药论：

《神农本草经》云："主心腹肠胃结气，饮食积聚，寒热邪气，推陈致新。"

《医学启源》云："此少阳、厥阴引经药也。妇人产前产后必用之药也。善除本经头痛，非此药不能止。治心下痞、胸膈中痛。"

《本草纲目》云："劳有五劳，病在五脏。若劳在肝、胆、心及包络有热，或少阳经寒热者，则柴胡乃手足厥阴少阳必用之药。劳在脾胃有热，或阳气下陷，则柴胡乃引清气、退热必用之药。惟劳在肺、肾者，不用可尔。然东垣李氏言诸有热者宜加之，无热则不加。又言诸经之疟，皆以柴胡为君。十二经疮疽，须用柴胡以散结聚。则是肺疟、肾疟，十二经之疮，有热者皆可用之矣。"

《本草经疏》云："柴胡，为少阳经表药。主心腹肠胃中结气，饮食积聚，寒热邪气，推陈致新，除伤寒心下烦热者，足少阳胆也。胆为清净之府，无出无入，不可汗，不可吐，不可下，其经在半表半里，故法从和解，小柴胡汤之属是也。其性升而散，属阳，故能达表散邪也。邪结则心下烦热，邪散则烦热自解。阳气下陷则为饮食积聚，阳升则清气上行，脾胃之气行阳道，则饮食积聚自消散矣。诸痰热结实，胸中邪逆，五脏间游气者，少阳实热之邪所生病也。柴胡苦平而微寒，能除热散结而解表，故能愈以上诸病。大肠停积，水胀及湿痹拘挛者，柴胡为风药，风能胜湿故也。"

《本草正》云："柴胡，用此者用其凉散，平肝之热。其性凉，故解寒热往来，肌表潮热，肝胆火炎，胸胁痛结，兼治疮疡，血室受热；其性散，故主伤寒邪热未解，温病热盛，少阳头痛，肝经郁证。总之，邪实者可用，真虚者当酌其宜，虽引清气上升，然升中有散，中虚者不可散，虚热者不可寒，岂容误哉？"

《本草汇言》云："银柴胡、北柴胡、软柴胡气味虽皆苦寒而俱入少阳、厥阴，然又有别也。银柴胡清热，治阴虚内热也；北柴胡清热，治伤寒邪热也；软柴胡清热，治肝热骨蒸也。"

《药品化义》云："柴胡，性轻清，主升散，味微苦，主疏肝。若多用二三钱，能祛散肌表，属足少阳胆经药，治寒热往来，疗疟疾，除潮热。若少用三四分，能升提下陷，佐补中益气汤，提元气而左旋，升达参、芪，以补中气。凡三焦胆热，或偏头风，或耳内生疮，或潮热胆痹，或两胁刺痛，用柴胡清肝散以疏肝胆之气，诸症悉愈。"

应用：

1. 感冒发热。本品芳香疏泄，味苦、性微寒，具有良好的疏散解表退热作用，为临床所常用，可用于风寒、风热感冒及虚人外感等发热。

2. 少阳证，寒热往来。本品芳香疏泄，味苦，气微寒，归肝、胆经，善于疏散少阳半表半里之邪，为治疗邪在少阳，寒热往来，胸胁苦满，口苦咽干等少阳证之要药，多与黄芩等相配同用。

3. 妊娠伤寒，产后伤风，寒热如疟。本类病证多因妇女妊娠期间、经期或产后，感受外来邪气，邪热侵入血室，与血相搏，易形成下腹或胁下结块或硬满而痛。症见寒热如疟，甚或狂言乱语。本品可和解少阳，疏肝解郁，疏肝、胆二经之郁，解血室之结。《金匮要略》曰："妇人中风，七八日续来寒热，发作有时，经水适断，此为热入血室，其血必结，故使如疟状，发作有时，小柴胡汤主之。"

4. 疟疾寒热。本品尚可退热截疟，为治疗疟疾寒热的常用之品。

5. 肝郁气滞，胸胁胀痛，头痛目眩，月经不调。本品能条达肝气，疏肝解郁，调经止痛，故可治血虚肝旺，头痛目眩，月经不调，经行腹痛等症，常与当归、白芍等同用。

6. 肝胆火旺，胸胁胀满，烦躁易怒，肝胃不和。本品疏泄作用良好，常用于肝胆郁滞之证，若与清泄肝胆火热之品相配，则可用于肝胆气滞化火之证。

7. 肝胆湿热。本品可疏肝解郁，疏泄肝胆，有助于湿运。

8. 阴虚发热，骨蒸劳热。本品性味苦微寒，疏散退热，不仅可用于外感发热、肝经郁热，鳖血炒后还可清退虚热，故可用于阴虚发热、骨蒸劳热等虚热证。

9. 痰热、热毒郁结。用治本类病证，主要取柴胡之疏散透泄功能。

10. 肝经循行部位的痈疮、瘿瘤、瘰疬痰核、湿痒。本品归于足厥阴肝经，为常用的肝胆二经的引经药。同时又能疏肝解郁，条达肝气，促邪外出，故能治多种病邪阻滞于肝经所导致的病证。

11.气虚下陷，久泻脱肛。本品长于升举脾胃清阳之气，善治气虚下陷所致之神倦发热，食少便溏，久泻脱肛，胃、子宫下垂等病症，常配人参、黄芪、升麻等同用。

根据现代药理学研究发现，柴胡具有解热、镇痛、保肝利胆、抗肿瘤、抗辐射损伤等药理作用。

（十八）半夏

半夏，辛，温。有毒。归脾、胃、肺经。始载于《神农本草经》，列为下品。《礼记·月令》云："五月半夏生，盖当夏之半也。"故名半夏。为天南星科多年生草本植物半夏的干燥块茎。具有燥湿化痰，降逆止呕，消痞散结的功效。煎服，用量常为3～10g；外用适量。反乌头。其性温燥，故一切血证及阴虚燥咳、津伤口渴者忌服。本品有毒，内服切不可用生品。本品因炮制方法不同，其功用亦异。法半夏长于燥湿化痰，多用于咳嗽痰多之症；清半夏除善燥湿化痰外，又长于消痞和胃，多用于胸脘痞满之症；姜半夏长于降逆止呕，常用于呕吐反胃之症；生半夏有毒，长于消肿散结，只宜外用于痈肿痰核之症。

药论：

《神农本草经》云："主伤寒，寒热，心下坚，下气，喉咽肿痛，头眩胸胀，咳逆肠鸣，止汗。"

《名医别录》云："主消心腹胸膈痰热满结，咳嗽上气，心下急痛坚痞，时气呕逆，消痈肿，堕胎，治萎黄，悦泽面目。生令人吐，熟令人下。"

《药性本草》云："消痰涎，开胃健脾，止呕吐，去胸中痰满，下肺气，主咳结。新生者摩涂痈肿不消，能除瘤瘿。气虚而有痰气，加而用之。"

《医学启源》云："治寒痰及形寒饮冷，伤肺而咳，大和胃气，除胃寒，进饮食。治太阳痰厥头痛，非此不能除。"

《主治秘要》云："燥胃湿，化痰，益脾胃气，消肿散结，除胸中痰涎。"

《本草纲目》云："脾无留湿不生痰，故脾为生痰之源，肺为贮痰之器。半夏能主痰饮及腹胀者，为其体滑而味辛性温也，涎滑能润，辛温能散亦能润，故行湿而通大便，利窍而泄小便，所谓辛走气，能化痰，辛以润之是矣。"

《本经逢原》云："半夏，同苍术、茯苓治湿痰；同瓜蒌、黄芩治热痰；同南星、前胡治风痰；同芥子、姜汁治寒痰；唯燥痰宜瓜蒌、贝母，非半夏所能治也。"

应用：

1. 痰多咳嗽、风痰眩晕。本品辛温而燥，燥湿化痰，为治湿痰、寒痰之要药。

2. 呕吐反胃。本品主入脾胃经，功善降逆和胃止呕，各种原因导致的呕吐，皆可随证配伍应用，对痰饮或胃寒呕吐尤宜，故为止呕要药。

3. 胸脘痞闷、痰热结胸。本品辛开散结、化痰消痞。

4. 瘰疬瘿瘤、痈疽肿毒。本品内服能消痰散结，外用能消肿止痛。

5. 不寐、便秘。胃不和则卧不安，本品能燥湿和胃，故治不寐。

根据现代药理学研究发现，柴胡具有镇咳、镇吐、催吐、调节胃抗肿瘤等药理作用。

（十九）生姜

生姜，辛，微温。归肺、脾、胃经。首载于《名医别录》，为姜科植物姜的新鲜根茎。具有解表散寒，温中止呕，化痰止咳，解鱼蟹毒的功效。内服：煎汤，用量常为3～10g，或捣汁。外用：捣敷，擦患处或炒热熨。热盛及阴虚内热者忌服。

药论：

《药性类明》云："生姜去湿，只是温中益脾胃，脾胃之气温和健运，则湿气自去矣。其消痰者，取其味辛辣，有开豁冲散之功也。"

《药品化义》云："生姜，辛窜，单用善豁痰利窍，止寒呕，利秽气，通神明。助葱白头，大散表邪，一切风寒湿之症。合黑枣柴甘，所谓辛甘发散为阳，治寒热往来及表虚发热。佐灯心通窍，利肺气，宁咳嗽。入补脾药，开胃补脾，止泄泻。"

《本草新编》云："姜通神明，古志之矣。然徒用一二片，欲遽通神明，亦必不得之数。或用人参，或用白术，或用石菖蒲，或用丹砂，彼此相济，而后神明可通，邪气可辟也。生姜性散，能散风邪，伤风小恙，何必用桂枝，用生姜三钱，捣碎，加薄荷二钱，滚水冲服，邪即时解散……生姜四时皆可服，但不宜多服，多服散气，岂特发汗哉……然而多服则正气受伤，少服则正气无害，又不可过于避忌，坐视而不收其功也。至于偶受阴寒，如手足厥逆，腹痛绕腹而不可止，不妨多用生姜，捣碎炒热，熨于心腹之外，以祛其内寒也。"

应用：

1. 风寒感冒，少阳证。生姜辛散温通，能发汗解表，祛风散寒，但作用较弱，用于风寒感冒轻症。

2. 肺寒咳嗽，喘息气促。生姜辛温发散，能温肺散寒、化痰止咳，对于肺寒咳嗽，不论有无外感风寒，或痰多痰少，皆可选用。

3. 恶心呕吐，腹痛腹胀。本品温中焦，理胃气，善治各种原因导致的腹痛、呕恶。

4. 水肿胀满，中风痰壅。痰饮可流动四处而为患，除见咳嗽吐痰外，还表现为水肿、尿少、下利等，痰湿化热有黄汗、脓液过多，痰涎夹风，出现神昏抽搐等。本品宣肺温脾，化痰除饮，长于治疗水肿胀满、中风痰壅等痰湿壅盛之证。

5. 风湿痹痛，跌打瘀痛。生姜辛燥，祛风散寒除湿，散结利窍，又善止经络不通之疼痛，为治疗痹痛和瘀痛的良药。

6. 血热妄行，热痢热疮。本品虽属辛温助火之品，然开散力强，在清热药中少佐本品，可起到透发郁热的作用，以治疗热毒内炽的出血、下痢、疮疡、便秘等病证。

7. 心悸气短，消渴虚劳。本品辛温，可鼓动生发气血，在扶正药中少佐本品，可起到鼓舞气血的作用，可治疗气血不足，阴津亏损之证。

根据现代药理学研究发现，柴胡具有镇咳、镇吐、催吐、调节胃抗肿瘤等药理作用。

（二十）僵蚕

僵蚕，咸、辛，平。归肝、肺、胃经。始载于《神农本草经》，列为中品，历代本草均有收载。《本草纲目》谓："蚕病风死，其色自白，故曰'白殭'，死而不朽曰'殭'。"殭，今作僵。蚕染病而死，死而不朽，乃称"僵蚕"，其色白，又称"白僵蚕"。为蚕蛾科昆虫家蚕 4～5 龄的幼虫，在未吐丝前，因感染（或人工接种）白僵菌而僵死的干燥全虫体。具有息风止痉，祛风止痛，化痰散结的功效。煎服，用量常为 5～10g；研末吞服，每次 1～1.5g；或入丸、散。外用：研末撒或调敷。

药论：

《神农本草经》云："主小儿惊痫、夜啼，去三虫，灭黑䵟，令人面色好，男子阴疡病。"

《本草纲目》云："散风痰结核、瘰疬、头风、风虫齿痛，皮肤风疮，丹毒作痒……一切金疮，疔肿风痔。"

《本草求真》云："治中风失音，头风齿痛，喉痹咽肿。是皆风寒内入，结而为痰。"

《本草思辨录》云："（白僵蚕）味辛气温而性燥，故治湿胜之风痰，而不治燥热之风痰……小儿惊痫夜啼，是肝热生风，又为痰湿所痼而阳不得伸，是以入夜弥甚。僵蚕劫痰湿而散肝风，故主之。"

应用：

1. 痰热惊痫、小儿惊风及破伤风。本品味咸、辛，性平，入肝经。辛则行散祛风，咸能软坚散结。故本品既息内风又祛外风，兼可化痰散结，对于肝风夹痰、惊痫抽搐者尤为适宜。

2. 风中经络，口眼㖞斜。本品味辛行散，能祛风通络、化痰。用治风痰中络，经脉痹阻致颜面麻痹、口眼㖞斜之症，常与全蝎、白附子同用。

3. 风热头痛、目赤、咽痛、风疹瘙痒。本品辛散，入肝、肺二经，有祛外风、散风热、止痛、止痒之功。用治肝经风热上扰之偏正头痛。

根据现代药理学研究发现，僵蚕具有催眠、抗凝、抗惊厥、抑瘤、抑制大肠杆菌等药理作用。

（二十一）全蝎

全蝎，辛，平。有毒。归肝经。始载于《蜀本草》，因其有毒伤人，当时应用甚少，故对其性能、功用的记载尚不多见。至宋代《开宝本草》对全蝎的主要功用始有初步的认识与记载。因其原动物为"蝎"，全虫体入药，故名全蝎。为钳蝎科动物东亚钳蝎的干燥虫体。具有息风止痉，通络止痛，攻毒散结的功效。煎服，用量常为 3～6g；研末吞服，每次 0.6～1g。外用适量。本品有毒，用量不宜过大。孕妇禁用。

药论：

《开宝本草》云："疗诸风瘾疹及中风半身不遂，口眼㖞斜，语涩，手足抽掣。"

《本草从新》云："治诸风掉眩，惊痫抽掣，口眼㖞斜……厥阴风木之病。"

《本草纲目》云："足厥阴经药也，故治厥阴诸病。诸风掉眩、搐掣、疟疾寒热、耳聋无闻，皆属厥阴风木。故李杲云，凡疝气带下，皆属于风，蝎乃治风要药，俱宜加而用之。"

《本草求真》云："全蝎……专入肝祛风。诸风掉眩，皆属于肝。凡小儿胎风发搐，大人半边不遂，口眼㖞斜，语言謇涩，手足抽制，疟疾寒热，耳聋带下，皆因外风内客，无不用之。"

应用：

1. 痉挛抽搐。"诸风掉眩，皆属于肝""虫类息风"。本品味辛，主入肝经，属虫类药，性善走窜。故有平息肝风兼搜风通络之长，内风、外风均治，有良好的息风止痉及祛风止痉之效。既可治肝风内动所致之痉挛抽搐，又可治风中经络之痉挛抽搐，故为治疗痉挛抽搐之要药，适用于各种原因所致的惊痫抽搐。用于小儿惊风、癫痫、破伤风、中风口眼㖞斜、半身不遂等。

2. 疮疡肿毒、瘰疬结核。本品味辛，有毒，故有散结、攻毒之功，多做外敷用。

3. 风湿顽痹。本品善于祛风通络止痛，对风寒湿痹久治不愈，筋脉拘挛，甚则关节变形之顽痹，作用颇佳。

4. 顽固性偏正头痛。本品搜风通络止痛之效较强，用治偏正头痛，单味研末吞服即有效。

根据现代药理学研究发现，全蝎具有镇静、镇痛、抗惊厥、抗癫痫、抑菌、抗肿瘤、抗凝、抗血栓、促纤溶等药理作用。

（二十二）蜈蚣

蜈蚣，辛，温。有毒。归肝经。始载于《神农本草经》，列为下品，历代本草均有收载。本品生大吴川谷及江南，皆离母体卵生，故名蜈蚣。为蜈蚣科动物少棘巨蜈蚣的干燥全虫体。具有息风止痉，通络止痛，攻毒散结的功效。煎服，用量常为3～5g。研末冲服，每次0.6～1g。外用适量。本品有毒，用量不宜过大。孕妇忌用。

药论：

《神农本草经》云："主鬼疰蛊毒，啖诸蛇虫鱼毒，杀鬼物老精，温疟，去三虫。"

《本草纲目》云："治小儿惊痫风搐、脐风口噤、丹毒、秃疮、瘰疬、便毒、痔漏、蛇瘕、蛇瘴、蛇伤。"

《本草求真》云："蜈蚣……本属毒物，性善啖蛇，故治蛇癥毒者无越是物……且其性善走窜，故瘟疫鬼怪得此则疗。又其味辛，辛则能以散风，故凡小儿惊痫风搐，脐风噤口，得此入肝则治……又其性温，温则能以疗结，故凡瘀血堕胎，心腹寒热结聚，得此则祛。至于瘰疬便毒等症，书载能以调治……亦是以毒攻毒之意耳。"

《医学衷中参西录》云："蜈蚣，味微辛，性微温，走窜之力最速，内而脏腑，外而经络，凡气血凝聚之处皆能开之。性有微毒，而转善解毒，凡一切疮疡诸毒皆能消之。其性尤善搜风，内治肝风萌动、癫痫眩晕、抽掣瘛疭、小儿脐风；外治经络中风、口眼歪斜、手足麻木。为其性能制蛇，故又治蛇症及蛇咬中毒。外敷治疮甲（鸡眼），用时宜带头足，去之则力减，且其性原无大毒，故不妨全用也。"

应用：

1. 痉挛抽搐。本品亦属虫类药物，味辛入肝，性善走窜，通达内外，有与全蝎相似的既平息肝风又搜风通络之长，有良好的息风止痉及祛风止痉之效。既可治肝风内动所致之痉挛抽搐，又可治风中经络之痉挛抽搐，亦为息风止痉之要药。且蜈蚣性温，性平，止痉定搐之力尤胜。用于小儿惊风、癫痫、破伤风、中风口眼㖞斜、半身不遂。

2. 疮疡肿毒，疔疮瘰疬，蛇虫咬伤。本品以毒攻毒，味辛散结，内服、外用，均有攻毒散结、消肿止痛作用。

3. 风湿顽痹。本品有与全蝎相似的良好搜风通络止痛功效，常用二药与防风、独活、威灵仙等祛风除湿、活血通络药物同用，以治风湿痹痛之游走不定、痛势剧烈者。

4. 顽固性头痛及偏正头痛。本品搜风、通络止痛，可用于久治不愈之顽固性头痛或偏正头痛，常与川芎、僵蚕、地龙等同用。

根据现代药理学研究发现，蜈蚣具有镇静、镇痛、增强胃肠功能、中枢抑制、抗惊厥等药理作用。

二、常用的药物配伍

（一）黄芪、当归

黄芪和当归既是气血双补的经典药对，又是补气生血之圣方——当归补血汤。柯韵伯在《古今名医方论》中指出："惟黄芪能补三焦实卫，为玄府御风之关键。"《本经逢原》云黄芪"性虽温补，而能通调血脉，流行经络，可无碍于壅滞也"。《本草新编》谓黄芪"味甘，气微温，气薄而味厚，可升可降，阳中之阳也，无毒，专补气。入手太阴、足太阴、手少阴之经。其功用甚多，而其独效者，尤在补血"。《汤液本草》云当归"入手少阴，以其心主血也；入足太阴，以其脾裹血也；入足厥阴，以其肝藏血也。头能破血，身能养血，尾能行血，用者不分，不如不使"。总之，黄芪大补肺脾之气，有益卫固表之能，又有养血之功，通过补气以资生血之源。当归味甘厚重，长于补血，为补血圣药，能活血行血，又称血中气药。二药相配伍，阳生阴长，气壮血旺，补气生血之力大增。此药对在玄府疾病中常用于治疗因虚而出现的病证。

（二）黄芪、党参

黄芪和党参为补气药，均入手、足太阴经。黄芪补气升阳，温分肉，实腠理，有补气之长之称。《医学启源》记载黄芪"补肺气，实皮毛"。党参甘平，功能健脾益肺，养血生津，《本草正义》言其"养血而不偏滋腻，鼓舞清阳，振动中气而无刚燥之弊"。黄芪偏于阳可补气升阳，党参偏于阴而补中气，二药相配伍，表里兼顾，阴阳兼施，使补中益气之功大增，气血生化之源充盛。

（三）黄芪、柴胡

黄芪与柴胡可补中益气、升阳举陷，用于治疗脾胃气虚致清阳下陷证以及脾虚发热证。柴胡辛苦微寒，归肝、胆、肺经。《医学启源》言柴胡有"除虚劳烦热，解散肌热"之功。柴胡与甘温益气升阳之黄芪相配伍，寒温并用，升发脾胃清阳，升阳气而泻阴火，共奏升阳举陷除虚热之功。

（四）细辛、麻黄、桂枝

细辛、麻黄、桂枝均为辛温解表，发散风寒常用药。然麻黄辛开苦泄，重在宣发卫气，开通腠理，透发毛窍，发汗解表，主散肺与膀胱经风寒；桂枝辛甘温煦，助心阳，达营卫，解肌发汗，解表祛风；细辛辛温走窜，达表入里，可散肺与少阴肾经风寒，发汗不如麻桂，但散寒力胜。麻黄、桂枝、细辛三药配伍，可借其辛宣通利作用，使玄府尽快恢复开阖通利功能。

（五）黄芩、黄连、黄柏

黄芩、黄连、黄柏三药皆具有清热泻火、燥湿、解毒的功效，而用于湿热或热毒炽盛之证，临床常相须为用。黄芩泻肺以清上焦之热，又有安胎之效；黄连泻心、胃以清中焦之热，并有止呕消痞之效；黄柏泻相火以清虚热及下焦湿热。

（六）黄芩、黄连、栀子

黄芩，味苦，性寒，入肺、大肠经，有清热燥湿、泻火解毒、止血、安胎之功。《本草新编》云："退热除烦，泻膀胱之火，止赤痢，消赤眼，善安胎气，解伤寒郁蒸，润燥，益肺气。"《本草崇原》记载黄连"气味苦寒，无毒。主治热气，目痛，眦伤泣出，明目，肠澼，腹痛下痢，妇人阴中肿痛"。黄连清热泻火之力强又可除湿火郁结，有泻火热而养阴、济君火而养神之称。黄连和黄芩本为治疗上中二焦火热炽盛的药对，再与栀子相伍，苦寒直折，清里热，又通泄三焦，可清气分上下之火邪。

（七）大黄、连翘、栀子

连翘属清热燥湿药，味苦气平微寒，外可疏散风热，内可清热解毒，又具消散痈肿结聚之功。栀子为清热泻火药，性寒味苦，《本草发挥》言栀子"去心经客热，除烦躁，去上焦虚热，疗风热"。连翘具有宣散透热之力，与同为苦寒之品的栀子同用，清透相合，使清热泻火之力大增，连翘为手少阳三焦经的引经药，两药相伍亦可除三焦火郁。大黄为攻下药，味苦性寒，入胃、大肠、肝经。《神农本草经》谓："下瘀血，血闭，寒热，破癥瘕积聚，留饮宿食，荡涤肠胃，推陈致新，通利水谷，调中化食，安和五脏。"大黄与清热药连翘、栀子同用，既疏散清解胸膈郁热于上，又可导在里之热下行。

（八）石膏、知母

石膏和知母是常见药对。《长沙药解》中云石膏"味辛，气寒，入手太阴肺、足阳明胃经。清金而止燥渴，泄热而除烦躁"。知母甘苦性寒质润，功效清热泻火除烦，滋阴润燥止渴。石膏、知母二者相须为用，使清泻肺胃实火之力增强，发挥透热转气之功用。

（九）生地黄、牡丹皮

生地黄甘寒，善清营血分之热而凉血，又有养阴生津之功。牡丹皮入血分，善清透血中伏火，又散血中瘀热，二者相须配伍，使营血之热清，经络郁热除，滋阴凉血之力倍增。

（十）半夏、黄连、黄芩

《名医别录》中提到半夏"消心腹胸膈痰热满结，咳逆上气，心下急痛坚痞，时气呕逆"，《本经》亦记载半夏"治心下坚满而下气者"。其味辛能散，可开泄心下之坚满，属于温化寒痰药。《本草疏经》言黄连"阴寒所以胜热，主诸热"。黄芩、黄连二者均为苦寒降泄之品，同辛温之半夏配伍，用辛开苦降之法使气机调畅，阴阳自和，郁热除而痞满散。

（十一）枳实、半夏、竹茹

《名医别录》中言枳实"除胸胁淡癖逐停水，破结实，消胀满，心下急，痞痛，逆气胁风痛，安胃气，止溏泄，明目"。《主治秘要》云半夏"燥胃湿，化痰，益脾胃气，消肿散结，除胸中痰涎"。《医学衷中参西录》中记载竹茹"善开胃郁，降胃中上逆之气使之下行"，《本草再新》又言其有"泻火除烦，润肺开郁，化痰凉血"之功。枳实、半夏、竹茹三味药的配伍使用见于《三因极一病证方论》温胆汤，具有理气化痰、和胃利胆之功。三药配伍，寒温并用，气顺痰消，胃气和降，胆郁自舒。

（十二）石菖蒲、胆南星、半夏

《本草汇言》记载："石菖蒲，利气通窍，如因痰火二邪为眚，致气不顺、窍不通者，服之宜然。"《本草汇言》中云胆南星"治小儿惊风惊痰，四肢抽搐，大人气虚内热，热郁生痰"。石菖蒲与胆南星配伍常用于治疗痰热之邪上蒙清窍或痰迷心窍，风痰阻络等证。此药对与燥湿祛痰之半夏相配，祛痰降逆以开痰气之结，又可增强躁化中焦痰湿之力，火降痰消湿除则经络通、气机畅、清窍利，为治疗痰热湿邪阻滞经络、蒙蔽神窍的常用药物组合。

（十三）僵蚕、蝉蜕

杨栗山言其所倡的《伤寒温疫条辨》升降散中，僵蚕和蝉蜕二药，得天地清化之气，以涤疫气，散结行经，升阳解毒。《本草经疏》言僵蚕"能入皮肤经络，发散诸邪热气"。《本草汇言》载其"凡诸风、痰、气、火、风毒、热毒、浊逆结滞不清之病，投之无有不应"。僵蚕既能息内风，又能散外风，且有化痰散结之功，故它的功效可用"风"与"痰"两字概括之。而僵蚕性平无毒，故临床应用广泛。《本草纲目》言蝉蜕其气清虚，可治疗一切风热证。

僵蚕和蝉蜕均为轻清升浮之品，阳中之阳，透散之力强，可开腠理，防卫气郁闭。二者同用行气解表之力更强，可入里直达病所而透散热邪。此药对功在疏透郁热，且二药皆升不霸，无助热化燥，逼汗伤阴之弊端。

（十四）全蝎、蜈蚣、地龙

刘完素在论耳聋时曾提出"干蝎……开发玄府，而令耳中郁滞通泄"，后来叶天士亦十分重视虫类药物的通络作用，认为"虫蚁迅速飞走诸灵，俾飞者升，走者降，血无凝着，气可宣通，与攻积除坚共入脏腑者有间"。张锡纯云："蜈蚣之走窜之力最速，内而脏腑，外而经络，凡气血凝聚之处，皆能开之。"证明此类虫药既长于通络，也善于开通玄府。张寿颐云："蝎乃毒虫，味辛。其能治风者，盖亦以善于走窜之故，则风淫可祛，而湿痹可利。"《本草求真》认为，全蝎"专入肝祛风"。《本草新编》记载"蚯蚓……治温病大热狂言，疗伤寒伏热谵语……治小水不通，蛊毒猝中，杀蛇瘕蛔虫，消肾风脚气……行湿如神"。

蜈蚣、全蝎皆有息风止痉、解毒散结、通络止痛三大功效，二药相须有协同增效作用。蜈蚣与地龙，一者辛温能散，一者咸寒降泄，寒温并用，升降相因，天地相交，水火相济，共奏通络止痉解毒之功。全蝎、蜈蚣、地龙三者常共同用于痰热生风、郁火化风、湿热或瘀血夹风阻滞经脉之证。

三、常用方剂对玄府疾病的治疗应用

方剂是中医临床治疗疾病的重要手段，是在辨证、立法的基础上选药配伍，形成针对具体病证最后完成的药物治疗方案，既以治法为依据，又能够具体体现治法，是临床治疗疾病的具体手段。

治法是用方和组方的依据。治法的形成和发展，是从众多方剂和大量临床实践以及药物性能的认识中总结归类出来的指导组方用药的理论，经历了由实践上升为理论的一次飞跃。治法理论一旦形成，便成为临床之中运用成方和创制新方的理论依据，在治法指导下的方剂应用体系建立之后，才能选方或组方。治法确定的依据是辨证，即"法随证立"，治法可以统领一类方剂，即"以法统方"，治法指导着方剂的选择、运用、配伍、加减变化、分类，即"方从法出"。方剂的功用必须和治法一致，而方剂功用的产生来源于该方的药物组成，一方一用，即"方以药成"。

方剂是对治法的具体体现。治法是通过具体的方剂和药物来体现的，在具体体现治法的同时，又可验证其治法的正确与否，可及时纠正辨证立法的错误之处。立法的正确与否，亦可通过方剂的疗效来验证。

（一）充盈玄府，扶正为本

1.当归补血汤

典籍论述:《古今名医方论》云："血实则身凉，血虚则身热。或以饥困劳役，虚其阴血，则阳独治，故诸症生焉。此证纯象白虎，但脉大而虚，非大而长为辨耳!《内经》所谓脉虚血实是也。当归味厚，为阴中之阴，故能养血。黄芪则味甘，补气者也。今黄芪多数倍，而云补血者，以有形之血，不能自生，生于无形之气故也。《内经》云阳生阴长，是之谓耳。"

本方出自《内外伤辨惑论》，由黄芪和当归两味药组成，具有补气生血的功效。适用于劳倦内伤，气弱血虚，阳浮外越，肌热面赤，烦渴欲饮，脉洪大而虚，以及妇人经行、产后血虚发热头痛，或疮疡溃后，久不愈合者。本方证由劳倦内伤，元气不足，影响阴血亦亏，浮阳外越。症见肌热面赤，烦渴欲饮，脉洪大而虚。由于有形之血生于无形之气，故方中重用黄芪大补脾肺之气，以补生血之源；更用当归益血和营，使阳生阴长，气旺血生。至于妇人经期、产后血虚发热头痛者，取其益气养血而退热。疮疡久溃不愈，用本方以补气养血，有利于生肌收口。使用本方，对发热者，辨证必须分清阳明热盛和气弱血虚，阳浮外越两个方面。脉虽洪大而虚软，口渴而喜温饮，身虽热而温不甚高，无大汗出。

按语：玄府为遍及人体的气液通路，疾病发生必殃及玄府正常的运转，反过来玄府空虚又会加重疾病程度，形成恶性循环。本方可以补益脾肺之气，充盈玄府，使得气液化生有源、运行有畅，促进生血和营，以使阳生阴长，气旺血生。

2. 玉屏风散

典籍论述：柯韵伯在《古今名医方论》中指出："邪之所凑，其气必虚。故治风者，不患无以驱之，而患无以御之；不畏风之不去，而畏风之复来。何则？发散太过，玄府不闭故也。昧者不知托里固表之法，遍试风药以驱之，去者自去，来者自来，那气留连，终无解期矣。防风遍行周身，称治风之仙药，上清头目七窍，内除骨节疼痹，外解四肢挛急，为风药中之润剂，治风独取此味，任重功专矣。然卫气者，所以温分肉而充皮肤，肥腠理而司开阖，惟黄芪能补三焦而实卫，为玄府御风之关键，且有汗能发，无汗能止，功同桂枝，故又能除头目风热，大风癞疾，肠风下血，妇人子脏风，是补剂中之风药也，所以防风得黄芪，其功愈大耳！白术健脾胃，温分肉，培土即以宁风也。夫以防风之善驱风，得黄芪以固表，则外有所卫；得白术以固里，则内有所据，风邪去而不复来。此欲散风邪者，当倚如屏，珍如玉也。"

玉屏风散方名最早记载见于《究原方》（原书已轶，其条文散见于《医方类聚》）或《仁存方》，现存最早玉屏风散方名并详细介绍的是《丹溪心法》，由防风、黄芪、白术三药组成，而其类方则最早在《素问病机气宜保命集》中就有收录。具有益气固表止汗功效，适用于表虚自汗，易感风邪。卫气虚弱，不能固表，则腠理空疏，营阴不守，津液外泄，导致表虚自汗，兼见恶风、脉虚等症。由于表虚气弱，皮毛疏松，则易感风邪而病感冒。方用黄芪益气固表，为君药；白术健脾益气，助黄芪以加强益气固表之功，为臣药；二药合用，使气旺表实，则汗不能外泄，邪亦不易内侵，更配以防风走表祛风并御风邪，为佐使药。且黄芪得防风，固表而不留邪；防风得黄芪，祛邪而不伤正，实系补中有散，散中有补之意。

按语：《医宗金鉴·删补名医方论》已从玄府角度论述了玉屏风散的功用。玉屏风者，指玉制或以玉为装饰的屏风摆件。据《说文解字》载："玉，石之美，有五德。"也可从玉的五德论述其功效，用药平和，祛邪而不伤正，仁也；御邪于肌表，增益正气抗争，义也；建中扶正，益气固表，表里兼顾，智也；实腠理，驱外邪，勇也；药味虽少，配伍精妙，不妄加他药，洁也。方名玉屏风散，是取其有益气固表而止汗泄、御风邪之功，有如御风的屏障，而又珍贵如玉之意。玉屏风散历史悠久，临床疗效好，处方具有"廉、简、便、效"诸多优点。

3. 补中益气汤

典籍论述：柯韵伯在《古今名医方论》中指出："至若劳倦，形气衰少，阴虚而生内热者，表症颇同外感，惟东垣知其为劳倦伤脾，谷气不盛，阳气下陷阴中而发热，制补中益气之法。谓风寒外伤其形为有余，脾胃内伤其气为不足，遵《内经》劳者温之，损者益之之义，大忌苦寒之药，选用甘温之品，升其阳以行春生之令。凡脾胃一虚，肺气先绝，故用黄芪护皮毛而开腠理，不令自汗；元气不足，懒言，气喘，人参以补之；炙甘草之甘以泻心火而除烦，补脾胃而生气。此三味除烦热之圣药也。佐白术以健脾；当归以和血；气乱于胸，清浊相干，用陈皮以理之，且以散诸甘药之滞；胃中清气下沉，用升麻、柴胡，气之轻而味之薄者，引胃气以上腾，复其本位，便能升浮以行生长之令矣。补中之剂，得发表之品而中自安；益气之剂，赖清气之品而气益倍。此用药有相须之妙也。是方也，用以补脾，使地道卑而上行；亦可以补心肺，损其肺者益其气，损其心者调其营卫也；亦可以补肝木，郁则达之也。惟不宜于肾，阴虚于下者不宜升，阳虚于下者更不宜升也。凡东垣治脾胃方，俱是益气。去当归、白术，加苍术、木香，便是调中；加麦冬、五味子辈，便是清暑。此正是医不执方，亦正是医必有方。"

《医方集解》云："肺者气之本，黄芪补肺固表为君。脾者肺之本，人参、甘草补脾益气、和中泻火为臣。白术燥湿强脾，当归和血养阴为佐。升麻以升阳明清气，柴胡以升少阳清气，阳升则万物生，清升则浊阴降。加陈皮者，以通利其气。生姜辛温，大枣甘温，用以和营卫，开腠理，致津液。诸虚不足，先建其中。"

本方出自《内外伤辨惑论》，《方函口诀》又将其名曰医王汤。由黄芪、炙甘草、人参、升麻、柴胡、陈皮、当归、白术组成，具有补中益气，升阳举陷功效。适用于：①脾胃气虚。发热，自汗出，渴喜温饮，少气懒言，体倦肢软，面色白，大便稀溏，脉洪而虚，舌质淡，苔薄白。②气虚下陷。脱肛，子宫下垂，久泻，久痢，久疟等，以及清阳下陷诸证。阴虚火旺及实证发热者，禁用本方。下元虚惫者，亦不可服用本方。

本方证是因脾胃气虚，清阳下陷，以及由气虚而致摄纳不力所形成。脾主四肢、肌肉，脾虚则四肢、肌肉无力承受水谷精微，故见肢软体倦，神疲少力。脾胃虚则谷气不盛，阳气下陷阴中，故见发热自汗，脉洪而按之虚软，舌淡苔薄白。脾胃虚则中气亦虚，摄纳不力，升举无能，故有脱肛、久泻、子宫下垂等症。

《脾胃论》云人参、甘草、黄芪三味乃"除湿热烦热之圣药"。补中升阳之品首推黄芪。正如李杲所云："脾胃一虚，肺气先绝，故用黄芪以益皮毛而闭腠理，不令自汗，损其元气。"重用黄芪以补益脾肺。张锡纯言："黄芪既善补气，又善升气。"中气既虚，清阳不升，土不生金，往往肺气亦渐形虚馁，而方中重用黄芪为君，一则取其补中益气，升阳举陷之功，二则用之以补肺实卫，固表止汗。《神农本草经》记载人参"补五脏，安精神"，为补气要药，其与黄芪相辅相成，则补气健脾之功益著，均为本方臣药。气虚日久，必损及血，故方中又配伍甘辛而温的当归补养阴血。张介宾言："其味甘而重，故专能补血，其气轻而辛，故又能行血……故能养营养血，补气生精，安五脏，强形体，益神志。"加之得参、芪、术、草益气生血之助，补血之力益彰。清阳当升不升，则浊阴当降不降，升降失常，清浊相干，气机不畅，故配伍陈皮调理气机，以助升降之复，使清浊之气各行其道，并可理气和胃，使诸药补而不滞。以上二味同为佐药。轻清升散的柴胡、升麻，以协诸益气之品助清阳之上升，《内外伤辨惑论》云："胃中清气在下，必加升麻、柴胡以引之，引黄芪、甘草甘温之气味上升……二味苦平，味之薄者，阴中之阳，引清气上升也。"《本草纲目》亦云："升麻引阳明清气上升，柴胡引少阳清气上行，此乃禀赋虚弱，元气虚馁及劳役饥饱，生冷内伤，脾胃引经最要药也。"由于两药并无补益之功，故"在脾虚之病用之者，乃借其升发之气，振动清阳，提其下陷，以助脾土之转输，所以必与补脾之参、芪、术并用"(《本草正义》)，两药兼具佐使之功。炙甘草调和诸药，亦兼作上药合而用之，可使脾胃健运，元气内充，气虚得补，气陷得举，清阳得升，则诸证可除。综合全方配伍大意，一是补气健脾以治气虚之本；一是升提下陷阳气，以求浊降清升。于是脾胃和调，水谷精气生化有源，脾胃气虚诸证可自愈。中气不虚，则升举有力，凡下脱、下垂诸证可以自复其位。

按语：补中益气汤系李东垣为饮食劳倦损伤脾胃，以致脾胃气虚，清阳不升之证而设方剂。李东垣言："饮食失常，寒温不适，则脾胃乃伤，喜怒忧思，劳役过度，而耗损元气。"脾胃气虚会产生"阴火"，"阴火"是概指内伤所引起的一切虚性或本虚标实的火热邪气。一是由于气火失调；二是由于升降失调；三是由于脾胃受损，中气不足，清气下陷，阴火上冲。从玄府理论的角度分析，脾胃虚弱的实质是脾胃玄府气化的痹痿。脾胃玄府气化痹痿，一则其化生能力颓弱；二则其门户通利障碍致使气血津液郁滞玄府而不得宣通，且二者常相因为患。气郁甚则化热，津液郁滞则成痰饮，血郁则成血瘀、瘀血甚或干血。种种变证，总因玄府及闭郁程度不同而异。从玄府理论的角度分析"阴火"为玄府郁闭化热所致，在治法上，散其郁结开通玄府为治。"阴火"为玄府闭郁所致，其病变涉及气血津液精神和五脏六腑，散郁结，开玄府是其根本治法。《脾胃论》中，用药则言"泻阴火以诸风药，升发阳气以滋肝胆之用，是令阳气生，上出于阴分，末用辛甘温药接其升药，使大发散于阳分，而令走九窍也"。本方配伍特点主要有二：一为补气药与升提药配伍，以补气为主，以升提为辅，补中寓升；二为补益药中配伍少量行气药物，既可调气机之升降，又使补而不滞。本方甘、补、温、通、升、燥具备，故在补益脾胃诸方中颇具特色。

（二）解郁开玄，调畅为先

《难经·八难》曰："气者，人之根本也。"气机冲和调达，升降出入有序，周流运行不息，则脏腑功能协调，肢体百骸舒畅。若喜怒无常，忧思过度，寒温不适，饮食不节，则可引起气机失常而致病。关于"郁"，早在《素问·六元正纪大论》中就提到了"五郁"及其相应的治疗大法，其云："木郁达之，火郁发之，土郁夺之，金郁泄之，水郁折之。"王安道在《医经溯洄集》明确指出了郁的含义："凡病之起，多由乎郁。郁者，滞而不通之义。"朱震亨首倡"六郁"之说，认为："气血冲和，万病不生，一有怫郁，诸病生焉，故人身诸病，多生于郁。"气机郁滞，可影响血液运行而致血郁，影响津液敷布而致湿郁、痰郁，影响脾胃受纳运化而致食郁，气郁不解又可生热化火，诸郁随之而起。因此，疾病当以解郁开玄，调畅为先。

治六郁用药：

越鞠丸

典籍论述：《医宗金鉴·删补名医方论》云："夫人以气为本，气和则上下不失其度，运行不停其机，病从何生。若饮食不节，寒温不适，喜怒无常，忧思无度，使冲和之气，升降失常，以致胃郁不思饮食，脾郁不消水谷，气郁胸腹胀满，血郁胸膈刺痛，湿郁痰饮，火郁为热，及呕吐恶心，吞酸吐酸，嘈杂嗳气，百病丛生。故用香附以开气郁，苍术以除湿郁，抚芎以行血郁，山栀以清火郁，神曲以消食郁，此朱震亨因五郁之法而变通者也。五药相须，共收五郁之效，然当问何郁病甚，便当以何药为主。至若气虚加人参，气痛加木香，郁甚加郁金，懒食加谷芽，胀加厚朴，痞加枳实，呕痰加姜、夏，火盛加黄连，则又存乎临证者之详审也。"

本方出自《丹溪心法》，本方又名芎术丸，系朱丹溪针对治疗六郁证所创方剂。《松崖医径》又将其名曰越曲丸。本方由苍术、香附、川芎、神曲、栀子组成，具有行气解郁功效，适用于气郁所致胸膈痞闷，脘腹胀痛，嗳腐吞酸，恶心呕吐，饮食不消等症。越鞠丸的命名，主要有两种说法：其一，以功用命名。越，发越也；鞠，弯曲也，郁也。越鞠，即发越郁结之气。朱丹溪谓本方"解诸郁"，其认为"郁者，结聚而不得发越也"，故治郁之法可使结聚之气得以发越。其二，据方中药物命名。栀子，《名医别录》称作越桃。川芎，在《左传》中名为鞠穷。李时珍云："丹溪朱氏治六郁越鞠丸中用越桃、鞠穷，故以命名。"

本方为治疗气郁乃至血、痰、火、湿、食诸郁轻症之常用方。气郁则升降不行运化失常，故见胸膈痞闷，脘腹胀痛，嗳腐吞酸，恶心呕吐，饮食不消等症。朱震亨认为"人生诸病，多生于郁……郁者，结聚而不得发越也，当升者不得升，当降者不得降，当变化者不得变化也"，郁的本质是"结聚"。《丹溪心法》提出"凡郁皆在中焦"，其后以吴谦等认为六郁为病，主要责之脾胃气机不畅，升降失常，以致湿、食、痰、火、气、血等相因郁滞。《医方发挥》等认为气、血、火三郁病在肝胆，食、湿、痰三郁病在脾胃。从肝脾的生理病理特点来看，肝主疏泄，为藏血之脏，肝胆互为表里，为相火寄居之所，若抑郁忧思等因影响到肝，则肝气郁结，肝气郁则肝血亦郁，并可化火生热而成火郁。肝病最易传脾，脾主运化而恶湿，为生痰之源，肝气郁滞，则脾胃纳运失常，水谷不化，而致湿郁、痰郁、食郁。从药物归经分析，方中所用，皆为入肝（胆）、脾（胃）之品。本方着重于行气解郁，使气机流畅，则痰、火、湿、食诸郁自解，痛闷呕嗳诸症可除。《成方便读》云："治郁者必先理气，以气行则郁行，气阻则郁结耳。"气郁多责之于肝，故方中取用入肝经的香附为君药，疏肝解郁行气，以治气郁，《本草求真》谓："香附，专属开郁散气。"川芎为血中气药，有活血行气之功，既能治血郁，又可加强君药行气解郁之力。苍术气味芳香雄烈，可以悦脾化湿，以治湿郁，取苍术、川芎之升配香附之降，升降相因，令郁散而气行，山栀清热泻火，以治火郁，神曲消食和胃，以治食郁，《汤液本草》云其"调中下气，开胃消宿食"。以上共为臣佐药，诸药配合，则气行血活，湿祛热清，食化脾健，气、血、湿、火、食五郁自解。至于痰郁，或因气虚湿聚而生，或因饮食积滞而致，或因火邪炼津而成，今五郁得解，则痰郁自消，故药虽只用五味，却可统治六郁之证，体现了治病求本的精神。本方以行气解郁为主，在临床运用时，须随诸郁的轻重不同，而变更其主药，并适当加味使用。同时朱丹溪治郁，重在调中焦气机的升降，理气、活血、祛湿、清热、消食或祛痰诸法并举，重在调理气机。

按语： 朱丹溪强调"气血冲和，万病不生"，否则"一有怫郁，诸病生焉"，将"郁病"分为气郁、血郁、湿郁、食郁、痰郁、火郁六种类型。而气郁又是其他类型郁病之基础，气郁可影响他郁。如越鞠丸中苍术为阳明药，强胃健脾，其气雄壮辛烈，开发水谷之气，其效最大；香附为血中气药，下气最速。二者相合，一升一降，其郁自散。脾胃有了水谷之气灌输，其他各脏腑可因胃气之资而得通，元真之气不达者，也可因之而得伸，玄府得通，这就是越鞠丸善"解诸郁"之所在。

"木郁达之"用药：

1. 小柴胡汤

典籍论述：程郊倩在《古今名医方论》中指出："方以小柴胡名者，配乎少阳而取义。至于制方之旨及加减法，则所云上焦得通，津液得下，胃气因和，尽之矣。何则？少阳脉循胁肋，在腹阳背阴两岐间，在表之邪欲入里，为里气所拒，故寒往而热来；表里相拒，而留于岐分，故胸胁苦满；神识以拒而昏困，故嘿嘿；木受邪则妨土，故不欲食；胆为阳木而居清道，为邪所郁，火无从泄，逼炎心分，故心烦；清气郁而为浊，则成痰滞，故喜呕；呕则木火两舒，故喜之也。此则少阳定有之症。其余或之云者，以少阳在人身为游部，凡表里经络之罅，皆能随其虚而见之，不定之邪也。据症皆是太阳经中所有者，特以五六日上见，故属之少阳。半表半里兼而有之，方是小柴胡症。方中柴胡以疏木，使半表之邪得从外宣；黄芩清火，使半里之邪得从内彻；半夏能开结痰，豁浊气以还清；人参能补久虚，滋肺金以融木；甘草和之，而更加姜、枣助少阳生发之气，使邪无内向也。至若烦而不呕者，火成燥实而逼胸，故去人参、半夏，加栝蒌实。渴者，燥已耗液而逼肺，故去半夏，加栝蒌根。腹中痛，木气散入土中，胃阳受困，故去黄芩以安土，加芍药以戢木。胁下痞硬者，邪既留则木气实，故去大枣之甘而缓，加牡蛎之咸而软也。心下悸，小便不利者，土被侵则木气逆，故去黄芩之苦而伐，加茯苓之淡而渗也。不渴，身有微热者，半表之寒尚滞于肌，故去人参，加桂枝以解之。咳者，半表之寒凑入于肺，故去参、枣，加五味子，易生姜为干姜以温之，虽肺寒不减黄芩，恐木寡于畏也。总之，邪在少阳，是表寒里热两郁不得升之故；小柴胡之治，所谓升降浮沉则顺之也。"

本方出自《伤寒论》，系张仲景所创名方之一，善治少阳病。《此事难知》又将其名曰三禁汤、《伤寒六书》又将其名曰和解散。本方由柴胡、黄芩、人参、甘草、半夏、生姜、大枣组成，具有和解少阳的功效。适用于伤寒少阳证，热入血室证，疟疾、黄疸等病而见少阳证者。因方中柴胡升散，芩、夏性燥，易伤阴血，阴虚血少者忌用本方。

《伤寒来苏集》云："少阳之气游行三焦，而司一身腠理之开合。血弱气虚，腠理开发，邪气因入与正气相搏，邪正分争，故往来寒热。与伤寒头疼发热而脉弦细、中风两无关者，皆是虚火游行于半表……其口苦、咽干、目眩、目赤、头汗、心烦、舌苔等症，皆虚火游行于半里……太阳伤寒则呕逆，中风则干呕。此欲呕者，邪正相搏于半里，故欲呕而不逆。胁居一身之半，为少阳之枢，邪结于胁，则枢机不利，所以胸胁苦满、默默不欲食也。"少阳为三阳之枢，一旦邪犯少阳，徘徊于半表半里之间，外与阳争而为寒，内与阴争而为热，故往来寒热。足少阳经脉起于目锐眦，下耳后，入耳中，其支者，会缺盆，下胸中，贯膈，循胁里，络肝属胆，故邪在少阳，经气不利，少阳相火郁而为热，而口苦，咽干，目眩，胸胁苦满。胆热犯胃，胃失和降，故见心烦喜呕，嘿嘿不欲饮食。舌苔薄白，是邪尚未入里化热之征，脉弦是少阳经气郁而不得疏泄之故。伤寒邪犯少阳，病在半表半里，邪正相争，正胜欲拒邪出于表，邪胜欲入里并于阴，故往来寒热，这也是本方证的发热特点。

方中重用柴胡，《神农本草经》谓其主治"寒热邪气"，《本草纲目》谓其治"妇人热入血室，经水不调"，《本草正义》则指出"外邪之在半表半里者，引而出之，使达于表而外邪自散"，《本草经疏》称之为"少阳解表药"，其性味苦辛微寒，入肝胆经，具有轻清升散、宣透疏解的特点，既能透达少阳之邪从外而散，又能疏泄气机之郁滞。柴胡为少阳专药，轻清升散，疏邪透表，故为君药。黄芩苦寒，《本草正》认为其善"退往来寒热"，长于解肌热，善清少阳相火，为臣药。黄芩配合柴胡，一散一清，共解少阳之邪。《本草纲目》云："黄芩，得柴胡退寒热。"柴胡之升散，得黄芩之降泄，两者配伍，共使邪热外透内清，从而达到和解少阳之目的。胆气犯胃，胃失和降，故佐以半夏、生姜和胃降逆止呕。其中半夏辛温有毒，降逆之功颇著，《神农本草经》谓其"主伤寒寒热……胸胀"。生姜辛微温，《名医别录》指出其可"止呕吐"，《本草从新》载其"畅胃口而开痰下食"，其既解半夏之毒，又助半夏和胃止呕，确有良效。邪从太阳转入少阳，缘于正气本虚，故又佐以人参、大枣益气健脾，一者取其扶正以祛邪，一者取其益气以御邪内传，俾正气旺盛，则邪无内传之机。炙甘草助参、枣扶正，且能调和诸药，为使药。

按语：本方配伍特点是以祛邪为主，兼顾正气；以和解少阳为主，兼和胃气。使邪气得解，枢机得利，胆胃调和，则诸症自除。正如《伤寒来苏集》言小柴胡汤为"少阳枢机之剂，和解表里之总方也"，故列于和解剂之首。秦伯未解释："是和其里而解其表，和其里不使邪再内犯，解其表仍使邪从外出，含有安内攘外的意义，目的还在祛邪。"《伤寒贯珠集》云："胸中烦而不呕者，邪聚于膈而不上逆也。热聚则不得以甘补，不逆则不必以辛散……以除热而荡实也……渴者，木火内烦，而津虚气燥也……以彻热而生津也……腹中痛者，木邪伤土也……去邪气，止腹痛也……胁下痞硬者，邪聚少阳之募。"而小柴胡汤以祛邪为主，兼顾正气，以少阳为主，兼和胃气，故可使"上焦得通，津液得下，胃气因和，身濈然汗出而解"（《伤寒论》）。此方亦符合解郁以开通玄府之义。

2. 逍遥散

典籍论述:《成方便读》云:"夫肝属木,乃生气所寓,为藏血之地,其性刚介,而喜条达,必须水以涵之,土以培之,然后得遂其生长之意。若七情内伤,或六淫外束,犯之则木郁而病变多矣。此方以当归、白芍之养血,以涵其肝;苓、术、甘草之补土,以培其本;柴胡、薄荷、煨生姜俱系辛散气升之物,以顺肝之性,而使之不郁。如是则六淫七情之邪皆治,而前症岂有不愈者哉。本方加丹皮、黑山栀各一钱,名加味逍遥散。治怒气伤肝,血少化火之证。故以丹皮之能入肝胆血分者,以清泄其火邪。黑山栀亦入营分,能引上焦心肺之热,屈曲下行,合于前方中自能解郁散火,火退则诸病皆愈耳。"

本方出自《太平惠民和剂局方》,由柴胡、当归、白芍、白术、茯苓、炙甘草、烧生姜、薄荷组成,具有疏肝解郁,健脾和营的功效。适用于肝郁血虚,而致两胁作痛,寒热往来,头痛目眩,口燥咽干,神疲食少,月经不调,乳房作胀,脉弦而虚者。若七情郁结,肝失条达,或阴血暗耗,或生化之源不足,肝体失养,皆可使肝气横逆,胁痛,寒热,头痛,目眩等证随之而起。《灵枢·平人绝谷》云:"神者,水谷之精气也。"神疲食少,是脾虚运化无力之故。脾虚气弱则统血无权,肝郁血虚则疏泄不利,所以月经不调、乳房胀痛。此时疏肝解郁,固然是当务之急,而养血柔肝,亦是不可偏废之法。本方既有柴胡疏肝解郁,又有当归、白芍养血柔肝。当归芳香行气,味甘缓急,是肝郁血虚要药。白术、茯苓健脾祛湿,使运化有权,气血有源。炙甘草益气补中,缓肝之急,虽为佐使之品,却有襄赞之功。烧生姜,温胃和中之力益专。薄荷少许,疏散郁遏之气,透达肝经郁热。如此配伍,既补肝体,又助肝用,气血兼顾,肝脾并治,立法全面,用药周到,故为调和肝脾之名方。

按语:逍遥散为肝郁血虚,脾失健运之证而设。费伯雄言:"逍遥散,于调营扶土之中,用条达肝木、宣通胆气之法,最为解郁之善剂。"深符"木郁达之"的制方原则,解郁以开玄。

"火郁发之"用药:

升降散

本方出自杨栗山的《伤寒温疫条辨》,由白僵蚕、蝉蜕、姜黄、川大黄组成,具有通里达表、宣郁散火功效。因其配伍精当,应用广泛,疗效确切,临床用于多种外感疾病及某些内伤之疾，疗效显著，适用于温病"表里三焦大热，其证治不可名状者"。

温病杂气热郁三焦表里，阻碍阴阳不通，火热内郁，郁愈甚则火愈炽，火愈炽则郁愈甚，日久阳气不得外达，气机失于调畅而成气滞；火为热之甚，热壅血瘀或热迫而行可见出血、血瘀；气滞血瘀，津液输布失常遂致湿阻、痰凝；痰湿与邪热相合可见痰火、湿热等。故本方主治证以火郁为主，兼见气滞、血瘀、痰湿、湿阻等，病机复杂，变化多端。僵蚕辛咸性平，气薄轻浮而升，为阳中之阳，可祛风除湿、清热解郁、除痰散结，辟一切怫郁之邪气；蝉蜕甘寒，其气清虚善除风热，又具宣肺透表之功，可开宣肺窍、祛风除湿、凉散风热、涤热解毒。僵蚕、蝉蜕二者均为轻清升散之品，宣发透表之药，通过升降出入运动可使肺达到宣降平衡，宣发卫气，布散水谷，即"上焦如雾""脾宜升则健，胃宜降则和"，因其药性平和，没有逼汗伤阴、助热化燥之弊。姜黄辛苦大寒，行气散郁，祛邪辟疫，给郁热之邪以出路；大黄苦寒降泄，通腑降浊，上下通行，抑制亢盛之阳，使里热下趋。姜黄、大黄为佐，二者质重通泄，且姜黄、大黄可活血，中焦气机通畅，水谷精微得化，气血得生，即"中焦如沤"。大黄又可通利二便，荡涤肠胃，推陈致新，使郁于体内之浊邪得除，正如"下焦如渎"。该组方药少力专，结构严谨，相反相成，寒温并用，升降兼施，表里双解，透泄并举，凡表里不和、升降失调、气滞血瘀、湿阻痰蒙等皆可用此疏表通里、升清降浊。

本方因气机郁滞，使得人体内的火热之出路受阻而发病，需让气机得以展布，姜黄具有活血行气解郁的功效。气机畅达，热乃透发。由于郁热多因气滞所致，据气滞的不同程度，来决定姜黄的用量多少。大黄清热泻火，通腑降浊，火郁型疾病乃是郁热于内所致，故用大黄下热。应当根据郁热的程度、发病的病位、兼顾邪正的强弱等不同情况，而于临证之中有所加减应用。"火郁发之"就是让内郁不发的火热之邪外透而解除病根，此即"透"法。临床上常将栀子豉汤与升降散合用，来治疗各种因火郁致病者，如外感发热见恶寒身热、咽痛、头痛、脉沉而躁数的患者；心烦不寐及心血管病见胸痛胸闷的患者；肝经郁热而见烦躁易怒、胸胁胀痛的患者；郁火上冲而出现头痛、目痛、痤疮的患者等。总之，加减颇多，应用甚广。

按语：升降散四药合用，辛开苦降，寒热并用，开玄府，布津液，热毒湿浊瘀血等客邪得除。

"土郁夺之"用药：

1. 半夏泻心汤

典籍论述：《伤寒论》云："伤寒五六日，呕而发热者，柴胡汤证具，而以他药下之，柴胡证仍在者……但满而不痛者，此为痞，柴胡不中与之，宜半夏泻心汤。"

本方出自《伤寒论》，由半夏、黄芩、干姜、人参、炙甘草、黄连、大枣组成，具有和胃降逆、散结除痞功效。适用于胃气不和，心下痞满不痛，干呕或呕吐，肠鸣下利，舌苔薄黄而腻，脉弦数。本方原治小柴胡汤证误用下剂，损伤中阳，外邪乘虚而入，寒热互结，而成心下痞。人身阴升阳降，水火既济，皆是依靠脾运化气机的功用。此痞满乃误下后损伤脾胃，脾虚不能正常运化使得气机升降异常、阴阳不得相交而成。寒热互结，气不升降，所以上为干呕或呕吐，下为腹痛肠鸣而下利。如此者，当除其寒热，复其升降，补其脾胃。本方即小柴胡汤去柴胡、生姜，加黄连、干姜，更名半夏泻心汤。用黄连、黄芩之苦寒降泄之品除其热，干姜、半夏之辛温开结散其寒，参、草、大枣之甘温益气补其虚。七味相配，寒热并用，苦降辛开，补气和中，自然邪去正复，气得升降，诸证悉平。本方着重于调和肠胃，凡脾胃虚弱，客邪乘虚而入，寒热错杂，升降失调，清浊混淆而致肠胃不和，脘腹胀痛，呕吐泄泻者，多用本方加减治疗。或一味之差，或药量有异，虽苦降辛开，调治寒热之旨不变，而方治却各自有所侧重。正如王旭高云："半夏泻心汤治寒热交结之痞，故苦辛平等；生姜泻心汤治水与热结之痞，故重用生姜以散水气；甘草泻心汤治胃虚气结之痞，故加重甘草以补中气而痞自除。"可见方随法变，药因证异，有的放矢，灵活而不离辨证论治的原则，才能应手而效。

按语：方中半夏味辛苦入脾胃，辛开以散结，苦降以止呕，除痞满呕逆为君药；干姜辛温祛寒；黄芩、黄连苦寒泄热消痞为臣；人参、大枣甘温补中益气为佐；甘草补脾胃调和诸药为使。纵观半夏泻心汤全方，一组辛开苦降，开畅气机，补泻同施，寒温并用，升降相因；一组甘以补之，补中扶正。方中既有补脾益气之品"助脾、濡养玄府"，亦有辛开苦降之味"散精、发散玄府"。

2. 三化汤

本方出自刘完素的《素问病机气宜保命集》，由大黄、厚朴、枳实、羌活组成，具有宣行气血、通腑开结、调畅气机、开通玄府的功效，是开通玄府治疗中风病之名方，由小承气汤加羌活而成。其中小承气汤为泻下通腑之方，其一方面攻下通便，荡涤肠胃可直接开通肠胃玄府；另一方面通过通腑攻下，使中焦畅利，气机调匀，津液流通而起到间接开通全身及脑玄府的作用。方中羌活辛苦性温，入膀胱经，气味雄烈，发散宣透，不仅能开发肌表汗孔以解散表邪，对于全身脏腑经络、玄府窍道，亦能透达贯穿。此外，羌活不独祛风解表，其升举清气，宣郁开窍，疏通经络，与小承气汤配伍，一升一降，一开一通，一表一里，重在调和气机，升清降浊，开通玄府，将上下内外有机地结合起来，有"大气一转，其气乃散"之妙。中风病病位在脑，高巅之上，唯风可到，羌活味薄上升，轻扬升散，直上颠顶，其宣散之性既可直接透达脑之郁闭玄府，又可引诸药上行入脑，直达病所，提高疗效。总之，中风病需通腑和（或）开窍醒神以畅通郁闭之玄府。而三化汤上能宣通脑玄府，下能开通肠胃玄府，上下相因，升降兼施，内外结合，开通一身上下表里之玄府，使气血调和，津液畅通，神机通达。

"金郁泄之"用药：

1. 防风通圣散

典籍论述：《医方考》云："风热壅盛，表里三焦皆实者，此方主之。防风、麻黄，解表药也，风热之在皮肤者，得之由汗而泄；荆芥、薄荷，清上药也，风热之在巅顶者，得之由鼻而泄；大黄、芒硝，通利药也，风热之在肠胃者，得之由后而泄；滑石、栀子，水道药也，风热之在决渎者，得之由溺而泄。风淫于膈，肺胃受邪，石膏、桔梗，清肺胃也，而连翘、黄芩，又所以祛诸经之游火；风之为患，肝木主之，川芎、归、芍，和肝血也，而甘草、白术，又所以和胃气而健脾。刘守真氏长于治火，此方之旨，详且悉哉！"

《素问病机气宜保命集》云："（防风通圣散）防风、川芎、当归、芍药、大黄、芒硝、连翘、薄荷、麻黄（不去节，各半两）、石膏、桔梗、黄芩（各一两）、白术、山栀子、荆芥穗（各二钱半）、滑石（三两）、甘草（二两），上为粗末，每服一两，生姜同煎，温服，日再服。"

"劳汗当风……郁乃痤。劳汗出于玄府，脂液所凝，去芒硝，倍加芍药、当归，发散玄府之风，当调其营卫，俗云风刺。或生瘾疹，或赤或白，倍加麻黄、盐豉、葱白，出其汗，麻黄去节，亦去芒硝。咸走血而内凝，故不能发汗。罢，依前方中加四物汤、黄连解毒，三药合而饮之，日二服。故《内经》曰以苦发之，谓热在肌表，连内也。小便淋闭，去麻黄，加滑石、连翘，煎药汤，调木香末二钱。麻黄主表，不主于里，故去之。腰胁痛，走注疼痛者，加硝石、当归、甘草，一服各二钱，调车前子末、海金沙各二钱。《内经》曰：腰者，肾之府。破伤风者，如在表，则辛以散之，在里，则苦以下之，无散之。汗下后，通利血气，祛逐风邪，每一两内加荆芥穗、大黄各二钱，调全蝎末一钱，羌活末一钱。诸风潮搐，小儿急慢惊风，大便秘结，邪热暴甚，肠胃干燥，寝汗咬牙，上窜睡语，筋转惊悸，肌肉蠕动，每一两加大黄二钱、栀子二钱，调茯苓末二钱，如肌肉蠕动，调羌活末一钱。故经曰：肌肉蠕动，命曰微风。风伤于肺，咳嗽喘急，每一两加半夏、桔梗、紫菀各二钱。如打扑伤损，肢节疼痛，腹中恶血不下，每一两加当归、大黄各三钱半，调没药、乳香末各二钱。解利四时伤寒，内外所伤，每一两内加益元散一两、葱白十茎、盐豉一合、生姜半两，水一碗，同煎至五七沸，或煎一小碗，令冷，服一半，以箸探之，即吐，吐罢后，服一半，稍热服，汗出立解。如饮酒中风，身热，头痛如破者，加黄连须二钱、葱白十茎，依法立愈，慎勿用桂枝、麻黄解之。头旋脑热，鼻塞，浊涕时下，每一两加薄荷、黄连各二钱半。《内经》曰：胆移热于脑，则辛颏鼻渊。鼻渊者，浊涕不下已也。王注曰：胆移热于脑，胆液下澄，则为浊涕，下不已，如水泉，故曰鼻渊也。此为足太阳脉与阳明脉俱盛也。如气逆者，调木香末一钱。"

本方出自《黄帝素问宣明论方》，《伤寒标本心法类萃》又将其名曰通圣散。王泰林认为，本方为《局方》凉膈散去竹叶、白蜜，加发表、调和气血之药而成，从而由泻火通便，清泄里热之方变为解表攻里，调气和血，三焦通治之剂。王旭高云："此为表里、气血、三焦通治之剂。""汗不伤表，下不伤里，名曰通圣，极言其用之效耳。"本方由防风、川芎、当归、芍药、大黄、薄荷叶、麻黄、连翘、芒硝、石膏、黄芩、桔梗、荆芥、白术、栀子、滑石、甘草组成，并以生姜三片为引。具有疏风解表、泻热通便功效。适用于风热壅盛，表里俱实证。憎寒壮热，头目昏眩，目赤睛痛，口苦口干，咽喉不利，胸膈痞闷，咳呕喘满，涕唾黏稠，大便秘结，小便赤涩，舌苔黄腻，脉数有力。并治疮疡肿毒，肠风痔漏，丹斑瘾疹等。

本方为解表、清热、攻下三者并用之方，为外感风邪，内有蕴热，表里皆实之证而设。风热之邪在表，正邪相争，以致憎寒壮热；风热上攻，以致头目昏眩，目赤睛痛；风热上淫肺胃，故见咽喉不利，胸膈痞闷，咳呕喘满，涕唾黏稠；内有蕴热，则口苦口干，便秘溲赤；至于疮疡肿毒，肠风痔漏，鼻赤瘾疹等证，亦为风热壅盛，气血怫郁所致。本方汗、下之力较峻猛，有损胎气，虚人及孕妇慎用。

　　方中防风、荆芥、麻黄、薄荷疏风解表，使风邪从汗而解。此四药为质轻味薄的风药，具有升散通行之特性，使火热之邪从上焦发散而出，调畅气机，重在发散升浮使怫郁得解、其热自清。大黄、芒硝泻热通便，荡涤积滞，使实热从下而去。大黄、芒硝的运用体现了釜底抽薪的配伍思想，即通腑泄热，以泻下抽薪于釜底，去除里热结实之根源。两组药物相配，既可表散外邪，又能泻热除实，解表攻里，表里同治，为方中主要药物。石膏辛甘大寒，为清泄肺胃之要药；连翘、黄芩苦寒，为清热解毒泻火之要药。以寒治热是热者寒之治法的具体运用，即应用寒凉性质（如苦寒、甘寒等）的药物治疗火热证的方法。大苦大寒直清火邪，是以冰冷直折火势；甘寒清热，是以甘寒生津止渴，服之热病烦渴即消。黄芩和栀子都是大苦大寒之品，最善清热。石膏味甘性寒，泻火清热，润燥止渴。热性病里热炽盛，易耗津液，多生烦渴。石膏清大热止烦渴，使热去而津液存留。桔梗苦辛性平，可除肺部风热，清利头目。四药合用，以清解肺胃之热。滑石、栀子、生甘草的运用体现了利水清热的配伍思想。滑石性淡味寒，为通利水道的要药；栀子苦寒，清热利湿；生甘草清热解毒兼利小便；三药合用，可使小便利而热邪去。栀子、滑石清热利湿与硝、黄相伍，可使里热从二便分消。火热之邪，灼血耗气，汗下并用，亦易伤正，故用当归、芍药、川芎养血和血，白术健脾燥湿，甘草和中缓急，调和诸药，以上均为辅助药物。煎药时加生姜三片，意在和胃，与白术、甘草相配，尚有健脾和胃助运之功。通过以上配伍，使汗不伤表，清、下不伤里，达到疏风解表，泻热通便之效。综观本方，有薄荷、防风、荆芥、麻黄以解表，又有石膏、黄芩、连翘、桔梗以清里；有大黄、芒硝泻热通便，又有栀子、滑石清热利湿；当归、芍药、川芎养血和血，又有白术、甘草益气和中。川芎、当归、白芍为补血药，它们的运用体现了养血清热的配伍思想，还有白术、甘草补气之品，避免补气助热。故本方为汗、下、清、利、补五法并用之剂，具有表里双解、前后分消、气血两调之功，寓补养于散泻之中，使祛邪而不伤正，扶正又不碍邪。但从其配伍及用药剂量来看，是以解表、泻下、清热为主，为治疗表里实热证的有效方剂。

按语："故发表诸方，佐以黄芩、石膏、知母、柴胡、地黄、芍药、栀子、茵陈、葱白、豆豉之类寒药，消息用之。""如世以甘草、滑石、葱、豉寒药发散甚妙。是以甘草甘能缓急，湿能润燥；滑石淡能利窍，滑能通利；葱辛甘微寒；豉咸寒润燥。皆散结、缓急、润燥、除热之物。因热服之，因热而玄府郁结宣通，而怫热无由再作……此方散结，无问上下中外，但有益而无损矣。"防风通圣散外有麻黄、荆芥、防风、薄荷、川芎以疏风解表，内有大黄、连翘、石膏、黄芩、栀子、芒硝以清热，佐以当归、芍药、白术益阴养血，全方相合以开通表里郁闭之玄府。综上所述，以寒直折火炎，辛散上疏其焰，前后分消内火，玄府透热导汗，养血清热，多道消散在里之热。

2. 麻黄汤

典籍论述：《本草纲目》云："麻黄乃肺经专药，故治肺病多用之。张仲景治伤寒无汗用麻黄，有汗用桂枝。历代名医解释，皆随文傅会，未有究其精微者。时珍常绎思之，似有一得，与昔人所解不同云。津液为汗，汗即血也。在营则为血，在卫则为汗。夫寒伤营，营血内涩，不能外通于卫，卫气闭固，津液不行，故无汗发热而憎寒。夫风伤卫，卫气外泄，不能内护于营，营气虚弱，津液不固，故有汗发热而恶风。然风寒之邪，皆由皮毛而入。皮毛者，肺之合也。肺主卫气，包罗一身，天之象也。是证虽属乎太阳，而肺实受邪气。其证时兼面赤怫郁，咳嗽有痰，喘而胸满诸证者，非肺病乎？盖皮毛外闭，则邪热内攻，而肺气膹郁。故用麻黄、甘草同桂枝，引出营分之邪，达之肌表，佐以杏仁泄肺而利气。"

本方出自《伤寒论》，《外台秘要》又将其名曰麻黄解肌汤。由麻黄、桂枝、杏仁、炙甘草组成，具有发汗解表、宣肺平喘功效。适用于风寒束表，肺气失宣证，如恶寒发热，头痛身疼，无汗而喘，舌苔薄白，脉浮紧。本方为辛温发汗之峻剂，故《伤寒论》对"疮家""淋家""衄家""亡血家"以及外感表虚自汗、血虚而脉兼"尺中迟"、误下而见"身重心悸"等，虽有表寒证，亦皆禁用。麻黄汤药味虽少，但发汗力强，用之得当，效果颇为迅捷。使用时应注意中病即止，不可过服，否则，汗出过多必伤人正气。

麻黄汤乃发汗解表之主方，《医宗金鉴》谓"为仲景开表逐邪发汗第一峻药也"。风寒束表的病机特点为腠理闭塞，营阴郁滞，肺失宣降，本方用麻黄配桂枝及杏仁，以开腠畅营宣肺，为后世奠定了发表散寒的用药思路及组方结构。风寒之邪侵袭肌表，营卫首当其冲。寒邪收引凝滞，伤于卫，则致卫阳被遏，其"温分肉"功能失调，肌表不能得到正常的温煦，故恶寒，《顾松园医镜》云："太阳经营分受邪（寒则伤营），头痛发热恶寒（膀胱经脉，上额入络脑，还出别下项，故太阳头痛自额至巅顶脑后。痛连风府，寒邪外束，则玄府闭，阳气不得散越，乃郁而为热，寒邪在表，不得复任寒，故恶寒）。"卫气向外抗邪，正邪相争，则发热；正邪交争于头部，经气不利，则头疼；寒邪束表，腠理闭塞，使卫气"司开阖"功能失调，汗液不能外泄则无汗。伤于营，则致营阴郁滞不畅，经脉不通，不通则痛，故身痛。肺主气属卫，外合皮毛，亦主表。寒邪外束于表，影响肺气的宣肃下行，则上逆为喘。如舌苔薄白，脉浮紧，皆是风寒袭表的反映。本方证由风寒束表，肺气失宣所致，根据《素问·阴阳应象大论》"其在皮者，汗而发之"的治疗原则，法当发汗解表，宣肺平喘。

　　方中麻黄味苦辛性温，《本草纲目》谓其乃肺经专药，吴佩衡云："麻黄通腠理，开玄府，而泄卫闭。"《成方便读》云："善行肌表卫分，为发汗之主药。"《医方考》云："麻黄之形，中空而虚；麻黄之味，辛温而薄。空则能通腠理，辛则能散寒邪，故令为君。""方中麻黄有宣降肺气、发汗、利水三大功效。通过此药宣发肺气，祛散寒邪，使毛窍开通，阳气得以达表，汗液得以外泄，则恶寒、发热、头痛、身疼诸证愈矣！通过降气作用，使三焦气机升降出入正常，卫气运行有序，则上逆之气顺降而喘可平矣！通过宣肺行水作用，使三焦水道通调，水液既可从汗孔外出，也可自上下行，津液运行无阻，则鼻塞流涕，喘、逆身痛等证可从愈矣！此药能够消除致病原因，恢复肺脏功能，宣通气与津液，面面兼顾，故是本方主药"（《中医治法与方剂》），本方用之，开腠发汗，驱在表之风寒，以除致病之因，宣肺平喘，泄闭郁之肺气，以复肺气之宣发，为君药。由于本方证属卫郁营滞，单用麻黄发汗，只能解卫气之闭郁，所以又用透营达卫的桂枝为臣药，解肌发表，"引营分之邪，达之肌表"（《医方集解》），助麻黄解表逐邪，使发汗之功益著；温通血脉，畅行营阴，使疼痛之证得解，此如《伤寒论辨证广注》中所言："今麻黄汤内用桂枝者，以寒伤营，桂枝亦营中药。能通血脉而发散寒邪，兼佐麻黄而泄营卫中之邪实。"《伤寒法祖》亦云："桂枝佐麻黄，则开玄府而逐卫分之邪，令无汗者有汗而解，故曰发汗。桂枝率生姜，则开腠理，而驱营分之邪，令有汗者复汗而解。故曰解肌。"杏仁苦而微温，《神农本草经》谓其"主咳逆上气",《本草便读》谓其"功专降气,气降则痰消嗽止",《方剂心得十讲》云:"佐用杏仁之苦温而降,既温助麻黄逐邪于玄府(指皮毛窍孔而言),又肃降逆气于肺胃。"杏仁与麻黄相伍,一宣一降,以恢复肺气之宣降,加强宣肺平喘之功,为佐药。炙甘草既能助麻、杏以止咳平喘,又能益气和中,调和药性,故为使药而兼佐药之用。四药配伍,寒邪得散,营卫得通,肺气得宣,则诸症可愈。本方配伍特点在于麻、桂相配,一发卫气之郁以开腠理,一透营分之郁以行血滞,相须为用,以增强发汗解表之功。

按语: 柯琴云:"此汤入胃行气于玄府,输精于皮毛,斯毛脉合精而溱溱汗出,在表之邪,其尽去而不留,痛止喘平,寒热顿解,不烦啜粥而藉汗于谷也。"已明确阐述了麻黄汤的作用机制在于开通玄府。

"水郁折之"用药:

1. 五苓散

典籍论述:《医宗金鉴·删补名医方论》云:"(五苓散)乃太阳邪热入府,水气不化,膀胱表里药也。一治水逆,水入则吐;一治消渴,水入则消……二证皆小便不利,故均得而主之。然小便利者不可用,恐重伤津液也。由此可知,五苓散非治水热之专剂,乃治水热小便不利之主方也。君泽泻之咸寒,咸走水府,寒胜热邪。佐二苓之淡渗,通调水道,下输膀胱,并泻水热也。用白术之燥湿,健脾助土,为之堤防以制水也。用桂之辛温,宣通阳气,蒸化三焦以行水也。泽泻得二苓下降,利水之功倍,小便利而不蓄矣。白术须桔上升,通阳之效捷,气腾津化,渴自止也。"

《古今名医方论》云:"五苓散一方,为行膀胱之水而设,亦为逐内外水饮之首剂也……方用白术以培土,土旺而阴水有制也;茯苓以益金,金清而通调水道也;桂味辛热,且达下焦,味辛则能化气,性热专主流通,州都温暖,寒水自行;再以泽泻、猪苓之淡渗者佐之,禹功可奏矣。先哲有曰:水之得以安流者,土为之堤防也;得以长流者,火为之蒸动也。无水则火不附,无火则水不行。旨哉言乎!"

《吴医汇讲》云:"此治小便不利之主方,乃治三焦水道,而非太阳药也。"

本方出自《伤寒论》,本方由五味药组成,以"令"水行,故名"五苓散"。成无己云:"苓,令也,号令之令矣。通行津液,克伐肾邪,专为号令者,苓之功也。"本方由猪苓、泽泻、白术、茯苓、桂枝组成,具有利水渗湿、温阳化气功效。适用于

①外有表证，内停水湿。头痛发热，烦渴欲饮，或水入即吐，小便不利，舌苔白，脉浮。②水湿内停。水肿，泄泻，小便不利，以及霍乱吐泻等证。③痰饮。脐下动悸，吐涎沫而头眩，或短气而咳者。本方药性偏于渗利，故脾气虚弱，肾气不足者，如过用本方，可出现头晕目眩、口淡、食欲减退、胃纳差等。本方不宜长服，体弱者常与补养脾胃剂合用。

本方在《伤寒论》中原治太阳病表邪未解，内传太阳膀胱之腑，水蓄下焦，形成太阳经腑同病。外有太阳表邪，正邪相争，故头痛、发热、脉浮。《素问·灵兰秘典论》曰："膀胱者，州都之官，津液藏焉，气化则能出矣。"邪传太阳膀胱之腑，膀胱气化失常，则小便不利。水蓄不化，津液不得输布，则烦渴欲饮。原有水饮停蓄下焦，加上饮入之水不得输布，势必导致愈饮愈蓄，水无去路，反而上逆，则水入即吐而成"水逆证"。《素问·至真要大论》云："诸湿肿满，皆属于脾。"水湿内停，困阻脾阳，或脾虚不运，水湿内停，皆可导致水湿泛溢肌肤经脉而致水肿。水湿内停，气化不行，则小便不利。水湿阻中，脾胃失和，胃气上逆则呕吐，脾湿下注则泄泻，二者兼有上吐下泻之霍乱证。痰饮与水湿异名同类，湿聚则为痰，水停则为饮，水湿停聚，久而不去则成痰饮，痰饮上泛，肺气不利，则吐涎沫，短气而咳。痰饮为阴邪，易蔽阻阳气，清阳不升，浊阴不降，则脐下悸动，头晕目眩。

本方证由表邪未解，传里入腑，水蓄膀胱，气化不行而致。治宜利水渗湿，兼化气解表。方中重用泽泻为君，取其直达肾与膀胱以淡渗利湿，其利水作用较茯苓为强，用于水肿、小便不利、泄泻及痰饮等甚佳。《药品化义》称"此为利水第一良品"，《本草纲目》谓其"渗湿热，行痰饮，止呕吐、泻痢、疝痛、脚气"。臣以茯苓、猪苓之淡渗，增强泽泻利水渗湿之功。《本草思辨录》曰："猪苓、茯苓、泽泻，三者皆淡渗之物，其用全在利水。"佐以白术，既可补气健脾，又可燥湿利水，用于脾虚水停而为痰饮、水肿、小便不利者甚宜。其标本兼治，补气健脾，则脾健运化有力，水湿不易停聚，燥湿利水，可直接去除已停之水湿。水湿蓄于膀胱，则影响其化气行水之功，佐以桂枝既能温化膀胱之气而利小便，又可疏表散邪，以解除太阳之表证，一药二用，表里同治。方中泽泻配茯苓、猪苓，以加强利水作用；茯苓配白术以实脾利水；桂枝配茯苓，以温化水饮，通阳利水。五药合用，共奏利水渗湿，温阳化气之功。至于水肿、泄泻、霍乱、痰饮诸证，皆由于脾虚不运，水湿泛滥所致。本方既可利水渗湿，又可健脾助运，故可一并治之。若欲解其表，又当服后多饮暖水取汗。以水热之气，助人体阳气，资其发汗，使表邪从汗而解。成无己云："茯苓味甘平，猪苓味甘平，甘虽甘也，终归甘淡。《内经》曰：淡味渗泄为阳。利大便曰攻下，利小便曰渗泄。水饮内蓄，须当渗泄之，必以甘淡为主，是以茯苓为君，猪苓为臣。白术味甘温。脾恶湿，水饮内蓄，则脾气不治。益脾胜湿，必以甘为助，故以白术为佐。泽泻味咸寒。《内经》曰：咸味下泄为阴，泄饮导溺，必以咸为助，故以泽泻为使。桂味辛热。肾恶燥，水蓄不行，则肾气燥。《内经》曰：肾恶燥，急食辛以润之。散湿润燥，可以桂枝为使。多饮暖水，令汗出愈者，以辛散水气外泄，是以汗润而解也。"

按语：柯琴云："五苓治水蓄而不行，故大利其水而微发其汗，是为水郁折之也。"本方重在渗湿利水，兼有健脾化气之功，故亦可用于水湿内停之水肿、小便不利，它如水湿下注之泄泻，以此分利小便，湿去泻必止。痰饮，脐下动悸者，用本方渗湿利水，则饮去悸止。霍乱属湿浊为患，兼有表邪者，亦可用本方治之。本方配伍特点是表里同治，邪正兼顾，使玄府得通，气化水行，表解脾健，而蓄水停饮可除。

2. 小青龙汤

典籍论述：《伤寒附翼》云："（小青龙汤）伤寒表不解，心下有水气，干呕发热而渴，或利，或噎，或小便不利、少腹满，或喘者，用此发汗利水。夫阳之汗，以天地之雨名之。水气入心则为汗，一汗而外邪顿解矣。此因心气不足，汗出不彻，故寒热不解而心下有水气。其咳是水气射肺之征，干呕知水气未入于胃也。心下乃胞络相火所居之地，水火相射，其病不可拟摹。如水气下而不上，则或渴或利；上而不下，则或噎或喘；留于肠胃，则小便不利而少腹满耳。惟发热干呕而渴，是本方之当症。此于桂枝汤去大枣之泥，加麻黄以开玄府，细辛逐水气，半夏除呕，五味、干姜以除咳也。以干姜易生姜者，生姜之味气不如干姜之猛烈，其大温足以逐心下之水，苦辛可以解五味之酸，且发表既有麻黄、细辛之直锐，更不藉生姜之横散矣。若渴者，是心液不足，故去半夏之燥热，加瓜蒌根之生津；若微利与噎，小便不利与喘者，病机偏于向里，故去麻黄之发表，加附子以除噎，芫花、茯苓以利水，杏仁以定喘耳。两青龙俱两解表里法，大青龙治里热，小青龙治里寒，故发表之药同，而治里之药殊也。此与五苓，同为治表不解而心下有水气。在五苓治水蓄而不行，故大利其水而微发其汗，是为水郁折之也。本方治水之动而不居，故备举辛温以散水，并用酸苦以安肺，培其化源也，兼治腹胀最捷。葛根与大、小青龙皆合麻、桂二方加减。葛根减麻黄、杏仁者，以不喘故，加葛根者，和太阳之津，升阳明之液也。大青龙减桂枝、芍药者，以汗不出故，加石膏者，烦躁故也。若小青龙减麻黄之杏仁，桂枝之生姜、大枣，既加细辛、干姜、半夏、五味，而又立加减法。神而明之，不可胜用矣。"

《医宗金鉴·删补名医方论》云："表实无汗，故合麻、桂二方以解外。去大枣者，以其性泥也。去杏仁者，以其无喘也，有喘者加之。去生姜者，以有干姜也，若呕者仍用。佐干姜、细辛，极温极散，使寒与水俱从汗而解。佐半夏逐痰饮，以清不尽之饮。佐五味收肺气，以敛耗伤之气。若渴者，去半夏加花粉，避燥以生津也。若微利与噎，小便不利，少腹满，俱去麻黄，远表以就里也。加附子以去噎散寒，则噎可止。加茯苓以利水，则微利、少腹满可除矣。"

本方出自《伤寒论》，由麻黄、芍药、细辛、干姜、炙甘草、桂枝、半夏、五味子组成，具有解表散寒、温肺化饮功效。适用于风寒客表，水饮内停证，症见恶寒发热，无汗，喘咳，痰多而稀，或痰饮咳喘，不得平卧，或身体疼重，头面四肢浮肿，舌苔白滑，脉浮。

素有水饮之人，脾肺之气必虚，今又外感风寒，水寒相搏，皮毛闭塞，肺气闭阻，输转不利，水饮蓄积于心下，上犯迫肺，肺寒气逆，故恶寒发热，无汗，不渴，喘咳痰多，清稀而黏，不易咯出，胸闷，身体疼重，甚则水饮溢于肌肤而为浮肿，舌苔白滑而润，脉浮。此时，发汗解表则水饮不除，蠲化水饮则外邪不解，唯有发汗蠲饮，内外合治，才是正法。

本方用麻黄、桂枝为君药，发汗解表，除外寒而宣肺气。干姜、细辛为臣药，温肺化饮，兼助麻桂解表。然而，肺气逆甚，纯用辛温发散，既恐耗伤肺气，又须防温燥伤津，所以配伍五味子敛气，芍药养血，并为佐制之用。半夏祛痰和胃而散结，亦为佐药。炙甘草益气和中，又能调和辛散酸收之性，是兼佐、使之用。八味相配，使风寒解，水饮去，肺气复舒，宣降有权，诸症自平。但本方总是辛散温化为主，必须确是水寒相搏于肺者，才可应用。临证用小青龙汤，亦当审情酌量，不可贪功冒进大剂。

按语：刘完素在《伤寒直格》中提到"小青龙汤……此方燥，至温散其水，以润肠胃脏腑之燥，以开发怫热结滞者也"，上述辛热之品开郁泄热润燥的独特见解，均是建立在玄府理论基础之上。

(三) 开玄散结，祛邪为重

利水祛湿类方药：

三仁汤

本方出自吴鞠通的《温病条辨》，由杏仁、白蔻仁、薏苡仁、滑石、通草、淡竹叶、厚朴、半夏组成，具有宣畅气机、清利湿热的功效，适用于湿温初起湿重于热证或暑温夹湿证。方中杏仁宣利上焦之肺气；白蔻仁畅中焦之脾气；薏苡仁渗湿利水而健脾，导湿热从下焦去；滑石、通草、淡竹叶加强利湿清热之功；厚朴行气燥湿；半夏燥湿化痰，兼醒脾胃。临证时应把握适应证，依法选方，随症加减，并辅以小剂量风药，所谓"芳香走窜之品，善于开关通窍，无处不到"。

活血化瘀类方药：

血府逐瘀汤

本方出自《医林改错》，王清任认为膈膜的底处如池，池中存血，名曰"血府"。王清任根据"血府"产生"血瘀"的理论创立了血府逐瘀之剂，故名"血府逐瘀汤"。本方由当归、生地、桃仁、红花、枳壳、赤芍、柴胡、甘草、桔梗、川芎、牛膝组成，具有活血祛瘀、行气止痛的功效。适用于胸中血瘀证。胸痛、头痛，痛如针刺而有定处，或呃逆，或饮水即呛，干呕，或内热瞀闷，或心悸怔忡，或夜不能睡，或夜寐不安，或急躁善怒，或入暮潮热，或舌质黯红、舌边有瘀斑，或舌面有瘀点，唇暗或两目黯黑，脉涩或弦紧。因方中活血祛瘀药物较多，故孕妇忌服。

瘀血内阻胸中，肝郁不舒，阻碍气机，不通则痛，故胸痛日久不愈；胸胁为肝经循行之处，瘀血内阻胸中，气机郁滞，故胸胁刺痛；瘀血阻滞，清阳不升，故头痛；横犯胃府，胃失和降，则干呕呃逆，甚至饮水即呛；郁滞日久，肝失条达之性，故急躁易怒；瘀久化热，气郁化火，病在血分，故内热瞀闷，或入暮潮热；瘀热上扰心神，闭阻心脉，心失所养，故见心悸失眠。至于唇、目、舌、脉所见，皆为瘀血征象。血瘀为主，气滞次之。

方中当归、川芎、赤芍、桃仁、红花活血化瘀；牛膝祛瘀血，通血脉，并引瘀血下行，牛膝引瘀血下行，一升一降，促使气血更易于运行。以上诸药共为方中主要组成部分。气能行血，血的循行，有赖于肺气的敷布和肝气的疏泄。故配柴胡疏肝解郁，桔梗开宣肺气，载药上行，合枳壳，一升一降，宽胸行气，使气行则血行。生地凉血清热，合当归又能养血润燥，使瘀去新生。甘草调和诸药。血不得气不活，气不得血不行。川芎为血分气药，枳壳擅长理气疏肝，二者合用，助本方理气活血，并有调理肝脾作用。肝为藏血之脏，若只活血而不养血，恐阴血受伤，故用当归、地黄补血调肝，活血而无耗血之虑，理气而无伤阴之弊。

按语： 本方为清代王清任所制，从组成药物分析，由桃红四物汤合四逆散加桔梗、牛膝而成。其病机关键在于血瘀，兼见气滞，故治疗当以活血祛瘀为主，辅以疏肝理气。本方配伍特点：①气血同治。活血化瘀配疏肝理气，以化瘀为主，理气为辅，既行血分瘀滞，又解气分郁结。②活中寓养。即活血理气之中寓养血益阴之品，药如当归、生地、甘草，使活血理气而无耗血伤阴之弊，祛瘀而又生新。③升降同用。方中柴胡与牛膝、桔梗与枳壳的配伍，乃升降合用，条达气机之法，使气血升降和顺。玄府开通，则气血得行。

开窍通玄类方药：

小续命汤

典籍论述:《备急千金要方》云："小续命汤，治卒中风欲死，身体缓急，口目不正，舌强不能语，奄奄忽忽，神情闷乱，诸风服之皆验，不令人虚方。"

本方出自《备急千金要方》，由麻黄、桂枝、人参、生姜、甘草、川芎、杏仁、附子、防风、防己、黄芩、白芍组成。孙思邈认为其是治风剂之首，被作为中风开通玄府的方药。中风的发生外在感受诸风邪气，而本在内虚，虚在脾肾之阳，痰湿、火邪、气虚为基础，因阳气不能振奋，人体一身之阳的虚损导致了脾胃不能升发清阳，泻降浊阴，阳虚则营气不能守脉内而卫不能守脉外，是以诸风邪气皆从腠理而致，以致阳亏阴盛，伏邪停于脑络，使人中风。轻者四肢麻木，口言歪斜，重者猝然扑倒，昏不知人，手撒气脱，有元阳即将随风而散之象。以辛散透邪、宣阳益气之法，投以小续命汤治之，使伏邪从表而出。

小续命汤以辛温之性，开玄府，透伏邪，宣发阳气以治疗中风病。脑窍生理功能的正常维持，有赖于阳气阴血的充盈，脑病的发生多因气病而起，气为血之帅，此病中多见气血同病。小续命汤方中麻黄、防风、杏仁、生姜开表泄闭，疏通经络而祛风邪外出，人参、甘草、附子、桂枝益气温阳以扶正，川芎、芍药调气血，有助正气恢复；取苦寒之黄芩，一是可清泄风邪外入、里气不宣所产生之郁热；二是可缓方中诸药之过于温燥；共成祛风扶正、温经通络之剂。意在和营卫、调气机、开玄府以透伏邪，又合防风、川芎之风药，中风、偏瘫等脑血管疾病的病位在脑，"高巅之上，唯风可达"，部分风药有确切的活血止血之功，可直接入脑发挥治血作用。风药在方中具有升举清阳、鼓舞正气、宣通气机、枢转邪气外出的作用，是其能"逆流中挽舟楫上行"的主要配伍。与调和营卫之麻桂相合，可鼓动正气，驱浊阴，从汗而解。附子与人参的配伍，因附子有退阴回阳之力，起死回生之功，人参健脉以益其原，佐以附子，温经散寒。附子与麻黄汤、桂枝汤之类相配，其旨在以辛温之气行壅滞之气机，畅痹阻之脉络，调和营卫，开玄府，导阴邪自出。防己利水消肿，祛风止痛，用于此导邪外出。黄芩为方中唯一苦寒之品，有制约辛温之意，以防辛燥太过，有燥湿解毒之功，安以受邪伤之地。诸药相合，以辛温之气宣发清阳，调畅营卫，开通玄府，鼓阴邪从表而解而使清窍自和，诸风邪气得以枢转，诸阳脉中气机温和流行。

托毒外出类方药：

透脓散

本方出自《外科正宗》，由生黄芪、当归、穿山甲、皂角刺、川芎组成，具有托毒溃脓功效。适用于痈疡肿痛，正虚不能托毒，内已成脓，外不易溃，漫肿无头，或酸胀热痛。方中生黄芪益气托毒；辅以当归、川芎养血活血；穿山甲、皂角刺消散通透，软坚溃脓；用酒少许，增强行血、活血作用。诸药合用，共奏托毒溃脓之功。目的在于托毒排脓，使毒随脓泄，腐祛新生。本方对痈肿不消，成脓不易，切开又不适宜的情况下使用较为适宜。

按语：陈实功在《外科正宗》设立的托里透毒法。"托里"实则为"透毒"而设，"托里"而助"透毒"，透毒以通玄，玄府开则痈疡疮毒愈。本方所治痈疡，是由正虚不能托毒外透，以致脓成难溃，毒亦难泄。祛邪中兼以扶正，使得玄府气液充盈，有力推动病邪从玄府外出，属于托法范围。

（四）调和脏腑，通玄为基

桂枝汤

典籍论述：《医宗金鉴·伤寒论注》云："凡风寒在表，脉浮弱、自汗出者，皆属表虚，宜桂枝汤主之。名曰桂枝汤者，君以桂枝也。桂枝辛温，辛能散邪，温从阳而扶卫。芍药酸寒，酸能敛汗，寒走阴而益营。桂枝君芍药，是于发散中寓敛汗之意；芍药臣桂枝，是于固表中有微汗之道焉。生姜之辛，佐桂枝以解肌表；大枣之甘，佐芍药以和营卫。甘草甘平，有安内攘外之能，用以调和表里，且以调和诸药矣。以桂芍之相须，姜枣之相得，借甘草之调和阳表阴里，气卫血营，并行而不悖，是以刚柔相济以为和也。而精义在服后须臾啜热粥以助药力。盖谷气内充，不但易为酿汗，更使已入之邪不得少留，将来之邪不得复入也。又妙在温覆令一时许，蟄蟄微似有汗，是授人以微汗之法。不可令如水流漓，病必不除，是禁人以不可过汗之意也。此方为仲景群方之冠，乃解肌发汗、调和营卫之第一方也。凡中风、伤寒、脉浮弱、汗自出而表不解者，皆得而主之，其他但见一二证即是，不必悉具。"

《伤寒明理论》云："盖桂枝汤，本专主太阳中风，其于腠理致密，荣卫邪实，津液禁固，寒邪所胜者，则桂枝汤不能发散，必也皮肤疏凑，又自汗，风邪干于卫气者，乃可投之也。"

本方出自《伤寒论》，系张仲景为外感风寒，营卫不和证而设。《金匮要略》又将其名曰阳旦汤。由桂枝、芍药、炙甘草、生姜、大枣组成，具有解肌发表、调和营卫的功效。适用于外感风寒证。头痛发热，汗出恶风，鼻鸣干呕，苔白不渴，脉浮缓或浮弱。本方为外感风寒表虚证而设，凡外感风寒表实证者禁用。其证虽有汗出，若伴见发热口渴、咽痛、脉数或胸闷、苔黄腻、脉滑数，证属温病初起，或湿温为患，禁用本方。汗出恶风若与倦怠乏力、气短懒言等症并见，属肺卫气虚、表卫不固证，亦不宜使用。服药期间禁食生冷黏腻、酒肉、臭恶等。

本方证之营卫不和乃外感风寒所致。外感风寒，卫阳奋起抗邪于外，故发热；风邪客于肌表，经脉不利，故头痛；风性疏泄，每致腠理开泄，加之卫阳与邪抗争于外，失于卫外为固之能，令营阴不能内守而外泄，故见汗出。汗出肌疏，不胜风袭，故见恶风；更因汗出使营阴不足，故脉呈缓弱之象。此病理变化，即为营卫不和。

营卫失和，治当解肌发表，调和营卫，即祛邪调正兼顾为治。方以辛温的桂枝为君药，助卫阳，通经络，发汗解表，祛在表之风寒。杨时泰云："唯桂枝辛甘，能散肌表寒风，又通血脉，故合于白芍，由卫之固以达营，使其相和，而肌解汗止。"桂枝汤并非单纯之发汗剂，方用桂枝解肌发汗的同时，配白芍益阴和营敛汗，使营阴敛藏内守而汗止，发汗与敛汗，对立统一，意在恢复机体营卫的平衡协调。总之，桂枝汤虽曰"发汗"，实寓解肌发表与调和营卫双重用意，俾外邪去而肌表固，营卫和则汗自止。芍药酸收，益阴敛营，既敛固外泄之营阴，又补充受损之津液，且监制桂枝之发散，使汗勿伤津。《医宗金鉴》记载"芍药臣桂枝，是于和营中有调卫之功"，用为臣药。桂、芍等量合用，一治卫强，一治营弱，散中有收，汗中寓补，使表邪得解，营卫调和。生姜辛温，《本草经疏》记载其能"止呕，出汗，散风，祛寒"，用之助桂枝辛散表邪兼和胃止呕；大枣甘温，《药品化义》记载其能"助阴补血"，《医学衷中参西录》记载其能"强健脾胃"，用之协白芍养血益营，兼益气补中。姜、枣相配，《伤寒明理论》谓其"专行脾之津液而和营卫"，是为补脾和胃，调和营卫之常用组合，二药共为佐药。炙甘草调和药性，合桂枝辛甘化阳以实卫，合芍药酸甘化阴以和营，功兼佐使之用。

桂枝汤证为阴阳两虚、营卫不足之证，两个病机并存，却无主次从属之分，故桂枝、芍药共为君药，等量用之，阴阳结合，一开一阖，散收同用。桂枝、甘草为一基本方或方根，以达辛甘化阳而补阳之效；芍药、甘草为一基本方或方根，以达酸甘化阴而补阴之功；生姜、甘草、大枣益胃气。疾病若以内伤外感划分，桂枝汤既治外感，加"辅汗三法"以扶正祛邪，安内攘外，可为汗剂、解表剂；又治内伤，即针对阴阳两虚，营卫不足而补虚，《金匮要略》虚劳方多由其加减而来，可为补剂、和剂。疾病若从正邪进退角度视之，桂枝汤既可祛邪，又可扶正。患者阴阳素虚，桂枝汤补虚故足以胜邪，内伤外感之阴阳两虚者皆可用，故其为轻补阴阳之剂。综观本方，药虽五味，结构严谨，发中有补，散中有收，邪正兼顾，阴阳并调，故而柯琴赞桂枝汤"为仲景群方之魁，乃滋阴和阳、调和营卫、解肌发汗之总方也"。

按语：尤怡说："桂枝汤，外证得之，为解肌和营卫，内证得之，为化气和阴阳。"太阳经受邪，风寒邪气闭阻玄府，营卫失调，气机不畅，气、血、津液升降出入障碍。桂枝汤"益阴和阳，调和营卫"，意在调和中气，发散太阳寒邪，使卫阳得以宣通，循常道而散邪，营阴得以内守且资化源，如此营卫和谐，邪去正安，经络通畅，气血津液升降出入有序。

第四节　治疗玄府病变的用药特色

一、清透为主，重视补法

玄府病变的内因必为玄府空虚，病邪乘虚而入，在体内壅滞不通、闭塞阻滞而化郁。导致玄府疾病的致病因素诸多，然其病因不论是外感六淫、七情内伤，亦或其他，都可导致同一病理产物——病邪趁玄府虚而入，被遏于体内，郁而化毒。从病理产物的角度来论治，应遵循"清""透"法则，"清"即用清热、泻火、解毒、凉血等药物清泄内热，"透"即用有辛散轻清芳香之性的药物来宣发透散郁热，清透相合给热邪以出路，即"疗热以寒药""热者寒之"之意，其治疗目的直指火郁之"火"，为清法。

因虚致郁者还包括了血虚、阳虚、阴虚，无论何种病因都应以扶正气、升清阳为主。脾胃为气血生化之源，气机升降之枢，故扶正当重视脾胃，补益脾胃则气血以生，津液得布，清阳得升，气机升降正常。常以黄芪、党参等药为基础，健脾益气发挥"土厚则阴火自伏"的作用。疾病的发生可由正气不足，阳气不得升发，内郁玄府产生实质性病理产物导致。故常用补虚药来扶助正气以消除病理产物产生的源泉。

二、祛其壅塞，展布气机

"祛其壅塞"是针对邪阻玄府、气血不畅的病机而言。首先应当明确何种原因导致的阻滞，如寒邪外束致阳气被遏者，当以发汗散寒；湿邪外客者，当芳香化湿、分消走泄；情志所伤致气郁者，当疏理肝气、调畅气机；血瘀热壅者当活血祛瘀；气滞者当行气疏达；痰湿内阻者当涤痰祛湿；热盛而结者当攻泄热结；食积致郁者当消食导滞等，无论何种治法都是以调畅气机为目的，气机调畅则郁自解。

三、虫类药的运用

虫类药是指昆虫、环节动物、软体动物或小的爬行类脊椎动物等有治疗作用的动物经过炮制加工而成的昆虫类药物，是血肉有情之品，其功效众多。吴鞠通言："以食血之虫，飞者走络中气分，走者走络中血分，可谓无微不入，无坚不破。"如僵蚕、蝉蜕多长于祛风热、宣清阳；全蝎、蜈蚣、地龙、白花蛇、乌梢蛇长于搜风通络、解痉止痛；水蛭、蜣螂虫、土鳖虫、斑蝥等可破血逐瘀、攻坚散结；蛤蚧、海马、龟甲、冬虫夏草等可培元固本、补益肺肾等。在临床使用中其配伍不同，发挥的功效亦有差异。如玄府病变常有气滞，气滞久则及血，均离不开玄府瘀阻的病机。王清任云："久病必有瘀，邪毒壅滞于肠或肝郁克脾，血液瘀滞于肠络或脾胃气虚运行血液无力，气血阻滞肠络失和而血败肉腐成脓。"虫类药常有活血化瘀、通络走窜之功用，在辨证论治基础上适当配用虫类药物，可提高治疗效果。

四、风药的应用

"风药"为具有风木属性的一类药物，其味薄质轻，其性升浮发散，犹如春气之生发，风性之轻扬。"风药"的相关理论始于张元素，他认为"药有气味厚薄、升降浮沉、补泻主治之法，各各不同"，把常用药物归纳为"风升生""热浮长""湿化成""燥降收""寒沉藏"5类。其中"风升生"一类为味之薄者，阴中之阳，包括防风、羌活、升麻、柴胡、葛根、威灵仙、细辛、独活、白芷、桔梗、藁本、川芎、蔓荆子、秦艽、天麻、麻黄、荆芥、薄荷、前胡等药物。后世医家加以延伸，将具有祛风解表、祛风通络、祛风除湿、祛风止痉、平肝息风等疏散外风、平息内风的药物均归入"风药"范畴。总之，"风药"以"风"冠名，具有类似风木的属性，如"风性轻扬""风性开泄""善行数变"及"风能胜湿"等，在风药性能中均有所体现。风药的特性，可以用"升散、透、窜、通、燥、动"加以概括，在调节人体脏腑经络、畅达气血津液、开通体内脏腑组织等方面有着重要作用。

《蠢子医》中云："必加此味始通灵，好如熊经鸥顾在眼前。必加此味始有力，好如抽坎填离在心间……治病岂必在实际，八万毫毛皆能宣。但置风药三两味，便是卢医到身边。"外邪侵犯时，卫气鼓起抗邪，邪正相争，正盛则体安无病，邪盛则卫气失于固护，邪蕴玄府，玄府开阖失司，气血津液升降出入失常，则体羔成病。外邪从表袭，常以风药解表发汗或解肌发汗为法，究其根本，开通玄府，邪有出路，邪去则郁闭自开，脏腑功能恢复，病自愈。从玄府理论出发，脾胃虚弱，玄府窍道失于疏通，而致枢机不利，诸脏腑气机失调，擅用风药治疗能奏奇效，总离不开风药味薄气轻，开宣郁闭的特性，玄府通，郁闭除，枢机利，而病自愈。

第五节　名家验案赏析

一、内科疾病

（一）肺系疾病

1. 发热案

某女，38 岁，已婚。2006 年 3 月 26 日初诊。

患者发热 5 天，体温 39℃～40℃，先后辗转 2 家西医医院，予西药抗生素及解热镇痛药治疗，体温仍未降至正常。刻下：咽痛，咳嗽，痰不多，背恶寒，无汗，乏力，体温 37.9℃～38.5℃，大便 2 天一行，量少质干，舌淡红，尖有瘀点，苔薄，脉细弦。

治法：发汗解表，清热利咽。

方剂：葛根汤合升降散加减。

处方：葛根 20g，桂枝 10g，炙麻黄 6g，荆芥穗 15g，防风 10g，羌活 15g，僵蚕 10g，蝉蜕 6g，姜黄 10g，大黄 6g（后下），金银花 30g，连翘 15g，赤芍 15g，枳壳 12g，桔梗 6g。

患者服药后，1 剂汗出，2 剂热退，3 剂咽痛除。

按语：此案是风寒外袭，卫阳被遏，营阴郁滞，化热入里，热郁咽喉。《伤寒论》云："太阳病，项背强几几，无汗恶风者，葛根汤主之。"恰合此病病机。同时虑其邪胜正不虚，故加荆、防、羌以助麻、桂发汗解表，且重用羌活以清背部（足太阳膀胱经所循行部位）之寒邪。升降散升清降浊，疏风清热，可谓"釜底抽薪以安其内"，再辅以金银花、连翘、赤芍清热凉血解毒，枳、桔宣畅一身气机。故全方可使外寒得散，里热得清，病乃痊愈。

2. 喘证案

某男，74 岁。2008 年 11 月 10 日初诊。

患者反复咳痰喘 10 年余，平素易感冒，每逢天气变化时症状加重，间断性服用中西药治疗，病情控制尚可。刻下：胸闷，呼吸欠畅，活动后气喘，咳嗽，咯痰白黏，怕冷，汗出较多，大便溏，小便可，夜寐尚安，易醒，舌淡，苔白腻，脉沉。

中医诊断：喘证，证属肺肾两虚。

治法：温阳补肾，益气固表。

方剂：三桑肾气汤合玉屏风散加味。

处方：桑叶9g，桑白皮9g，桑椹子9g，桑寄生12g，平地大叶12g，嫩射干9g，黄芪15g，防风9g，白术12g，炙款冬12g，淫羊藿12g，薏苡仁18g，青皮9g，陈皮9g，姜竹茹9g，女贞子12g，杜仲9g。水煎服，日1剂，连服14日。嘱忌食海鲜、生冷，注意保暖，勿感风寒。

2008年11月24日二诊。服药后病情好转，两周来咳嗽咯痰、胸闷气急较前明显好转，活动后气急明显，无发热，汗出减少，纳食一般，心烦夜寐不安，脉小弦。患者久病，肺肾两虚，木郁气滞，血行不畅，故见咳喘，胸闷，动辄尤甚。情志不舒，更加重胸闷，呼吸不畅，夜寐不安。治拟加重补益肺肾、止咳助眠之品。

处方：桑叶9g，桑白皮9g，桑椹子9g，桑寄生12g，青皮9g，陈皮9g，姜半夏9g，姜竹茹9g，嫩射干9g，胡颓叶9g，炙紫菀9g，炙款冬9g，五味子4.5g，川芎9g，石菖蒲9g，藿香9g，冬瓜仁12g，夜交藤12g，焦六曲9g，谷芽9g，麦芽9g。14剂，服法禁忌同前。

2008年12月8日三诊。药后病情好转，胸闷气急较前明显好转，活动后有呼吸不畅，气急，怕风怕冷，易感，纳寐可，二便调。患者久病体虚，治拟重在化痰止咳、补肾纳气、益气固表。

处方：桑叶9g，桑白皮9g，桑椹子9g，桑寄生9g，青皮9g，陈皮9g，姜半夏9g，佛耳草12g，炙款冬9g，嫩射干9g，茅根15g，芦根15g，冬瓜仁9g，川芎9g，石菖蒲9g，黄芪15g，防风9g，白术9g。14剂，服法禁忌同前。

按语：患者咳、痰、喘10余年，每逢季节变化时反复发作，患者年迈久病，肺肾两虚，肺虚不固易感，肾虚失于摄纳，可见胸闷气短，动则气喘，缓解期则重在补虚，此类疾病，以三桑肾气汤合玉屏风散加减，温阳补肾，益气固本，增加机体免疫力。

（二）心系疾病

1. 心悸案

某女，59岁。2005年1月10日初诊。

患者于5天前突发心慌，大汗出，急诊入院，诊为窦性心动过速。刻下：心慌，胸憋闷，右胁胀，寐则憋醒，脉沉而紧数，舌红苔厚腻。心电图窦性心动过速。

西医诊断：窦性心动过速。

中医诊断：心悸，证属寒湿闭阻，热郁于内。

治法：表里双解。

方剂：五积散合栀子豉汤加减。

处方：麻黄6g，川芎8g，川厚朴9g，栀子9g，苍术12g，桔梗9g，茯苓12g，豆豉12g，赤芍12g，桂枝9g，陈皮9g，僵蚕12g，当归12g，生姜6片，半夏10g，蝉蜕6g，姜黄9g，葱白1茎。4剂，水煎，两小时服一煎，啜粥温覆令汗，汗出停后服。

2005年1月14日二诊。药后头及胸部汗多，下肢无汗，胸已不闷，胁胀已轻，项筋紧，脉尚紧，舌红苔厚腻。此乃汗出不彻，仍予上方加葛根15g，3剂，服如前法。

2005年1月17日三诊。药后畅汗，胸未闷，心未慌，胁尚胀，感口干苦，无力，气短，脉弦细濡数，舌偏暗红，苔白厚而干。复查心电图正常。脉之紧象除，寒已解。乃气机不畅，湿热郁伏。治宜清透湿热，选方甘露消毒丹加减。处方：茵陈18g，连翘12g，栀子9g，桂枝9g，滑石12g，黄芩9g，豆豉12g，丹参18g，菖蒲8g，柴胡7g，枳实9g，泽兰15g。

2005年3月21日四诊。上方共服30剂，胸闷、气短、心慌诸症尚偶现，耳鸣，腿沉，脉转滑数，舌稍红，苔薄腻。乃气机不畅，湿热郁伏。治宜清热化痰，选方黄连温胆汤加减。处方：黄连10g，天竺黄12g，竹茹7g，菖蒲9g，半夏10g，枳实8g，栀子2g，夏枯草18g，瓜蒌18g。服法同前。

共服28剂，诸症渐除，心电图正常。

按语：脉沉而紧数苔腻，乃寒凝湿热内蕴所致，方取五积散合栀子汤散寒化湿，清宣郁热，以达表里双解的功效。一诊虽汗未透，脉紧未除，知寒邪未解，客居玄府，阻碍气液正常运行，当予再汗。再诊继汗，汗透脉紧除，知寒凝已解，然玄府未能得到完全通畅，气液仍然未畅。三诊脉转弦细濡数，细乃湿阻，数为热，弦乃气机不畅，苔厚而干者，因湿热阻遏玄府，津液不能上承而干，非湿未化而津已伤，未予养阴生津，仍予清热化湿法治之。四诊脉转滑数，因湿祛热得透达，故脉起。数为热，滑为痰，故改清热化痰之剂治之，使得玄府通畅、气液条达。

2. 胸痹案

某，男，24岁。2002年9月14日初诊。

患者阵发性胸痛、胸闷已半年。半年前出现阵发性胸痛、胸闷，静时无任何不适，劳累则胸痛、胸闷短气，面色无华，脉弦濡数，舌尚可，苔白中腻。

西医诊断：心脏神经官能症。

中医诊断：胸痹，证属寒热错杂。

治法：温阳化湿，佐以清热。

方剂：半夏泻心汤加减。

处方：炮附子12g，桂枝10g，薤白10g，炙川乌10g，白术12g，黄芩9g，干姜6g，茯苓15g，黄连9g，细辛5g，菖蒲9g，半夏12g。14剂，水煎服，日1剂，分2次温服。

2002年10月5日二诊。上方共服14剂，胸中痛闷已轻，近因外感，又增咳嗽夜剧。脉弦濡，舌尚可，舌中苔薄腻，色微褐。复感寒袭肺，治宜宣肺化湿。予小青龙汤加减。处方：麻黄6g，桂枝10g，白芍10g，炙甘草6g，细辛4g，半夏10g，干姜6g，五味子5g，炮附子12g，茯苓15g，白术10g，紫菀12g。服法同前。

共服11剂，症除，脉缓，停药。

按语： 既为湿热，法宜清热化湿，因湿乃阴邪，其性黏腻，氤氲难化，湿遏玄府则热伏。半夏泻心汤，寒热并用，可健脾化湿。湿热之证，关键在湿，湿去则热易清。治湿热证，即使湿热并重，亦当以化湿为重，清热为次，故用芩、连，苦以燥湿，寒以清热。否则过寒，则湿遏不解，热无以透，则病深不解。芩、连配姜、附，寒热同用，反事半功倍。二诊，热退湿未已，又感寒袭肺而咳，故予小青龙汤散寒化饮，肺气宣，玄府通，咳亦止。

3. 失眠案

某女，53 岁。2009 年 4 月 10 日初诊。

患者寐差 2 年。2 年前逐渐出现寐差，伴有心慌、心悸，在某医院查心电图、心脏超声无异常，医院诊断为自主神经功能紊乱，间断服用安定、谷维素、维生素 B。近来每夜仅睡 3～4 小时，入睡困难，常半夜 2 点尚难成寐，伴有心慌，心速，阵汗出，两肩酸痛如落枕，足心热，精神不振，脉沉弦躁数，舌嫩红少苔。

西医诊断：失眠。

中医诊断：不寐，证属火热郁伏。

治法：清透郁热。

方剂：升降散加减。

处方：僵蚕 12g，蝉蜕 5g，姜黄 4g，栀子 9g，淡豆豉 12g，连翘 12g，丹参 15g。14 剂，水煎服，日 1 剂。

2009 年 4 月 24 日二诊。药后大便日 2 次，不稀，每夜可睡 6 小时，精神转好，肩背热痛、足心热症状明显减轻，脉转滑数，舌嫩红，苔白，上方加黄连 9g、瓜蒌 15g、半夏 9g，7 剂，水煎服。

2009 年 5 月 4 日三诊。药尽每夜睡眠可达 7 小时，脉弦缓有力。

按语：患者素喜辛辣饮食，郁火郁闭于内，扰动心神，则心慌、心速、寐差；热郁于内，阳气蒸腾则阵汗出；肩背为阳经循经之部，热郁于内，走窜肩背，而致肩背热痛；其舌嫩红少苔皆为热盛之象。不寐者当有邪阻或正虚之别，邪阻者可为六淫之气、五脏内生之邪或七情之变；正虚者可为气血阴阳不足。因沉主气，脉沉可见于邪阻闭郁，弦主气滞，躁数而有力为实热，纵观其脉为火热内郁之象。故诊脉沉弦躁数，为火郁内热，治以升降散，以发散清透郁热。其治疗遵循"火郁发之"的原则，急清透热邪、展布气机为要，使气机宣畅，使所郁之火能够发越透达，不可滥用滋腻而碍邪外达。升降散为治火郁之良方，升降相循，条达气血，使气机宣畅，火郁发越。在方中加入连翘、栀子、豆豉、薄荷以加强其透散之功。又加入丹参，可防诸药性凉冰伏，又可凉血宁心。二诊，症状大减，为郁热得透，气机得畅之象，唯脉转滑数，舌嫩红，为热邪未清，转生痰热之势，故加入小陷胸汤以清化痰热。三诊，已无不适，寐佳、脉弦缓有力为正和脉静，故停药。

（三）肝胆疾病

1. 肝癌案

某女，61岁。2017年6月5日初诊。

患者于2016年4月因全身皮肤黏膜黄染，MRI平扫+强化+MRCP示肝实质内可见散在小圆形长T1稍长T2信号，其边界清晰，最大直径约1.0cm。MRCP示：肝内胆管可见轻度扩张，胆总管及左右肝管扩张，胆总管直径最大约1.5cm，于末端呈截断性狭窄。提示：①肝内多发病变，考虑转移瘤可能性大；②脾大；③胆总管末端梗阻伴肝内外胆管扩张。彩超示肝内多发低回声病变，符合原发性肝癌超声造影表现。遂行ERCP胆管支架置入术，术后患者全身皮肤黏膜黄染逐渐减退，后定期复查，病情稳定。2017年1月因全身皮肤黏膜黄染患者再次行ERCP胆管支架置入术。2017年6月5日患者因出现低热，体温38.5℃，午后及夜间加重，经消炎及抗感染治疗后效果欠佳，为求进一步系统诊治来我院。刻下：患者神志清，间断低热，无头晕、头疼，恶心，未呕吐，全身皮肤黏膜轻度黄染，偶有右胁下胀痛，口苦，口干，偶心慌，气短，纳差，不欲食，乏力，小便稍黄，大便尚可，寐欠安，舌质淡红，苔色黄，苔质厚，脉象滑弦。

西医诊断：肝癌。

中医诊断：肝岩，证属于玄府闭塞，营卫失调。

治法：调和营卫，宣通玄府。

方剂：柴胡桂枝汤加减。

处方：柴胡12g，黄芩6g，人参6g，大枣6g，生姜6g，桂枝6g，白芍6g，炙甘草6g，法半夏12g。

服药3剂后体温降至37℃以下，仍感口苦、口干、纳少、胁下胀满、身倦乏力、全身皮肤黏膜轻度黄染，予以柴胡桂枝汤合茵陈五苓散加减。

处方：柴胡12g，黄芩10g，生姜10g，人参10g，法半夏10g，炙甘草6g，大枣15g，桂枝6g，白芍6g，茵陈24g，茯苓15g，猪苓10g，泽泻10g，白术15g。

继进6剂，未再发热，全身皮肤黏膜黄染明显减轻，口苦、口干消失，饮食增加，胁下胀满、身倦乏力较前减轻，继以上法加减调理而好转。

按语：患者为老年女性，以间断低热为主诉，辨证为玄府闭塞、营卫失调。玄府闭塞，卫阳郁闭，郁而发热，故见低热；少阳之脉循胸络胁，玄府闭塞，营卫不和，影响少阳经脉，少阳经气不利，则胁下胀痛；玄府闭塞，则胆失疏泄，阻塞胆汁，使其不循常道，泛滥于肌肤而全身皮肤黏膜轻度黄染；胆汁上溢则口苦；玄府闭塞，营卫不和，影响脾之运化、胃之受纳功能，故恶心、不欲食；玄府闭塞，营卫失其相互贯通、交感媾化，加之郁热耗伤津液，故口干；郁热在里，故小便黄；舌质淡红，苔色黄，苔质厚，脉象滑弦为玄府闭塞、营卫失调影响气、血、津液、阴阳失衡之佐证。予以柴胡桂枝汤调和营卫、宣通玄府，3 剂后体温降至 37℃ 以下，症状好转，继予柴胡桂枝汤合茵陈五苓散调和营卫、祛湿退黄、宣通玄府，患者未再发热。

2. 慢性肝炎案

某男，43 岁。

患者于 1956 年 3 月自觉右胁下疼痛，经某医院检查，诊为慢性肝炎疑似合并肝癌，患者又拒绝一切检查，要求中医治疗。现症：形体消瘦，面色黧黑，两胁胀闷疼痛，右胁为甚，触之有癥块（肝腺肿大，季肋下四横指，质硬），脘腹胀满，纳食不佳，体倦神疲，舌质暗淡，脉沉弦。

西医诊断：慢性肝炎。

中医诊断：胁痛。

治法：调肝化癥，补脾益气，攻补兼施。

处方：柴胡 9g，炒白芍 20g，丹参 20g，郁金 15g，香附 9g，延胡索 9g，党参 9g，炒白术 9g，黄芪 20g，三棱 9g，莪术 9g，鳖甲 20g，砂仁 9g，炙甘草 6g。水煎服。

服药 10 余剂，症状好转。后又在此基础上加减化裁，又连续服药 10 余剂，身体逐渐恢复，诸症亦随之消失，经检查肝肿大已缩至肋下二指，质较前变软，脾已摸不到，西医各项化验指标均正常。以后又服中药数十剂。2 年后随访，情况良好。(《周信有临床经验辑要》)

按语： 胁痛、胁下癥积多见于慢性肝炎、肝硬化初期、肝脾肿大等。肝失疏泄条达，以致气滞血瘀，"留结为积"，则见胁下癥积（肝脾肿大）、胁痛等，此为邪实，治以攻邪。癥积久留不去又易耗伤正气，致脏腑功能失调，又表现为虚实夹杂之证，治宜攻补兼施。积证是正气不足、邪气积聚所致，并提出治疗当分初、中、末三期。胁下癥块，肝脾肿大，为血瘀而成积，必予疏肝理气、祛瘀消坚，乃治此病之重要原则。但在祛瘀泻实的基础上，亦要兼顾正气，辅以健脾益气、调养气血之品，以增强机体的抗邪能力。本案证属肝郁气血瘀滞，又兼气血亏损。治宜调肝化癥，补脾益气，攻补兼施而瘀祛正复。

（四）脾胃疾病

1. 糖尿病性胃轻瘫案

某男，28岁。2017年3月28日初诊。

患者腹泻且时有肠鸣音，饭后恶心欲呕，时而加重伴呕吐，胃脘部胀满不舒。既往有1型糖尿病病史5年余，查舌红苔黄腻，脉弦。

西医诊断：1型糖尿病、糖尿病性胃轻瘫。

中医诊断：消渴病、呕吐。证属脾胃寒热错杂，玄府闭塞。

治法：调节寒热，燥湿运脾，开通玄府。

方剂：半夏泻心汤合平胃散加减。

处方：法半夏15g，酒黄芩15g，黄连15g，干姜10g，党参15g，大枣15g，厚朴15g，紫苏叶15g，茯苓25g，苍术15g，生甘草5g，陈皮15g，生姜10g。7剂，水煎服，每日1剂。

2017年4月5日二诊。患者诉服药后症状有所缓解，大便每日一行，其形态不规则，仅晨起有恶心感，饮热水后缓解，上周无呕吐，胃脘部仍有胀满，但得矢气则舒，舌白苔黄腻，脉弦滑。上方法半夏、黄连、茯苓、苍术、生姜加量，法半夏30g、黄连30g，加强消散玄府郁闭、降逆止呕之效；苍术30g、茯苓60g加强行气除湿之功，燥湿祛湿以健脾，使得滞气得行，湿浊得去，恢复玄府开阖有度之意；生姜30g加强其温中散寒之意，辅佐苍术、茯苓温散脾胃水湿寒邪，加荔枝核30g行气散结、驱散寒邪，7剂水煎服，每日1剂，不适随诊。

2017年4月12日三诊。患者无特殊不适，大便每日一行，且大便成形，恶心呕吐未发作，无胃脘部痞满，舌淡苔白微腻，脉弦。嘱其按照首诊处方守方7剂，每日1剂巩固疗效。

2017年7月、10月随访，该患者自述恶心呕吐未发作，仅在饮食不慎时大便稀溏，余无特殊不适。嘱患者规律检测血糖，严格遵守糖尿病患者饮食要求，不食过于寒凉、肥甘厚腻的食物，结合适量体育锻炼。

按语： 患者素体本虚，糖类等精微物质本就不循经运行，易拥堵于玄府，精微物质堆积日久而生内热，体内湿邪偏盛，玄府郁闭复加中焦湿阻，故发为糖尿病胃轻瘫。湿邪困于胃肠则发为泄泻、肠鸣音亢进，饮食过后加重脾胃玄府痰脂膏浊堆积，不可传导下行则发为恶心呕吐、胃脘胀满，治宜平调寒热、燥湿运脾、开通玄府，方选半夏泻心汤合平胃散加减治疗。二诊患者水湿困玄府、精微闭玄府的治疗效果显著，四诊合参，应当继续加强开达玄府、燥湿健脾、行气和胃之力，随症加减。三诊患者玄府郁闭得宣、水湿得利，但大病初愈谨防在玄府孔窍留有余邪闭阻，故选择继续守方彻底宣通玄府，以巩固疗效。

2. 慢性胃炎案

某男，30 岁。2008 年 3 月 4 日初诊。

患者胃胀胃痛 2 年，加重 1 个月。2 年前患者因劳累过食生冷后出现胃痛，胀满不适。在我院行上消化道造影诊断为慢性胃炎，服中西药物后好转，此后每于受寒后发作。本次因吃西瓜发病，自服"疏肝健胃"药物后大便稀，胃痛无好转。现症：胃痛，胃脘胀满，喜暖怕凉，偶有反酸，小便清，大便不干，寐差，舌淡红，苔白，脉沉弦细。

西医诊断：浅表性胃炎。

中医诊断：胃痛。证属气滞寒凝血瘀。

治法：温阳散寒，理气活血止痛。

方剂：良附丸、百合乌药散、丹参饮、失笑散加味。

处方：乌药 10g，百合 10g，丹参 10g，檀香 9g，砂仁 9g，木香 10g，干姜 10g，香附 10g，延胡索 15g，炒白术 15g，肉桂 10g，甘松 10g，蒲黄 10g，五灵脂 10g，甘草 10g。水煎服，日 1 剂。

2008 年 3 月 8 日二诊。患者服药后痛势大减，精神转佳，睡眠好转，舌淡红，苔薄白，脉沉细。予上方 7 剂继服。

2008 年 3 月 18 日三诊。患者 2 天前因饮食不慎病情稍有反复，无反酸，大便不干。舌淡红，苔薄黄，脉细稍沉。3 月 4 日方继服 10 剂，并嘱患者注意饮食调护。

按语： 胃为多气多血之腑，所以无论外感六淫或内伤饮食，胃脏受伤，初则气机壅滞，继则上逆为患。胃气阻滞，日久及血，而成气血瘀滞，症见胃又痛又胀，以痛为主，舌暗，脉细弦。慢性胃炎兼有瘀血证者，治宜祛瘀，祛瘀即所以生新，具有"以通补之"之意。良附丸、百合乌药散、丹参饮、失笑散合用可治疗长期难愈之胃痛，症见舌苔白，脉弦或沉细弦的气滞、寒凝、血瘀、虚实寒热夹杂，或服其他治胃痛药无效者。四方合用，既有气药，又有血药，既能祛邪，又兼扶正，因而对久治不愈的胃脘痛常有良效。

3. 腹泻

某女，48 岁。2009 年 5 月 15 日初诊。

患者腹泻 2 年余，每日 5 ～ 6 次，呈稀便，带黏液，遇寒则加重，有肠鸣、腹痛，泻后痛减。平素肢体发冷，手脚发热，时有咳嗽，睡眠易醒，小便夜频，月经量多色淡，病程中无明显的发热、恶心等不适症状。在外院诊断为慢性结肠炎，服用药物效果不明显。既往有肺结核、糖尿病、子宫肌瘤切除术等病史，结核病已愈，糖尿病服用降糖药。刻下：舌紫绛，苔白少，中后部白腻，左脉细弦无力，右脉沉滑无力。

治法：调理肝脾。

方剂：小柴胡汤合参苓白术散加减。

处方：太子参 25g，柴胡 10g，黄芩 19g，杭麦冬 15g，石斛 15g，炒川连 3g，马齿苋 15g，姜竹茹 10g，枣仁 30g，炒诃子 15g，淮小麦 50g，甘草 5g。10 剂，水煎服，日 1 剂，连服 10 天。

2009 年 9 月 3 日二诊。几个月来一直按上方拿药服用，药后诸症皆有改善，咳嗽、咽痒消除，肢冷，特别是肩部冷的感觉大有好转，大便也大有好转，现每日 2 ～ 3 次，不是水状而是糊状，黏液减少，欲咳不出，晚上腹胀不能吃饭。舌黯红，苔少，中后部白腻，左脉细弦无力，右脉沉滑无力。按其症状，治以原方稍事出入。上方去柴胡、炒诃子，加绿梅花 20g，谷芽 25g，桂枝 5g，北五味 10g。15 剂，水煎服，日 1 剂，连服 15 天。

按语：患者自 2 年前开始出现反复腹泻，伴咳嗽，失眠，既往患肺结核慢性结肠炎、糖尿病等，乃系肺结核后肺受伤，影响大肠出现腹泻，又影响肾而出现尿频等症，脾虚运化不良，肺失所养，肝旺而致君相火盛影响于心。病属泄泻，系久病造成脾气虚弱，运化不利，湿邪内停而致，病久及肾，出现尿频等，故见此虚实夹杂、寒热互见之证。治从中焦，调肝脾入手。故以小柴胡汤合参苓白术散加减。柴胡、黄芩一散一清，共解少阳之邪；太子参、甘草益气健脾补肺；杭麦冬、石斛滋阴润肺而止咳；炒川连、马齿苋清热解毒燥湿，厚肠宽胃而止泻；姜竹茹、炒诃子清热和胃，下气消胀而止泻；淮小麦、枣仁、甘草养心安神而改善睡眠等精神状况。药后诸症皆有改善，咳嗽咽痒消除，肢冷、特别是肩部冷的感觉大有好转，大便也大有好转，唯肺部不适，欲咳不出，晚上腹胀食少。上方加入理气消胀和胃的绿梅花、谷芽，并加入通阳的桂枝、北五味而治肢冷、腹泻、咳嗽。药后诸症渐消，趋于痊愈。

（五）肾系疾病

慢性肾衰竭

某女，34 岁。1992 年 5 月 15 日初诊。

患者持续性蛋白尿 5 年，乏力半年。5 年前因腰痛查尿常规：尿蛋白（+++），于尚志市人民医院诊断为慢性肾小球肾炎，间断服用中药治疗，持续尿蛋白（+++）。半年前因乏力，发现血清肌酐为 300μmol/L，诊断为慢性肾衰竭，服中药及对症治疗后乏力减轻，血清肌酐仍逐渐升高，为求系统治疗而慕名来诊。刻下：面白无华，乏力倦怠，食少纳呆，腹胀便溏，时有呕恶，腰酸，双下肢无力，舌质淡有齿痕，脉沉细。肾功能检查：血尿素氮 21mmol/L，血清肌酐 424μmol/L。血红蛋白 65g/L。

西医诊断：慢性肾小球肾炎，慢性肾衰竭。

中医辨证：脾肾虚衰，阴阳气血俱虚。

治法：健脾养血，化浊。

处方：红参 10g，白术 15g，茯苓 15g，甘草 10g，当归 15g，白芍 15g，半夏 15g，陈皮 15g，何首乌 15g，砂仁 10g，苍术 10g，紫苏 15g。水煎服，日 1 剂。

二诊。服上方 10 剂，呕恶便溏消失，腹胀减轻，舌质淡有齿痕，脉沉细。继续服上药。

三诊。又服前方 14 剂，周身较前有力，食欲增强，面色较前转润，患者信心较前增强。

处方：红参 15g，白术 15g，茯苓 15g，甘草 10g，当归 15g，白芍 15g，半夏 15g，何首乌 15g，砂仁 10g，苍术 10g，紫苏 15g，熟地黄 20g，山茱萸 20g，枸杞子 20g。20 剂，水煎服，日 1 剂。

四诊。连服 1 个月后，患者周身有力，食欲转好，面色及口唇较前红润，血红蛋白 90g/L，肾功能：血尿素氮 158mmol/L，血清肌酐 284μmol/L。后以此方配制冲剂，服药两个月，病情稳定，能从事一般家务劳动。（《张琪肾病医案精选》）

按语： 在慢性肾衰竭的治疗过程中，通过调理脾胃使胃纳脾运的功能得以恢复，可以后天补先天，促进脾肾功能的恢复。脾胃功能正常，可使气血生化有源，使贫血状况得以改善，同时脾胃健也能够充分地发挥药效，为慢性肾衰竭治疗提供重要保证。本方即六君子汤加当归、白芍、何首乌、砂仁、紫苏而成。慢性肾衰竭病位虽在肾，然以阴阳俱虚者居多，此时用温补刚燥之药，则使阴虚愈甚。临床出现诸如五心烦热、咽干鼻衄等症，此时若纯用甘寒益阴之品，则阴柔滋腻，有碍阳气之布化，影响脾之运化功能，必须抓住健运脾胃、升清降浊、调理阴阳这个关键环节。因此选用气味中和之六君子汤调理脾胃，资助化源，补益气血，最为适宜。但此方人参甘温，白术苦温，虽有茯苓之淡渗、甘草之甘平，但仍偏于燥，且重于补气，故于原方加入当归、白芍二药。白芍酸苦微寒，敛阴养血；当归为补血润药，两药一则可以调剂六君子汤之偏于燥，二则助六君子汤以补血，使补血与补气并重，脾胃得以调动，进食增加，营血化源得复。同时，并用何首乌以助归、芍益精血，用砂仁、紫苏健运脾胃。

（六）肠系疾病

溃疡性结肠炎

某男，45 岁。2006 年 11 月 2 日初诊。

患者大便时溏时干，时有脓血便或黏液便，反复发作 2 年余，伴肛门重坠，矢气频频，时有腹部冷痛。2005 年 10 月曾在省级医院行纤维肠镜示：溃疡性结肠炎。刻下：头晕倦怠，腰膝酸软，食欲一般，精神欠振，口干，睡眠欠安，近期大便无脓血，但有白色黏液，脘腹痞满，舌红，苔薄黄，脉弦滑。

西医诊断：溃疡性结肠炎。

中医诊断：休息痢。证属脾气亏虚，湿热内蕴，肠络受损。

治法：清热化湿，行气活血，健脾益气。

方剂：乌梅丸合厚姜半甘参汤、芍药汤加减。

处方：乌梅炭 10g，黄连 6g，黄柏 9g，川椒 3g，党参 12g，赤、白芍各 10g，当归 10g，厚朴 9g，半夏 9g，广木香 7g，生、炒薏苡仁各 20g，砂仁、白蔻仁各 6g，白术 9g，败酱草 15g，石斛 15g，焦山楂 12g，炙甘草 6g。

2006 年 11 月 9 日二诊。药后症减，大便间有成形，夹黏液，脘腹痞满好转，口不干，舌红，苔薄黄，脉弦细。气血稍和，湿热未尽。上方去黄柏、石斛，加白扁豆 12g，荷叶 10g。继服 7 剂。

2006 年 11 月 29 日三诊。因症情稳定而未坚持治疗，近因生活将息失宜又解脓血便，大便 1 日 4～5 行，始为稀水样便，后夹脓血便，腹冷痛，舌红少苔。湿热未尽，脾气未健，因劳而病复。初诊方去川椒、砂仁、白蔻仁，加赤石脂 15g，干姜 4g，仙鹤草 20g，槐花炭 15g，粳米 15g。7 剂。

2006 年 12 月 6 日四诊。脓血便减轻，次数减少。湿热有渐化之势，效不更方。前方厚朴减为 6g，去黄柏，加藿香梗 6g、荷叶梗 12g。7 剂。

2006 年 12 月 13 日五诊。症情稳定，大便一日 1～2 行，无脓血。湿热渐去，气血渐和，脾气未健。治以益气健脾、调和气血。参苓白术散合香连丸加砂仁、白蔻仁、焦山楂、参三七、荷叶梗等调理月余，病情稳定，脓血便未作。

按语：溃疡性结肠炎属于中医"痢疾""泄泻""便血""肠风"等范畴，本病病程长，轻重不一，常反复发作，病因病机较为复杂，多表现为虚实夹杂，寒热互结。本病初发或慢性过程中的急性发作多为湿热壅滞大肠，热甚肉腐，气血失和，治疗应重在清热解毒，理气化湿，调和气血。本案患者病程较长，病情时轻时重，症状时有时无，故诊断为"休息痢"。患者既有湿热内蕴，气滞血瘀之邪实的表现，也有正气不足、脾肾两虚的征象，属本虚标实之证。对此，用乌梅丸合厚姜半甘参汤、芍药汤合方加减，清热化湿，行气活血，健脾益气。待病情稳定后，转为益气健脾，调和气血为主。当患者因将息失宜，疾病再发时，又以清热化湿，行气活血为先，益气健脾为辅。

（七）脑系疾病

1. 眩晕

某女，57 岁。2009 年 3 月 10 日初诊。

患者头晕反复发作 15 年，加重 2 个月。患者 15 年前出现头晕反复发作，近两个月加重，测血压，最高达 200/100mmHg，伴有乏力，步态不稳，心慌，睡眠差，口干，纳可，舌质淡红，苔白腻，脉沉细弦。

西医诊断：高血压。

中医诊断：眩晕。证属肝郁脾虚。

方剂：逍遥散加减。

处方：柴胡 12g，当归 12g，赤芍 12g，白芍 12g，甘草 9g，枳壳 10g，麦冬 10g，玄参 15g，炒三仙各 10g，代赭石 30g，黄芩 10g，川贝 10g，白术 15g，天麻 10g。水煎服，日 1 剂，连服 7 天。

2009 年 3 月 17 日二诊。患者服药后头晕、乏力好转，心慌、口干减轻，纳食一般，二便调，舌红，苔薄黄，脉弦细。予逍遥散加减。

处方：上方改白术 12g，去川贝，加郁金 10g、黄连 9g。水煎服，日 1 剂，连服 10 天。

2009 年 3 月 29 日三诊。患者服药后自觉头晕有所减轻，食欲好转，心慌、口干有所好转，心情开朗，其余无明显不适。舌淡红，苔黄腻，脉沉细弦。予天麻钩藤饮加减。

处方：天麻 10g，黄芩 10g，钩藤 15g，决明子 30g，栀子 10g，杜仲 15g，桑寄生 15g，石决明 30g，牛膝 15g，葛根 15g，白芷 15g，夏枯草 15g，川芎 6g。水煎服，日 1 剂，连服 7 天。

2009 年 4 月 28 日四诊。患者服药后头晕好转，自觉口干欲饮，尤以夜间口干明显，双下肢酸胀，睡眠好转，纳食正常，舌红，苔薄黄，脉弦细。予天麻钩藤饮加减。

处方：天麻 10g，黄芩 10g，钩藤 15g，决明子 30g，栀子 10g，杜仲 15g，桑寄生 15g，石决明 30g，牛膝 15g，葛根 15g，白芷 15g，夏枯草 15g，川芎 6g，石斛 10g，黄连 9g，麦冬 10g。水煎服，日 1 剂，连服 7 天。

2009 年 6 月 2 日五诊。患者服药后头晕、头痛好转，仍有口干，腰部酸痛，其余无明显不适。舌淡红，苔薄白，脉沉细弦。予六味地黄丸加减。

处方：生地 15g，山药 15g，知母 10g，山萸肉 15g，泽泻 10g，甘草 6g，茯苓 15g，丹皮 10g，石斛 10g，麦冬 10g，杭菊花 18g，枸杞子 12g，红景天 30g。水煎服，日 1 剂，连服 7 天。

2009 年 7 月 7 日六诊。患者服药后诸症明显好转，舌黯红，苔薄白微黄，脉弦细沉。予六味地黄丸合天麻钩藤饮加减。

处方：生地 15g，山药 15g，知母 10g，山萸肉 15g，泽泻 10g，甘草 6g，茯苓 15g，丹皮 10g，石斛 10g，麦冬 10g，杭菊花 18g，枸杞子 12g，红景天 30g，天麻 10g，钩藤 15g。水煎服，日 1 剂，连服 7 天，血压基本降至正常水平。

按语：《灵枢·海论》云："髓海不足，则脑转耳鸣，胫酸眩冒，目无所见，懈怠安卧。"论述了脑髓不足所引起的眩晕，肾主骨生髓，髓海不足其根本是肾虚。《类证治裁》云："或由高年肾液已衰，水不涵木……以至目昏耳鸣，震眩不定。"本案眩晕之病机属本虚标实，肾精不足，肾阴亏损，则肝木失养，风阳萌动，而致眩晕。治疗当标本兼顾，滋肾补肝，育阴潜阳。用逍遥散以疏肝解郁，继用六味地黄丸以滋补肝肾，正谓急则治标、缓则治本之思路。

2. 面瘫

某女，17 岁。2009 年 10 月 17 日初诊。

患者左侧口眼歪斜 9 天。患者身体微胖，平素多痰，性格急躁，容易动怒。15 天前因患外感自觉头晕，口苦，胸胁闷满，微有寒热，经调治基本痊愈。2003 年 10 月 9 日患者晨起自觉左侧颜面麻痹、垂痛，左眼流泪。次日，又增口眼歪斜，左耳后及耳中疼痛，左口角麻木，喝水流涎，闭目露睛，左侧额纹及鼻唇沟消失，鼓腮漏气。刻诊：左侧颜面麻痹、垂痛，口眼歪斜，左眼流泪，左口角麻木，喝水流涎，左眼闭目露睛，左侧额纹及鼻唇沟消失，鼓腮漏气，左耳后、耳中疼痛，舌红苔薄白，脉弦细数。

中医诊断：面瘫。证属少阳失疏，枢机不利，风痰夹热，郁滞经络。

治法：疏解少阳，宣透郁热，清化痰湿，祛风通络。

方剂：小柴胡汤、栀子豉汤、牵正散合方加减。

处方：柴胡 18g，清半夏 12g，黄芩 10g，生甘草 6g，炒栀子 10g（捣），淡豆豉 12g（后入），白附子 12g，白僵蚕 10g，全蝎 6g，粉葛根 20g，明天麻 10g，双钩藤 15g，茯苓 15g，丝瓜络 15g。5 剂，水煎服，日 1 剂。

2009 年 10 月 21 日二诊。服药后，患者自述左耳后及耳中疼痛消失，余症如故，舌脉同前，故以初诊处方去淡豆豉、丝瓜络，双钩藤加至 30g，以增强平肝息风作用，5 剂，水煎服，日 1 剂。

2009 年 10 月 26 日三诊。药后患者自觉左侧颜面部垂痛消失，颜面麻痹及口眼歪斜，左口角麻木明显减轻，口水能收，左眼闭目露睛明显好转，左侧额纹及鼻唇沟变浅，舌象同前，脉变弦细。再以二诊处方加乌梢蛇 10g，增强祛风通络作用，继服 7 剂。随访诸症消失，痊愈。

按语：患者身体微胖，平素多痰，说明是痰湿之体；性格急躁，容易动怒，说明肝胆郁热；15 天前患外感，其表现头晕，口苦，胸胁闷满，微有寒热，表明少阳外感，枢机不利，经脉失疏。直到初诊，患者自觉左侧颜面麻痹、垂痛，口眼歪斜，左耳后及耳中疼痛，左口角麻木等面瘫症状的出现，说明少阳失疏，脉络闭阻。综合以上分析，病机当为少阳失疏，枢机不利，风痰夹热，阻滞经络。治则宜疏解少阳，宣透郁热，清化痰湿，祛风通络。选方以小柴胡汤去人参、生姜、大枣等甘温之品，疏解少阳，疏通脉络；合栀子豉汤宣透郁热；合牵正散加天麻、钩藤、茯苓、丝瓜络清化痰湿，祛风通络；因额头、颜面同属阳明，故再加阳明之经药粉葛根，以缓解外邪郁阻，经气不利，筋脉失养。全方使少阳和解，枢机得通，郁热宣透，痰热清化，郁滞得疏，经脉疏通，面痹自愈。

二、外科疾病

1. 激素依赖性皮炎

某女，21 岁，学生。2016 年 8 月 26 日初诊。

患者 7 个月前因"面部皮炎"于当地诊所就诊，予"皮炎平"外擦后症状消失，后病情反复，自行外擦上述药物后缓解。1 周前，在无明显诱因下面部突然出现大量红斑，部分融合成片，上覆大量丘疹，部分糜烂渗液，瘙痒明显，患者于当地医院就诊，予口服及外用药物后（具体不详），上述症状无明显缓解，遂来就诊。症见双颊及下颌部红斑，部分融合成片，上覆大量丘疹，部分糜烂渗液，瘙痒明显，纳可，眠差，二便调，舌红，苔黄腻，脉数。

西医诊断：激素依赖性皮炎。

中医辨证：热毒蕴结。

方剂：仙方活命饮加减。

处方：金银花 15g，当归尾 10g，赤芍 10g，陈皮 10g，皂角刺 10g，防风 10g，白芷 10g，天花粉 10g，丹参 20g，龙骨 20g，甘草 10g。水煎服，1 日半 1 剂，连服 4 剂。

外用中药：大黄 15g，甘草 60g，苦参 30g，马齿苋 20g，地肤子 15g。水煎冷湿敷，2 日 1 剂，连用 3 剂。敷药后外搽保湿膏。

1 周后复诊，面部红斑渗液较前明显减少，但瘙痒明显，舌红，苔薄黄，脉滑。热减而风未去，予"祛风开玄"法，方选小消风散加减。

处方：防风 10g，射干 10g，刺蒺藜 15g，丹参 20g，桑白皮 15g，地骨皮 15g，牡丹皮 10g，忍冬藤 30g，紫荆皮 15g，生地 20g，白芍 15g，甘草 10g。4 剂，服法同前。

2016 年 9 月 9 日复诊，面部红斑明显消退，可见少量脱屑，偶有瘙痒，病势已定，当正邪兼顾，予"补虚开玄"法，方选三黄固本汤加味。

处方：黄芪 30g，生地黄 15g，熟地黄 15g，女贞子 15g，枸杞子 15g，墨旱莲 20g，桑白皮 15g，白茅根 15g。6 剂，服法同前。嘱其切莫外用激素。

后病情偶有反复，均予上方加减后缓解。

半年后患者因荨麻疹就诊，问其面部情况，已痊愈。

按语： 激素依赖性皮炎，即用激素则缓解，去激素则发作。"诸痛痒疮，皆属于心"，心者从火，患者初期，红肿瘙痒明显，故重在清热解毒，热毒一去，玄府得安，热盛伤阴，阴虚生风，风动玄府，患者瘙痒明显，故在祛风同时加入养阴之品，风去则玄府才能恢复开阖功能。三诊，病邪已解，但患者长期运用激素类热毒之品，正气伤也，玄府损也，故选三黄固本汤加减，养阴益气，为玄府恢复提供物质基础。

2. 银屑病

某男，30 岁。2007 年 12 月初诊。

患者银屑病史 10 多年，曾在数家医院住院或在门诊治疗，冬季日渐加重。现症状：颈、腹、上肢、下肢均有斑块状皮损，色泽暗红，有蜡样鳞屑，烦躁不安，口干喜饮，便秘溲黄，舌苔黄，脉弦紧而数。

西医诊断：银屑病。

中医辨证：外寒里热。

治法：外散风寒，内清里热。

方剂：防风通圣散加减。

处方：防风、荆芥各 9g，麻黄 6g，石膏、黄芩、连翘、桔梗、当归、白芍各

10g，水牛角、生地黄、牡丹皮、赤芍各 15g，大黄 4g。每日 1 剂，水煎服。

服用 7 剂，诸症明显好转，继服 20 剂皮疹消退。

按语：本例患者烦躁不安，口干喜饮，便秘溲黄，舌苔黄，症状表现为一派热象，加之冬季反甚，考虑必有外寒。脉象弦紧而数，弦紧主寒，数主热，为外寒内热。所以治宜外散风寒，内清里热。方用防风通圣散加减治疗，方中防风、荆芥、麻黄散寒解表，温通腠理玄府，使寒邪从汗而解；配伍石膏、黄芩、连翘、桔梗清解肺胃之热；水牛角、生地黄、牡丹皮、赤芍凉血消斑；当归、白芍养血活血；大黄泄热通便。如此发汗不伤表，清下不伤里，从而达到外散风寒，内清里热之效。

3. 痤疮

（1）某女，24 岁。2017 年 8 月 15 日初诊。

患者面部反复粉刺、丘疹 4 年余。患者自诉平素即使运动面部也不易汗出，喜食辛辣食品，因工作原因经常熬夜，曾辗转各个医院治疗，效果不佳。因婚期将近，应酬较多，夜间熬夜，导致面部皮疹增多且疼痛。症见：面部油腻，可见较多闭合性白头粉刺，部分可见丘疹，色红，少数化脓，触之皮温稍高，患者自觉瘙痒、疼痛，口干，口臭，大便干，小便正常，舌质红，苔黄，脉弦数。

西医诊断：痤疮。

中医诊断：粉刺，证属肺胃郁热。

治法：解郁清热，宣上通下。

方剂：防风通圣散加减。

处方：生麻黄 5g，防风 15g，皂角刺 20g，刺蒺藜 15g，连翘 15g，栀子 15g，黄芩 10g，生石膏 20g，生大黄 5g，牡丹皮 10g，当归 15g，白花蛇舌草 15g，生山楂 15g，甘草 6g。予以 7 剂，水煎服。

2017 年 8 月 22 日二诊。患者面部油腻改善，未见新发皮疹，闭合粉刺减少，丘疹颜色变暗，疼痛，瘙痒感减轻，口不臭，口干缓解，大便基本正常，舌质淡红，苔薄黄，脉弦数。患者自诉服药期间面部微微汗出。上方的基础方减生麻黄为 3g，减生石膏为 10g，减大黄为 3g，去牡丹皮、黄芩、栀子。继续予以 7 剂。

2017 年 8 月 29 日三诊。患者症状基本消失，无新发皮疹，自诉现运动后面部汗出，自觉轻松愉快。上述处方去麻黄、石膏、大黄，加北沙参 10g，生白术 20g。

后随诊症状基本消失。

按语：患者青年女性，病程长，反复不愈，以面部多见闭合性粉刺为主，并见少数化脓性丘疹，口干口臭，大便干，诊断为痤疮。患者面部油腻，自诉面部经常难以汗出，且患者平素喜食辛辣，导致胃火旺盛，熏灼于上，肺气闭郁，玄府不通，郁而成痤。另外，患者大便干，此下焦玄府不通，更加重郁结。故治疗予以防风通圣散加减，方中以生麻黄、防风、皂角刺、刺蒺藜辛味以宣通玄府，解上焦之郁热，患者服药后头面汗出；以生石膏、连翘、栀子、黄芩清中焦之郁热，畅中焦之气津；生大黄通腑泄热，通畅下焦玄府；加以牡丹皮、当归以活血凉血，清热止痛；加以白花蛇舌草、生山楂清热祛脂。二诊患者症状明显改善，此时邪热渐减，故降低麻黄、生石膏及大黄用量，去牡丹皮、黄芩、栀子之苦寒之品。三诊时患者诸证皆减轻较多，运动后面部正常汗出，故去麻黄、石膏、大黄，前清热之药久用，恐其伤阴，故加北沙参养阴益气，生白术健脾通便。

（2）某男，26岁。2015年6月6日初诊。

患者面部、全背多发寻常痤疮多年，曾用外用药（具体不详），疗效欠佳，病情反复。患者形体粗壮，肌肉肥厚，面色晦暗，皮肤干燥、粗糙，平素不易出汗。刻下：痤疮以背部为主，丘疹色暗红，疮体突出偏大，偶有脓点，口干欲饮，小便自利，大便干，胃纳尚可，夜寐安，舌质暗，苔白腻，脉浮紧。

西医诊断：痤疮。

中医诊断：肺风粉刺，证属卫郁营滞。

治法：发汗解肌，调和营卫，消痈散结。

方剂：葛根汤加味。

处方：葛根15g，生麻黄9g，桂枝9g，白芍12g，生姜9g，大枣15g，生甘草5g，土茯苓15g，连翘15g，蒲公英15g，白芷15g，皂角刺12g，虎杖根12g，薄荷（后下）5g。7剂，每日1剂，水煎早、晚分服。嘱忌食辛辣油腻、甜腻、温性等食物。

二诊。药后汗出，颜面、背部痘疮脓点消失，后背痤疮明显减轻，色淡红，疮体扁平，无新发痘疮，仍有口干。原方易葛根20g、虎杖根15g，加北沙参15g。14剂，煎服法同前。

按语：本案证属卫郁营滞，玄府不通，邪气郁积于肌表不能顺利排出，产生痤疮。太阳主肤表，营卫运行于肤表，能温分肉、充皮肤、肥腠理、司开阖、防御外邪。太阳经气不利，营卫运行失常，卫郁营滞，气血凝滞于肌表，毛窍闭塞，则全背发痤疮，汗不出。邪气郁久化火伤津则口干、大便干。故而需开通太阳玄府，清热养津。玄府得通，郁阻可除，痤疮可消。故用葛根汤发汗解肌，调和营卫，使邪从汗而解。再予皂角刺、虎杖根、土茯苓、蒲公英、连翘清热解毒，散结消痈；白芷、薄荷托毒排脓透疹。复诊时疗效明显，但仍有口干，葛根加至 20g、虎杖根加至 15g，加北沙参15g，增加生津止渴之力。续服半月，症状基本消除。

4. 急性放射性皮肤损伤

某男，34 岁。

2011 年入职某深冷设备有限公司从事无损检测，2018 年 3 月被派遣至缅甸工作，因一次事故辐射中，致受伽源（X 线）照射，面颈部裸露未有防护，2 周后出现面颈部皮肤红斑、灼热等皮损表现，赴职防院做职业病诊断，实验室相关检查结果：白细胞 3.9×10^9/L、外周血淋巴细胞微核率为 8‰，结合职业受照史、局部超剂量限值的受照史（局部皮肤受照剂量 5.5Gy）、鉴别诊断，根据《职业性放射性皮肤损伤的诊断》（GBZ 106）和 RTOC 急性放射性损伤分级标准 2 级，诊断为职业性急性放射性皮肤损伤 2 度。西医多次治疗收效甚微，转而寻求中医。诊见：面颈部皮肤黯红色斑，触摸肌肤灼热感，红斑边缘局部水肿糜烂渗出，伴瘙痒，口干，纳谷欠佳，大便秘结，舌质红，苔黄白腻，脉弦数。

西医诊断：急性放射性皮肤损伤。

中医诊断：火瘢疮。

治法：通泄湿热瘀毒，调畅气血津液。

处方：防风、升麻、川芎、白芍、荆芥、白术、滑石、栀子各 10g，大黄 9g，桔梗、当归、连翘各 12g，芒硝（冲服）5g，石膏 15g，麻黄、黄芩各 8g，薄荷、生姜、甘草各 6g。5 剂，水煎服。

二诊：黯红斑面积缩小，热感消退，颜色变浅，可见皮损处糜烂渗出，上方去芒硝、大黄、石膏、栀子、升麻，加桂枝 12g，藿香、苍术、厚朴各 10g，7 剂。

三诊：糜烂渗出收干结痂，上方去藿香、苍术、厚朴，加乌梢蛇 15g，蛇蜕 5g，地龙 10g。7 剂。

四诊：皮损向愈，黯红斑尽褪，水肿消失、皮损处未留下痕迹，余症皆除。嘱预防机械性、化学品损伤，避免日晒。

后期医学随访无复发。

按语：中医学认为，辐射属特殊热毒燥邪。热毒侵犯肌肤，玄府腠理闭阖阻遏，怫郁肌肤而酿生瘀毒，损及阴血精气，失于滋润濡养则起红斑、瘙痒、灼热感。升麻清解热毒、宣肌腠、散邪毒；麻黄、防风、荆芥引药外达肌肤、辛散透表；薄荷外达肌表、疏表散邪、开发腠理；大黄、芒硝通降除积，使热从大便出；石膏、连翘、栀子、黄芩泄热；当归、芍药、川芎甘温辛润、养血活血，滋养肌肤孔窍；生姜辛散开玄府疏水道；白术、甘草健脾益气燥湿，清热解毒，调和诸药兼顾气血涵养；桔梗能升能降，可导可宣，使内外不留余毒；二诊方中加滑石淡渗祛湿。桂枝调和营卫、通阳化气行水；加藿香、苍术、厚朴芳香化浊除湿，合胜湿之风药，收开通肌腠玄府，宣化湿浊之捷效。三诊方中加乌梢蛇、蛇蜕、地龙三药可开通皮络腠理闭塞、祛皮中留经伏络之邪，化瘀通络，参合风药，开玄通府协同增效。诸药融"宣、通、下、清、利"于一炉，集发散开玄、通下开玄、渗利开玄、清泄开玄、搜剔开玄多法于一体，使皮玄府腠理宣通、表里之邪分消、湿毒通泄、热瘀清散、气血津液调畅，药专效宏。

三、五官科疾病

（一）眼科疾病

1. 急性结膜炎

某女，36 岁。2019 年 11 月 20 日初诊。

患者因"双目红赤伴顶枕部头痛 2 天"于眼科诊断为"急性结膜炎"，用药后症状无缓解，要求中医治疗，刻诊：双目白睛红赤，色泽鲜红，迎风流泪，畏光，恶风，顶枕部疼痛如棒击，二便正常，舌质淡胖，苔薄白腻，脉浮缓。

西医诊断：急性结膜炎。

中医辨证：太阳表虚中风。

方剂：桂枝汤。

处方：桂枝 45g，白芍 45g，炙甘草 30g，大枣 30g，生姜 45g。

2 天后患者复诊，诉服药 1 剂，顶枕部疼痛已去八九，白睛红赤亦减大半，尽剂后诸证悉除，患者恐眼疾复发，要求巩固治疗，遂再予桂枝汤原方减量以调和营卫。

按语：陈达夫指出"眼病不离六经"，此患为太阳表虚中风，风邪突袭毛窍，毛窍不闭，故恶风，寒邪阻滞头项间太阳经络，顶枕部疼痛如棒击，皆为太阳经受邪的症状，太阳经气逆乱，邪气闭阻目中玄府，目窍失去濡养，所以双目白睛红赤，迎风流泪且畏光。予桂枝汤原方能取得速效。

2.缺血性视盘病变

某男，52 岁。1994 年 10 月 20 日初诊。

患者自诉左眼胀痛，视力急降 1 周。曾在某乡医院应用抗生素、激素等药物治疗 1 周，疗效不显，遂来就诊。检查：右眼正常，左眼视力 0.1，视野水平偏盲，且与生理盲点相连。眼底视盘边缘欠清，轻度水肿，盘周见点状出血。患者精神抑郁，胸胁胀痛，头痛，舌暗红，脉弦涩。

西医诊断：左眼缺血性视盘病变。

中医辨证：肝郁气滞，眼络阻塞。

治法：行气活血通络。

方剂：逍遥散加减。

处方：柴胡 10g，当归 12g，赤芍 10g，川芎 6g，白术 12g，茯苓 12g，枳壳 12g，香附 12g，桃仁 8g，红花 9g，薄荷（后下）8g，煨姜 6g。

治疗 10 天，视盘水肿减轻，视野缺损区明显缩小，视力增至 0.4。

继服原方 30 剂，视力恢复到 1.0，眼底、视野恢复正常。

按语：《审视瑶函》曰："血盛则玄府得通利，出入升降而明；虚则玄府不能出入升降而昏。"脏腑功能失常，气血生成运行障碍，目供血不足是此病证发生的基本病机。本例患者始由肝郁气滞致病，气为血之帅，气滞则血行不畅，目系供血不足，故突然发病，视力下降；气滞日久，其血亦瘀，眼络阻塞，目系不得肝血滋养，而见视盘色淡，轻度水肿，并见盘周点状出血。全身所见胸胁胀痛，头痛，脉弦涩为肝郁气滞血瘀之征。故投以行气活血通络之逍遥散，并加枳壳、香附、川芎、桃仁、红花以增强行气活血功效。使肝气得舒，气行血盛而玄府通利，目得养，患者得以复明。

3.中心性浆液性视网膜脉络膜病变

某男，45 岁。1997 年 8 月 10 日初诊。

患者双眼视物模糊，眼前淡黄色阴影遮蔽 1 周，视物变形、变小，看书不能持久，易疲劳，眼胀。视力：右 0.4，左 0.6，双眼黄斑区水肿，有黄白点状渗出，中心凹反光消失，血管痉挛明显，兼情志不舒，口苦身疲，纳少便溏，舌淡胖，脉弦细。

西医诊断：双眼中心性浆液性视网膜脉络膜病变。

中医诊断：视瞻昏渺。证属肝郁脾虚，运化无力，气滞血瘀。

治法：疏肝健脾，活血利水。

方剂：逍遥散合四君子汤加味。

处方：柴胡 10g，白芍 10g，当归 10g，薄荷（后下）6g，党参 15g，茯苓 10g，白术 10g，黄芪 12g，山药 20g，泽泻 6g，丹参 15g，川芎 6g，甘草 3g。

二诊：服药 10 剂，双眼黄斑区水肿减退，眼前暗影消失，视力右 0.8，左 1.0。原方去山药、泽泻，加冬瓜子 10g、昆布 10g、海藻 10g。

三诊：再服 20 剂，视力右 1.0，左 1.2，视物变形、变小症状消失，眼底渗出物基本吸收，黄斑中心凹反光恢复。

按语：中心性浆液性视网膜脉络膜病变属中医学"视瞻昏渺"等范畴。本病的形成与脏腑功能失调有关，尤与肝脾两脏关系密切，因此本例患者所表现的视物昏渺，视瞻有色，在临证中多从肝脾着手。辨证为肝郁脾虚，气滞血瘀。治以逍遥散合四君子汤加减，并根据眼底表现进行局部辨证而分别佐以利水消肿或软坚散结之品。

（二）鼻系疾病

鼻鼽

（1）某男，25 岁。2018 年 4 月 26 日初诊。

患者反复鼻塞伴鼻痒、打喷嚏、流清涕 5 年，加重 2 天。患者 5 年来每于冷空气刺激后出现上述症状，春秋季较频繁。患者 2 天前无明显诱因下出现阵发性喷嚏，鼻部酸胀，伴鼻痒、眼痒、鼻塞流清涕。晨起时症状较明显，活动后症状稍减轻。刻诊：鼻塞流清涕，喷嚏连连，鼻痒不适，易汗出，恶风怕冷，纳食可，夜寐欠安，二便尚调，舌淡苔白，脉虚弱。无其他特殊病史。专科检查见双侧鼻腔黏膜苍白水肿，双侧下鼻甲肿大，鼻腔内见大量清水样分泌物。

中医诊断：鼻鼽。证属风寒束肺，玄府郁闭。

治法：温肺固表，祛风通窍。

处方：黄芪 15g，防风 10g，辛夷 10g，苍耳子 10g，白芷 9g，细辛 5g，蝉蜕 5g，甘草 5g。5 剂，水煎服，每日 1 剂，早晚分服。

按语：本证为患者素体肺气亏虚，卫表不固，腠理疏松，风寒之邪乘虚而入，邪滞于鼻窍，致玄府郁闭。风寒之邪内侵，邪正相争，祛邪外出则鼻痒、喷嚏连连；肺失宣降，津液停聚，壅滞鼻腔，遂致鼻塞不通，流清涕，黏膜苍白、肿胀；肺气亏虚，卫表不固，腠理疏松，故易出汗；舌淡苔白，脉虚弱，皆属气虚之象。方中重用黄芪以益气固表，防风祛风散寒，辛夷发散风寒通鼻窍，细辛、苍耳子辛通肺窍、散风寒，白芷祛风解表散寒，并有辛香走窜、芳香开窍之功，蝉蜕祛风通络，且有抗过敏的作用。诸药合用，有开玄通窍、祛风散寒固表之功。

（2）某男，50 岁。2014 年 4 月 9 日初诊。

患者变应性鼻炎病史 10 余年，长期服用千柏鼻炎片、补中益气丸、氯雷他定，外用曲安奈德喷雾剂喷鼻。近半年来发作频繁，发作时嗅觉明显减退，现流清涕、打喷嚏，伴鼻塞、头昏。饮食尚可，长期夜间鼻塞，平素大便不规律，便质稍干，小便正常。舌质稍红，苔薄白，脉偏弦。

西医诊断：变应性鼻炎。

中医诊断：鼻鼽。证属营卫不和，清窍失宣。

方剂：桂枝汤合苍耳子散加减。

处方：桂枝 18g，白芍 18g，大枣 3 枚，苍耳子 15g，白芷 20g，薄荷 10g，辛夷 15g，桔梗 20g，防风 15g，茯苓 15g，地龙 10g，川芎 12g，五味子 10g。

服药 2 剂后，诸症皆减轻，停药后痊愈。

2014 年 5 月 13 日二诊。患者昨日受寒后鼻炎复发，水样涕不止，喷嚏连作，鼻痒，稍恶寒。其余症状同前。舌边尖红，苔薄白、根部稍黄腻，脉弦。仍予桂枝汤合苍耳子散加减。

2014 年 5 月 20 日三诊。服药 2 剂后症状显著减轻，发作次数减少。平素无明显少气、怕冷等症状，喜食辛辣，晨起咽干口苦，饮食可，睡中鼻塞，大便仍不规律，便质干。舌边尖红、苔薄、根部稍黄腻，脉弦。辨证为肝胆湿热，郁而化火，玄府失畅，改用龙胆泻肝汤加减。

处方：龙胆 12g，黄芩 15g，北柴胡 15g，川木通 10g，炒栀子 10g，藿香 15g，泽泻 15g，苍术 15g，茯苓 15，川芎 12g，当归 10g，麻黄 12g，桔梗 15g，鱼腥草

30g，辛夷 15g。

服药后患者症状大减，连续服用 14 剂后，变应性鼻炎复发频次明显减少，随访至 2015 年 1 月未见复发。

按语：鼻鼽乃玄府郁结，气液代谢失常，郁而化热所致，可用辛温宣散之法，"微者郁结开通而不再结，气和而愈；甚者稍得开通，而药力尽则郁结转甚也"。三诊，在鼻鼽稳定期中，并察觉到了患者喜食辛辣、晨起咽干口苦、大便干、舌根黄腻、脉弦等玄府郁闭化热之象，于是改用龙胆泻肝汤辛开苦降、寒温并用，以龙胆、黄芩、柴胡、炒栀子、鱼腥草清解郁热，麻黄、桔梗、辛夷、藿香开通玄府，苍术、茯苓、泽泻、川木通运脾渗湿，当归、川芎调气和血，取得了较好的疗效。

（三）耳系疾病

职业性噪声聋

某男，43 岁。

患者在某修理公司工作。因日渐发觉听力日衰，外界喧呼之声终不相闻，于 2018 年 1 月至杭州市职防院，耳常规检查：鼓膜完整，光锥消失。纯音听力测试、脑干诱发电位、声导抗检查为感音神经性听力损失，以每一频率最小阈值计算：较好耳听阈加权值为 30.1dB，双耳高频平均听阈 > 45.0dB。结合劳动者职业史，依据《职业性噪声聋诊断》（GBZ49-2014）标准诊断为：职业性轻度噪声聋。尝试各种治疗未见寸效。诊见：面色㿠白，听力不济，无耳鸣，蹲位起立时头晕，下腹坠胀，便溏，纳食无欲，舌胖，苔薄白，脉缓而弱。

西医诊断：职业性噪声聋。

中医诊断：耳聋。证属脾胃虚亏，清浊升降失序，耳窍玄府密闭，听户失养。

治法：益气升清，宣通听户玄府，聪耳开窍。

处方：黄芪 30g，党参、葛根各 20g，石菖蒲 15g，柴胡、升麻、白术各 12g，蔓荆子、当归、白芍、炙甘草各 10g，炒黄柏、生姜、陈皮各 6g。5 剂，水煎服。嘱忌接触噪声。

二诊：下腹坠胀消失，欲饮食，听力尚未起色，上方改柴胡、白术各 10g，加川芎 10g，香附 9g，桔梗 12g，7 剂。

三诊：眩晕止息，听力显回聪之象，方药步迹原旨，加全蝎 3g，地龙 6g，7 剂。

四诊：诉方药剂尽后，可感知到外界细小声音，面色转润，诸恙尽愈。测听复查：双耳高频听阈 4000Hz，左耳：40db，右耳：35db，比较噪声聋听阈值，成效显著。效不更方，续进 7 剂，另予补中益气丸以资固本。

后电话随访，患者调离岗位，每年职业健康体检听力检查没有下降，生活质量提高。

按语：职业性噪声聋系职业活动中听觉系统长期暴露噪声环境，造成耳蜗损伤而发生缓慢进行性的感应性耳聋。噪声聋归属于中医学"久聋"范畴。内应于肾、心、肝胆、脾胃、肺、三焦。噪声中医谓之外邪，经年累月感触，致听户玄府郁遏闭绝，清净精明之气升降出入障碍，耳窍功能、神机运转失常，致听觉失聪，五音不纳，病发耳聋。面色㿠白，蹲位起立时头晕，下腹坠胀便溏，纳食无欲，舌胖苔薄白，脉缓而弱为一派脾胃气虚，清浊升降失调，运化无力之征象。柴胡入少阳耳之所居，引药直达病所，升举清阳，开玄聪耳，舒畅气机；升麻升举清气；葛根升阳上行头目，鼓舞胃气，清轻通窍。芪、参、术、草、归、陈健脾益气，养血补中，协同风药，共臻益脾胃元气、补虚开玄、升举清阳之效。刘完素曰："听户玄府闭绝，而耳聋无所闻也。"故"开发玄府，而令耳中郁滞通泄也"，耳窍玄府壅闭得开，耳鸣耳聋即愈。柴胡、葛根、升麻、蔓荆子辛散宣通，理气开玄，升清通利窍道，启耳内玄府闭塞；川芎、柴胡、香附行气活血，开郁通窍，开窍聪耳；石菖蒲补五脏，通九窍，明耳目；生姜辛散启闭；桔梗宣通耳窍，载药上行；黄柏苦寒降泻，补肾生水，于诸多升发之药中，寓降泻于升举；白芍补脾柔肝，敛阴和血益津；甘草通九窍，利百脉，益精养气；两药相伍酸甘化阴，佐制风药耗气伤阴之弊。《得配本草》载"全蝎……入足厥阴经，一切风木致病，耳聋掉眩，痰疟惊痫，无乎不疗。且引风药达病所，以扫其根"，其入细络搜剔，开细微玄府，通泄郁滞；地龙入络通经，善开结构细微、深藏内闭之玄府。全方切入耳窍玄府壅闭之机理，开宣听户玄府，升清降浊，启聪利窍，畅通耳脉经气，使精血上营，荣养耳窍玄府，神机运转如常，则噪声聋自止矣。

四、针灸验案

某女，15 岁。2007 年 1 月 18 日初诊。

患者双眼突然失明伴头痛半天。患者早晨起床后双眼突然失明伴头痛，遂去当地诊所，未予治疗，其母乃领来我院眼科就诊。眼科检查双眼无光感，瞳孔圆，瞳孔直径约 3mm，对光反射可，眼底（双）未见明显异常，诊为癔症性黑蒙。细询方知患者前两天曾与其兄口角，有视力模糊的情况。诊为暴盲，考虑为肝气上逆，玄府郁闭所致。遂针左太阳，针后视力无变化，细思实因取穴不当，乃转针右太冲，以长 40mm 毫针刺入 35mm 左右，施捻转手法予强刺激约 1min，患者泪出。询知患者眼开始有光感。再同样刺左太冲约 1min，同时其母亲用手在其眼前左右晃动，患者诉可看见手动。再以前法刺两侧太冲各约 1min，患者即可辨清手指个数，视力恢复正常，头痛亦近于无。遂结束治疗。嘱其翌日复诊。19 日上午，患者由其母陪同如约前来，告知视力正常，无不适，乃取太冲予巩固治疗。

按语： 暴盲为视力大幅度急速下降。多因肝之气机升发太过，或脉道瘀滞，玄府闭塞所致。目中之玄府即精津气血出入升降之通道。此患者与其兄口角，其曾有视力模糊，则肝之疏泄失常，气机不畅，气血不和显而易见，以至突然失明并伴头痛。《灵枢·脉度》云："肝气通于目，肝和则目能辨五色矣。"太冲既为肝经原穴，又为四关之属，可调畅气机，有平肝潜阳，决凝开滞之功，故取之而获速效。

参考文献

［1］王明杰，罗再琼.玄府学说［M］.北京：人民卫生出版社，2018.

［2］李德新，刘燕池.中医基础理论.第2版［M］.北京：人民卫生出版社，2019.

［3］杨辰华，王永炎.玄府理论与临床应用初探［J］.北京中医药大学学报，2005（6）：15-17.

［4］吕德，罗再琼，彭宁静，等.论玄府在中医理论中的地位和作用［J］.中医杂志，2013，54（6）：539-540.

［5］向圣锦，路雪婧，张富文等.中医玄府理论研究述评［J］.中华中医药杂志，2020，35（8）：3803-3807.

［6］孟庆岩，张其成，张庆祥，等.运气理论发生学研究的思路及意义［J］.长春中医药大学学报，2020，36（5）：847-850.

［7］邢玉瑞，田丙坤.中医理论发生学研究述评（一）［J］.陕西中医学院学报，2012，35（5）：1-2.

［8］苏卫东，陈金亮，胡军勇.重症肌无力虚邪致病浅说［J］.中医杂志，2012，53（12）：1068-1070.

［9］秦玉龙，尚力．中医各家学说［M］．北京：中国中医药出版社，2016．

［10］马凯，师旭亮，康素刚．历史气候学视野下的中医发展变迁［J］．中医文献杂志，2020，38（5）：55-59．

［11］江玉，闫颖，王倩，等．玄府学说的发生学研究［J］．中医杂志，2017，58（8）：710-712+715．

［12］郑玲玲，杜武勋，朱明丹，等．刘完素"玄府气液说"浅析——津液代谢之微观探索［J］．中医杂志，2013，54（22）：1971-1973．

［13］吴筱枫．试谈张从正祛邪学说之形成［J］．天津中医药，2007（5）：389-390．

［14］周雨慧，李晓宁，武博文，等．河间学派之玄府探微［J］．环球中医药，2019，12（4）：547-549．

［15］杨辰华．玄府理论及其在血管性痴呆治疗中的应用研究［D］．中国中医科学院，2006．

［16］茅晓．论中医历代重要学术用语的范畴特征［J］．医古文知识，2005（4）：39-41．

［17］申丕强，王明杰．试论张从正攻邪学说的基本思想［J］．成都中医学院学报，1990（2）：5-8．

［18］范忠星．叶天士医学思想渊源探究［D］．河北中医学院，2020．

［19］高健生，接传红，张丽霞，等．刘完素"玄府学说"及其对中医眼科学的指导意义［J］．中医杂志，2008（7）：584-587．

［20］张先元，杨淦，董滟．玄府理论与络病学说比较分析［J］．亚太传统医药，2014，10（20）：10-12．

［21］盛增秀．王孟英用药特色探要［J］．中医杂志，1994（6）：328-330．

［22］庞午，张铭连，庞朝善，等．庞赞襄"目病多郁论"及用药经验探讨［J］．中国中医眼科杂志，2015，25（6）：431-433．

［23］叶汝萍，胡镜清，方锐，等.论"玄府"［J］.中华中医药杂志，2017，32（4）：1465-1468.

［24］施仁潮.王孟英《随息居重订霍乱论》初探［J］.浙江中医学院学报，1985（1）：34-36.

［25］李苑碧，彭清华.浅探《审视瑶函》"反对滥用寒凉，力主开通明目"的论治思想［J］.湖南中医药大学学报，2014，34（4）：3-5+40.

［26］陆鹏，任凤艳，潘迪，等.肺玄府络脉与气血屏障论［J］.中医杂志，2016，57（16）：1433-1435.

［27］江玉，王明杰.叶天士络病学说与刘河间玄府理论［J］.四川中医，2008（6）：30-31.

［28］王蝶，张宝成，王宝家，等.基于"开玄府—通络脉"理论探究三甲散治疗肝纤维化［J］.四川中医，2022，40（4）：15-18.

［29］金曦.开郁颗粒抗抑郁作用及机理研究［D］.长春中医药大学，2007.

［30］常富业，王永炎，高颖，等.玄府概念诠释（三）——玄府的历史演变轨迹与述评［J］.北京中医药大学学报，2005（2）：5-6.

［31］常富业，王永炎.浅谈诠释学方法在中医学中的应用［J］.天津中医药，2010，27（4）：267-270.

［32］邢玉瑞.诠释学与中医学研究述评［J］.北京中医药大学学报，2016，39（9）：714-719.

［33］胡晓华.文化负载词的翻译策略及方法［J］.汉字文化，2022（22）：144-146.

［34］宋佳，孙晓光，赵艳，等."玄府气液论"在刘完素学术思想教学中的重要性［J］.中医药管理杂志，2016，24（8）：22-24.

［35］常富业，王永炎，高颖，等.玄府概念诠释（一）——玄府相关名词演变轨迹［J］.北京中医药大学学报，2004（6）：1-3.

［36］钱宇章，王楠，董煜祺，等.谢林从玄府论治椎动脉型颈椎病经验［J］.上海中医药杂志，2020，54（7）：52-54+61.

［37］常富业，王永炎，高颖，等.玄府与细胞间隙的比较［J］.安徽中医学院学报，2005（2）：1-3.

［38］常富业，张云岭，王永炎.浅谈中风病急性期脑水肿之玄府郁滞、浊毒损脑病机假说［J］.江苏中医药，2008（6）：12-14.

［39］丁宝刚，孟庆刚.系统思维在《黄帝内经》中的应用［J］.中华中医药学刊，2011，29（3）：487-489.

［40］张卫华，陈钢，刘舟.腠理概念发微［J］.时珍国医国药，2009，20（1）：250-251.

［41］常富业，王永炎，高颖，等.玄府概念诠释（二）——腠理的历史演变与比较［J］.北京中医药大学学报，2005（1）：8-9.

［42］张卫华，刘舟，陈钢.论腠理的概念及功能［J］.中国中医基础医学杂志，2012，18（1）：26-27.

［43］刘绪银.基于中医认识思维模式探讨膜府系统的形质——中医膜府系统学说之一［J］.湖南中医药大学学报，2018，38（10）：1093-1098.

［44］汪峰，胡建芳，尤劲松，等.玄府古今辨［J］.中华中医药学刊，2007（12）：2516-2517.

［45］王永洲."大三焦"有形结构辨识［J］.中医药导报，2021，27（5）：9-12.

［46］都佳蕴，都群.从玄府腠理论治慢性皮肤病［J］.中国中医药现代远程教育，2018，16（1）：75-77.

［47］苏云放.论膜原的中介效应——从系统论的一个焦距揆度膜原［J］.中国中医基础医学杂志，2003（6）：20-22.

［48］单媛莉，常富业.玄府相关概念诠释［J］.中华中医药学刊，2013，31（7）：1558-1560.

［49］常富业，王永炎，高颖，等．玄府概念诠释（四）——玄府为气升降出入之门户［J］.北京中医药大学学报，2005（3）：10-12.

［50］刘宗瑜，李其忠．"气液宣通"理论及其研究进展［J］.辽宁中医药大学学报，2010，12（4）：97-99.

［51］常富业，李云，张允岭．玄府与津液代谢［J］.中华中医药学刊，2009，27（10）：2077-2078.

［52］常富业，杨宝琴，王永炎，等．玄府概念诠释（五）——玄府流通气液功能的探讨［J］.北京中医药大学学报，2005（4）：13-15.

［53］张再康，盖红肖．刘完素开通玄府法在诊治疾病中的应用［J］.中医药学报，2018，46（2）：10-16.

［54］常富业，王永炎，高颖，等．玄府概念诠释（六）——玄府为神机运转之道路门户［J］.北京中医药大学学报，2005（5）：12-13.

［55］常富业．玄府病变与神机运转障碍［J］.江苏中医药，2009，41（8）：10-11.

［56］周德生，谭惠中．基于脑窍理论辨治非意识障碍神经病——中医脑病理论与临床实证研究（十五）［J］.湖南中医药大学学报，2020，40（4）：396-401.

［57］高辉，刘怀栋，赵晓东，等．玄府理论学术思想在眼科应用中的探析［J］.河北中医，2012，34（12）：1855-1856.

［58］陆鹏，由凤鸣，胡幼平，等．玄府—络脉体系概论［J］.中国中医基础医学杂志，2017，23（01）：29-30+92.

［59］张怡，高维娟．玄府理论的发展研究［J］.时珍国医国药，2018，29（6）：1420-1422.

［60］郑国庆，黄培新．玄府与微循环和离子通道［J］.中国中医基础医学杂志，2003（4）：13-14+31.

［61］郑国庆．玄府与离子通道的比较研究及中风病的分子机制［J］.浙江中西医

结合杂志，2002（12）：33-34.

　　［62］王饶琼，李双阳，白雪. 玄府与现代医学实质研究进展［J］. 世界最新医学信息文摘，2019，19（71）：144-145.

　　［63］张天娥，罗再琼，张勤修，等. 玄府与水通道蛋白的比较［J］. 辽宁中医杂志，2009，36（7）：1110-1111.

　　［64］江玉，江花，王倩，等. 玄府理论研究现状［J］. 中医杂志，2016，57（20）：1790-1794.

　　［65］李绍林，胡勇，何伟. 基于玄府—天癸学说论治原发性痛经［J］. 中医杂志，2017，58（15）：1333-1335.

　　［66］胥青梅，王小强，白雪. 玄府理论对中医认识微观病机的影响［J］. 中医临床研究，2019，11（08）：11-16.

　　［67］刘绪银，雷霆. 膜府系统的生理初探——中医膜府系统学说之二［J］. 湖南中医药大学学报，2018，38（12）：1359-1362.

　　［68］徐义勇，田真真，朱丽娟. 刘完素火热病证治及代表方探析［J］. 新中医，2017，49（12）：187-188.

　　［69］杨辰华. 从玄府理论试论糖尿病肾病的病机及风药应用［J］. 广州中医药大学学报，2014，31（3）：476-478.

　　［70］朱震坤，赫群. 浅析辨体论治在视神经萎缩中的应用［J］. 山西中医，2019，35（6）：1-4.

　　［71］魏凯善，魏静，罗敏，等. 从"玄府—浊毒—络脉"角度再识糖尿病及其微血管并发症［J］. 中国中医基础医学杂志，2020，26（6）：731-733+795.

　　［72］刘琼，陶春晖. 刘完素对仲景脾胃学术思想的继承和发展［J］. 中国中医药现代远程教育，2019，17（5）：33-35.

　　［73］郑玲玲，杜武勋，丛紫东，等. 从"脏腑—气液—玄府"管窥心衰之病机［J］. 辽宁中医杂志，2014，41（10）：2088-2089.

［74］吴长汶，杨小婷，陈淑娇，等.从"甘邪"与"玄府"探讨消渴病的因机证治［J］.中华中医药杂志，2016，31（5）：1547-1550.

［75］黄文强，彭宁静，何利黎，等.肝玄府学说理论初探［J］.中医杂志，2012，53（11）：901-902+908.

［76］刘琼，陶春晖.刘完素建构在玄府学说下的脾胃观［J］.中国中医基础医学杂志，2019，25（9）：1192-1194.

［77］董丽，江云东，潘洪，等.基于"络病—玄府"探讨糖尿病心肌病冠脉微循环病变［J］.中国中医基础医学杂志，2020，26（5）：633-634+668.

［78］杨辰华.刘完素玄府气液理论与2型糖尿病病机及治疗的相关性探讨［J］.中医研究，2009，22（1）：3-6.

［79］张玉焕，刘薇，李争.益气通络刺法对气虚血瘀型慢性心力衰竭患者心功能及血清NT-proBNP、炎症因子的影响［J］.上海针灸杂志，2020，39（10）：1225-1229.

［80］杨茂艺，胡志鹏，岳仁宋.岳仁宋基于玄府理论探讨糖尿病胃轻瘫经验［J］.中国中医基础医学杂志，2020，26（5）：698-700.

［81］栗明，丁常宏，方芳.糖尿病中医治疗进展［J］.中医药信息，2012，29（6）：112-115.

［82］杨九一，廖焦鲁，陈中沛，等.糖尿病足玄府学说病机微探［J］.内蒙古中医药，2018，37（9）：108-109.

［83］何建芳，王瑞，杨辰华.杨辰华教授运用玄府理论治疗糖尿病经验［J］.中医研究，2015，28（3）：42-44.

［84］李燕，吕德，王振春，等.基于玄府理论论治糖尿病及并发症［J］.成都中医药大学学报，2015，38（4）：86-88.

［85］姜春燕，郑小伟.基于玄府理论辨治哮喘体悟［J］.中华中医药杂志，2019，34（10）：4665-4667.

[86] 杜辉，黄梦媛，陈祎，等.路志正教授"持中央、调升降"辨治水肿 [J].中华中医药学刊，2011，29（4）：698-699.

[87] 袁琛.探析玄府理论在肺间质病治疗中的应用 [J].新中医，2012，44（10）：4-5.

[88] 陆鹏，刘丽香，潘迪，等.论肾玄府络脉与肾小球滤过屏障 [J].中医杂志，2016，57（21）：1888-1890.

[89] 孙楠，王俊峰.基于焦络理论对治疗肺癌术后感染的思考 [J].世界最新医学信息文摘，2019，19（6）：245-246.

[90] 张海蓉，张正辉，张金波，等.张金波教授"解表扩络"法治疗肺结节病经验总结 [J].世界中西医结合杂志，2019，14（9）：1232-1235.

[91] 穆世英，李雪青，石志敏.从络病学说论治感染后咳嗽的思路探讨 [J].四川中医，2015，33（7）：32-33.

[92] 陈迪，纪文祥，李明璠，等.基于"虚—痰—瘀—玄府气液"论儿童哮喘的病机 [J].四川中医，2018，36（11）：23-25.

[93] 黄小倩，钟红卫.肺玄府之浅析 [J].湖南中医杂志，2020，36（12）：101-103.

[94] 杨萌，陆鹏，胡幼平.从玄府与络脉的关系论肺络病的治疗 [J].湖南中医杂志，2016，32（6）：146-147.

[95] 赵娟，左渝陵，金钊，等.化湿健脾、宣通玄府法治疗复发性阿弗他溃疡经验 [J].四川中医，2016，34（6）：27-29.

[96] 谭海川.通络开玄府法治疗慢性支气管炎的临床观察 [J].内蒙古中医药，2009，28（12）：12-13.

[97] 杨帆，张伟.基于玄府—肺络新视点探讨干燥综合征相关性间质性肺疾病的中医病机演变 [J].中华中医药杂志，2019，34（7）：2935-2938.

[98] 李力，王振兴，王飞.毒邪所致肺系疾病病机探析 [J].中医学报，2017，

32（8）：1400-1402.

　　［99］张正辉，张海蓉，张金波.解表宽中法治疗慢阻肺急性加重期的临床观察
［J］.湖北中医杂志，2019，41（7）：32-33.

　　［100］潘玲玲，石志敏.从胃肺论治针刺治疗感染后咳嗽［J］.长春中医药大学
学报，2014，30（5）：892-894.

　　［101］孔勤，陈民利.特发性肺纤维化发病机制的研究进展［J］.中国比较医学
杂志，2012，22（8）：74-80.

　　［102］黄远科，李红.玄府学说对特发性肺间质纤维化治疗机理现代研究［J］.
甘肃科技纵横，2020，49（2）：1-3.

　　［103］陆鹏，呼永河，由凤鸣，等.清透伏热法干预放射性肺纤维化理论探析
［J］.四川中医，2016，34（5）：33-35.

　　［104］陆鹏，呼永河，胡幼平，等."开玄充络"法防治放射性肺纤维化机制探
讨［J］.湖南中医杂志，2016，32（1）：3-5.

　　［105］陆鹏，呼永河，周龙甫，等.基于微环境代谢的"开玄充络"治法干预放
射性肺纤维化探析［J］.成都中医药大学学报，2015，38（1）：99-101.

　　［106］朱勤，陈洪宇.浅议肾玄府理论及辛味风药在肾病中的运用［J］.中医杂
志，2018，59（4）：281-284.

　　［107］樊均明，孟立锋.汗法防治慢性肾衰竭的理论与实践探讨［J］.中国中西
医结合肾病杂志，2017，18（8）：659-661.

　　［108］樊均明，孟立锋.基于病证结合从肾痿论治慢性肾衰竭［J］.中国中西医
结合肾病杂志，2016，17（7）：565-568.

　　［109］韩世盛，王怡，徐艳秋，等."肾玄府"实质探讨——"玄府—足细胞裂
隙隔膜"假说［J］.上海中医药杂志，2013，47（12）：28-30.

　　［110］胡明格，李雪军，杜梦珂，等.基于"玄府—络脉"理论探讨儿童肾病综
合征病机演变［J］.中国中医药现代远程教育，2020，18（9）：36-39.

［111］吕波，陈露露，刘晓艳，等.王铁良教授运用辛以通玄法治疗肾病蛋白尿经验［J］.中医临床研究，2020，12（11）：126-128.

［112］李竞成，张叶，何永生.玄府气液理论在慢性肾病中的应用体会［J］.甘肃中医药大学学报，2019，36（4）：19-22.

［113］杨佳敏，唐英，曹和欣，等.基于玄府理论的固本通络方对 IgA 肾病大鼠 Podocin mRNA 和 α-actinin-4 mRNA 表达的影响［J］.山东中医药大学学报，2019，43（3）：301-307.

［114］黄伟，沈金峰，谢娟，等.初探"玄府司使—周细胞"对肾纤维化的影响［J］.辽宁中医杂志，2019，46（2）：275-276.

［115］张惜燕，邢玉瑞.从"风—络脉—玄府"论治慢性肾风［J］.辽宁中医杂志，2018，45（12）：2507-2509.

［116］刘念，沈嘉艳，汪学良，等.从"五脏元真通畅"论治痛风探析［J］.山东中医杂志，2018，37（12）：976-978.

［117］罗毅.风药在直肠癌及放射性肠炎治疗中的应用［J］.中国中医急症，2020，29（10）：1798-1800+1810.

［118］李代乾，徐风，陈敏.以开通玄府、缓急止痛为基础探讨痔术后水肿的辨证论治［J］.四川中医，2020，38（1）：37-40.

［119］彭丽，宋宗珆，王栩芮，等.基于"玄府理论"，浅论"开玄通府"治疗皮肤病的临床思路［J］.辽宁中医杂志，2017，44（9）：1852-1854.

［120］田淑娥，张毅."玄府理论"指导皮肤病外治法的机制浅析［J］.湖南中医杂志，2015，31（6）：19-20.

［121］何黎.激素依赖性皮炎诊治指南［J］.临床皮肤科杂志，2009，38（8）：549-550.

［122］周小平，傅延龄.营卫与皮肤及皮肤衰老的关系探讨［J］.四川中医，2008（4）：22-23.

［123］赵悦岐，赵颖．"汗法"在皮肤病中的应用研究进展［J］.辽宁中医药大学学报，2021，23（4）：217-220.

［124］刘光，张梦颖，张磊昌，等.中西医治疗痔术后肛缘水肿的研究进展［J］.中国当代医药，2019，26（5）：16-19.

［125］陈晓．"通玄府"是汗法治疗内伤杂病的重要机制［J］.内蒙古中医药，2010，29（2）：114-115.

［126］胡志鹏，杨茂艺，谢春光.基于玄府理论探讨痤疮诊治［J］.成都中医药大学学报，2020，43（1）：28-30.

［127］苏敏慧，陈剑梅，钱先.从中医玄府理论探讨系统性硬化症的诊治［J］.中医杂志，2018，59（4）：299-302.

［128］李东海，李勇，张横柳.从玄府开合角度探讨荨麻疹证治［J］.新中医，2010，42（11）：116-117.

［129］李海霞.基于玄府理论探讨风药在湿疹治疗中的运用［J］.环球中医药，2019，12（9）：1360-1362.

［130］吕行，周彩云，王鑫，等.周彩云从"热气怫郁"理论辨治干燥综合征［J］.中国中医基础医学杂志，2020，26（11）：1731-1734.

［131］宋宗眘，张静静，彭丽，等.从"玄府"角度浅探当归饮子治疗慢性荨麻疹［J］.时珍国医国药，2019，30（2）：420-421.

［132］王琪，向丽萍.向丽萍治疗慢性荨麻疹经验［J］.湖南中医杂志，2019，35（6）：33-34.

［133］苏化，杨川，刘渊，等.从"阳热怫郁—玄府—络脉"管窥湿疹发病机理［J］.中国中医基础医学杂志，2017，23（8）：1054-1055+1057.

［134］李娜，杨映映，黄飞剑，等.运用脏腑风湿理论探讨寒湿型慢性湿疹的治疗［J］.北京中医药，2018，37（9）：864-868.

［135］杨美凤，史周薇，宋建平.辛温通阳、助阳法在燥痹治疗中的应用［J］.

中医学报，2019，34（3）：486-490.

　　［136］都群.乌蛇解毒丸配合白及膏治疗掌跖角化病60例的临床疗效［J］.中国社区医师，2015，31（7）：107-108.

　　［137］秦蕾，黄岩杰，刘萌，等.以"玄府气液说"论述过敏性紫癜的病机演变［J］.中国中医基础医学杂志，2016，22（12）：1588-1589.

　　［138］刘启鸿，杜杰勇，黄文彬，等.张喜奎老师治疗痤疮经验介绍［J］.亚太传统医药，2017，13（11）：63-64.

　　［139］朱虹位，邹大涛，项立明，等.黄莺教授从"玄府"论治激素依赖性皮炎［J］.亚太传统医药，2018，14（11）：130-132.

　　［140］孔巧巧，宋玮，钟如彬，等."玄府气液"视角下探析风药干预扁平疣［J］.世界最新医学信息文摘，2018，18（92）：243-244.

　　［141］袁姣姣，徐国梅，张新荣，等.基于玄府理论指导黄褐斑的综合治疗［J］.环球中医药，2020，13（5）：873-876.

　　［142］唐可，黄兰莹，周杨帆，等.从玄府角度探讨痤疮的发病机理及治疗［J］.辽宁中医杂志，2019，46（6）：1169-1170.

　　［143］尚倩，王博峰，李献平.从郁论治痤疮的思路分析［J］.环球中医药，2016，9（3）：357-358+373.

　　［144］王璐萍，黄平.黄平教授从营卫失调论治痤疮的经验［J］.甘肃中医药大学学报，2016，33（5）：9-11.

　　［145］张玉，于白莉，王雷，等.从"玄府气液—阳热怫郁"理论探讨粉刺发病机理［J］.中国中医基础医学杂志，2019，25（7）：893-894+917.

　　［146］刘建伟，汪君.基于"玄府理论"针罐结合治疗多发性斑秃［J］.中国民族民间医药，2020，29（20）：96-97.

　　［147］李子阳.舒郁清腑液治疗足癣30例报告［J］.贵阳中医学院学报，2008（4）：35.

［148］吴明明，张春燕，肖晶.斑块型银屑病走罐疗法的操作与作用机制探讨［J］.中国民间疗法，2019，27（10）：3-5.

［149］张玲.温通玄府治疗银屑病［J］.光明中医，2010，25（9）：1696-1697.

［150］黄时燕，鲜子兰，张毅.张毅辨治寻常型银屑病经验［J］.四川中医，2019，37（12）：9-10.

［151］张益生，程静，李元文，等.斑块型银屑病中医药治疗研究进展［J］.现代中医临床，2019，26（6）：62-66+71.

［152］李皓月，李超然，王远红，等.银屑病中医文献简述［J］.中国中医基础医学杂志，2019，25（9）：1331-1334.

［153］李玉柱，张福仁.银屑病从玄府论治［J］.中医药导报，2017，23（2）：110-112.

［154］宋坪，王晓旭，杨茂誉，等.开通玄府、通络解毒法治疗斑块状银屑病120例疗效观察［J］.中医杂志，2013，54（17）：1476-1479.

［155］范瑛，宋坪.对银屑病中医病因病机的思索［J］.环球中医药，2012，5（9）：681-683.

［156］宋坪，杨柳，吴志奎，等.从玄府理论新视角论治银屑病［J］.北京中医药大学学报，2009，32（2）：136-138.

［157］谭圣琰.玄府理论与中医眼科的探讨［J］.国医论坛，2010，25（5）：12-14.

［158］李凤荣，庄曾渊.开通玄府在眼科的应用［J］.北京中医药大学学报（中医临床版），2013，20（4）：52-54.

［159］肖家翔.论眼病治火［J］.中医药通报，2008（3）：33-34+40.

［160］陈旭虹.玄府理论指导眼科临床应用探讨［J］.中国中医眼科杂志，2008（2）：86-88.

［161］张富文，王另芳，段俊国.青光眼视神经损害与保护研究进展［J］.中国

中医眼科杂志，2002（2）：58-61.

［162］张亚平.中医辨证治疗间接性视神经损伤［J］.眼外伤职业眼病杂志.附眼科手术，2000（5）：520.

［163］冯驰，许敬，陈丽，等.通玄化瘀汤防治新生血管性青光眼临床观察［J］.光明中医，2023，38（10）：1909-1912.

［164］宁志豪，邢璐璐，陈小华.从"气机升降"浅析非动脉炎性前部缺血性视神经病变［J］.中国中医眼科杂志，2020，30（8）：584-587+590.

［165］张伟道，周婉瑜.基于玄府理论探析糖尿病性黄斑水肿的治疗［J］.中国中医眼科杂志，2020，30（7）：503-505.

［166］谢意，龙迭戈，向圣锦，等.从"开通玄府"法论治非动脉炎性前部缺血性视神经病变［J］.中国中医眼科杂志，2020，30（3）：206-209.

［167］杨悦，肖国武，林颖.睑板腺功能障碍的中医证素特征研究［J］.中国中医眼科杂志，2019，29（3）：192-196.

［168］严京，吴正正，接传红，等.高健生运用麻黄附子细辛汤治疗眼病经验［J］.中国中医眼科杂志，2015，25（6）：437-439.

［169］刘小红，张堂峰，杜伦飞.黄秀蓉从肝论治眼病经验［J］.实用中医药杂志，2013，29（12）：1066-1068.

［170］陈小华，白世淼，戎曙欣.玄府学说在干眼症治疗中的应用阐微［J］.中国中医基础医学杂志，2013，19（6）：627+652.

［171］黄春娟，于金凤.中西医结合治疗眼部带状疱疹20例［J］.湖南中医杂志，2013，29（1）：58-59.

［172］王利民，李宗智.从郁论治青光眼［J］.时珍国医国药，2012，23（11）：2931-2933.

［173］冯驰，冉起，周莅斌，等.中西医结合治疗眼球钝挫伤所致难治性青光眼疗效观察［J］.四川中医，2014，32（2）：92-94.

［174］冯驰，冉起.运用玄府理论中西医结合防治新生血管性青光眼的临床观察［J］.光明中医，2018，33（14）：2106-2109.

［175］冯驰，周莅斌.熄风通络法联合西药治疗眼球钝挫伤所致难治性青光眼［J］.现代中西医结合杂志，2011，20（24）：3010-3011.

［176］冯驰，冉起，周莅斌，等.运用玄府理论联合西药防治眼球钝挫伤所致青光眼的临床研究［J］.四川中医，2018，36（2）：165-167.

［177］高辉，刘怀栋.糖尿病视网膜病变的玄府病机及治疗思路［J］.河北中医，2010，32（4）：574-575.

［178］谈钰濛，胡骏，倪青.从玄府论糖尿病视网膜病变［J］.天津中医药大学学报，2019，38（6）：551-553.

［179］张淳，李志英，詹敏.前部缺血性视神经病变的中西医治疗思路［J］.光明中医，2008（11）：1752-1753.

［180］张仕忠，忻胜芳，董丽娜，等.基于玄府学说论治糖尿病视网膜病变［J］.中医药导报，2020，26（9）：198-200+206.

［181］高辉，刘怀栋，李焕丽.中医玄府辨证治疗非增殖期糖尿病视网膜病变32例临床观察［J］.中国煤炭工业医学杂志，2014，17（4）：641-644.

［182］张淳，李志英，李景恒.益气活血开窍明目中药治验视野缺损2例［J］.中外医疗，2008（24）：86.

［183］常倩，张智军，王润生.探讨"玄府郁闭"对缺盘辨证论治的指导意义［J］.长春中医药大学学报，2008（3）：242-243.

［184］宇成达.中西医结合治疗带状疱疹性角膜炎36例临床观察［J］.现代临床医学，2006（3）：190-191.

［185］张殷建.发汗解表法治疗干燥性角结膜炎［J］.上海中医药杂志，2000（6）：41.

［186］周立莲."内障多郁"的病机与治法理论探讨［J］.新疆中医药，2002（4）：

1-3.

［187］王万杰，王明芳，朱劲.中医对乌风内障的认识及治疗［J］.四川中医，
2008（2）：31-32.

［188］王万杰，汪娟，王明芳.青风内障的中医认识及治疗［J］.四川中医，
2010，28（4）：29-30.

［189］童毅，杨光.杨光主任医师针药治疗视神经萎缩经验［J］.上海针灸杂志，
2017，36（9）：1029-1032.

［190］游英帆，宿晓娟，黎琳娟，等.浅析玄府理论在青盲诊治中的应用［J］.
中医眼耳鼻喉杂志，2020，10（1）：1-3.

［191］王华丽.中西医结合治疗急性视神经炎30例［J］.辽宁中医杂志，2002
（11）：678.

［192］黄春英，李军艳，郑国庆.目命门说、玄府说与颅内高压症视乳头水肿
［J］.中华中医药杂志，2014，29（9）：2908-2910.

［193］冀建平，程先华，张淳，等.益气活血通窍法对放射性视神经病变晚期患
者的疗效观察［J］.中医临床研究，2014，6（21）：20-23.

［194］庞荣，张彬.庞赞襄治疗中心性浆液性视网膜脉络膜病变的经验［J］.中
医临床研究，2014，6（11）：11-14.

［195］王振春，罗再琼，敬樱，等.耳玄府理论初探［J］.辽宁中医杂志，2017，
44（8）：1614-1615.

［196］郑国庆，王小同.论耳科玄府说及中西医结合研究思路［J］.中国中西医
结合耳鼻咽喉科杂志，2007（2）：154-156.

［197］王振春."耳玄府"理论研究及耳鸣、耳聋疾病用药分析［D］.成都中医
药大学，2017.

［198］葛明，徐天舒，高下.内耳血迷路屏障概念及中医药研究进展［J］.中西
医结合学报，2008（9）：971-974.

［199］张勤修，熊大经.鼻玄府学说理论探微［J］.中华中医药杂志，2010，25（3）：334-336.

［200］李月，王旭.基于鼻玄府理论从风论治变应性鼻炎［J］.广西中医药，2019，42（5）：51-53.

［201］陈震萍，牟晶晶，潘建辉，等.基于玄府学说探析变应性鼻炎的治疗［J］.国医论坛，2019，34（3）：15-16.

［202］李水芹，王振兴，张勤修.张勤修教授辨治鼻病验案举隅［J］.云南中医中药杂志，2019，40（1）：6-8.

［203］蔡玮，付文洋，丁盼，等."开流、澄源、复旧"治疗鼻渊探讨［J］.辽宁中医药大学学报，2019，21（2）：168-172.

［204］朱晓朴，王旭."开通玄府"法治疗鼻窦炎的探讨［J］.中医药导报，2018，24（8）：24-25.

［205］王振兴，张秀，张廷模，等.玄府气液理论在鼻鼽治疗中的运用［J］.中医杂志，2015，56（16）：1433-1435.

［206］敬樱，罗再琼，何利黎等.通窍开玄法治疗鼻渊的探讨［J］.光明中医，2014，29（4）：712-713.

［207］杨九一，张勤修，罗再琼，等.试论玄府与鼻腔鼻窦疾病的关系［J］.四川中医，2011，29（6）：21-22.

［208］刘颖，张勤修.从玄府学说论鼻渊发病的重要机制［J］.辽宁中医杂志，2010，37（1）：62-64.

［209］常富业，王永炎，杨宝琴.玄府病变诠析［J］.中医药学刊，2005（8）：1389-1392.

［210］曹金凤，赵宏艳，徐慧慧，等."骨玄府"理论初探［J］.中医杂志，2020，61（12）：1037-1041.

［211］陈易，王明三，任健，等.从玄府理论探析脑血管病［J］.天津中医药大

学学报，2016，35（6）：373-375.

　　［212］徐萍，王小强，白雪，等.从开阖枢理论浅析周细胞为"脑玄府—血脑屏障"的枢机结构［J］.光明中医，2019，34（18）：2776-2778.

　　［213］史亚楠，韩露露，黄世敬，等.从玄府理论探讨缺血性脑白质病的病机［J］.中国医药导报，2019，16（36）：139-141.

　　［214］吴林，伍媛，劳祎林，等.基于玄府理论探讨脑卒中后失眠的病机及治疗［J］.辽宁中医杂志，2021，48（7）：64-66.

　　［215］徐萍，梁岚，白雪.加减祛风通窍方对卒中后认知功能障碍的临床疗效观察［J］.世界最新医学信息文摘，2019，19（96）：16-17+19.

　　［216］周德生，谭惠中.基于络脉理论辨治脑小血管病——中医脑病理论与临床实证研究（二）［J］.湖南中医药大学学报，2019，39（2）：153-158.

　　［217］蒲玉婷，王小强，杨思进，等.颅痛颗粒对偏头痛大鼠 IL-1β、TNF-α、COX-2 表达的影响［J］.中药材，2018，41（12）：2934-2937.

　　［218］夏雄.芳香开窍药宣通玄府治疗缺血性中风的作用机理探讨［J］.家庭医药.就医选药，2018（11）：144-145.

　　［219］王小强，白雪.加减祛风通窍方对大鼠脑出血后脑水肿的影响研究［J］.亚太传统医药，2018，14（2）：13-16.

　　［220］刘冲冲，刘道新，张运克.从玄府理论探讨中风的外风学说［J］.中医学报，2017，32（12）：2383-2386.

　　［221］王永丽，胡坤，赵永烈.从玄府理论探讨（偏）头痛发病机理及治疗［J］.世界中西医结合杂志，2017，12（8）：1161-1163+1184.

　　［222］周红霞，李鲲，张运克.从脑缺血后血脑屏障的通透性调节机制探索宣通玄府法的内涵［J］.世界中西医结合杂志，2017，12（5）：717-720.

　　［223］张秀，王振兴，李斌，等.玄府气液理论在痴呆治疗中的运用［J］.中医临床研究，2016，8（1）：54-56.

［224］郝学敏，陈少枚，林安基，等.玄府辨证治疗急性缺血性中风病的临床研究［J］.中国继续医学教育，2015，7（28）：167-169.

［225］董丽，李波，白雪，等.蛭龙活血通瘀胶囊对缺血性脑卒中患者急性期脑水肿及 hs-CRP 的影响［J］.泸州医学院学报，2015，38（2）：180-182.

［226］季帅，张军平，吕仕超，等.从玄府学说论中医药防治脑缺血再灌注损伤［J］.中医杂志，2013，54（14）：1197-1199.

［227］张子洋，常富业.浅识气液理论在阿尔茨海默病中的治疗思路［J］.中华中医药学刊，2014，32（2）：256-258.

［228］尤劲松，胡建芳，黄培新.玄府病变与中风［J］.中国中医基础医学杂志，2007（9）：645-646.

［229］张子洋，常富业.从补虚醒脑开窍法论治老年性痴呆［J］.中华中医药学刊，2014，32（1）：79-81.

［230］滕晶.以"脏腑—玄府—脑"为契合点探讨老年性痴呆分层病机［J］.中国中医药信息杂志，2012，19（5）：89-90.

［231］张禹，张雪竹，于涛，等.对血管性痴呆中医病因病机理论的认识与思考［J］.吉林中医药，2011，31（7）：614-616.

［232］常富业，张云岭，王永炎，等.中医药醒脑散治疗老年性痴呆的临床研究［J］.天津中医药，2008（5）：367-368.

［233］高学敏，钟赣生.中药学（上、下册）第2版［M］.北京：人民卫生出版社，2018.

［234］李飞.方剂学（上、下册）第2版［M］.北京：人民卫生出版社，2015.

［235］王济民，张卫华.张卫华从玄府论治验案二则［J］.浙江中医杂志，2020，55（11）：850-851.

［236］卢海霞，曾树宏，陆为民.从玄府学说探讨国医大师徐景藩治疗消化道黏膜病特色［J］.四川中医，2020，38（10）：20-23.

［237］钟霞，焦华琛，李运伦，等.从玄府理论辨治冠心病研究进展［J］.中国中医基础医学杂志，2020，26（7）：1021-1024.

［238］李德辉，范焕芳，孙春霞."调和营卫、宣通玄府"法在癌性发热治疗中的运用［J］.亚太传统医药，2020，16（5）：82-83.

［239］康素刚.《伤寒论》辨"汗"研究［D］.河北中医学院，2020.

［240］姚乃礼，王思成，徐春波.当代名老中医典型医案集（第二辑）——内科分册（外感肺肾疾病）［M］.北京：人民卫生出版社，2014.

［241］姚乃礼，王思成，徐春波.当代名老中医典型医案集（第二辑）——内科分册（脾胃肝胆疾病）［M］.北京：人民卫生出版社，2014.

［242］姚乃礼，王思成，徐春波.当代名老中医典型医案集（第二辑）——内科分册（心脑疾病）［M］.北京：人民卫生出版社，2014.

［243］姚乃礼，王思成，徐春波.当代名老中医典型医案集（第二辑）——外、皮肤、骨伤、眼、耳鼻咽喉、口腔科分册［M］.北京：人民卫生出版社，2014.

［244］刘绪银，雷霆.治病当疏达膜府——中医膜府系统学说之四［J］.湖南中医药大学学报，2019，39（4）：434-440.

［245］范洪桥，刘丽芳，周亮，等.基于玄府气液理论探讨溻渍法的作用机制［J］.湖南中医药大学学报，2019，39（3）：345-347.

［246］李冀，何君.基于玄府学说探析"阴火"及"甘温除热"法［J］.成都中医药大学学报，2017，40（3）：31-32+35.

［247］赵永烈，胡坤，王永丽，等."风药"在治疗头痛中的作用［J］.中医学报，2017，32（9）：1654-1657.

［248］崔金涛，柳健雄.从"开玄府，透伏邪"探讨小续命汤治疗中风［J］.四川中医，2014，32（2）：44-46.

［249］许嗣立，贾波，李炜弘，等.从"玄府气液学说"探讨麻黄在阳和汤中的功效［J］.四川中医，2014，32（1）：45-46.

［250］杨丽．论仲景桂枝汤双向调节之机理［J］．中国中医急症，2011，20（9）：1451-1452.

［251］郝药农．针刺治疗暴盲1例［J］．上海针灸杂志，2008（6）：36.

［252］周正华．经方治验3则［J］．中医药临床杂志，2007（1）：56.

［253］汪碧涛．细辛在眼科临床的应用［J］．上海中医药杂志，2004（1）：32-33.

［254］姜迎萍，刘浩．刘完素治热四法初探［J］．国医论坛，2002（6）：16.

［255］严汉银．逍遥散眼科临证举隅［J］．甘肃中医，2000（6）：30-31.